U0137855

“十三五”国家重点图书出版规划项目　　中医流派传承丛书

# 吴门医派

# WUMEN YIPAI

ZHONGYI LIUPAI CHUANCHENG CONGSHU

名誉总主编——颜正华　周仲瑛
总　主　编——陈仁寿　王　琦　　分册主编—欧阳八四

Wumen Yipai
Zhongyi Liupai Chuancheng Congshu

CNS K 湖南科学技术出版社

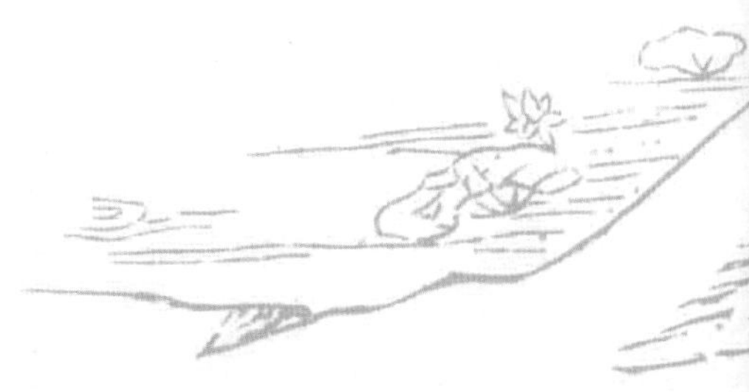

中医流派传承丛书

# 吴门医派

## 编 委 会 名 单


分册主编：欧阳八四

分册副主编：周　曼　欧阳怡然

分册编委（按姓氏笔画排序）：

计璐娟　吉玲玲　江国荣　孙　柳　杨　熳

杨海洲　吴　丹　吴思琪　何沁袁　张　晖

张国栋　张露蓉　俞鹏飞　皋青青　高　洁

潘　军

# 总序

《说文》释“流”曰：“水行也。从林㐬。㐬，突忽也。”段玉裁谓㐬之本义乃“不顺忽出也”。派者，“别水也”，故左太冲有“百川派别”之谓。则流派者，即百业之突忽别流可知。历史上的中医流派众多，灿若繁星，以其划分方式不同，而有学说、世家、地域之分。

中国地大物博，地情、民情、病情复杂，故中医讲究“因地制宜”。各地先贤常因各地风物人文不同，而各有所长，诊疗手法各具特色。经过长期的进取开拓、发展传承，孕育出了一大批地域流派，吴门、孟河、新安、海派、浙派、燕京、川蜀、湖湘、岭南……不胜枚举，如同星宿分野九州。这些地域流派将中医原有的理论实践基础结合当地的具体情况，若水之别流，突忽分出，有所发展，有所延伸。又如支流汇聚，百川入海，从而丰富了原有的内容，扩展了原有的实践，维护着各地人民群众的健康，同时推动着中医不断向前发展。因此对于流派的研究挖掘，既是传承的一环，又是发展的一环。

中医流派的形成，与人、地、传、文化等因素密切相关，每个人对经典理论与医疗技术的认识不同，不同的地域能造就不同的人-病-药-效之间的关系，不同的历史、地理环境与人脉形成不同的流派，文化程度与文化特色能造就不同的中医流派，所以研究中医流派是一件十分有意思、有价值的事情。通过流派的研究，可以挖掘中医学中的不同学术思想、临床经验、用药特色、传承模式等，特别对于当今发展中医，做到“传承精华，守正创新”具有深远的现实意义。

今湖南科学技术出版社策划的国家“十三五”图书出版项目，邀请南京中医药大学陈仁寿教授担任总主编，上海中医药大学、浙江中医药大学、山东中医药大学、湖南中医药大学、首都医科大学、苏州市中医医院等单位在中医流派研究方面有建树的专家学者共同编纂这套“中医流派传承丛书”，可以全面展示不同地域中医流派的历史脉络、医人医著、学术思想、临证经验、发展现状，对于多视野、多维度地了解我国各地中医药的发展历史具有文献价值和实用价值。

这套丛书目前包括了十个有代表性的地域流派，各册主编都是在全国中医文献与流派学科领域具有相当影响力的著名专家。每个分册的内容安排，既有历史回望，又有当代现状与未来展望；既有浅显易懂的历史文化科普，又有专业学术的医论医理探讨，我认为可称得上是古今贯通、深浅得宜。通过这套丛书，不论是中医爱好者，还是从事临床研究工作的同志，相信都能有所收获。

近年来，党和政府越来越重视中医药事业的发展，中医文献与流派研究得到了广泛的支持和重视，并取得了可喜的成就。这套丛书的问世，可以说是承天时、地利、人和于一身，本身既是对近年来中医流派研究成果的一个汇总和展示，又将会对中医流派的继续研究有所帮助，对中医事业的传承有所贡献。

中医流派的内涵十分丰富，本丛书第一辑仅出版十个中医地域流派，希望后续有更多的地域流派分册著作不断问世，更希望还能有中医学术流派等方面的系列著作涌现，从而掀起学习和研究中医流派的高潮，将中医各个具有特色的流派展示给世人。以供人们学习、借鉴和研究。

故乐为之序！

**颜正华**

**2020 年 12 月**

# 总前言

唐代诗人张文琮的《咏水》有曰：“标名资上善，流派表灵长。”

所谓流派，是指在学术与学问的传承过程中，形成的不同派别，如水之流动必有支出，山川溪水各有风格，中医也不例外。

中医流派是中医学术思想和临床经验代代传承的主要载体之一，在绵延数千年的祖国医学历史长河中，中医流派络绎纷呈，许多流派对中医的传承和发展做出了巨大贡献。我们把中医流派主要概括为 3 种类型：地域流派、学术流派、世医流派。其内涵与外延各有不同，但有交叉。地域流派是指一个地区众多医家长期行医而形成的极有影响的中医流派，以地方命名为主，如吴门医派、孟河医派、海派中医、新安医派等；学术流派是由于学说观点不同而形成的中医流派，以中医学说理论或医家命名为主，如伤寒学派、河间学派、易水学派、温病学派等；世医流派是指某种学术观点和诊疗方法代代相传而形成的中医流派，以中医世家及其医疗技术命名为主，如苏州葛氏伤科、南京丁氏痔科、无锡黄氏喉科等。通过对中医流派的研究，可以挖掘中医药学术思想精华、梳理中医药传承脉络、提炼中医药创新思路、指导中医药临床应用，为此有必要进行系统总结，以供中医药临床、教学、科研及中医药文化传播参考。

中医流派研究是一个系统工程，所涉及内容广泛而丰富。本丛书主要选择部分地域流派进行研究和编纂，以揭示地域流派中的历史与人文、人物与著作、学术与临证、传承与创新等内容。

地域流派的形成，与当地的历史、地理、文化及习俗等地域因素密切相关，包含着人文与科学的双层内涵。地域流派强调其医家同处于某一地区，虽医家之间可能学术观念不完全一致，也不一定均有相同的传承关系，但由于同受当地文化熏陶培育，必然可以在文化上找出共性特征，从而基本符合地域流派的条件。在以地域冠名其医学流派之时，其必然强调自身对地方文化的认同，有利于加强当地中医界的凝聚力，并且可以促进更全面深入地挖掘和传承地方名医经验。同时，有利于获得地方政府和社会各界对当地中医更多的关注与更大的支持。

目前，中医学界对地域流派研究主要涉及吴门医派、孟河医派、新安医派、海派中医、岭南医派、龙江医派、钱塘医派、八桂医派、山阳医派、川派中医、燕京医派、湖湘医派、永嘉医派、盱江医派、齐鲁医派、长安医派等。

本丛书第一辑选取了具有代表性的10个地域流派进行编写，分别是吴门医派（苏州）、孟河医派（常州）、新安医派（安徽）、海派中医（上海）、燕京医派（北京）、浙派中医（浙江）、川派中医（四川）、岭南医派（广东）、齐鲁医派（山东）、湖湘医派（湖南），每一个流派作为一册，共计10册。每册内容分别从地域历史、人文基础、代表医家及著作、历史遗存、学术思想及其影响、传承和研究情况等方面将每个地域流派的内涵与风貌进行介绍。各册分别由苏州市中医医院欧阳八四主任医生、南京中医药大学陈仁寿研究员、安徽中医药大学陆翔教授、上海中医药大学梁尚华教授、首都医科大学张净秋教授、浙江中医药大学郑洪教授、四川省中医药学会杨殿兴会长、山东中医药大学李玉清教授、湖南中医药大学周德生教授等担任主编。

在编写过程中，主编们带领各自的团队，在丛书总体策划与编写原则要求下，积极与地方中医药教育、科研、医疗以及民间机构、学者取得联系，就其当地的地域流派研究现状、传承情况等方面进行咨询；与目前地域流派中的代表医家进行交流，就其学术思想、传承建议等方面展开探讨；通过实地走访采风，对流派现存的历史遗迹、医药文献等进行拍摄、录像。力求使本丛书集目前地域流派研究之大成，具有里程碑的意义，对今后地域流派的研究具有重要的参考价值。特别是其中的名家学术思想与临证经验，对临床医生具有指导意义。

为了使体例基本一致，但又要保持各自特色，编写过程中多次召开编写讨论与交流会，大家各抒己见，相互学习，相互借鉴。因而各册既符合丛书的总体要求，但又各有千秋，符合中医流派本身所蕴含的异同、特性与交融。

希望通过本丛书的出版，引起中医学界对中医流派的重视，同时提高广大中医同行对中医流派的认知，并从中吸取精华，服务于当代中医教学与临床，推动当今中医的传承与创新。

希望读者们对本丛书的编撰提出宝贵意见，指出其中存在的错误，并对我们今后的中医流派研究工作提出建设性建议。

**陈仁寿**

**2020 年 12 月于南京**

# 目录

# 绪论

苏州是我国著名的历史文化名城，历史悠久，文化发展较早，自春秋时期吴国建都于此，至今已达2500多年。在漫长的岁月中，这座文化古城虽历经沧桑变迁，但它始终是江南的政治、经济和文化中心之一。千百年来，苏州地区名医辈出，著述宏富，促进了传统医学的发展和繁荣，形成了颇具特色的吴门医派。

吴门医派是中医学一个重要学术流派，起源于元末明初，发展于明代，鼎盛于清代，是吴中医学的精华所在，在国内久负盛名，世称“吴中医学甲天下”。吴门医派藉以“吴中多名医，吴医多著述，温病学说倡自吴医”为特征，在我国医学史上占有相当重要的地位，影响广泛。纵观中医学发展史，学术流派层出不穷，但很少有流派像吴门医派这样，对社会、医学发展造成如此深远的影响。

吴中医学最早可以上溯到春秋战国时期。据葛洪《神仙传》记载，周代吴人沈羲，学道于蜀中，炼丹制丸，给人治病常有奇效。这是关于吴中医家的最早记载，也是江苏医家的最早记载。还有汉代的赤松子、负局先生，南北朝的顾欢等，身兼道家背景，却懂得医学，施济百姓，消灾治病，这也是中医学早期的特点之一。

吴中医学的发展得益于苏州地区经济、文化的兴盛。从医学史的研究角度来分析，随着吴地经济特别是吴文化的兴起，吴地的医学活动也就自然随之产生了。然而，并非所有的医学活动都能形成一种具有鲜明特点的医学流派。吴中医学能够形成一种医学流派——吴门医派，其肇始应该是元末明初浙江浦江名医戴思恭，他来吴地行医后，推动了吴门医派的形成和发展，史称戴思恭为“吴医形成的引导者”。

戴思恭传承的是金元四大家朱丹溪的学说，悬壶苏城，医术高超，一时声誉鹊起。吴地人王宾在他的指点下，熟读《素问》等书，并得到他所秘藏的朱丹溪《彦修医案》十卷，由此继承了辨病诊疗的学术经验。朱氏与戴氏的学术得以“本土化”。

王宾将殁，因无子，将书传于学生盛寅，《明史·方技传》称：“寅既得原礼之学，复讨究《内经》以下诸方书，医大有名。永乐初，为医学正科。”又有元末明初苏州人葛应雷、葛乾孙父子，以医名于时，《明史·方技传》谓：“时北方刘守真、张洁古之学未行于南，有李姓者，中州名医，官吴下，与应雷谈论，大骇叹，因授以张、刘书，自是江南有二家学。”葛氏父子吸取刘完素“河间学派”、张元素“易水学派”的成就，对疑难杂症能应手而愈，享名江南，葛乾孙还著有《十药神书》等书，为现存最早关于治疗虚劳的专著。

因为王宾、盛寅继承传播了朱丹溪的学说，葛应雷则继承传播了以北方刘完素、张从正为代表的中原医学，吴门医派由此而发端，“吴下之医由是盛矣”。杨循吉《苏谈·吴中医派》中较为详细地记载了这段历史：

> 今吴中医，称天下盖有自矣初。金华戴原礼，学于朱彦修，既尽其术，来吴为木客。吴人以病谒者，每制一方率银五两。王仲光为儒，未知医也，慕而谒焉，因咨学医之道。原礼曰：熟读《素问》耳。仲光归而习之三年。原礼复来，见仲光谈论，大骇，以为不如，恐坏其技。于是登堂拜母，以定交。时仲光虽得纸上语，未能用药。原礼有彦修医案十卷，秘不肯授仲光。仲光私窥之，知其藏处，俟其出也，径取之归。原礼还，而失医案，悔甚叹曰：惜哉！吾不能终为此惠也。于是仲光之医名吴下，吴下之医由是盛矣。

真正使“吴医”广传天下者，当是清乾嘉年间的名医唐大烈，代表作是

《吴医汇讲》。用作者自己的话来说："是集，凡属医门佳话，发前人所未发，可以益人学问者，不拘内外女幼各科，无不辑入。"阅读本书，其中有经典著作的注解阐发，有学术理论的争鸣探讨，有临床治验的记录，有药物方剂的解释、考证，有医话歌诀等，无所不包。叶天士的《温证论治》、薛生白的《日讲杂记》、杨立方的《读〈伤寒论〉附记》等均全文刊入，吴地医学也进入明清的鼎盛时代，"吴医"也得以为天下人周知。

分析吴门医派众多医家的学术成就及思想，大致可以分为以葛乾孙、缪希雍等为代表的吴门杂病流派，以张璐、柯琴等为代表的吴门伤寒学派，以叶天士、吴又可等为代表的吴门温病学派，以薛己、王维德等为代表的吴门外科学派，温病学说是吴门医派对中医学做出的突出贡献。

温病学说是吴门医派最具实质性的内涵之一。梳理温病学说的形成过程，从元末明初吴中医家王履在《医经溯洄集》中明确提出了"温病不得混称伤寒"的观点，澄清了当时关于温病、伤寒的模糊看法；到吴有性在《温疫论》中确立"异气（戾气）致病说"，明确了"邪从口鼻入"的致病途径；再到叶天士《温热论》中"卫气营血"辨证体系的确立，温病学说历经萌芽—形成—鼎盛 3 个时期。吴门医派的形成虽然与吴中地区的地理环境、气候条件等密切相关，更主要的是吴中名医的辈出、学术的包容、继承与创新并举的学术思潮。一个地方医学流派能在医学发展的历史长河中独树一帜，真正体现了吴门医派的重临床、重疗效、重师承而敢于争鸣、重门派更兼百家的基本特征。

吴门医派形成后的数百年间，特别是明清两代，吴中名医辈出，著述洋洋，是吴中医学的鼎盛时期。据《吴中名医录》记载，元代吴中医家 58 人，明代近 400 人，清代近 700 人。著名医家如盛寅、葛乾孙、王履、薛立斋、缪希雍、吴有性、叶桂、薛生白、周扬俊、徐大椿、张璐、尤怡、王维德、陆懋修、曹沧洲等。

清末民初，苏州出现了一批名医，如吕仁甫、王霖、鲍竺生、陆方石、陈憩亭、艾步蟾、顾伯平、陈星华、陆晋笙、汪逢春、马筱岩等。民国时期的苏州中医，有以顾允若为代表的杂病派，主治风、痨、臌、膈；有以经绶章、李畴人为代表的温病派，主张用药轻清，以祛病邪；有以顾福如为代表的中西汇通派，以中医中药为主，吸取西医西药的知识，并用于临床实践。尽管学术特点不同，但基本上仍然保持吴门医派的传统本色。

中华人民共和国成立后，吴门医派得到了新的发展，成立了苏州市中医医院，组织散在各联诊、个体门诊的名医，集中于中医院内。在苏州地区，先后出现了黄一峰、陈明善、钱伯煊、承淡安、叶橘泉、王慎轩、曹鸣高、宋爱人、葛云彬、费浩然、金昭文、郑连山、马友常、奚凤霖等一大批名医，为弘扬吴门医派传统特色做出了很大的贡献。

这些代代相传的医家群体，有世代为医的吴中世医，有名士鸿儒、饱读经书的苏州儒医，有技高一筹的吴门御医，也有亦官亦医的姑苏仕医，更多的是潜心诊病、著述的吴门名医，可谓群星灿烂，熠熠生辉。

梳理吴门医派的发展脉络，传承吴门医派的诊疗经验，彰显吴门医派的学术思想，弘扬吴门医派的文化基因，是历史赋予我们的责任。编著《吴门医派》，正是顺应了历史发展潮流。从吴中医学的发端，到吴门医派的形成；从吴医的广为天下周知，到流派学术思想的真正确立；从古代先贤对医学理论的阐释，到近人不断前行中的守正创新，内外妇儿，理法方药，点点滴滴，犹如太湖中的粒粒珍珠，借此加以串联。

**欧阳八四**

**2020 年 12 月**

# 第一章

# 历史回声：吴中医学的崛起

## 第一节 苏州城的历史变迁

人们习惯将苏州称为吴、吴地、三吴等，“吴”就成为了苏州的另一称谓，源于这片土地上绵远的历史演变。《史记·吴太伯世家》：“吴太伯[1]、太伯弟仲雍，皆周太王子，而王季历之兄也。季历贤，而有圣子昌，太王欲立季历以及昌……”商朝王位的传承制度前期是“兄终弟及”，后期则变为“父死子继”“有嫡传嫡”“无嫡传长”。周制嫡长子代代相传，然而周太王最喜欢的是三子季历所生的姬昌，因而想将王位传给季历，进而再传到孙子姬昌手中。

正是有这一传承变故，导致了“太伯、仲雍二人乃奔荆蛮，文身断发，示不可用……自号勾吴，荆蛮义之，从而归之千余家，立为吴太伯”。《吴越春秋·吴太伯传》是这样记述这段历史的：太伯、仲雍“遂之荆蛮，断发文身，为夷狄之服，示不可用……自号为勾吴。吴人或问：何象而为勾吴？太伯曰：吾以伯长居国，绝嗣者也。其当有封者，吴仲（即仲雍）也，故自号勾吴，非其方乎？荆蛮义之，从而归之者千有余家，共立以为勾吴。”“勾吴”国号或族号的使用，大致是沿用了泰伯、仲雍的原有的封邑“虞（吴）”。太史公曰：“余读春秋古文，乃知中国之虞与荆蛮勾吴，兄弟也。”司马迁首肯吴、虞两国同为周宗室姬姓兄弟之国。

① 太伯：《史记》中作“太伯”，后也作“泰伯”。

“泰伯奔吴”开启了吴地的历史。周族本来是一个擅长农业生产的部落，相传周的始祖后稷，曾做过帝尧的农官，教民播植百谷。周族世代务农，积累了丰富的农业生产经验。泰伯、仲雍来到吴地后，一方面，尊重当地人民的风俗习惯，“文身断发”，与土著居民生活在一起。另一方面，又带来了周族先进的农业生产经验，从而促进了江南经济的发展。“数年之间，民人殷富”，泰伯很自然地得到了当地人民的拥护，被推戴为勾吴国的君长（图1－1）。

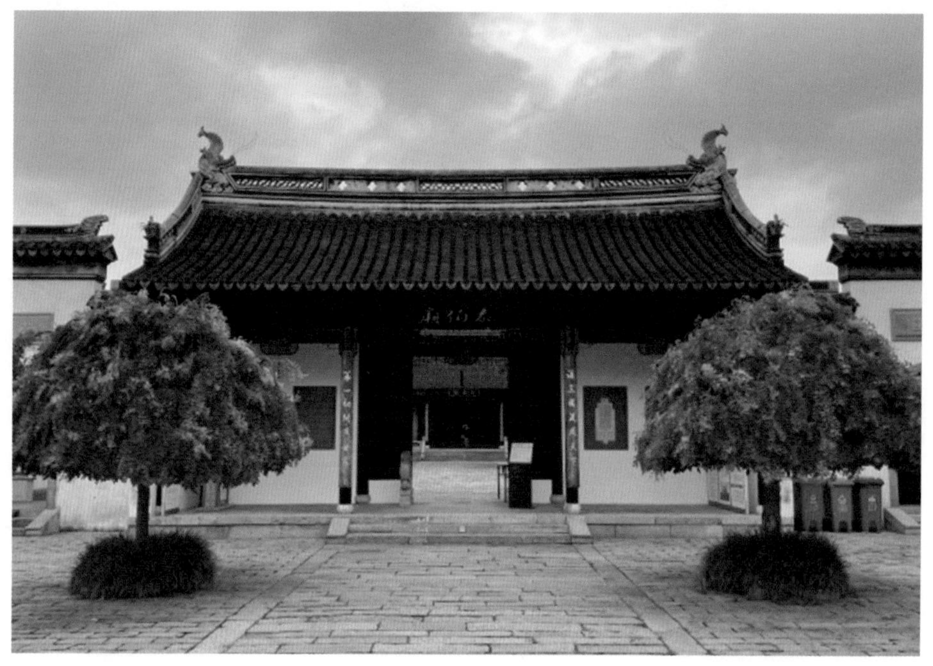

图1－1　泰伯庙

古之梅里，是泰伯兴吴建都之地。《汉书·地理志》：“梅里上有吴城，周武王封太伯之后于此，是为虞公，即周章之弟虞仲，盖仲雍之曾孙也。”《史记正义》：“吴，国号也。太伯居梅里，在常州无锡县东南……太伯奔吴，所居在苏州北五十里无锡县界梅里村，其城及冢见在。”《越绝书》称梅里古城：“此城太伯所筑，按《史记》春申君城故吴墟。”《咸淳毗陵志》：“无锡古句（勾）吴地，泰伯旧国，其城今梅里乡。自泰伯以下至王僚二十三君皆都此。周敬王六年，阖闾始城姑苏而迁都焉。”《吴地记》：“泰伯筑城于梅里平墟，其地汉为无锡县，地属会稽郡，东汉为无锡侯国，属吴郡。”梅里虽有无锡梅里和丹阳梅里之争，多数学者还是倾向于无锡梅里。

泰伯建城的原因，据《吴越春秋》："泰伯当殷之末，中国侯王数用兵，恐及于荆蛮，故起城。"自然是为了安全而采取的防卫措施，正如东汉吴郡太守麋豹所言：泰伯"筑城郭以为藩卫"。这座城市的规模，据道光《梅里志》引《吴越春秋》云："周三里二百步，外郭三十余里，在吴西北隅，名曰故吴，人民皆耕田其中。"泰伯城（即后人所称"吴城"）虽然是一个仅仅千余家居民的弹丸小国，却应为勾吴国建立的标志，也是江南最早出现的国家。

泰伯无子，卒后葬于城东之皇山（相传西汉文学家梁鸿曾居于此，后改称鸿山），由其弟仲雍继位。仲雍卒后葬于皇山东北七十里常熟之虞山。这两座墓葬保存完好，已被列为江苏省重点文物保护单位。

仲雍以后，子孙相继，有世系可考。历经泰伯、仲雍、季简、叔达、周章五世，此时周已由季历、周文王到了周武王时代，国力强大，武王灭商，周王朝正式建立。据《史记·吴太伯世家》："求太伯、仲雍之后，得周章。周章已君吴，因而封之。乃封周章弟虞仲于周之北故夏虚（今山西平陆），是为虞仲，列为诸侯"。勾吴国正式列入西周版图，正式建立了"吴国"。

吴国的历史很奇特，在各诸侯国中属于历史悠久的一个国家，属于周的嫡传，却没有太多的历史文字记载。与吴国历史相关的一些历史著作，如《左传》《吴越春秋》《越绝书》《国语》《公羊传》等都不是当时的历史记载，属于与历史有联系又有区别的一些文献。司马迁《史记》并未将泰伯列为帝王，只是将他列为世家第一。

吴国真正开始强大应该是寿梦时代，此时距建立勾吴国已是十九世500多年之后了。吴国强大，寿梦称王。寿梦元年（公元前585年），吴国始有确切的纪年，这时已接近春秋后期，僻在江南的吴国，开始与中原各国交往，活跃在大国争霸的历史舞台上。寿梦在位共有25年，死时为鲁襄公十二年，即公元前561年。寿梦有四子，长为诸樊，次为余祭，再次余昧，最小季札。季札贤达，寿梦有意将王位传给他，但是按照周朝礼制，王位由父传子，兄传弟，兄死弟继曰及。更何况季札无意王位，坚决推让，寿梦卒后还是由诸樊继位，依次余祭、余昧，轮到季札时他还是坚辞不受，余昧卒后即由其子僚为王。诸樊之子公子光认为季札不受当立己为嗣，遂使勇士专诸弑杀王僚，公子光自立为王，是为吴王阖闾。

随着吴国的崛起，泰伯在梅里建立的都城已日益不能适应国家发展的需要了。它局促于锡东一隅之地，虽然比较安全，但北阻于丘陵，东隔于湖泊，南挡于太湖，不但没有进一步发展的余地，而且交通也很不方便。而位于太湖东北岸的苏州，自西而东，一直到海，是一片一望无垠的水乡平原。古三江（娄江、吴淞江和东江）泄太湖水，东流入海，水陆交通方便。苏州的土地肥沃，物产丰富，人口众多，比梅里具有更为优越的自然条件。

吴王阖闾开创了吴国的新时代，广招贤才，最为著名的就是伍子胥和孙武两位。阖闾继位后的头一件大事，就是委任伍子胥重建都城。在周敬王六年即吴王阖闾元年（公元前 514 年）就命伍子胥筑阖闾大城，作为吴国的都城，即现在的苏州城。

《越绝书·吴地传》较具体地记载了这座城市的规模："大城周四十七里二百一十步二尺，陆门八，其二有楼，水门八。南面十里四十二步五尺，西面七里百一十二步三尺，北面八里二百二十六步三尺，东面十一里七十九步一尺。""吴郭周六十八里六十步。""吴小城周十二里，其下广二丈七尺，高四丈七尺。门三，皆有楼，其二增水门二，其一有楼，一增柴路。"可见阖闾大城是由外郭、大城和内城三重城垣组成，这和中原地区诸侯各国都城的制度基本上是一致的。

苏州古城是我国现存最古老的城市，苏州建城以来，迭遭兵火，数度兴废。越灭吴，楚灭越，城池几毁。南朝梁太清二年（公元 548 年）侯景之乱，叛军三进郡城，大肆烧掠，杀人无数，三吴地区千里绝烟，人迹罕见，白骨成聚，一片萧条。唐朝末年，藩镇割据，杨行密、孙儒等数次占领苏州，大肆掳掠，并放火焚烧，城池又遭劫难。南宋建炎四年（公元 1130 年），金兵南侵，劫夺官府民居，纵火延烧，烟焰二百里，凡五昼夜，苏州成为废墟。元至元十二年（公元 1275 年），元军南下江南，城池悉命夷堙，民杂居城堞之上，城池又遭破坏。元末张士诚据苏，至正二十七年（公元 1367 年），朱元璋部围城十个月，日夜以炮轰击，当张士诚兵败，又纵火齐云楼，子城、大城俱毁。清顺治二年（公元 1645 年），清军南下，总兵土国宝率兵从盘门进入，城南惨遭屠戮。清咸丰十年（公元 1860 年），清军与太平军作战，阊门内外顿成焦土，城内外寺观名胜也遍遭摧残。朝代兴亡，兵灾人祸，然而在城池屡遭毁灭之后，又都屡屡重建重修，至今城市仍巍然屹立在原址上，实属罕见至极。

苏州作为我国东南形胜之地，“吴郡越江而北，可以并有淮南（扬州）；涉海而南，可以兼取明（宁波）、越（绍兴）；溯江而上，可以包举升（常州）、润（镇江）；渡湖而前，可以捷出苕（吴兴）、浙（杭州）。天下大计，安可不以吴郡为先务哉！”这是清初著名地理学家顾祖禹在其《读史方舆纪要》一书中对姑苏的概述。苏州由于其优越的地理位置和自然条件，加之历代人文因素，自公元前 514 年建城以来就长期是中国江南地区的经济和文化中心。

## 第二节 吴地经济与文化的繁荣

苏州位于长江中下游，四季分明，气候温和，土地肥沃，物产丰富，古往今来就有鱼米之乡之称。尤其是隋炀帝开通江南运河，凭借这条黄金水道，江南经济迅速发展，苏州成为东南沿海水陆交通要冲，南来北往的货物在此集散，甚至还远涉重洋。宋代就有“苏湖熟，天下足”的美誉，“上有天堂，下有苏杭”的谚语也不胫而走，由此也逐渐形成了欣欣向荣的吴文化。

吴文化的兴盛当然得益于吴地经济的繁荣发展。悠久的吴中历史使得吴文化历经了发生、发展的漫长过程，无不与当时所处的历史背景相关。正如有学者所说，“吴文化的发展历来与吴地的自然、政治、经济、社会、历史等密切相关，其中蕴涵的丰富性、关联性、复杂性正是研究问题的生发点所在。”

春秋时期，在社会经济发展的基础上，吴国逐渐强大。其中冶炼技术发达，尤其是铸剑技术，天下闻名，“干将”“莫邪”的出世标志着铸剑技术达到顶峰。屈原在《楚辞·国殇》中的“操吴戈兮被犀甲，车错毂兮短兵接”便是对吴越所拥有的精良武器的充分肯定。铸剑技术的高度代表了吴地生产力水平的相对发达。金属冶铸技术的进步带动了生产工具的改进，使农业生产提高了效率。以至于勾践十三年，越国向吴王借粟以“救其穷窘”，“吴王乃与越粟万石”，可见吴国粮食储备之丰（图1－2）。

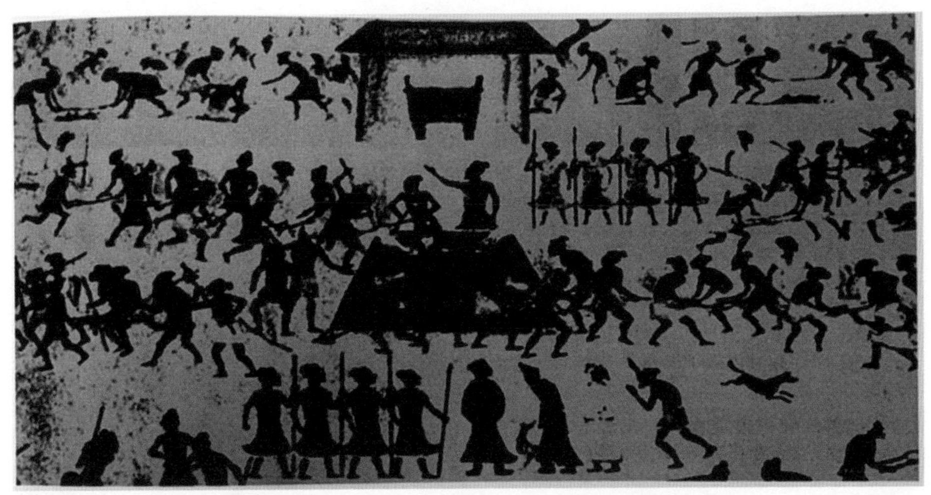

图1-2　青铜器铸造画像石

秦汉时代，苏州作为“江东一都会”，盛产的鱼、盐、竹、木和铜，为天下所仰。水产也极为丰富，所谓“江湖之鱼，不可胜食”。粮食种植技术的提高和种植面积的增加，也使得产量有了显著提高。丝绸纺织技术的应用，促进了蚕桑业的发展和商品流通渠道的建立。如此，苏州作为“江东一都会”的富足，也就不言而喻了。这也就不奇怪《史记》中将苏州概述成了江南地区唯一一个“都会”城市了，当时除京城长安之外的18个都会，其中13个都在北方地区。

历时近4个世纪的六朝时期，北方战乱频发，人口大量南徙，带来技术与劳动力，江南经济获得较大的发展，史称富庶的苏州“一岁或稔，则数郡忘饥”。苏州自孙权立国，逐渐成为“衣冠人物，千载一时”的天下名都了。

隋唐时代，全国统一，随着江南运河的畅通和南北经济、文化交流的密切，进一步刺激了苏州经济的发展。唐安史之乱后，北方人口继续南迁，全国经济重心南移，苏州经济日趋繁荣，成为江南唯一的“雄州”，史称“江南诸州，苏为最大”。《隋书·地理志》言吴郡等江南之地：“川泽沃衍，有海陆之饶，珍异所聚，故商贾并辏。其人君子尚礼，庸庶敦庞，故风俗澄清，而道化隆洽，亦其风气所尚也。”

宋元时代，大量的北方人口随着南宋政权在临安的建立来到南方，苏州经济呈现出新的繁荣景象（图1-3）。早在北宋仁宗时，范仲淹在《答手诏条陈十事》奏议中说：“臣知苏州，日点检簿书，一州之田系出税者三万四千顷，中稔之利，每亩得米二石至三石，计出米七百余万石。”范仲淹由此计算，东南地区每年上供朝廷的粮食总共为六百万石，而这不过是苏州一州的年产量。

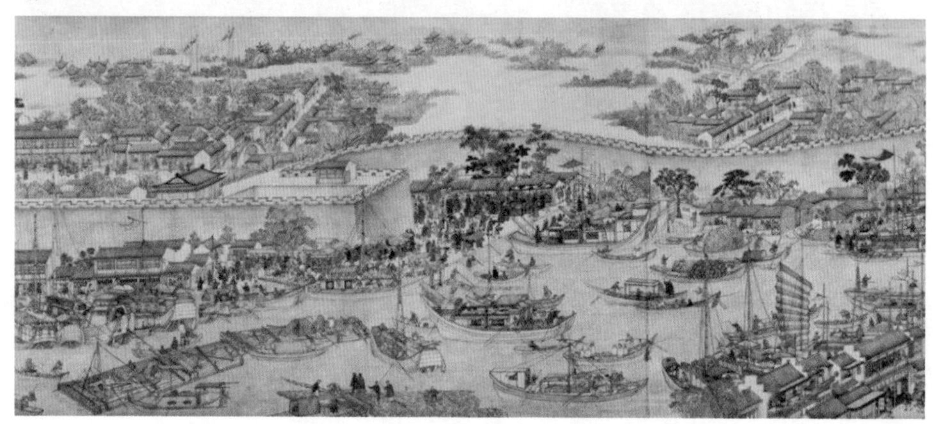

图1－3　姑苏繁华图（局部）

明清时期更是苏州发展的辉煌时期，“商贾辐辏，百货骈阗”，“市廛鳞列，商品麇集”，苏城繁荣至极。明代唐寅在《阊门即事》诗中写道：“世间乐土是吴中，中有阊门更擅雄。翠袖三千楼上下，黄金百万水西东。五更市卖何曾绝，四远方言总不同。若使画师描作画，画师应道画难工。”他把当时姑苏的繁华景象刻画得入木三分。

经济的大发展促进了文化的大昌盛，雄才韬略、忠心报国的政治家、思想家和军事家，流芳千古的文学家、史学家、经学家、书画家、戏曲家、医学家，绵延至今的冶炼、铸造、建筑、造园、雕塑等能工巨匠，成了吴文化构成的主体。有学者认为，“吴文化就是指吴地人创造的一切物质文明和精神文明的成果，是吴地物质、精神、行为诸层面文化的总和。”因此有学者将“鲜明的水乡文化色彩，浓郁的市民文化特色，外柔内刚的文化品格，重文重教的文化理念，精巧细腻的文化品位，博采众长的文化个性”等归纳为吴文化的特征。也有学者将“稻渔并重、船桥相望：景观独特的水乡文化；吴歌、昆曲、吴语小说：土味十足的吴语文化；尚武与重文：由刚及柔的民风习性；融摄与更新：适时顺便的开放功能”等归为吴文化的基本特征，其内在表述的内容是一致的。

## 第三节 『天下有学自吴郡始』

“仓廪实而知礼节”，经济发展带来了文化的昌盛，文化的繁荣离不开教育，吴文化也不例外，完善的教育体制是吴文化皇冠上的璀璨明珠。

苏州的文化教育事业可以追溯到春秋末年。吴人言偃，负笈北上，投师孔门，首开东南向学之风。言偃，字子游，吴地常熟人，他勤奋好学，深得孔子的赞赏，是孔子学生“七十二贤”中唯一的南方人，列于孔门文学之冠。言偃学成后，曾在鲁国的武城当了县宰，不久即回到江南故乡，在家乡大力传播儒学，被后世誉为“南方夫子”“东南道学之宗”。言偃去世后，葬于常熟虞山，今还存有言子墓道（图1-4）。从言偃身上折射出吴文化博采众长的开放性特点，同时也表示着吴文化主动接受先进的中原文化滋润，对吴文化的发展起到了积极的影响。

与言偃同时代的另一位孔子的门生澹台灭明，字子羽，虽为鲁国武城人，但活跃于南方长江一带，传授儒家教义，有弟子300人，在当时影响很大，更体现了吴文化的包容性。现位于苏州姑苏区南面的澹台湖，便是后人对他的纪念。

秦定鼎中原后，统一了文字，这使文化的交流和传播更为顺畅，也为吴地的文化教育发展奠定了基础。汉代吴县出现了一位著名的学者朱买臣，字翁子。他不畏严寒，勤奋读书，汉武帝时，经严助推荐，为汉武帝说《春

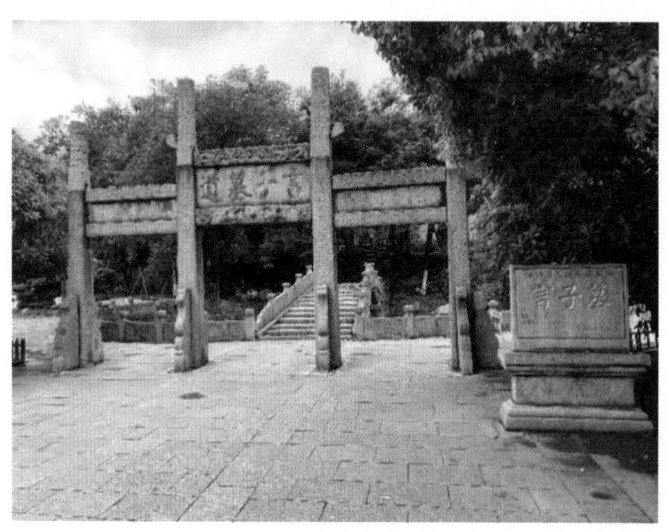

图1-4　言子墓道

秋》《楚辞》，为汉武帝所赏识，拜为中大夫。今苏城穹窿山和常熟均留有朱买臣读书台，给后人深刻启示。

隋唐以后，在经济发展的基础上，为适应科举制度的需要，学校教育有了较大的发展。苏州学校的创立，始于唐代。据《新唐书》载，团练观察使李栖筠，在苏设立学庐，“起拜学官为之师，身执经问义，远迩趋慕，至徒数百人。”唐代不少颇有名望的诗人都当过苏州刺史，其中最著名的有白居易、韦应物、刘禹锡，苏州地方志中称三位为“诗太守”，成为苏州历史上的一段佳话。这些诗人墨客先后治苏，对苏州的文化教育事业起了一定的推动作用。

入宋以后，随着社会经济的繁荣和科举制度的发展，苏州的学校教育事业日趋兴旺发达。府设府学，各州、县遍置州、县学。宋代范仲淹在苏州任知州时，就开始兴办府学（图1－5）。《吴县志》记载：“景祐元年，范文正公范仲淹守乡郡，固州朱公绰等请以闻于朝。二年乃诏苏州立学，并给学田五顷，公即以所购钱氏南园巽隅地，旧欲卜宅者割以创焉。”范仲淹延聘名家胡瑗主持，首开东南兴学之风，并影响到全国。苏州府学一时名闻天下，成为各地州学、县学效仿的对象。所以，《苏州府志》言：“苏郡之有学也，自范文正公始。而各县学校次第修建，大率皆方于宋代。”元代郑之拓在《学门铭》中也写道：“天下郡县之学莫盛于宋，然其始亦由于中吴，盖范文

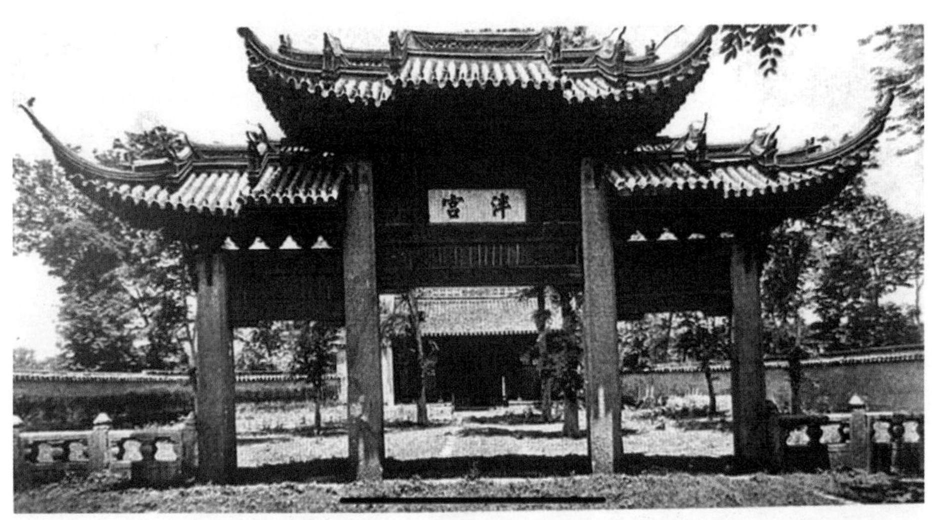


图 1－5　苏州府学泮宫牌坊

正以宅建学，延胡安定为师，文教自此兴焉。”

除了府、州、县学官办的学校以外，苏州还有众多的私立书院、经舍、义塾。苏州书院的创立，始于南宋。随着科举制度的发展，地方士绅，置办学田，延请名儒，聚徒讲学，创建书院。端平二年（公元 1235 年），苏州提举常平茶盐使曹豳，在虎丘山云岩寺西首创和靖书院，这是苏州最早的一所书院。它与范仲淹兴办的苏州府学有所不同，前者具有官办性质，后者为私人承办。在政府的大力支持和提倡下，苏州书院蓬勃发展。南宋建有 3 所，元代建有 4 所，明代增至 9 所。入清以后，苏州书院进入了全盛时期，激增至 29 所，成为全国书院最发达的地区之一。据《吴县志》记载，元至正九年（公元 1349 年），各界曾大力兴办村社学校，在吴县、长洲设立社学 130 余所。明洪武八年（公元 1375 年），吴县、长洲共有社学 737 所。

明清时代，由于苏州的学校教育事业兴旺发达，科举中考中举人、进士和状元的人数居全国之冠。明代苏州府举人 889 人，武举人 13 人；清代举人增至 1506 人，武举人 148 人。明代进士 431 人，武进士 8 人；清代进士增至 600 人，武进士 26 人。明代苏州府（不包含太仓州）考中状元 8 人，武状元 1 人；清代考中状元高达 24 人，武状元 1 人。历代苏州状元占全国状元数的四分之一左右。清代还有在科举中连中三元（解元、会元、状元）者 2 人，另有兄弟、父子、祖孙、叔侄同登状元、榜眼、探花者，被传为佳话（图1-6）。

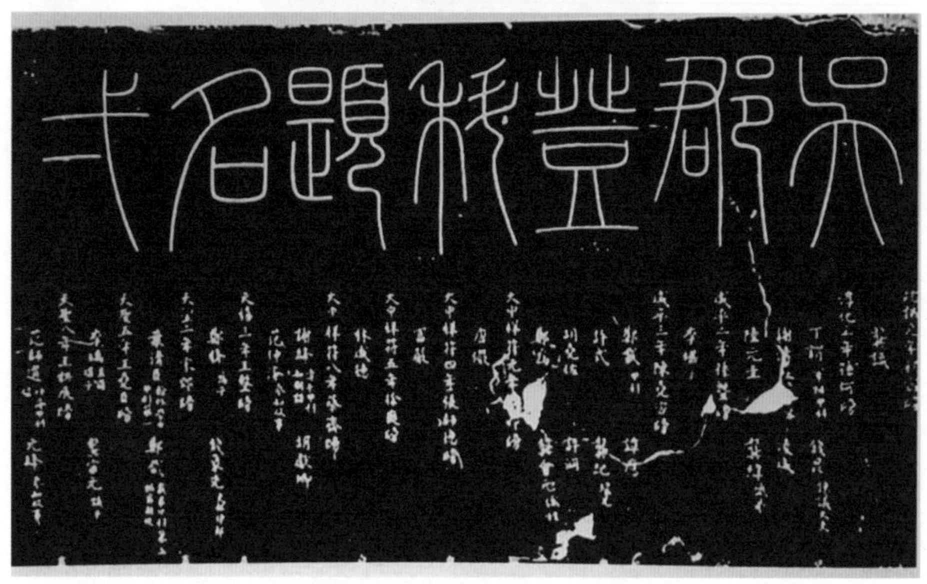

图1-6　吴郡登科题名碑

正是苏州教育制度的完善，苏州由此人才辈出，苏州的文学、经学、医学和其他科学也极为发达，吴门画派、昆剧、评弹等艺术形式都发祥于此，真可谓“物华天宝，人杰地灵”。

## 第四节 吴中医学兴盛的因素

从历史的发展来看，“勾吴”土著文化与中原文化、楚文化相互交融，创造出鼎盛一时的吴国文化，进而由文化的兴盛推动了生产力的发展，生产力的发展又带动了文化的进步与昌盛，由此形成了欣欣向荣的吴文化。苏州地区繁荣发达的经济和文化，为吴中医学的繁荣奠定了坚实的基础。

吴中经济的发展和人口的增长，使人们对健康更加关注，客观上也有较好的经济条件，这也势必推动医学的发展。明初，王袆曾说：“吴地富饶，人鲜轻身重财，故挟是术者趋之恒多。”吴中良好的文风传统，完善的教育体制，使得吴中地区的总体文化水平很高，饱学之士一旦从事医学，往往更能达到精湛的地步。吴中儒医多，就是吴门医派的一大特色。吴中发达的刻书、印书业，对医学书籍的广泛传播起到了积极的作用。吴地丰富的药材资源和发达的商业，保证了药材和药品的流通，先进的药材加工技术和制药技术，使临床用药的质量和种类都有了必要的保障。

熟悉中国医学史的人都知道，宋元以前中国的医学中心在中原地区，大量的医学优秀人才集中在中国的北方地区。宋元时期，特别是宋室南迁之后，北方人口大量南迁，包括大量优秀的医药人才迁入苏州，为吴中地区医药的繁荣注入了活力。起源于北方的医学思想，以刘完素、张子和、李东垣等为代表的先进医学的传入，随之在吴门传承、发扬，并被不断实践、丰富，推动了江南医学的发展，对吴中医学的繁荣起了极大的促进作用。如葛乾孙将易水学派重视脾肾的思想用于肺痨的治疗，著有《十药神书》。宋代的苏州中医，已出现了内科、外科、针灸、儿科等专科医家。宋庆元年间，儿科名医滕伯祥著有《走马疳治疗奇方》，流传至今，为临床医生广泛运用。可以说自宋以后，吴中医学逐渐开始走向了引领医学发展的历程，元代就有了"言医者莫盛于中吴"之说，《王忠文集》曰："古之言良医者，出于秦为多……今之良医盖其多莫逾于中吴矣。"

苏州的繁荣，吸引了大量外地人才来吴中发展，自然也包括外地医家来吴行医，或寄寓或定居，为吴门医派的发展增添了力量。如宋医官沈良惠由汴梁地区迁到吴地，宋高宗赐书"良惠"两字，吴人遂以良惠称之。自宋入元至明，沈氏代有名医。在这些外来的医家中，朱丹溪弟子赵良仁、戴思恭等人对吴中医学的发展起到了比较重要的作用。朱丹溪（图1－7）是浙江义乌人，拜杭州名医罗知悌为师，通过罗知悌，间接地继承了北方刘完素、张从正、李东垣之学，成为一代名医。朱丹溪弟子戴思恭，浙江浦江人，来吴行医，吴中王宾得其医术，再传盛寅，盛氏传于后人，成为吴中世医之家。朱丹溪弟子赵良仁，浙江金华人，后徙吴中，入籍长洲，推动吴中医学的兴盛。另外，朱丹溪嫡传弟子王履也是吴中著名医家。王履，元末明初医学家、画家、诗人，他提出的"温病不得混称伤寒"的观点乃吴中温病学说的发端，吴门医派也由此发端。

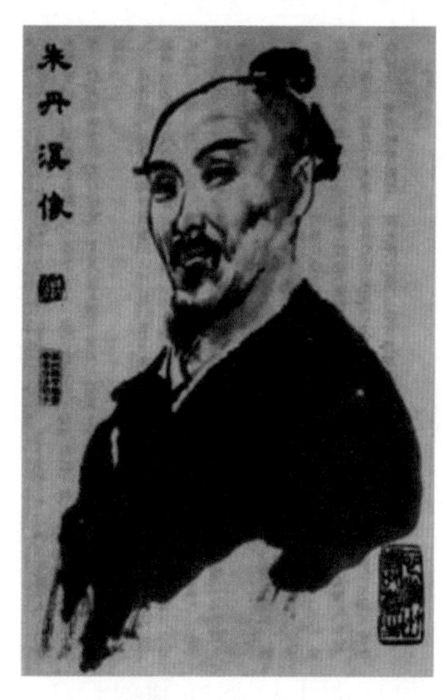

图1－7　朱丹溪

中医学是一门实践性极强的经验科学，单有医学理论是成不了良医的，只有多临证诊病、多处理疑难病症，才能不断提高医疗技术水平。基础理论与临证实践紧密结合，才是造就名医之道。吴中地处太湖流域水网地区，环境卑湿，加之气候温热，人口稠密，极易发生疫病流行。明清时期，吴地就发生过重大疫情数十次。疫病的频繁肆虐，病人的大量出现和医疗需求的紧迫，为吴中医生提供了大量医疗实践机会，也促使了医生人数的大幅度增多。

大量的医疗活动，大大丰富了吴医们诊治各种疾病的临床经验，有力促进了他们对医学理论的深究和治疗方药的研制。吴中的众多医家，特别是温病学家，正是在这种历史机遇中逐步成熟而卓然成家的。

此外，吴地造纸、刻书业的发达和公私藏书的丰富，无疑为医学书籍的编撰和出版创造了有利的物质条件。明代苏州生产的吴纸，堪称“天下第一，他处虽仿之，终不及”。至清乾隆时，纸张加工业愈加繁荣，仅吴县一地既有纸坊60余家，且品类齐全，质量上乘。吴地刻书业也极盛，唐太和九年（公元835年），苏州民间已有刻书业，宋、元以后，苏州各级地方官府、学校及寺观相继刻书，坊刻、私刻也不断增多。至明代，苏州成为全国刻印书业中心之一，从事刻书业的书坊多达50余家，其刻书数量与质量均为全国第一。明末清初常熟刻书巨擘毛晋刻印书籍40余年，成书600余种，蜚声海内。发达的刻印书业，又为吴中医家医著的出版刊行传播提供了得天独厚的有利条件。

伴随着刻书业的发达，吴地藏书业也日益兴盛，藏书逐渐成为吴地的一种特异风俗。吴中地区藏书数量之丰、藏书家之多，在全国首屈一指。据《苏州藏书史》载，吴中地区历代共有藏书家743人，其中全国著名的藏书楼就有10多座。清人孙从添说：“大抵收藏书籍之家，惟吴中苏郡、虞山、昆山，浙中嘉、湖、杭、宁、绍最多。”吴县叶氏藏书的叶梦得是宋代最大的藏书家；文氏藏书是苏州明代的藏书大家族之一；苏州许氏不仅爱好藏书，兼亦刻书不少；苏州文氏、潘氏、铁瓶巷顾氏、东山席氏、昆山叶氏等藏书均声名在外。常熟更是出现了众多的藏书家族，毛氏汲古阁（图1－8）、赵氏脉望馆、钱氏绛云楼、张氏爱日精庐、瞿氏铁琴铜剑楼、何氏娱野园、冯氏空居阁等，名

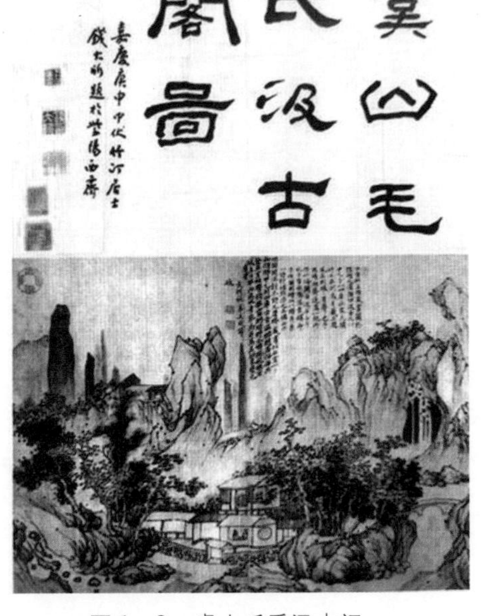

图1－8　虞山毛氏汲古阁

闻遐迩。吴中地区多藏书家，这也是吴文化在社会生活中不断浸润的结果。丰富的藏书对吴中医家博览先贤医书，了解医学信息，撰写医学著作帮助巨大。

有学者将吴门医派的兴盛之因素归为：得天独厚的自然条件，医家的高素养（包括文化素养、道德素养），文化繁荣，学术的交流、争鸣，专科名医的推动等。尤其是“吴文化”，作为中华文化重要组成部分，有着渊远的历史。它以1万年前的太湖三山岛旧石器文化为源头，历经新石器时代马家浜文化、崧泽文化、良渚文化的发展序列，从泰伯奔吴建立勾吴传至夫差为止，历时700年的吴国，融合中原文化与荆蛮土著文化，建构了吴文化，在中华区域文化格局的形成中占有一定的地位。后经从东晋到南朝、从南宋到明清以及近代的三大繁荣期，形成经济领先、交通便利、教育发达、工艺精湛、人文荟萃、开放创新的文化特征，在中华文化中心南移的过程中担当了重要的角色，这是吴中医学兴盛的巨大精神力量。此乃中肯之言。

丰厚的吴文化底蕴，雄厚的经济基础，良好的文风传统，完善的教育体制，促进了吴地医学的发展，也成就了苏州地区名医辈出的局面。当代吴中名医吴怀棠老先生这样总结道：“有闻名邦国者，有饮誉乡里者，有创造发明著书立说而成一代宗师者，有精于脉理、善诊妙治而留范千百医案者，有广注阐解经典者，有专论克治时病者，有精通诸科者，有独善一技者。”吴中医家在学术上的独树一帜，形成了颇具特色的吴门医派，也成为吴文化的一个重要组成部分。吴门医派在我国医学发展史上占有相当重要的地位，为中医学的发展做出了不可磨灭的贡献，世有“吴中医学甲天下”之美誉。

## 第五节 元明以前的吴中医学

宋元时期是我国医学发展史上一个承前启后的重要阶段。北宋时的三大发明（火药、指南针和活字印刷术）对社会经济和科学文化的发展起着极其重要的推动作用，也有力地促进了医学著述的刻印和传播。宋政府重文学，对医学较前代更为重视，设立校正医书局，校印宋以前的历代重要医学著作，组织编印《太平惠民和剂局方》《太平圣惠方》《圣济总录》等大型方书和医典，还多次组织编修本草书，有力地促进了医学的繁荣发展。

自南朝起，江南地区经济快速增长和全国经济重心逐渐南移。至宋代，以苏州地区为中心的江南成为全国经济重心的地位完全确立。靖康之难，宋室南渡，北方和中原地区的大批官宦、世家大族迁徙到江南，随着北方医学流派的流入，给苏州地区带来了不少新的医学知识，大大地促进了吴中医学的发展。元朝统治时间虽然不长，苏州地区却出了不少名医和医著。著名的《马可·波罗游记》中已经把"有许多医术高明的医生"当作苏州城的特色之一加以誉扬。

### 一、早期的吴中医家

泰伯奔吴开启了"吴"的历史，从医学史的角度来看，只要有人类的活动就可能伴随医学的实践，不管这种实践是有意的还是无意的。吴地医家最早的记载可以追溯到春秋战国时期，如周代的沈羲、汉代的负局先生、南北朝的顾欢等。

**沈羲** 据葛洪《神仙传》记载："沈羲者，吴郡人，学道于蜀中，但能消灾治病，救济百姓，功德感天，天神识之。"沈羲本是道家出身，因其治病有奇效，所以沈羲就成为目前所知的吴中医药起始最早之人，也是有关江苏医人最早的记载。

**负局先生** 三国时期吴人。《医部全录·医术名流传》引《列仙传》记载了负局先生的生平和主要传说："负局先生者，莫知姓名，负磨镜局。循吴中磨镜，遇人辄问得无疾苦乎？有，即出紫丸、赤丸与之，病无不差。如此数年后，吴有大疫，先生家至户到与药，活数万人。后上吴山绝顶，与人语曰：吾还蓬莱山，为汝曹下神水愈病。既去，一日崖头有水，色白，从石间流下，病者服之，果验。"当然，这只是一种传说，却寄托了人们的美好愿望。

**顾欢** 南北朝时南齐吴都人，字景怡，为老子学派大家。好道术，嗜儒、道之书，性仁爱，通医术。《南齐书》有其传。唐末道士杜光庭在论述前代诠疏笺注《老子》六十家时称："梁朝陶隐居（陶弘景）、南齐顾欢，皆明理身之道。"《医部全录·医术名流传》引吴均《齐春秋》："欢宿性仁爱，素有道风。其济人也，或以禳厌而多全护。有病者造之，欢问君家有书乎？答曰：惟有《孝经》三篇。欢曰：取置病人枕边，恭敬之当自瘥。如言果愈。后问其故，欢曰：善禳祸，正胜邪故尔。"

**知聪** 与顾欢同时期的苏州僧人知聪，精通医术，陈天嘉三年（公元562年）秋八月，他携《明堂图》《本草经》《脉经》和《针灸甲乙经》等医药书籍160卷到日本，传授汉方医学及针灸技术，开始了吴医的对外交流。此为中国医学传到日本的最早文字记载，也是吴中医学对外交流的肇始。

**纪朋** 唐代开元年间，吴郡名医纪朋，"开元中，有名医纪朋者，吴人也。""业医，精于望诊，观人颜色，便知人病深浅，不待诊视六脉，而剖决精详。后将此诀授于同郡隐士周广。"正德《姑苏志》、崇祯《吴县志》等地方志中有此类记述。

**周广** 《明皇杂录》言：隐士周广"观人颜色谈笑，便知疾深浅，言之精详，不待诊候”。周广为名医纪朋的学生，精于望诊，能够以理论指导临床，屡获奇效。于是，“上闻其名，征至京师，令于掖庭中召有疾者，俾周验焉。”周广即成为有记载的苏州第一位御医。

## 二、宋元时期的吴中医学

至宋元时期，吴中医学步入发展时期，形成世医家族，以“宋代世医第一家”——葛氏世医为代表，尚有韩氏世医、昆山郑氏女科等。同时，出现大量专科医家，如疡科的颜直之，小儿科的滕伯祥等。此外，不少文人由文转医或因儒通医，而涌现出一大批儒医，如王克明、王珪、刘岳、葛应雷、葛应泽、陆文圭、赵良仁等。

### 1. 宋元时期吴中医家举要

**潘琪**　宋建炎中常熟人。善医，工灸法，尤善灸膏肓俞穴，能起大疾。弟子庄季裕《灸膏肓俞穴法》云：“琪师传取穴之法，正坐曲脊，并足而仰两手，令大指与脐屈肘当髀股上，虽与《千金方》伸臂令正直之法不同，然比之立点，则近古矣。”

**沈良惠**　宋代医官，由汴（今河南开封）徙吴，高宗赐书“良惠”二字，吴人遂以良惠称之。自宋入元至明，其家代有名医。

**王克明**　宋吴门名医，遇病虽数症，只下一药。曰：“此病之本也，本除而余病去矣。”《医部全录·医术名流列传》引《宋史》：“王克明，字彦昭，其始饶州乐平人。后徙湖州乌程县，绍兴乾道间名医也……始以术行江淮，入苏湖，针灸尤精，诊脉有难疗者，必沉思得其要，然后予之药。病虽数症，或用一药以除其本，本除而余疾自去。亦有不予药者，期以某日自安……有以为非药之过，过在某事，当随其事治之，言无不验。士大夫皆自屈与游。魏安行妻病风痿，十年不起，克明施针而步履如初……金使黑鹿谷过姑苏，病伤寒垂死，克明治之，明日愈。”

**颜直之**　字方叔，号乐闲居士，宋长洲人，生于乾道八年（公元 1172 年），卒于嘉定十五年（公元 1222 年）。直之端厚颖悟，好读书，工小篆，得《诅楚文》笔意，以弓矢应格，差监省仓，即丐祠养亲，主管建昌军仙都观（在今江西南城县），作退静斋，幅巾危坐，焚香抚琴，恬意汩汩。直之平生好施，精外科，尤乐以药石济人，赖以全活者甚众。所著医书有《疡医方论》《外科会海》《疡医本草》，均佚。

**胡元质** 字长文，宋淳熙间长洲人。幼颖悟，尚行义，中进士，孝宗时荐为太学正，历秘书省正字校书郎，给事中。又出守和州、太平、建康，皆有政绩。淳熙中，官四川制置使，知成都，蜀人德之。历官敷文阁大学士，吴郡侯，致仕，告老归居苏州南园，杜门自适，卒赠金紫光禄大夫。元质以儒达官通医，曾辑《总效方》十卷，《宋史》有载，已佚。又有《左氏摘奇》十二卷，《西汉字类》五卷。（据乾隆《长洲志》卷二十一）

**滕伯祥** 《苏州府志》：“滕伯祥，吴县庆元间人，乐善好义，遇孤贫不能婚嫁与丧葬者，多为代举，乡党称为滕佛子。尝出郭遇至人，得小儿疳方，因以为业，今其子孙不替所传。”滕氏著有《走马疳治疗奇方》，又名《走马急疳真方》《走马疳真方》。

**葛应雷** 《苏州府志》：“葛应雷，郡人，字震父。祖思恭，宋宣义郎。父从豫，进义校尉。皆攻医。应雷幼习举子业，学日进。宋亡，遂以家藏方书，研精覃思，其处方制剂，率与他医异。”葛应雷生于宋景定五年（公元1264年），家系世医，幼年习儒，兼受家学，亦留心于医。见世之言医者，拘方执论，而莫究其原委，宣泄补益，守护攻伐之法，不识时用，于是著《医学会同》一书。推五运六气之标本，察阴阳升降之左右，以定五脏六腑之虚实，以合经络气血之流注，使学者知疾病之候，死生之期。

**王珪** 《古今医统大全·历世圣贤名医姓氏》：“王珪，字均章，号中阳老人，吴郡人。志行高洁，见道真明，尤邃于医学。屏世虑，隐居吴之虞山，人称隐君。所著方书，超出群表。自幼及壮至老，调摄有序，论证有旨。至于诸痰诸饮挟火为患，悉究精详，制有滚痰丸，最神效。有《泰定养生主论》。”王珪所创制滚痰丸至今仍在临床广为使用。

**薛辛** “字将仕，号古愚，佚其名。得外家郑氏带下医方，传钱氏，钱复传于郑，郑世世业焉，至今村民与邻封之人皆呼郑氏为薛医产家。郑文康有薛将仕祠堂记，其墓在一枝园旁板桥巷侧张浦，遗闻以将仕为才女兰芳、蕙芳之父，恐不足据。钱氏，名字均佚，南宋末昆山县城人。得岳父薛将仕传授女科医术，业医。”（《昆新两县续补合志》卷十四“薛将仕传”）

薛将仕为南宋末年著名的妇科医家，精于医术，尤擅女科，治多良效，名闻遐迩，人称薛医产家，为昆山郑氏女科世医的始祖。薛氏所传《女科万金方》被其后代奉为私密，私相传抄，800余年从未付梓，在中医药家族抄本中独树一帜。其手抄版本亦以两种形式流传，一种是未经改编本，此类抄本基本保留原作内容，或者增删的内容不多，字数在3万字左右，仍以原书《女科万金方》命名；另一种是在原作基础上由郑氏的后人逐代添加内容的抄本，即改编本。以《全国中医图书联合目录》及《中国医籍大辞典》有关记载为线索，目前确定国内各大图书馆馆藏郑氏女科抄本为19种38部。

**2. 宋元时期吴中医学分科**

梳理宋元时期的吴中医学，各科临证医学得到全面发展，其成就达到了很高的水平。

**内科** 宋代对内科疾病的治疗，在理、法、方、药诸方面总结了许多新法，较前代大有进步。南宋初吴门名医王克明，治伤寒有显效，遇病数症，只下一药，除其本，而余疾自去。宋末元初长洲名世医葛应雷，字震父，宋亡后精研医经，取得较深造诣，处方用药，皆超轶群医。他著有《医学会同》二十卷，可惜已佚。其子葛乾孙，字可久，医名更大，以治疗痨病（肺结核）和内科杂病著称于世，撰写了著名医著《十药神书》，对痨病的治疗总结出一套完整的方法，成为我国医学史上第一位研究肺痨病的专家，名重南北。元初吴县名世医刘岳精切脉，时称“刘三点”，以指下三点，洞察六脉，即知受病之源。元世祖忽必烈平定江南后，赞许其才，授以奉议大夫（正五品），出任太医院院使。元常熟名医王珪，创“百病皆痰”“痰多怪症”理论，研制“滚痰丸”，历显神效，至今仍为临床所用。元末吴县名世医倪维德，治病以《黄帝内经》为宗，吸取刘完素、张从正、李东垣等学说精华，融会贯通，应用于临证，疗效显著。元吴县名世医韩凝，幼享家学，精于医术，人称“中吴卢扁”。元末昆山名医朱焕常，精医，某妇人中秋暑，神昏，勺水不下，众医束手，朱氏开方一剂而苏。

**妇产科** 宋元时期，吴中地区的妇产科很发达，并产生了一批专著。南宋末昆山名医薛将仕，精医术，擅女科，凡因经、带、胎、产诸症而求治者，均能应手奏效，故而声震东吴，人称“薛医产家”。因无子嗣，传医术于女婿钱氏，钱氏复传医术于女婿郑公显，郑氏遂世代业女科至今已达29代，将仕乃郑氏女科世医之始祖。其医学经验，经郑氏后裔整理成著名医著《女科万金方》和《薛医产女科真传要旨》等传世，是诊治各种妇产科疾病极为重要的医典，至今被业者奉为圭臬。

**儿科**　宋元时期，幼（儿）科已发展成一个独立的专科。南宋吴县名医滕伯祥，善幼科，子孙世传其术，著有《走马疳治疗奇方》，流传甚广。元吴县儿科世医徐仲芳，青出于蓝，诊治小儿疾病谨慎细致，处方给药精良，常乘一驴出诊于烈日狂风黄尘之中，宅心仁义，众多患疾稚婴正赖其回春妙手而转危为安。

**外伤科**　南宋长洲名医颜直之，精外科，尤以药石济人，赖以痊愈者众多。还精心编撰医著《疡医方论》《外科会海》《疡医本草》，惜均已散佚。元延祐年间（公元1314年—1320年），常熟州医官徐亨甫，工整骨科。其子伯修，得父真传，选为太医院医士。元至元年间（公元1335年—1340年），吴县著名外科世医刘勉因医术高明，被举荐为太医，并成为元顺帝的保健医师，深得信任。

**五官科**　宋代眼科的发展已达到一定高度。著名科学家沈括的眼疾，用在苏州表兄许复处学到的方法治愈。元代名医倪维德，除精内科外，兼善眼科，有感于前代内、外、妇、儿科著作已多，而独缺眼科，乃专攻眼科，撰成《原机启微》二卷，论述了眼病的病因、辨证和治法，并列方剂，大行于世，为我国现存最早的眼科专著，对眼科的发展以极大的推进。

**针灸科**　宋元时期，针灸学有了很大发展。南宋常熟名医潘琪，精针灸之学，创灸膏肓俞穴灸法，能医治重疾。传医术于弟子庄季裕，庄季裕将其所学整理成针灸学著作《灸膏肓俞穴法》。元吴门名医葛乾孙也兼善针灸术，他对人体经络走向、气血流注等研究甚深，有“神针”之誉。还曾著有《经络十二论》，论述人体十二经脉、穴位和针灸法，是一本针灸学专著，可惜早已失传。

**方剂学**　北宋沈括，字存中，钱塘（今浙江杭州）人，因父亲长期在外做官，沈括自幼借居苏州母舅家，随母许氏入籍吴县，并在苏州以吴县籍考取举人、进士。沈括是我国古代伟大的科学家，其名著《梦溪笔谈》是他毕生精研天文、历法、气象、化学、地理、地质、冶金、水利、医药、文学、史学等多种学科的科学结晶，记载了古代许多重大的科学发明，被誉为“中国科技史上的坐标”，其中记述了许多医药学的成就。他对医药学造诣很深，广泛搜集民间验、秘、单方，留心记录效方良药，著有《良方》十卷。令人注目的有不少他在苏州收集到的验方，如有“一丸治一人，曾无失者”神效的“小还丹”等。后人以苏轼《医药杂说》附入，易名《苏沈良方》，风行天下。书中绝大部分药方至今仍有很高的临床实用价值。沈氏另一方书《灵苑方》二十卷，也记录了许多效方精论，已散佚，现代有人辑得佚文八十余条。

## 第六节 吴门医派的形成

《四库全书总目·医家类》篇首就有言："儒之门户分于宋，医之门户分于金元。"医学流派的形成不是一蹴而就的，学术争鸣与学派形成最有可能出现于学术积累已经相当厚重，理论体系已经相对完善，但临床实际又向医学提出更新要求的时期。《四库全书总目·医家类》："观元好问《伤寒会要序》，知河间之学与易水之学争。观戴良作《朱震亨传》，知丹溪之学与宣和局方之学争也。"近代中医学者谢利恒在《中国医学源流论》中说："北宋以后，新说渐兴，至金元而大盛。张刘朱李之各创一派以后，竞排古方，犹儒家之有程朱陆王。"宋金元时期学术争鸣可窥一斑。

正是这种争鸣，才有了产生金元四大家的土壤。金元四大家是医学繁荣之标志，金代张元素、刘完素、张从正、李东垣医学流派的出现标志着北方医学发展到一个高峰。一般认为，能出现这样一个医学空前发展的繁荣时期，自然与当时的社会环境、人文发展和时代要求等密不可分。隋唐至北宋的学术积累便为金元时期的学派争鸣奠定了学术基础，而当时相对动荡的社会环境则向医学提出了创新要求，这种政治、经济、文化、学术等多种因素的作用结果，成就了医学流派形成与发展的大趋势。所以，有学者认为，社会动荡潮推动了医学的前进速度，地域广阔性造就了医学的流派个性，文化多元化催化了医学的多头门径。

宋元以前的吴中医学虽然有了相当的发展，但只能算是吴门医派形成的雏形时期。众所周知，一个医学门派的形成绝不是单单靠一个或几个医家的医学实践那么简单，需要有独特的学术思想，所以现代学者将学术思想—人才链—医学著作作为一个医学流派形成的三要素。根据这种原则，吴门医派真正形成的肇始时期应该是在元末明初时期，其标志是元末明初的浙江浦江名医戴思恭来到苏州行医，成为吴医形成的引领者。

## 一、戴思恭：吴医形成的引领者

戴思恭（公元 1324 年—1405 年），字原礼，号复庵，明代著名医学家（图 1 - 9）。其父戴士尧为名医，幼承父业。因仰慕金元四大家之一朱丹溪的高超医术，继而父子共同从师朱丹溪学习医术，终成明代著名医家，御医代表。

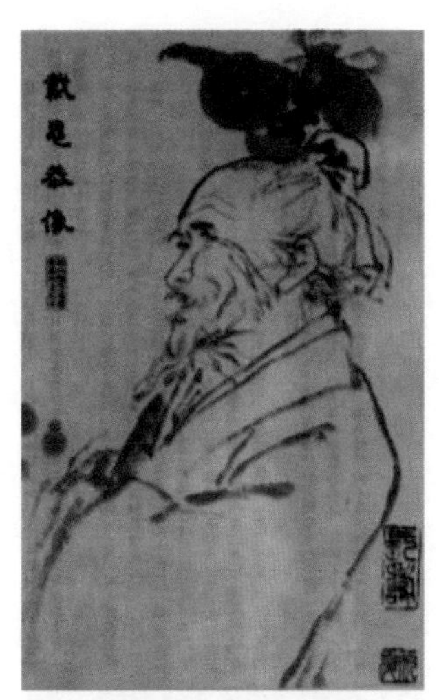

图 1 - 9　戴思恭

《明史》有戴思恭传："戴思恭，字原礼，浦江人，以字行。受学于义乌朱震亨，震亨师金华许谦，得朱子之传，又学医于宋内侍钱塘罗知悌。知悌得之荆山浮屠，浮屠则河间刘守真门人也。震亨医学大行，时称为丹溪先生。爱思恭才敏，尽以医术授之。洪武中，征为御医，所疗治立效，太祖爱重之……永乐初，以年老乞归。三年夏，复征入，免其拜，特召乃进见。其年冬，复乞骸骨，遣官护送，赉金币，逾月而卒，年八十有二，遣行致祭。"

戴思恭"学纯粹而识臻远"，"先生见其颖悟绝伦，乃尽授其术。原礼以之治疗诸病，往往奇验甚众"。朱丹溪弟子众多，"惟原礼父子最得其传"。戴思恭较完整地继承了丹溪学术思想，不仅深求师意，而且善于发挥。他在学术上继承了丹溪学派"阳常有余，阴常不足"的观点，述其所未尽，提出"阳易亢，血易亏"的气血盛衰理论，强调顾护胃气，辨证精到，施治圆活，尤其是在杂病的辨证论治方面的经验，对气血痰郁之治，仍可作为今日临床之参考。

明朝洪武年间，戴思恭被征为御医，深得明太祖朱元璋赏识，晚年任太医院使。明太祖病逝，建文帝即位，将诸侍医治罪，独提升戴氏为太医院使。到永乐初年（公元 1403 年），戴思恭以老辞归乡里。3 年后再次被征召入朝，因他与当时的皇帝朱棣有旧交，并为他治愈过寄生虫病，所以免去了他的跪拜礼。年底，戴思恭又告老还乡，回乡的第一件事就是去朱丹溪墓前祭拜。不久病逝，享年 82 岁。

戴思恭医学理论多能阐《黄帝内经》之旨，开诸家之悟。翰林学士王汝玉认为，戴思恭之医学“所得于丹溪者，触而通之，类而比之，研精殚思，明体适用……后之人能知丹溪之学者，是公有以倡启之也”。朱国桢称其为“国朝之圣医”，后人誉为“明代医学之冠”。

## 二、王仲光：“吴下之医由是盛矣”

繁荣的吴中经济曾吸引戴思恭到吴中悬壶行医，诊治效果特别出众，每开 1 方，需要 5 两银子，即便这样，求诊者依旧门庭若市，可见戴思恭的声名之著。有吴人王仲光（图 1－10），仰慕戴思恭之医道，向戴氏请教医学，戴氏告知“熟读《素问》耳”。王仲光本就懂得医学，通过研读《素问》等医书，3 年后自然长进巨大。再次登门拜访，戴氏听王仲光侃侃而谈，不禁目瞪口呆，“大骇，以为不如，恐坏其技，于是登堂拜母，以定交。”戴思恭有朱丹溪传给他的《朱彦修医案》十卷，自然不肯轻易示人。王仲光一日趁戴氏不在，私取而归，用之于实践，效果果然非同一般，成就了王仲光“偷艺”的传说。王肯堂《灵兰要览》殷仲春序有言：“吴中自王光庵得原礼之秘，再传诸贤，医道大振。”“于是仲光之医名吴下，吴下之医由是盛矣。”

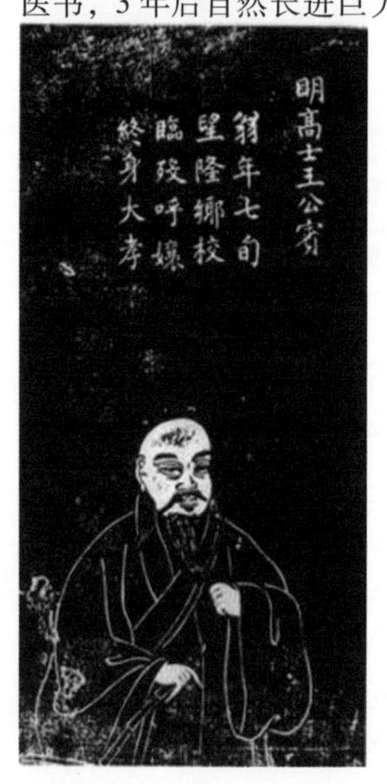


图 1－10　王仲光

王仲光，名宾，号光庵，明初吴县木渎人。其父是看相之人，史称能“决人生死”，预判人的未来。王仲光对此一点兴趣也没有，却有志于周孔之道。史书记载：“宾生幼颖悟，有志周孔之道，不传父之术。七八岁即入乡校，几冠，自唐虞三代以降，至于秦、汉、唐、宋及元，上下数千百年，中间圣经贤传、诸子百家、阴阳历数、山海图志、兵政刑律，与夫稗官小说之书，悉皆览而博记，问无所不知者。宾于医学尤精，用药多神效，然未尝肯与富贵人医，里巷间贫人及方外士来求医者，即趋往诊视，施与药饵，一不望其报。”王仲光可谓一代大儒，与王履、韩奕并称明初吴中三高士。

王仲光是个特立独行的人，他一生未娶，既有大学问却又不愿为官。性情至孝，父亲早逝后与母亲相依为命，每日必亲自下厨为母亲烹饪食物，冬天则为母亲暖席，日侍左右，不敢远游。王仲光读书作文之余，开设药店售药，自然对医学略有精通。他却不轻易给富家人看病，而对贫苦百姓非但上门诊视，且施与药饵，不求任何回报。自求得朱丹溪之学后，更醉心于医学。王仲光无嗣，后授学于盛寅，盛寅也成为吴门医派中负有盛名的医家，著有《六经辨证》《医经秘旨》《脉药玄微》等著作，为明太医院御医。

王仲光曾寓居虎丘，题其室为“三畏斋”，著述有《光庵集》（图1－11）《王仲光诗集》《吴中名贤记录》《吴中古迹诗》《虎丘山志》等。明代张昶在《吴中人物志》中又言王仲光善于作画，曾在天平山作《龙门春晓图》。王仲光死后，郡守姚广孝、文学家钱谦益等均为其作传。

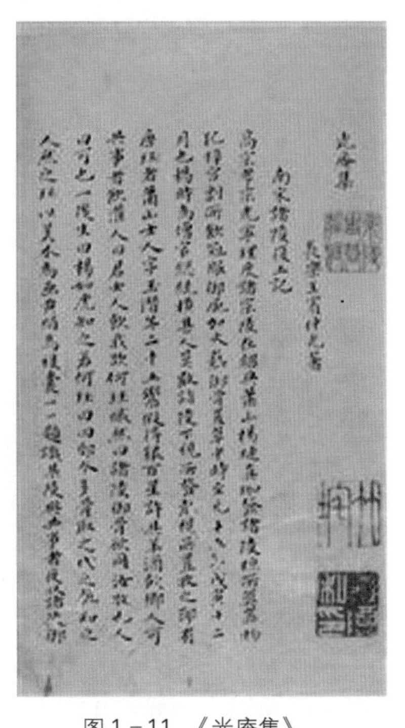

图1－11 《光庵集》

由戴思恭至王仲光，吴医完成了“本土化”，“使吴中医称天下”，明中叶薛立斋作为“苏之医派崛起于后”的代表人物，至清代温病学说的确立，前后400年间，形成了世人瞩目、传承不衰的吴门医派。以后吴中医学一枝独秀，具有“吴中多名医，吴医多著述，温病学说倡自吴医”的显著特点。

## 第七节 明清时期吴中医学的发展

明清时期的政治，专制主义中央集权发展到了空前的高度。明代中叶，国家经历了中央集权以削弱藩土势力，逐渐走向宦官掌权的历史时期；清代中央集权进一步加强，对人们思想控制更加严厉。此种社会大环境无疑把一部分“士人”推向与政治无关的文化活动，医学作为人们生存必需技能吸引了很多读书人来研究。经济上，明清时期蓬勃发展，清朝统治前期甚至出现“康乾盛世”，经济空前繁荣。吴地重镇苏州，逐渐发展成为江南工商业中心，同时也成为全国的丝织业中心之一。而且，苏州的丝织和棉纺织业中，较早地孕育着资本主义萌芽，成为全国最为先进的地区之一。繁荣的经济活力和丰富的吴文化底蕴，给吴中医学的发展增添了活力，也为吴中医学的崛起提供了丰富的文化积淀。至此，吴中医学空前发展，达到鼎盛。

如果说丰富秀美的吴文化是吴中科学文化之源，那么，悠久精湛的吴中医学则是其流。明清两代，吴中名医辈出，著述宏富。著名医家有王履、薛立斋、缪希雍、吴又可、张路玉、叶天士、薛生白、尤在泾、王洪绪、陆九芝、曹沧洲等。唐大烈在《吴医汇讲》中提到了这个时期的吴中医学及其成就，他说：“吾吴文献之邦，乃良医荟萃之域，葛氏乔梓，绍张刘之学，新甫、启东廿子，前朝之著述已繁，生洲、路玉诸公，圣代阐扬亦伙，《印机草》识元仪临证之慎重，《读书记》知在泾学业之深沉。凡此各自成书，出自诸家见地。”这段文字，是对明清时期吴中医学的一个概述。

## 一、对经典理论的考据

明清时期，由于考据之风的盛行，不少医家对重要的古籍尤其是《黄帝内经》《难经》等进行了大量的考证和注释工作，促使了医学理论的传承与发展。例如马莳将《素问》《灵枢》重新分卷并加以注释，于1586年编注成《黄帝内经素问注证发微》与《黄帝内经灵枢注证发微》各九卷，后者是《灵枢》的最早全注本。1501年张世贤的《图注八十一难经》采用图解形式注释难经，对理解原文有一定帮助。1592年方有执的《伤寒论条辨》是作者对《伤寒论》原文详加考订注释，删去“伤寒例”，将太阳病归纳为风伤卫、寒伤营、营卫俱伤3种，分类比较明确。

吴门医家在这方面也做了大量的工作，较具代表的有李中梓、徐灵胎、喻昌、尤怡等。

### 1. 李中梓与《内经知要》

李中梓（公元1588年—1655年），字士材，号念莪，又号尽凡居士（图1－12）。江苏云间（又言华亭、松江府）人，明末清初著名医学家。李氏对中医理论研究十分重视，重视经典，强调《黄帝内经》、仲景之书的指导性作用，又兼取众家之长，在学术上兼取张仲景、刘完素、李东垣、朱丹溪各家之长，全面而系统地学习各家的学术经验而不偏执。宗张仲景之学，而将仲景辨证论治的临证思维方法用以指导所有疾病的诊治；学刘完素、朱丹溪的学术经验，而不偏执于寒凉；承东垣内伤、外感之论，而重视先后天之气的固护与培补等。李氏一生著作甚多，先后共撰20余种，但由于其著作屡经兵灾，散佚过半，至今仅存9种，有

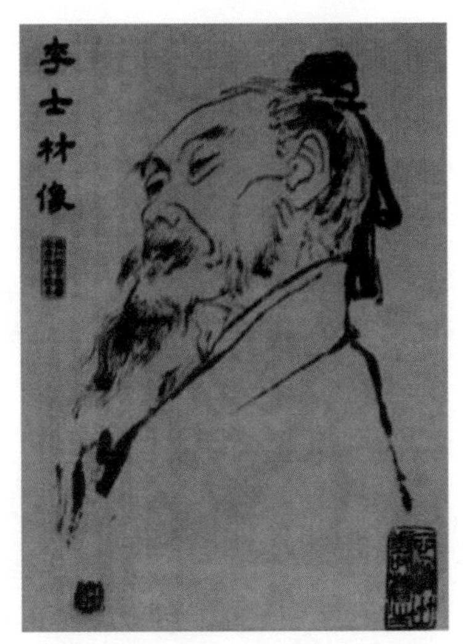


图1－12　李中梓

《内经知要》《药性解》《医宗必读》《伤寒括要》《士材三书》《删补颐生微论》等。

李中梓认为《黄帝内经》乃三坟之一，其内容“上穷天纪，下极地理，远取诸物，近取诸身，更相问难，阐发玄微，垂不朽之弘慈，开生民之寿域。第其理道渊深，文辞古雅，非谙熟精思，鲜有得其解者”，认为从事医学者应勤求精究，只有“精深儒典，洞彻玄宗，通于性命之故，达于文章之微，广征医籍，博访先知，思维与问学交参，精气与《灵》《素》相遇，将默通有熊氏于灵兰之室，伯高、少俞对扬问难，究极义理”，方能承担关乎病者性命的神圣使命。李中梓鉴于马莳等人对《黄帝内经》注释的内容繁多，学习不便，便从《素问》《灵枢》中精选出临床切用的经文，参考杨上善、王冰、滑寿、张介宾等人的注释，做了必要的校勘和大量的注释，又在每章之末，以“愚按”标志加上按语，编成《内经知要》二卷，于明崇祯十五年（公元 1642 年）以《李士材医书二种》形式刊行，成为初学者入门读本。

《内经知要》归纳为道生、阴阳、色诊、脉诊、藏象、经络、治则、病能 8 类，所选原文精练扼要，条理清楚。清代名医薛生白对本书甚为推崇，“惟《内经知要》比余向日所辑《医经原旨》，尤觉近人。以其仅得上下两卷，至简至要，方便时师之不及。用功于鸡声灯影者，亦可以稍有准则于其胸中也。”并重新校订，附加按语。现今流行者多为薛氏重校本。本书流布甚广，版本繁多，有明末刻本、清乾隆二十九年扫叶山房刻本等 20 余种。

李中梓另有一本影响较大的对经典理论考据与阐发的著作《医宗必读》，刊行于明崇祯十年（公元 1637 年），十卷本。李中梓言：“尝考古之著医书者，汉有七家，唐九倍之，得六十四，宋益以一百九十有七，兼之近代，无虑充栋。然《金匮玉函》之精，而六气之外不详；《天元玉册》之密，而拘方之词多泥。孝忠乱（钱乙）之撰，完素假异人之传，上谷之书久湮，睢水之法偏峻，况其他乎？俚者不堪入目，肤者无能醒心，约者多所挂漏，繁者不胜浏览。盖余究心三十余年，始知合变，而及门者苦于卓也。曩所著《微论》诸书，未尽玄旨。用是不揣鄙陋，纂述是编。颜曰《必读》，为二三子指南。”此书卷一为医论及图说，其中医论 14 篇，详述医学源流及李氏学术思想，图说论述脏腑经络的生理病理。卷二为脉诊、色诊。卷三、卷四为《本草征要》，论述常用药物350余种，分草、木、果、谷等11类。卷五论伤寒。卷六至卷十论内科杂病35种，对病因、病机、症状、治法、方药均详细论述，均先取《黄帝内经》，次采各家名论，并参以己见和医案举例，对中医理论的阐述颇详。

**2. 徐灵胎与《难经经释》**

徐灵胎（公元1693年—1771年），原名大业，后改名为大椿，灵胎为其字，晚号洄溪老人，以其字闻名于世图（1-13）。江苏吴江松陵镇人。《清史稿》言："徐大椿，原名大业，字灵胎，晚号洄溪，江苏吴江人，翰林检讨釚孙。生有异禀，长身广颡，聪强过人。为诸生，勿屑，去而穷经，探研易理，好读黄老与《阴符》家言。凡星经、地志、九宫、音律、技击、句卒、嬴越之法，靡不通究，尤邃于医，世多传其异迹。"

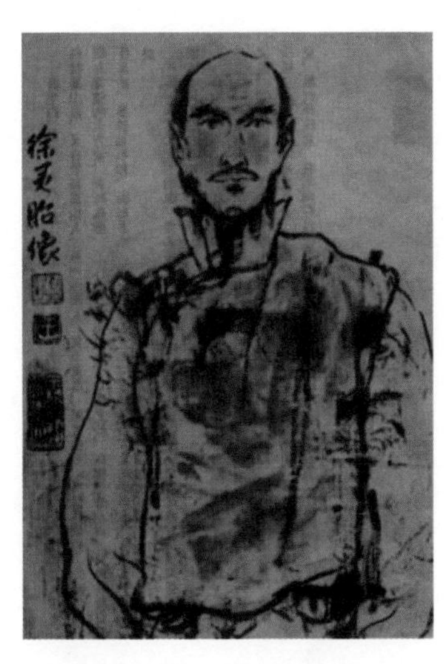

图1-13　徐灵胎

徐灵胎出生于诗书之家，少以科第为事，7岁入私塾接受启蒙教育，20岁入县学补诸生，30岁时因兄弟、父亲接连病卒，为疗亲长之疾，拯骨肉之厄，立志学医。50年的行医之路，终使徐灵胎成为吴门医派清代著名的儒医、御医代表。徐氏勤奋治学，一生著述甚多，计有《难经经释》《神农本草经百种录》《医贯砭》《医学源流论》《伤寒论类方》《兰台轨范》《慎疾刍言》《洄溪医案》等，以及评注陈实功《外科正宗》、叶天士《临证指南医案》等。

《难经经释》二卷，是徐灵胎的第一本医学著作，成书于清雍正五年丁未（公元1727年），被采入《四库全书》，至今仍是《难经》较好的注本之一。

徐氏鉴于当时研究《难经》的弊端在于"经学之不讲久矣，惟知溯流以寻源，源不得则中道而止，未尝从源以及流也"，既然《难经》是释义，问难以阐发《黄帝内经》要旨之书，其说源于《黄帝内经》，故在注解《难经》时应以《黄帝内经》为依据。“总以经文为证，故不旁引他书，如经文无可证，则间引仲景《伤寒论》及《金匮要略》两书，此犹汉人遗法，去古未远。若《甲乙经》《脉经》，则偶一及之，然亦不过互相参考，并不据此以为驳辩。盖后人之书不可反以证前人也。”充分体现了他对“源”的重视。“《难经》有不合《黄帝内经》之旨者，援引经文以驳正之。”徐氏采取“以经释经”的方法对《难经》的成书情况、文字真伪、内容意涵详加校勘，纠正错讹，阐发新意。除引用《黄帝内经》等医书外，文内引用广涉《左传》《史记》《说文解字》《隋书》等经史著述，参用经史文献落实《难经》的字词考证。与诸家注《难经》者相比，本书声望颇著。

**3. 喻昌与《尚论篇》**

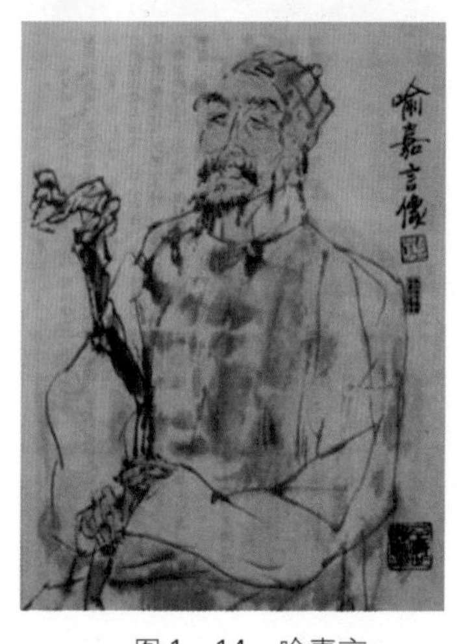


图1－14　喻嘉言

喻昌（公元1585年—约1664年），字嘉言，号西昌老人，江西南昌府新建人，后应吴中友人钱谦益的邀请，悬壶江苏常熟，医名卓著，冠绝一时，与张璐、吴谦齐名，并称清初医学三大家（图1－14）。

《清史稿》：“喻昌，字嘉言，江西新建人。幼能文，不羁，与陈际泰游。明崇祯中，以副榜贡生入都，上书言事，寻诏征不就，往来靖安间。披剃为僧，复蓄发游江南。顺治中，侨居常熟，以医名，治疗多奇中。才辩纵横，不可一世。著《伤寒尚论篇》，谓林亿、成无己过于尊信王叔和，惟方有执作《条辨》，削去叔和序例，得尊经之旨。而犹有未达者，重为编订，其渊源虽出方氏，要多自抒所见。惟温证论中，以温药治温病，后尤怡、陆懋修并著论非之。”

《尚论篇》是喻昌研究《伤寒论》的代表著作，全称《尚论张仲景伤寒论重编三百九十七法》，后人为方便而简称为《尚论篇》。1648年初刻《尚论篇》时为八卷，至1763年经江西陈氏重刻时并为四卷，且别刻喻嘉言《尚论后篇》四卷，与原书共合成八卷，亦名《尚论篇》。前四卷《尚论篇》主要论述伤寒六经证治大法，首论仲景伤寒大意，突出了“风伤卫”“寒伤营”“风寒两伤营卫”的观点，提出了三纲学说；次辨王叔和之编次与林亿、成无己校注《伤寒论》中的错误；再论春温等证。《尚论后篇》四卷，前两卷主论温病及夏秋暑湿热病，后两卷论《伤寒论》诸方。

喻氏认为，“仲景《伤寒论》一书，天苞地符，为众法之宗，群方之祖”，但“想亦劫火之余，仅得之读者之口授，故其篇目，先后差错”。而王叔和、林亿、成无己等编注《伤寒论》有割裂仲景原文之嫌，纲目混淆，令学者白首不得其解。须如日月之光昭宇宙，必先振举其大纲，然后详明其节目，使其纲举目张。故采取整移改削法，进行错简重定，倡三纲鼎立学说。喻氏以冬伤于寒、春伤于温、夏秋伤于暑为主病之大纲。四序之中，又以冬伤于寒为大纲。伤寒六经之中，以太阳为大纲。太阳经中又以三纲鼎立为其大纲。“表有营卫之不同，病有风寒之各异。风则伤卫，寒则伤营，风寒兼受，则营卫两伤，三者之病，各分疆界。仲景立桂枝汤、麻黄汤、大青龙汤，鼎足三纲，三法分治三证。风伤卫，则用桂枝汤；寒伤营，则用麻黄汤；风寒两伤营卫，则用大青龙汤。”喻氏“三纲鼎立”论对后世影响巨大。

**4. 尤怡与《伤寒贯珠集》**

尤怡（公元1650年—1749年），字在泾，一作在京，号拙吾，又号北田，晚号饲鹤山人，清长洲人，清代著名医家（图1－15）。尤怡自幼喜好医道，博涉群书，可以说自轩岐以来直到清代，各种各样的典籍，凡是能读到的无不披览。尤怡潜心研究学问，医术日渐不凡，治病多得奇中，至晚年时声誉鹊起。徐灵胎评价尤怡说：“凡有施治，悉本仲景，辄得奇中。”徐锦誉之为“仲圣功臣”。他的族叔尤世辅认为尤怡：“于古方书靡不毕贯，而治病处方一以仲景为宗。不专以医名，其所为诗，必宗老杜，一如其医之圣宗仲景。”所著医书有《伤寒贯珠集》《金匮要略心典》《医学读书记》《金匮翼》《静香楼医案》，均有刊本。

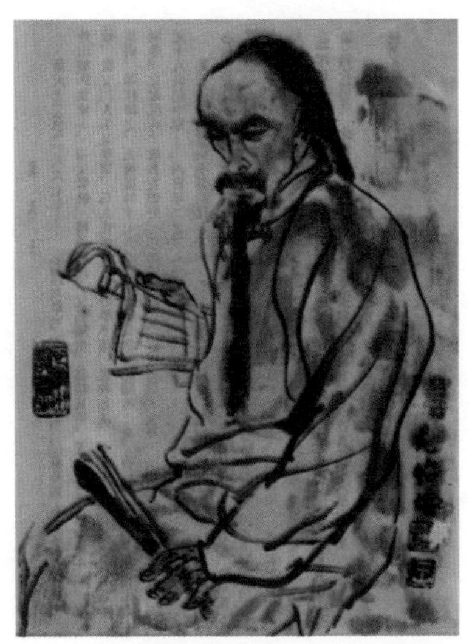

图1－15　尤怡

《清史稿》：“尤怡，字在泾，江苏吴县人。父有田千亩，至怡中落。贫甚，鬻字于佛寺。业医，人未之异也。好为诗，与同里顾嗣立、沈德潜游。晚年，学益深造，治病多奇中，名始著。性淡荣利，隐于花溪，自号饲鹤山人，著书自得。其注《伤寒论》，名曰《贯珠集》。”

《伤寒贯珠集》，八卷，成书于雍正七年己酉（公元1729年），初刊于嘉庆十五年庚午（公元1810年）。是书为尤氏对《伤寒论》的注释本，是尤氏毕生研究心得，亦为其代表作。

是书卷一、卷二论太阳证，分正治、权变、斡旋、救逆、类病等法；卷三、卷四论阳明证，分正治、明辨、类病等法；卷五论少阳证，分正治、权变和刺法；卷六论太阴证，分脏病、经病、经脏俱病等；卷七论少阴证，先列少阴脉证，后论少阴清法、少阴下法、少阴温法、少阴生死法以及少阴病禁等；卷八论厥阴证，分厥阴脉证、厥阴进退之机、厥阴生死微甚之辨以及厥阴清法、温法、病禁、简误、瘥后诸病等。是书对《伤寒论》从头至尾加以阐明，对临证实践颇具指导意义。

## 二、对药学和方剂学的总结

明清时期的本草学著述主要有两大特点，一是数量多，其中又以个人编著占绝大多数；二是内容丰富，编写的侧重点多种多样。在所有药学著作中，李时珍的《本草纲目》为里程碑式药学著作。

方剂学在明清时期承接宋元时期的发展趋势，继续有了较大发展，在理法方药的研究与论述方面，方剂的组成、加工等方面，均较前代有了提高。最为代表的方剂学著作为官修《普济方》。

吴门医派明清时期在药学、方剂学方面的成就，具有代表性的有缪希雍、施沛、王子接等。

### 1. 缪希雍与《神农本草经疏》

缪希雍（公元1546年—1627年），字仲醇（一作淳），号慕台、觉休居士，明代海虞（今江苏常熟）人，明代著名的医学家、药学家。缪氏8岁失父，与母相依为命。17岁患疟疾，自检医书，得方治愈。遂立志从医，搜求医方，研究药道，博涉各种医书，尤精本草之学。缪希雍以医闻名于世40

年，著述甚富。流传较广的有《先醒斋医学广笔记》《神农本草经疏》（图1－16）《本草单方》《炮炙大法》等。

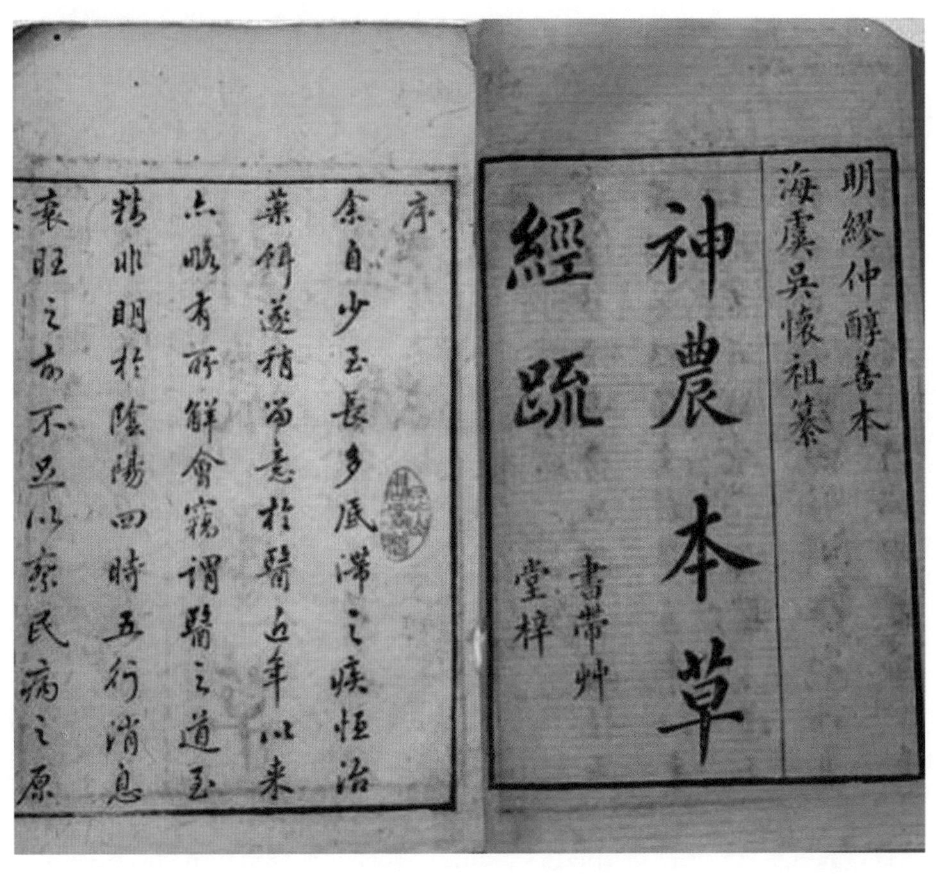
明繆仲醇善本
海虞吳懷祖纂
神農本草經疏
書帶艸堂梓

序
余自少至長多厎滯之疾恒治
藥餌遂稍留意於醫近年以來
亦略有所解會竊謂醫之道至
精非明於陰陽四時五行消息
衰旺之本不足以療民病之原

图1－16 《神农本草经疏》

《明史》：“缪希雍，字仲醇，常熟人。为人电目戟髯，如世所画羽人剑侠者。能诗歌及劈窠书，审国家治乱消长之故，熟于两兵格斗，其所以为胜负之端，恒与客谈说古今，揣摩战阵，风发泉涌，大声瓮然，欲坏墙屋。又工形家言，尤精医，善本草之学。以为上古三坟书，其未经秦火者，独本草耳。《神农本经》，朱氏譬之六经也；名医增补《别录》，朱墨错互，譬之注疏也。《本经》以经之，《别录》以纬之，钻极沉研，割剥理解，著《本草单方》一书。摘抉轩岐未发之秘，东垣以来未之有也。”

《神农本草经疏》是缪希雍的药学著作，三十卷。成书于1625年，凡数十万言，是缪氏研究药物学30余年的心得。该书编排次序以《证类本草》

为蓝本，集录药物共1400多味，经阐释者490多味。分本草为玉石、草木、人、兽、禽、虫、鱼、果、米谷、菜10部。缪氏对《神农本草经》《名医别录》的药物主治内容逐一进行了详细注疏，使“读之者因疏以通理，因经以契往，俾炎黄之旨晦而复明，药物之生利而罔害”，并附以名家主治药味和禁忌。自序说：“据经以疏义，缘义以致用，参互以尽其长，简误以防其失是也。”

是书虽名为《神农本草经疏》，但其中不少引录药物的叙述文字并非《神农本草经》原文，而是见于《名医别录》《证类本草》等书，正如缪氏在《经疏·凡例》中所云：“药物治疗，本经别录，业已备悉，间有未尽者，参之以各名家主治，故小字附列于经文之下，或即以疏内叙述。”本书很好地保存了明以前的药物学文献，且对药物主治互参，以别药物功效，对后世影响较大。

缪希雍另有一著作《炮炙大法》，刊行于1622年，是明清时期论述药物炮制的较著名专书。不分卷。依药物类别分为14部，包括水、火、土、金、石、草、木、果、米谷、菜、人、兽、禽、虫鱼。以简明文字叙述400余种药物的炮制法，并述及药物产地、采药时节、药质鉴别、用于炮制的材料、药物炮制后的性质变化。还简述药物配伍应用时的相须、相畏关系。书末附用药凡例、煎药则例、服药次序、服药禁忌、妊娠服禁等。其中小部分资料摘自《大观本草》内所援引的《炮炙论》，大部分资料则介绍当时药物炮制方法。作者在本书开头，简要地列举了雷敩的药物炮制法，说：“按雷公炮制法有十七：曰炮、曰爁、曰煿、曰炙、曰煨、曰炒、曰煅、曰炼、曰制、曰度、曰飞、曰伏、曰镑、曰摋、曰㬅、曰曝、曰露是也，用者宜如法，各尽其宜。”后世所称的“炮制十七法”，即是指上述17种炮炙法。所谓“如法炮制”，其典故盖出于此。此书对学习、研究中药炮制法，以及用药、注意事项，均有重要参考价值。

**2. 施沛与《祖剂》**

施沛（公元1585年—1661年），字沛然，号元元子、云间一鹤道人（图1-17），明代藏书家施大经之子，江苏松江（今上海松江）人，其堂号名笠泽草堂，故自称笠泽居士。自幼习儒而学医，为贡生，天启初授河南廉州通判，后调署钦州。施沛通研医学，尤精辨证，擅治伤寒，其著《祖剂》1984年由上海古籍书店校点出版，为医界熟知。遗留医案《云起堂诊籍》，由门人富元亮整理抄传，附《祖剂》之后。另撰有《藏府指掌图书》《经穴指掌图》《说疗》《医医》《素问逸篇》《脉微》等，上述著作一并收入施氏医学丛书《内外景灵兰集》（简称《灵兰集》）。施沛与当时沪上名医秦昌遇、李中梓交往甚密，《医医》《说疗》卷首均标注“华亭笠泽施沛沛然父编述 广野山人秦昌遇景明父 同社念莪李中梓士材父参校”的字样。李中梓、秦昌遇均是施氏著作参校者。

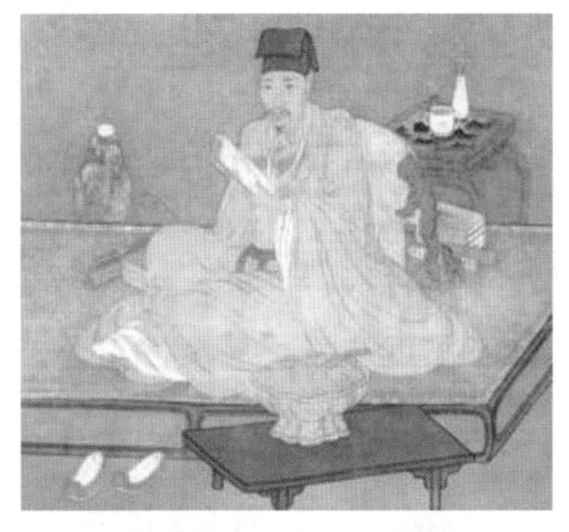

图1－17　施沛（明·曾鲸绘）

《祖剂》首次采用以方类方法，明确以药物组成将方剂进行分类，将明以前的方剂以类相附，以《黄帝内经》《汤液》《伤寒论》《金匮要略》等经典之方为首，从而推其演变，溯源穷流。自叙曰：“首冠素灵二方，次载伊尹汤液一方，以为宗，而后悉以仲景之方为祖，其《局方》二陈、四物、四君子等汤以类附焉。若东垣之补中益气、丹溪之越鞠等剂，诚发前人之所未发，虽曰自我作古，可也。近代医书如戴元礼之《证治要诀》，薛新甫之《明医杂著》，方皆简略，与仲景之意，不大纰缪，故多采之。”即选取《黄帝内经》《伤寒论》《金匮要略》《太平惠民和剂局方》及李东垣、朱丹溪、戴元礼、薛新甫等后世医家的部分基础方剂，冠为祖方，用以归纳其他同类处方。

如该书首剂以《素问》泽术麋衔汤为宗，以《金匮要略》的泽泻汤和《伤寒论》的五苓散为祖，将四苓汤、猪苓汤、茵陈五苓散、春泽汤、胃苓汤等15个方剂附在后面，作为一类，从中可以看出各种变化应用的方法。每一张附方的组成、功效、主治一一交代清楚，尤其是附方与主方的承启关系、处方之间通过药物的增减形成不同的附方，对于掌握同类方剂的组成、转换、变化，大有裨益。

**3. 张璐与《本经逢原》**

张璐（公元1617年—1699年），字路玉，号石顽老人，清长洲人，清代著名医家。张璐自幼聪颖好学，勤勉读书，博贯儒业。然时值明朝末年，朝政混乱，国势倾危，张氏自叹“生遭世变，琐尾流离”，而又“乏经国济世之略”，遂“弃绝科举”，专心于“性命之学”。其实张璐年少时就非常留心于医学，自谓：“余自束发授书以来，留心是道”“志学之年，留心是道”，在业儒之余，研习岐黄之道。后逢甲申（公元 1647 年）世变，明清鼎革，张璐时年 27 岁，因避战乱，隐居在“灵威丈人之故墟”，即今吴县洞庭西山灵屋洞一带，精研医道，以著书自娱。用他自己的话来说，“当是时也，茕茕孑遗，托迹灵威丈人之故墟，赖有医药、种树之书，消磨岁月。因循十有余载，身同匏系，聊以著书自娱。”直至顺治十六年（公元 1659 年），清政权已日趋稳定，于是张氏“赋归故园”，离开西山回到了苏州城，专事医业，此时张璐已经 43 岁了。繁忙的诊务活动，使张璐积累了丰富的临床经验。同时他又与当时名医叶阳生、程郊倩、李修之、沈朗仲、马元仪、王公俊、吴雨公、尤生洲、郑月山、汪缵功等频繁交流心得，不仅提高了自身的医疗水平，更是促进了当时吴中地区医学的发展进步。

《本经逢原》（图 1－18）四卷，刊于清康熙三十四年乙亥（公元 1695 年），是张氏注释发挥《神农本草经》的著作。张氏鉴于《神农本草经》所载药物较少，其中有的临床少用，有的失传，而后世常用药物，却付之阙如。张氏遂以《神农本草经》为基础，经过增减，收药 700 余种，阐明《神农本草经》大义，兼及各家见解而成本书。书中药物分类，主要参考《本草纲目》，分列 32 部，厘分 4 卷。每一药名之下，先录其别名、性味、产地、形态、鉴别等，次录《神农本草经》原文，然后为“发明”。“发明”之中，为其个人用药经验及心得，或引前代文献、诸家治法，或录个人见闻，加以阐释说明，或对于前人不足之处加以评定补充，对于时弊则更正。

张璐另有方书类著作《千金方衍义》，三十卷，刊于康熙三十七年戊寅（公元 1698 年），为历史上唯一一部《千金要方》注释之书。《千金要方》原为唐代孙思邈著作，张璐认为继长沙而起者，惟本书可与仲景诸书颉颃上下，然“自唐迄明，绵历千余载，无有能阐发其奥蕴者，故庸医袖手咋舌，吐弃而不用，贤者用之，而反为世俗所诟，病其不至泯没而无传也亦几矣”（本书席世臣序）。作者盛赞孙氏《千金要方》法良意美，其辨治之条分缕析，

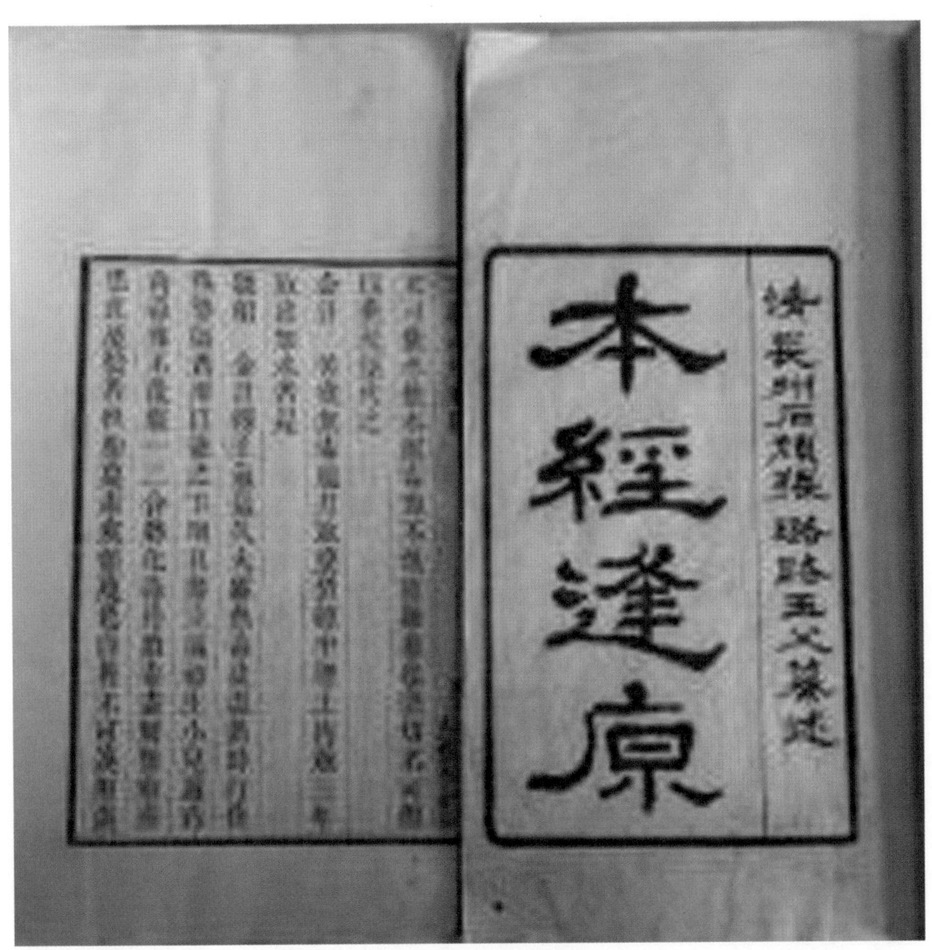


图 1－18 《本经逢原》

制方之反激逆从，“非神而明之，孰能于斯?”因汇取旧刻善本，参互考订，逐一发明，对其中所载方剂（不包括医论、药物与针灸）予以注释衍义，尤于立方治则中之“反用、激用之法”，加以深入探讨，详尽解说。尤于用药之过于峻利者，则又斟酌于南北风气、资禀强弱予以化裁，足资读者参考。

**4. 王子接与《绛雪园古方选注》**

王子接（公元1658 年—约 1732 年），字晋三，太仓人，徙居长洲，清代医学家。王氏通儒，在习儒制举之余研习医学，究心医术，深思力学，经过数十年的勤求古训，成为清初四大名医之一，与叶天士、薛生白、徐灵胎齐名。王氏经常出游扬州、镇江等地，与扬州盐商黄履暹交好，又与当时名医杨天池、黄瑞云等往来，探讨岐黄之术。

《绛雪园古方选注》（图 1－19），方书综合类著作，三卷，又名《十三科选注》《十三科古方选注》《古方选注》，成书于雍正九年辛亥（公元 1731 年），载录王氏 50 余年行医之心得，垂范后世。由其门人叶天士、吴蒙、周德秀等校订。

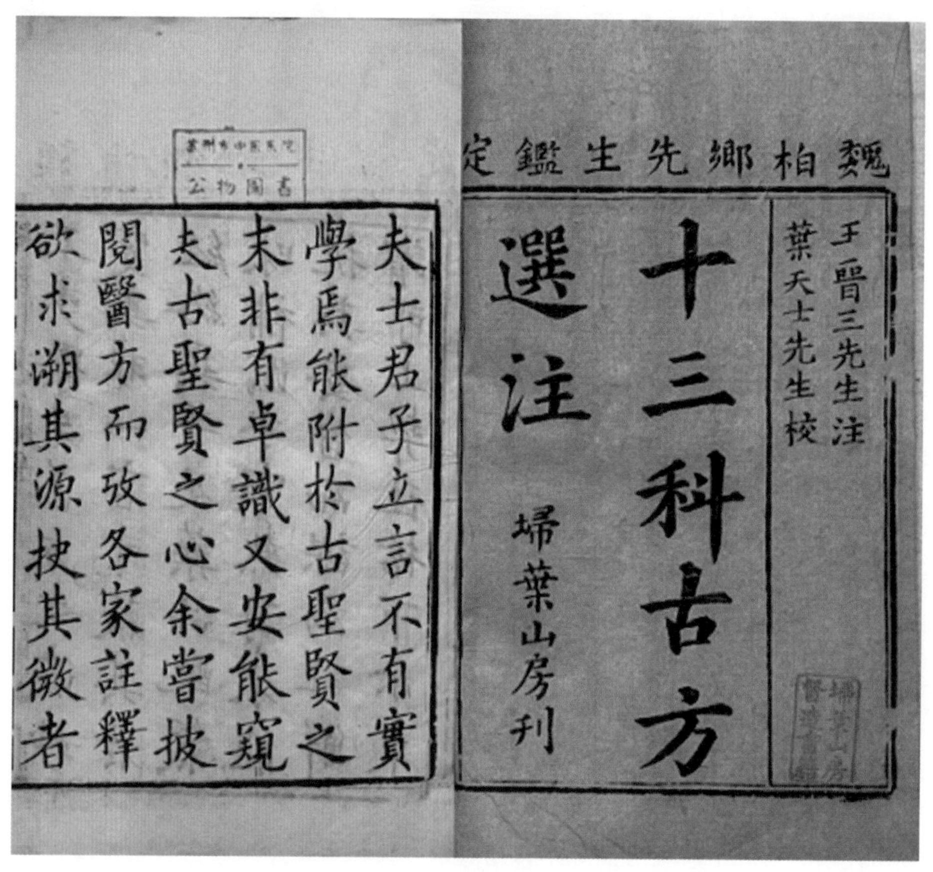


图 1－19 《绛雪园古方选注》

作者精选古方之合于三方四制十剂者，为之“显微阐幽，申明其方之中矩，法之中规”，对于立方命意之缘由，以及其中君臣佐使之义，铢两之宜，加减之道，均有独到的见解，发前人所未发。全书上卷阐注仲景 112 方，397 法，分为和、寒、温、汗、吐、下 6 剂；中、下二卷精选《黄帝内经》《金匮要略》《千金要方》《外台秘要》《圣济总录》及钱乙、李东垣、朱丹溪等汉、唐、宋、元、明、清历代经验效方，发明内科、女科、外科、幼科及眼科、耳鼻科、咽喉齿科、痘疹科、痧疹科、折伤科、金镞科各科之方，故又名《十三科古方选注》，书末并有祝由、符禁二节。

纵观《绛雪园古方选注》，所选古方，以仲景为主，旁博历代医家名方，对各方均作以详尽的分析说理，申明其方中之矩，法中之规，刚柔有变，约制有道，不仅深入浅出地论述其病因病机及病证脉候，更多地推出了药物治疗的机理及配伍的临床意义，使人阅后一目了然，颇具启迪。

历来对本书评价甚高，对后世方论的研究影响很大。清代章虚谷《医门棒喝·伤寒论本旨》卷九汇方中，将王氏所论大部分列于有关方剂之后；清末温病学家王孟英《温热经纬》的方论部分，亦曾大量引用此书的论述。

王氏本草类著作《得宜本草》，一卷，又名《绛雪园得宜本草》，成书于雍正十年壬子（公元 1732 年），见于《绛雪园古方选注》附录部分等。本书收录古今常用药物 362 种，依照《神农本草经》三品分类法，分为上品 123 种，中品 139 种，下品 100 种。每种药物下标明所得、所宜、所治，本着临床实用的原则，突出介绍了临床中药配伍规律，其中绝大多数配伍方法沿用至今。本书精炼通俗，易懂易记，在本草学史上有一定的地位。

## 三、温病学说体系的形成

温病是多种外感急性热病的总称，包括传染性与非传染性两大类，而主要是前者。“温病”名称早在《黄帝内经》中已经出现。《六元正纪大论》有“民疠温病”及“温病乃作”的记载。《黄帝内经》还对温病的病因、分类、脉证、治疗原则等都有不少零散的记述，这可以说是温病学的萌芽阶段。其后，《难经》写道：“伤寒有五，有中风，有伤寒，有湿温，有热病，有温病”，其中湿温、热病、温病三者成为后世温病学说中的重要病证。

汉代张仲景在《伤寒杂病论》里，对温病初期证候特点作了较明确的描述，“太阳病，发热而渴，不恶寒者，为温病”，并提出用清热诸方治疗，为后世对温病的治疗奠定了发展基础。晋代王叔和对温病的种类，根据《黄帝内经》的论述，除提出温病和暑病外，还提出了温疟、风温、温毒、温疫等名称。隋代巢元方在《诸病源候论》里，论述了温病 34 候，并提出温病具有“转相染易”的传染流行特点。唐代《千金要方》《外台秘要》等医籍内，载有不少防治温病的方剂。

宋元时，温病开始脱离伤寒学说体系，治疗上出现了新的见解，尤其是刘完素明确提出热病初起不可峻用辛温大热之药，主张采用辛凉之法以表里双解，养阴退热，并且制定了双解散等方剂，突破了以往对外感热病初起时一概用辛温解表和先表后里的习惯治法。明初，王履指出“温病不得混称伤寒”，主张“时行……温疫等，绝不可以伤寒六经病诸方通治”，认为温病是伏热自内而发，治法以清里热为主。因而温病进一步从伤寒学说中区分出来，为尔后建立独立的温病学体系，提供了一定的理论依据及有益的经验。

明清时期，温病学无论在理论上或在具体治疗措施上都有重大发展，温病学说逐渐趋于成熟，从而形成了独立的温病学体系，而在这过程中，明代吴有性的贡献尤为突出。

吴有性，字又可，生活于16世纪80年代至17世纪60年代，江苏吴县人。他生活时期，由于封建统治的残酷压迫剥削，人民生活极度贫困，疫病连年猖獗流行。吴有性目睹当时疫病流行死亡枕藉的惨状，同时又看到不少医生“误以伤寒法治之，未尝见其不殆也。或病家误听七日当自愈，不尔十四日必瘳，因而失治，有不及期而死者；或有妄用峻剂，攻补失序而死者；或遇医家见解不到，心疑胆怯，以急病用缓药，虽不即受其害，然迁延而致死，比比皆是”（《温疫论》自序）。因此，他对温疫“静心穷理，格其所感之气，所入之门，所受之处，及其传变之体，平日所用历验方法”，在总结前人有关论述的基础上，通过深入细致的观察，以及认真探讨、实践后，于1642年著成《温疫论》一书，创立“戾气”学说，对温病病因提出了伟大创见。

清代对温病学体系的形成和发展继续做出更重要贡献的医家是叶桂、薛雪、吴瑭、王士雄。尤其是吴门名医叶桂的《温热论》问世，标志着温病学说体系的完全建立。《温热论》一书，就是有关温热病的理论与经验总结。该书据说是他在游洞庭山时向门人讲授，由门人顾景文记录整理而成。内容简要，论述比较简单，文辞也未加修饰，但它对温热病的病因、传变、辨证、治疗都做了系统的论述，切合临证应用，故流传很广。

由此，吴门医派也进入了发展的鼎盛时期（相关内容可参阅第四章“第一节　吴门温病学说”）。

明清时期是吴中医学发展的极盛时期，临床各科也得到了空前的发展。如果按照著作来表达这种隆盛情形的话，内科方面：赵良仁的《金匮二注》、李中梓的《诊家正眼》和《病机沙篆》、薛己的《内科医案》、缪希雍的《先醒斋医学广笔记》、张璐的《张氏医通》、蒋示吉的《望色启微》和《医宗说约》、马俶的《证治精微》、叶天士的《临证指南医案》、尤怡的《金匮要略心典》、沈朗仲的《病机汇论》、吴士瑛的《痢疾明辨》、徐灵胎的《杂病证治》、徐时进的《内科心典》等，就是其中佼佼者；外科方面：薛己的《外科枢要》和《外科心法》、王维德的《外科全生集》、唐黉的《外科选要》、高秉钧的《疡科心得集》、陈莘田的《陈莘田外科方案》和《陈莘田外科临证医案》、马培之的《外科传薪集》等，即是其中的代表；骨科方面：薛己的《正体类要》、王承业的《接骨入骱全书》是其代表；妇科方面：薛己的《女科撮要》、谈允贤的《女医杂言》、王宏翰的《性原广嗣》、陈治的《济阴近编》、顾鬘云的《花韵楼医案》、潘霨的《女科要略》等为其中的代表；儿科方面：薛铠和薛己父子的《保婴撮要》、秦昌遇的《幼科折衷》《幼科金针》、陈治的《幼幼近编》、叶天士的《幼科要略》、朱廷嘉的《朱氏实法幼科》、王德森的《保婴要言》为其中的代表；五官科方面：尤乘的《喉科秘本》《喉科尤氏书》、程永培的《咽喉秘传》《喉症机要》、陈耕道的《疫痧草辨论章》、戴培椿的《咽喉证治》、金德鉴的《烂喉丹痧辑要》、杨龙九的《杨龙九喉科》《喉科真诀》是其中的代表；眼科方面：薛己的《原机启微附录》、顾鼎臣的《医眼方论》等是其中的代表；针灸方面：沈子禄和徐师曾的《经络全书》、唐大烈的《周身经络总诀》、李学川的《针灸逢源》是其中的代表。这些内容后面章节多有涉及，在此不再具体阐述。

## 参考文献

[1] 吴奈夫. 先秦时代吴国都城的盛衰与变迁［J］. 苏州大学学报（哲学社会科学版），1985（4）：96－103.

[2] 谢忱. 勾吴国都的变迁新探［J］. 常州工业技术学院学报（社会科学版），1996，9（1）：56－63.

[3] 马一平. “吴中医学甲天下”原因浅析 [J]. 中医药文化，2006 (05)：31－35.
[4] 俞志高. 吴中医学史述略 [J]. 上海中医药杂志，1990 (07)：42－44.
[5] 马一平. 宋元时期吴中医学的发展和成就 [J]. 中医药文化，2009，4 (2)：29－31.
[6] 马一平. 苏州地区对外医学交流史钩沉 [J]. 中医药文化，2007 (5)：26－27.
[7] 焦振廉，武燕洁. 略论金元四大家学术的学派特点与发生依据 [J]. 山西中医学院学报，2009，10 (5)：2－4.
[8] 温长路. 金元时期医学流派发展的历史反思 [J]. 环球中医药，2011，4 (1)：49－51.
[9] 王蓓蓓. 李中梓现存著作及版本考证 [J]. 云南中医中药杂志，2011，32 (7)：93－94.
[10] 陈昱良，王永炎. 徐大椿的大医之路 [J]. 中华中医药杂志，2016，31 (5)：1752－1755.
[11] 张蕾.《难经经释》的内容与学术成就 [J]. 国医论坛，2012，27 (4)：44－45.
[12] 蓝忠仁，谢茂源，林峻生. 浅谈《伤寒贯珠集》[J]. 吉林中医药，2011，31 (1) 83－85.
[13] 张瑞，李雪梅，付笑萍. 浅谈《金匮要略心典》的学术思想 [J]. 中华中医药学刊，2010，28 (10)：2174－2175.
[14] 董利利，宋咏梅.《神农本草经疏》学术成就述要 [J]. 山东中医药大学学报，2010，34 (3)：249－250.
[15] 杨奕望，吴鸿洲. 明代医家施沛学术思想钩玄 [J]. 中华中医药学刊，2011，29 (10)：2268－2270.
[16] 武丹丹.《绛雪园古方选注》述要 [J]. 国医论坛，2007，22 (3)：48－49.

# 第二章

# 千秋前贤：吴中多名医

吴门医派作为吴地文化中的一枝奇葩，中医药文化优势明显，历史遗存丰富，文化积淀厚实，在中国医学史上有重要的地位。吴中医学欣欣向荣的发展局面，得益于吴中历史上不断涌现的医家群体。

据《吴中名医录》记载，苏州历代医家有1200余人。笔者在《吴中名医碑传》附录中也梳理了吴中明清以前的医家群体，总数多达2000多位。可以说，吴中名医之多，著作之丰富，是国内任何一个地区都无法比拟的。

前面已经提到，吴中医学在唐宋以前就有了长足的发展，特别是宋元时期，苏州的中医出现了内科、外科、针灸、儿科等专科医家，对吴中医学的发展是个承前启后的重要阶段。众所周知，宋代是个重文轻武的时代，宋政府对医学较前代更为重视，设立校正医书局，校印宋以前的历代重要医学著作，组织编印了《太平惠民和剂局方》《太平圣惠方》《圣济总录》等大型方书和医典，还多次组织编修本草书。北宋时的火药、指南针和活字印刷术三大发明，对社会经济和科学文化的发展起着极其重要的推动作用，也有力地促进了医学著述的刻印和传播。这样的时代大背景，大大地促进了吴中医学的发展。

明清两代，吴中名医辈出，著述洋洋，成就了吴中医学的辉煌。《吴中名医录》中有记载的明代著名医家就有250余位，清代更是不可胜数，所著医书可谓汗牛充栋。其中医名显著者有薛己、倪维德、王安道、薛立斋、缪希雍、吴又可、张璐、叶天士、薛生白、周扬俊、徐灵胎、尤怡、王洪绪、陆九芝、曹沧洲等，从而真正形成了“吴中多名医，吴医多著述”的吴中医学繁荣景象。

民国时期，吴中医学承接清代之盛势，苏州出现了一批名医，如吕仁甫、王霖、鲍竺生、陆方石、陈憩亭、艾步蟾、顾伯平、陈星华、陆晋笙、汪逢春、马筱岩等。以其学术特点来分，主要有三：一是以顾允若为代表的杂病派，主治风、痨、臌、膈；二是以经绶章、李畴人为代表的温病派，主张用药轻清，以祛病邪；三是以顾福如为代表的中西汇通派，以中医中药为主，吸取西医西药的知识，并用于临床实践。在保持吴门医派的传统本色的前提下，丰富了吴门医派的现代内容，在全国仍居于领先地位。另外还有儿科世家金昭文，妇科世家郑连山，喉科世家马友常，耳科世家顾君安，针灸名家承淡安、殷铁珊、尢皞民等。

中华人民共和国成立后，吴门医派得到了新的发展，成立了苏州市中医医院，组织散在各联诊、个体门诊的名医，集中于中医院内。在苏州地区，先后出现了黄一峰、陈明善、钱伯煊、承淡安、叶橘泉、王慎轩、宋爱人、葛云彬、费浩然、唐祥麟、顾君安、金昭文、金绍文、郑连山、马友常、奚凤霖、马云翔、陶君仁、金储之、尢怀玉、沈养吾、王寿康、吴怀棠、郑绍先、金里千、吴建章、龚凤岐、汪达成、周本善、俞大祥、龚正丰、何焕荣等一大批名医，为弘扬吴门医派传统特色做出了很大的贡献，以至于有“全国中医看江苏，江苏中医看苏州”的说法。

代代相传的吴中医家群体，星光灿烂，传承脉络清晰，又形成了各自的特色，恩泽一方，享誉杏林。

## 第一节 吴中世医

所谓世医，就是家族世代为医。一般认为中医是一门经验医学，尤其是古代科学技术不发达，人们历来都看重世代相传的医家。这主要是指父子嬗递，族裔沿袭，数世乃至十数世、数十世相传，能绵延不绝，代表着其医学的高超水平。人们常以“医不三世，不服其药”来概述对世医家庭的信任。

“医不三世，不服其药”出自《礼记·曲礼》，最初的意思是：作为医生，如果不学习三世之书，就不能算是一名好医生，也就不能服用他所开的药。三世之书指：《黄帝针经》《神农本草经》《素女脉诀》，分别是用来治疗疾病、分辨药物、诊察疾病。作为一名合格的医生，必须博览群书，“必通于三世之书”，具有深厚扎实的基础理论和人文修养，才能成为合乎“三世”要求的医者。后来人们将“三世”演化为“三代为医”，看重的也是世医家庭在医学实践方面的积累。

俞志高老师在《吴中名医录》中有关于南宋初年名医沈良惠的记载。沈氏由汴迁吴，宋高宗曾赐书“良惠”，吴人遂以良惠称之。自宋入元至明，其家代有名医，这是关于吴中世医较早的记载。

过去的读书人常将“修身齐家，治国平天下”作为人生目标，所谓“穷则独善其身，达则兼济天下”，遵从“上医医国，下医医病”的人生理念，往往在考取功名无望时转而学医，将医生这个职业作为一种谋生的手段。纵观中国传统医学发展史，在宋元以前，很少有世医现象出现，元明及以后，医家世传则较为多见。这可能与元代的抑文废儒有关。

蒙元是个社会等级相当分明的时期，元史研究从来把“民族四等级制”看作是元代政治、制度和社会的特征。元朝把治下人民划分为蒙古人、色目人、汉人、南人4等，并据其所处等级在为官、刑罚、禁令、赋役等方面作出了与之相应的政策或规定。这主要是因为蒙古统治者为维护其统治，必须防范其他民族的崛起。

赵翼《陔余丛考》："元制，一官，二吏，三僧，四道，五医，六工，七匠，八娼，九儒，十丐。""九儒十丐"让读书人逐渐向医家嬗变。元人傅若金《赠儒医严存性序》也说严存性："方将以儒术取进士第，以是用于世，而科举废矣，于是益取医家之书而读之，求尽其术，以游四方而行其志焉。"

至明代，户籍管理制度受到了元代的影响，将户口分为民、军、医、儒等类别，规定必须子承父业，一旦被划归医户，那么他们的子孙就可以承继祖业而行医。《大明会典》载："凡军、民、医、匠、阴阳诸色户，许各以原报抄籍内定，不许妄行变乱，违者治罪，仍从原籍。"因此，医学之家形成了一脉相承、世代沿袭的现象，对补充大量的医学人才有一定积极作用。明清两代，吴中地区的经济和文化都有很大发展，一大批著名医家亦多世代传承，所以吴门医派继名医多之外又有了世医多的特点。

## 一、葛氏世医：吴中世医第一家

葛氏世医是宋代吴中地区影响很大的世医之家，其代表人物为葛应雷和葛乾孙。明代王祎在《论医》中有这样的评价："予观近时言医者，莫盛于吴中，而吴中世业医者，莫盛于葛氏。"陈继在《葛彦和墓志铭》中也说道："吴中以儒为医，而德被人者，世称葛氏。"可见其葛氏医学在当时的显赫影响，有"宋元吴中世医第一家"之誉。

葛氏世医源自葛思恭，官员出身，官至宋宣议郎（从七品下的文阶官），医术显名于时，其子葛从豫，官宋进义校尉，为人清正儒雅，博极群书，精于医术，闻名于宋末。

葛氏世医承上启下者是第三世的葛应雷和葛应泽。

葛应雷（公元1264年—1323年），字震父，别号恒斋，宋元时期苏州人，乃葛从豫长子，也是葛氏世医中最早有影响者。应雷幼时习儒，为举子业。不意宋亡元起，通过科举实现人生目标的愿望破灭，他也无意于仕途，转而精研医经，以家藏《灵枢》《素问》诸书，研读覃思，深窥奥旨，其处方制剂，独具风格，皆出群辈。当时就有人这样评价葛应雷：“推五运六气之标本，察阴阳升降之左右，以定五脏六腑之虚实，以合经络血气之流注，而知疾病之候，死生之期。其处方剂、施砭焫，率与他医异，以此名动一时。”时浙西提刑按察司判官李某，也是一位声名显赫的医者，他给自己的父亲看病，犹豫不决间请葛应雷拿主意。葛氏诊治后，李氏父子大为惊骇，身为南方人的葛应雷竟然掌握了北方医学代表人物刘河间、张洁古的学术精髓。要知道元代初时中国的医学最高水平还在以刘、张为代表的北方，可见葛应雷的医学造诣之精深。元大德十年（公元 1306 年），葛应雷荐授平江路医学教授（府级医学教育机构主官），不久升任江浙行省官医提举（省级卫生行政机构主官）。元至治二年（公元 1322 年）母亲过世回乡服丧，居丧期间因过于悲伤，于第二年正月卒于家，享年 60 岁。其著《医学会同》二十卷，今已散佚不存。

葛应泽，葛从豫次子，葛应雷之弟。居杉渎桥故里，也以儒通医，为平江路官医提领（府级卫生行政机构主官），著有《葛应泽诗文集》十卷。其医室有匾曰“复生堂”，座右铭曰“济世之道莫大乎医，去疾之功莫先乎药”，为当时丞相周某所书。

葛氏世医最有名者当是第四世的葛乾孙。

葛乾孙（公元 1305 年—1353 年），字可久，葛应雷之次子。葛乾孙少年时习武，“生而负奇气，仪状伟特，膂力绝人。未冠，好为击刺之术，战阵之教，百家众技，无不精究。”性格豪爽，与人肝胆相照，有侠者风范。成年后为求取功名，从张洪学诗，“折节读书”，发“父藏书数千卷”昼夜吟诵，有“嗜古敏求”“学而不厌”的顽强精神，通历法、吕律、《周易》《河图》之学。然而屡试不第，遂从其父业，诵读医学经典。

葛乾孙由儒而医，学医初成，并不肯轻易给人看病，然每每给人看病总有奇效，与同时代的浙江义乌名医朱丹溪齐名。徐显《稗史集传》中记载：“世传药书方论，而君之工巧独自天得，治疾多奇验。自丞相以下诸贵人得奇疾，他医所不能治者，咸以谒君，无不随愈。有士人患伤寒疾，不得汗，比君往见，则发狂，循河而走，君就捽置水中，使禁不得出。良久出之，裹以重茧，得汗解。其治他疾，多类此。”

据资料所载，葛乾孙与朱丹溪曾有过共同诊治病人的经历。《医部全录·医术名流列传》引《异林》：“朱彦修尝治浙中一女子，瘵且愈，颊上两丹点不灭。彦修技穷，谓主人曰：须吴中葛公耳。然其人雄迈不羁，非子所致也，吾遣书往，彼必来。主人悦，俱供帐舟楫以迎。使至，葛公方与众博大叫，使者俟立中庭，葛公瞠目视之曰：尔何为者？使者奉牍跪上之，葛公省书，不谢客行，亦不返舍，遂登舟。比至，彦修语其故，出女子视之，可久曰：法当刺两乳。主人难之。可久曰：请覆以衣。援针刺之，应手而灭。主人赠遗甚丰，可久笑曰：我为朱先生来，岂责尔报耶？悉置不受。江浙行省左丞某者，患瘫疾，彦修曰：按法不治。可久曰：尚可刺。彦修曰：虽可刺，仅举半体耳，亦无济也。家人固请，遂刺之，卒如彦修言。彦修且计日促之行，曰：当及家而绝矣。已而果然。”亦可知其医术之精，故时人有“吴门故多医，最知名者曰葛乾孙”之评价。

葛乾孙性甚仁厚，慈爱好施，有来求医者，不分贵贱，皆能尽心诊治，无有不效。穷苦人求医，常免费予之药，或施膳粥，有仁者之风。葛乾孙为自己的医室取名为“春先堂”，寓有祛除病邪、妙手回春之意。四方士大夫过吴中，必造访葛乾孙。自丞相以下诸贵人得疑难病症，其他医生不能治，就请葛乾孙，无不随愈。葛乾孙医名、声望由此可见。葛乾孙医风严谨，明代镇江知府刘绩《霏雪录》中记载：有一次葛乾孙为病人治病，处方中有炒大黄一味，药工炒之过焦，乾孙将药全部弃去不用，从不做苟且贻误之事。

相传，葛乾孙曾路遇一人，极明医理，精通方脉，授秘方于他，以后他用以治劳损吐血，活人无数。晚年，葛乾孙将异人所授之方整理成书，即为《十药神书》。他在自序中说：“余自髫稚，学业医道，考究方脉，三十余年，遍历江湖，多学广博者，不过言语文字形容之耳。及至用药治病皆不能捷，是以日夜苦心用志，务在中病。后遇至人，同处三月。斯人极明医道，精通方脉，用药如发矢，无不中的。余曰必神人也，遂拜为师。得授奇方一册，阅之，或群队者，或三四味者，皆余目观至人用效者也，使予如久旱逢霖，夜行得月，心中豁然。自此回至吴中，一用一捷，无不刻验，信乎奇方可锓梓也。余以三余暇日，将至人所授奇方，并日用决效之法，类成一帙，名曰《十药神书》。”

元至正十三年（公元1353年），葛乾孙卒于苏州，年仅49岁。后人为了纪念他，在苏州沧浪亭内“五百名贤祠”中供奉着他的像，有四句赞词：“洞明方术，世业知医，咸池运厄，未究厥施。”民国时期，吴荫培创立“吴中保墓会”，曾在苏州胥门外至西跨塘一带，发现过葛应雷、葛乾孙之墓，几经变迁，现在已荡然无存。

与葛乾孙同为葛氏世医第四世的还有葛正蒙。葛正蒙（公元1303年—1373年），字仲正，葛应泽之子，葛乾孙之堂兄。仲正为人厚重，有长者风，亦以医名显于世，每日求诊者盈门溢户。盛名所至，从其学医的子、侄、甥、婿与门人，都成为病人争相延医之对象。

葛氏世医第五世：

葛乾孙之子：葛观、葛晋、葛涣、葛昇，孝敬淳谨，继承家业，均有医名。

葛正蒙之子：葛复、葛泰，传其祖业，以医名世。

葛氏世医第六世：

葛正蒙之孙：葛旭、葛继，承继家学，以医为业。

## 二、韩氏世医：“中吴卢扁”

韩氏世医与葛氏世医一样，同为吴中地区久负盛名的世医代表。韩氏世医见于史料记载者始于元时的韩凝、韩冲。韩氏先祖为宋代魏国公韩琦，元代时迁居苏州乐桥。明王宾在《韩处士墓志》中言韩凝为“魏国忠献王第十世孙”。韩琦（公元1008年—1075年），字稚圭，自号赣叟，北宋政治家、词人，天圣五年（公元1027年）进士，官至北宋宰相，与同时代的范仲淹齐名。后人对其评价颇高，“公历事三朝，辅策二朝，功存社稷，天下后世，儿童走卒，感慕其名。”韩琦与范仲淹曾一同被任命为陕西经略安抚副使，当安抚使夏竦的副手率军防御西夏。他们俩在军中享有很高的威望，人称“韩范”，从其时边疆所传颂的一首歌谣可见一斑：军中有一韩，西贼闻之心骨寒；军中有一范，西贼闻之惊破胆。宋时严禁私家经营药材，独韩家因“魏国公”之名，其家得以售药为业，谓之“韩府药局”。由此，韩氏后裔多以业医或卖药为业。

韩凝（公元1316年—1371年），字复阳，以医术著称于世，有“中吴卢扁”之称。幼时父亲离世，发奋读书，精通儒学，又精于医术。韩凝之医名，广播于长江流域和江淮流域，言之“全活甚众”。韩凝以孝闻名于乡里，“年五十，在母旁依依若孺子。”《医部全录·医术名流列传》引《吴县志》：“韩凝，字复阳，宋魏国忠献王琦后，其先安阳人，徙居吴之乐桥，与弟冲俱精于医。张士诚入吴，收引士类，凝隐不仕，号吴中卢扁。凝子二，奕、夷。奕为隐士。夷少失母，凝命奕育为后，因名贻孙，字子翼，洪武间为府医学正科。冲子奭，字公茂，禀学于奕，永乐初为燕藩良医正，从成祖靖难，擢院判。”这段文字大致记述了韩氏世医的内容。

韩凝个性特立独行，凡与自己志向不同的人，连一句话都不愿多说，而遇到志趣相同的人，终日可以谈个不停，是个将喜怒爱好放在脸上的人。“见人有善，欣喜动眉颊，有过则面质之，人始若不堪，而心卒愧服。”故而当时吴中之人称韩凝为吴中第一高士，为“士林之望”，身虽不列公卿大夫之位，但其“平生砥砺自可”，为世人称道。张士诚主政苏州，因为韩凝在读书人心中的威望，一意让韩凝出来做官，以使天下读书人归附。韩凝以“奉亲教子”为由坚辞不就，就此隐居不出。韩凝认为医学和儒学均出自古之圣人，如果学习的人既不安心读圣人书，遇事也是只求知其大概，与圣人要求相距太大了，往往会误人性命。所以韩氏在读书的同时，十分留心求贤问贤，认为其中必有学问高深者。韩凝曾得到李东垣的《脾胃论》和罗天益的《卫生宝鉴》两本善本，他就互为参订，补其阙略，正其讹误，以嘉惠四方，可惜未及梓行，即以病故，后由其子刊刻于世。韩凝之弟韩冲，亦有医名。韩凝之子韩奕、韩夷，俱世其医业。韩凝之侄、韩冲之子韩奭亦承其家学，医名隆盛。

韩奕（公元1334年—1406年），字公望，号蒙庵，韩凝长子。《江南通志》卷一六八“人物志·隐逸一”言：韩奕因“少目眚，筮得蒙卦，知眵难疗，遂以蒙斋扁室，绝意仕进。”就是说韩奕小时候得了眼疾，看不清东西，且难以治疗，于是就将“蒙斋”题为自己的居所之名，不再存有做官进取等世俗之念。其实韩奕自幼就聪颖异常，读书常求其本质，15岁时就能写得一手好诗文。韩奕潜心医学，听闻金华朱丹溪医名显赫，有真才实学，于是冒着兵荒马乱的危险徒步数百里去拜求，入得朱氏之门，尽得朱氏之学。所以韩奕作为朱丹溪的学生，早早成名，能察色辨脉，洞知人体脏腑阴阳，治病往往有奇效，远近求治者，可谓门庭若市。韩奕慈悲为怀，愈人疾病不责其报，相反遇到贫病之人，常周济以钱粮，以致“郡邑老幼，莫不感悦”。正因为韩奕这样的品格，他与王宾、王履三人被人称为吴中三高士，盛名于世。

韩奕端庄简默，其特立独行的个性尤甚于其父韩凝。虽身居苏城干将坊之闹市，却常常一个月足不出户。又喜与二三老友徜徉于山水间，或登高眺远，或倚树长吟，或濯清泉而坐平旷，随兴所适。更多的时候是褐衣芒履，一童相随，往来山僧野客，常常累月不归。不妄与人交，与人交则倾心倾力，“未尝以久远易心”。韩奕做人“不侮寡弱，不慑权势”，视权贵、荣利为粪土。明建文初年，郡守姚善闻其名，想要拜访他，韩奕断然拒绝。一次姚郡守让韩奕的好友王宾引见，客人来了，他却躲走泛舟太湖了。世人感叹：韩先生之德，足以传于不朽，而韩先生之医，受惠者不计其数，又足以垂于后世。韩奕遗著有《易牙遗意》二卷，又有《韩山人集》刊本存世。

韩奕有子韩有（字伯承）、孙韩充（字克美），俱以医名于世。

韩夷（？—公元1417年），又作韩彝，字公达，韩凝次子。韩夷初名韩诒孙，字伯翼，因其年少失母，韩凝命其长子韩奕将韩夷当作自己的儿子加以养育、培养，故名诒孙，以致后来还有人认为韩夷是韩奕的儿子。韩夷跟从其兄韩奕学医，明洪武年间为郡医学正科，永乐年间官承德郎，后经其堂兄韩奭举荐成为御医。永乐帝明成祖朱棣问其名字的来由，韩夷据实相告，永乐帝遂赐改其名为韩夷，字公达。后韩夷升任为院判，备受永乐帝的信任。“公达，故院使公茂之弟。为人方廉自持，医术与公茂齐名。初举郡医学正科。永乐二年，擢太医院御医。十年，升院判。凡御用药饵，皆躬自精制，非躬制不以进。既卒，赐祭，命工部给棺葬之，礼如公茂。”（引自《国朝献征录·太医院判韩公达传》）

韩奕临终前对韩夷之子韩存的一番话可谓感人至深。韩奕告诫韩存：“宜力行善事，为善人，惟孝友勤俭，可以笃亲义，保先业，慎勿习污下，以陨家声。吾与汝父，分虽兄弟，恩同父子，四十余年，各无亏欠，今恨不及一见汝父，致所嘱也。”

韩夷有子韩存，字伯尚，传其术，世其医。韩夷之孙韩襄，字克赞，能世其业，擅名吴中，与沈周、祝允明为至交。

韩奭（？—公元1411年），字公茂，韩冲之子。韩奭与韩夷俱从学于韩奕，可谓幼承家学，精通医理。韩奭对待医学的态度是："疾有弗治，治必尽其情也；药有弗用，用必底其良也。"将《素问》《灵枢》《难经》《本草纲目》《伤寒论》当作医门之四书五经，日日诵读揣摩，故而医名隆盛于吴中，时人言："吴今以医鸣而宏其声者，曰韩公茂氏。"清代万斯同在《明史》中记载的几个医案也足以印证韩奭的高超医术。有一伤寒病人，身热舌黑，喜凉，甚至欲坐到井中才觉爽快，众医均认为是热证，当用凉剂治疗。独韩奭认为是"阴极似阳"，意为热极必反，需要以热剂治疗。一副四逆汤后，病人转危为安。一次，韩奭去一病家出诊，听闻其邻居一产妇血晕而死，好奇地问死了多久了，人家回答说有半天了。韩奭就前往诊视，发现产妇还有生气，就以水沃其头面胸腹，产妇眼睛居然微微动了一下。于是韩奭处方用药，撬开其口，将药灌下，产妇手足渐渐动了起来，到中午时产妇竟然能说话了，后治之而愈。

韩奭在苏州行医时，曾将自己的医室命名为"广寿"，用以表达以其医术济人臻其寿之义。韩奭的医名被御医戴思恭知道了，就推荐给了皇家。洪武年间，韩奭来到了燕王府，为良医正，也就是王府的医生。后来燕王朱棣即位，韩奭即为太医院院判，不久就升任为院使。数次随朱棣北征，朱棣手下臣僚每遇到疾病，韩奭均能治愈，深得大家喜欢，以致后来每每听说韩奭随驾同行，军中人人均有喜色。韩奭为人温文尔雅，从不与人争执，做事又尽心尽力，从无稍事懈怠之意，甚为永乐帝器重。韩奭年老，永乐帝甚至问他有没有弟弟之类，韩奭就荐举了韩夷。韩奭卒后，永乐帝特为文赐祭，命以三品礼葬之，极显哀荣。

韩奭有子韩传，字伯永，承先荫为御医。有孙韩来鹤，通其家学，著《伤寒意珠篇》二卷，阐发仲景之学。

韩氏世医，学有渊源，十数人四传其业，皆精医术，一族三人为御医，不愧为吴中显赫望族。

## 三、郑氏妇科：八百年绵延

昆山郑氏女科作为吴门医派世医的代表，代代相传29世，历经宋、元、明、清，至今有近800年的历史，可谓吴门医派世医中传承时间最为久远、谱系最为详尽的一支，堪与江南何氏29代世医相媲美，与宁波宋氏、海宁陈氏和绍兴钱氏并称江南四大女医科。其代表著作《女科万金方》系列彰显了郑氏女科鲜明的诊治特色。

郑氏祖籍河南开封，系周宣王弟友（郑桓公）之裔。先代累世策名仕籍，多不胜数，王侯卿相，蝉联栉比。第五世郑绅被追封南阳郡王，第六世郑氏有女嫁为宋徽宗之显肃皇后，第七世郑居中为宋太保、燕国公，被追封华原郡王。郑居中次子忆年为宋政和八年进士、资政殿大学士，于南宋建炎三年（公元1129年）率家百余口随高宗南渡，定居昆山，建第县城通德坊，遂占籍昆山，为迁昆始祖。郑忆年五世孙郑公显，得到其妻外祖薛辛的医术真传，专攻女科治疗。此后郑氏家族乃累世业医，专精女科，代代相承，历二十九世，无有间息，成就了中外医学史上罕见的奇迹。

宋元时期，吴中地区的妇产科很发达，并出现了一批专著。南宋末昆山名医薛将仕，精于医术，尤擅女科，凡因经、带、胎、产诸症而求治者，均能应手奏效，故而声震东吴，人称“薛医产家”。薛辛，字将仕，号古愚，生卒年代不详，被认为是郑氏女科之始祖。薛氏无子嗣，传医术于女婿钱民，为郑氏女科之第二世。钱氏复传医术于女婿郑公显，此时当为郑氏女科之第三世了。郑公显，宋末元初昆山县（州）城（今玉山镇）人，因祖、父官，荫从政郎，然而潜隐不仕，日检方书济人，遂擅名于时。郑氏累世业医，皆自公显始。郑氏后裔有的因儒学交辉得就功名，有的以医官行世受宠于朝廷，更多的是克成世业，隐于医而名于世者。

现将绵延800年的郑氏女科择其著名者做一梳理：

**第四世**　郑文祐，字之祐，号逸庵。元初、中叶人，郑公显长子。继祖业，为儒医大家。其子郑子华（公元1323年—1403年），字彦实，博涉经史，积书数千卷，亦隐于医。

**第七世**　郑壬（公元1382年—1448年），字有林，号双松。饱读经史，博学强识，日惟以先世所传薛氏产医秘方洞究其奥，抱疾求治者几无不愈，乃以医术鸣于吴。永乐十二年（公元1414年），以儒医荐征为南京太医院医士。不久，明成祖诏选太医院名师，经考试选中吴讷（常熟人，名儒医）、郑壬等6人，一时名声籍甚。洪熙元年（公元1425年）四月，诏入北京太医院，赐三品服俸。宣德二年（公元1427年）九月，以老告归，日以著述为乐。卒后从祀北京三皇庙。

**第八世**　郑文康（公元1413年—1465年），字时义，号介庵，郑壬长子。少攻儒业，正统三年（公元1438年）中举，正统十三年（公元1448年）登进士榜，授官观政大理寺，尚未满月即乞归养亲，未抵家而父亡，四年后母又病卒，悲悼成疾，遂不复仕进。日取群经子史披阅，筑书院于家庙旁，讲学春和里，生徒云集，受其教诲者多取科第。擅诗文，数千言操觚立就。以居处近平桥，著《平桥稿》十八卷（收入《四库全书》）。又继承世传女科，整理医籍，品剂草木，愈疾无数。今仍存其《产宝百问》等抄本，卒后祀乡贤祠。在苏州沧浪亭五百名贤祠碑刻中有郑文康公像，铭曰：谈论忠孝，菑史枕经，平桥遗集，濬发性灵。

**第十世**　郑良，字尧臣，号栎庵，明中叶人，郑文康长孙，承事郎。潜心研究整理祖传女科方书，今存其辑编的《女科万金方》（清乾隆年间抄本，藏于上海中医药大学图书馆）、《郑栎庵先生女科万金方传灯》四卷（旧抄本，藏中华医学会上海分会图书馆）。

**第十一世**　郑宗儒，字希大，号勿欺，明中叶人。继祖业，精医术。正德十三年（公元1518年）被荐入太医院，授御医，后晋升为院判。嘉靖年间赐五品服。

郑云（公元1512年—?），佚其字，号思竹，迁居常熟虞山镇。继祖业，被征为太医院医士，后赐冠带。曾续修《开封郑氏世谱（昆山支）》。

**第十二世**　郑若皋，字虞叔，号二阳，明中叶人。以庠生应明医选，任太医院吏目。凡内廷宫眷染疾，投药辄效。明世宗宠妃病剧，召若皋诊治，视疾定方，翌晨即愈。世宗召入宫赐以御衣，若皋乃弹劾奸相严嵩父子专权误国，言辞甚激。严嵩获悉后大怒，竟矫诏廷杖若皋七十，并将其关入大理寺监狱致死，虚报病故，其子请领父尸亦不允，藁葬狱中。

**第十四世** 郑玉珮（？—公元 1645 年），字顺阳。郑氏之裔，何支不详。精医术，为太医院医士。清顺治二年（公元 1645 年）七月上旬，清军攻陷昆山城，玉珮不屈遇难。

**第十五世** 郑之郊，字宋孟，号心苿，明末清初人。博学多识，尤精医术，匕匙所投，无不立效。因而医名满天下，南至浙闽，北达齐鲁燕赵以及辽蓟，皆来延聘，终岁无停辙。明天启四年（公元 1624 年），征授太医院吏目，疗疾多奇效，不久进秩御医。魏忠贤曾召之视疾，辞不赴，不久告归。著有《医学发明》十卷、《本草辨疑》十二卷，惜已亡佚。

郑任（公元 1600 年—1675 年），原名国任，字晋卿，号药房。5 岁丧父，赖母朱氏辛勤教养，亲授医术。乃克绍祖业，兼攻内外各科，藉以济世。临证穷根究源，治多良效。又工诗，精音律，善绘花鸟，名噪一时。编有《郑氏药方妙诀》。

**第十六世** 郑伯昌（公元 1592 年—1665 年），字倩文，号缵苿，郑之郊长子，明末清初人。少游学杭州，补庠生，学使洪承畴视之高才，推举其为贤良方正，伯昌竭力推辞。既无意在官场上进取，只能留心于医学，郑伯昌后以医术行世，医技颇高，医名日隆，刀圭所及多奇中。然遇一病仍必细细研究，常道：从医者维系病人之生死，岂可不慎！故而业益精，远近求医者如赴市。医德尤佳，常资助贫困病人。

**第十七世** 郑起泓（公元 1632 年—1693 年），字纪淳，郑伯昌三子。得世传，性绝敏，于方书稍涉猎，即有神解，遂臻胜妙。常代父出诊，在箧中获先人遗书数十种，皆精心校订，并半由质贷，甚至变卖家产，付梓以行。

**第十九世** 郑祥徵（公元 1758 年—1832 年），字继善，号少迂，晚号念山。少习儒，初应童子试不取，念父母早亡，家徒四壁，即弃儒习医，穷研灵素，精汲百家，参以祖传家学，深求奥旨。初苦其难，久之忽有神悟，临证时奏奇效，于是医道大行，门庭若市。既而迁回周庄旧庐行医，以继世传。诊余勤于著述，采集各种女科医著，参入郑氏家传方论，编成《女科集义》一书，今藏于上海中医药大学图书馆。其还编撰有《灵兰集义》《医方括囊》《医学指南》等医著。兼工诗，又热心桑梓善事，乐善好施。

**第二十七世** 郑伯钧（公元1890 年—1934 年），字贻则，原吴姓。16 岁入赘乐输桥女科郑氏，袭郑姓。因岳父郑畏三早亡，由岳祖芝香亲授医术，悉心研习医经，加之深得祖传秘要，医技大进，20 岁悬壶于家寓，遣方用药轻灵清透，严谨斟酌，屡起沉疴，声誉日隆，求诊者遍及苏、沪诸地。1922 年 10 月在名流宋汉章、李平书、王一亭、穆藕初等名人的敦促下，赴上海丰桥路 1838 号设分诊所，逢单日在昆山候诊，逢双日在沪应诊，病者盈门。自此，长年累月风雨无阻地往返于昆沪两地，忙于医务，以致积劳成疾，淹缠不起，殁时年仅 45 岁。著有《存方验案集》。

郑氏妇科传至第二十八世，代表者为郑绍先先生。郑绍先（公元 1920 年—2004 年），郑伯钧长子，少承家学，1935—1937 年入苏州国医专科学校深造。1940 年在乐输桥旁（今亭林路）寓所设诊业祖传女科。1950 年组建昆山县中医事工作者协会，任主委。1953 年组建城区民康联合诊所，任首任主任。1956 年被吸收入县人民医院筹建中医科。次年江苏省卫生厅批准其晋升为中医科副主任，1979 年省再次确认其为中医科副主任医师。1980 年负责筹建昆山县中医医院，并任副院长，至 1986 年卸任。1988 年晋升为中医妇科主任医师，次年被聘为昆山市中医医院名誉院长。1991 年 7 月被人事部、卫生部和国家中医药管理局批准为全国首批 500 名继承学术经验的老中医药专家之一。1994 年 10 月被江苏省卫生厅、省中医管理局命名为“江苏省名中医”。

郑绍先先生潜心医学，成功地走出了一条既有继承又有发展的郑氏妇科新路。传人郑天如，续为学术继承人，克承绍业，发扬光大。如今，“昆山郑氏妇科”已被列入江苏省非物质文化遗产名录，郑氏妇科也成为昆山市中医院的品牌科室。

郑氏妇科善灵活运用经方、古方，神奇莫测，出奇制胜，其学术思想、经验与成就是多方面的，有很高的学术和临床实用价值。一些医学造诣较深的郑氏裔孙，留下了诊治月经病、妊娠出血、妊娠水肿、产后三大病等许多疾病的宝贵经验。郑氏医著医方，其后代一向视若传家之宝，秘不示人，从无刻本，代代手抄相传。据《全国中医图书联合目录》等所载，分藏于全国各地图书馆的郑氏妇科医著有《女科万金方》《产宝百问》《女科济阴要语万金方》《薛氏济阴万金方》《薛医产女科真传要旨》《坤元是保》等 19 种。

## 四、闵氏伤科：白塔港世医

在近代吴门医派骨伤科轰轰烈烈的发展过程中，形成了葛氏、闵氏、楚氏三足鼎立的格局。葛氏伤科以葛云彬为代表，发展的大本营为苏州市中医医院；闵氏伤科以闵籍为始祖，发展以昆山为大本营；楚氏伤科以楚纫佩为代表，发展的重心移至无锡市中医院及上海等地。

闵氏先祖世居昆山新阳白塔港村（现昆山玉山镇共青村），祖上以务农为生，至清嘉庆年间，闵籍以医名世，是为闵氏伤科始祖。

闵籍（公元1801年—1874年），字坚亭，自幼喜好武术，又悉心研究治伤术。常帮善堂收埋暴露尸骨，有心研究，对人体骨节部位熟视详明，治伤技术逐渐成熟。相传曾遇一高僧，传于闵籍点穴术和赠其治伤秘方，使其医术日精，创制了疗效卓著的治伤方药与伤膏药。于是就有了"白塔港伤科"之名声，名噪苏沪之间。

闵籍生有一儿一女，长女闵姊，次子闵思启。闵籍把家传医术毫无保留地传授给两个孩子。闵姊成人嫁入苏州思婆巷的殷氏，即在殷宅悬壶应诊，由于治伤效果好，每天门庭若市。关于闵姊的医术，《苏州历代名医录》有这样一段记载：有坠树致颈椎（尾部）脱位而求医者，嘱两人左右扶坐长凳上，自己由外快步进入，一脚猛踢脱位处，就此立竿见影，病人抬架而来，立行而出，见者都叹为绝技。闵姊有子殷企范、殷仲良，侄殷震贤均传其术，特别是殷震贤，中华人民共和国成立后为上海曙光医院伤科主任，是上海八大伤科名医之一。

闵思启（约公元1852年—1915年），字迪甫，其伤科技艺由父传姊授，在白塔港老宅继承父业。闵思启不仅懂医术，又兼精武术，他最擅长"柳枝接骨秘技"，医效卓著，病者常常盈门，名播江浙一带。光绪十年（公元1884年），青浦金泽镇遭受风暴自然灾害，倒塌房屋不计其数，居民断肢碎骨者数以百计，青浦知县闻知闵氏伤科之名声，延请思启前往救治，多能应手而愈，医名愈加传播。知县欲加酬谢，思启以风灾为患，民众深受其害，坚辞不受，乡民无不称颂其大医美德。

思启性格慷慨尚义，颇有侠者风范。对于因打架斗殴来求治者，思启每每正言厉色，予以斥责，收费时则分文不能少，以示惩戒。而贫病者来求治，则大加体恤，常常分文不取。遇有乡间赈灾济民之公益，思启常倾囊相助，散尽万金并无难色。

光绪二十五年（公元1899年），思启举家迁居苏州，在娄门内仓街89号开业应诊。思启卒年61岁，有3子，闵万青、闵采臣、闵蕴石，俱继其业。

思启长子闵万青（公元1875年—1910年），自幼随父侍诊，并随其父迁居苏州，设诊行医。后迁至上海白克路（今凤林路）永年里479号设伤科诊所发展业务，惜英年早逝。以侄子廉伯（采臣长子）为嗣子，廉伯从万青学医，万青病逝后接替应诊，不幸又患上肺结核亡故，年仅23岁。采臣三子闵贯玉（公元1915年—1966年），1938年起去沪接诊，建国后参加北站区第七联合诊所（后发展为开封路地段医院），任中医伤科医师。廉伯子闵慰曾，建国后参加联诊，后任黄浦区牯岭路地段医院中医伤科医师，与三叔贯玉一起维持闵氏伤科在上海的一脉医绪。

思启次子闵采臣随父迁居苏州，民国初年回到昆山，在当时县城小西门一带设诊行医。灵活运用祖传治伤绝技和秘方伤膏药，医治跌打损伤、骨折脱臼、扭腰曲筋者，效果卓越，蜚声苏沪浙，各地求治者接踵而至。闵采臣平时热心于公益事业，深得人们赞赏。1929年与同邑名医戴轶凡等一起赴上海出席“全国医药代表大会”，抗议当局政府“废止旧医”案。1937年11月，日本飞机轰炸昆山县城，南街闵宅几成废墟，采臣被倒塌的房屋压伤一足，赶赴苏州城中胞弟闵蕴石处医治，后避难于吴县光福，第二年春赴沪养病，次年病故。闵采臣生有5子，廉伯、漱六、贯玉、幼逵、锡安，也均继承了伤科祖业。其四子闵幼逵（公元1916年—1959年），1938年起在昆山主持伤科祖业，中华人民共和国成立后加入城区大仁联诊，1958年进入玉山医院，任中医伤科医师。幼逵之子闵华，后成为昆山市中医院骨伤科主任，诊务繁忙，享誉一方。

思启三子蕴石（公元1897年—1959年），随父迁居苏州后，在苏应诊。运用祖传医技和秘方伤药治病，疗效显著，病人接踵而来，享誉苏城。子石生继其业，1956年参加苏城临顿路联合诊所工作，1958年起任平江区联合医院（1979年改平江区人民医院）中医伤科医师、主治医师，一度下放到吴江县黎里卫生院，1980 年返回平江区人民医院。石生之子大权、大联，承继父业，均从事伤科临床工作。闵大权在苏州市郊区娄葑卫生院（后改苏州工业园区娄葑中心卫生院、娄葑医院）任骨伤科主任、副主任医师；闵大联在苏州市平江区人民医院（2003 年改制为苏州平江医院）任副院长、骨伤科副主任医师。

1998 年，闵大联在专业杂志上撰文介绍闵氏伤科验方预防和治疗骨伤并发症如张力性水泡、感染、骨筋膜室综合征、动静脉栓塞等疾病，以仙桃草、牡丹皮、赤芍活血凉血清营，桃仁、当归尾、泽兰叶活血养血、消肿化瘀，姜黄凉血活血，虎杖、忍冬藤清热解毒，炙山甲消肿消炎、化瘀活血，炙大黄活血化瘀、去陈生新，青皮、陈皮、广木香利气和中，以助行气化湿、活血通络等，异病同治，取得了较为满意的疗效。

闵氏伤科作为吴门医派伤科界的重要流派，自清嘉庆、同治年间起，已历承五代，形成自己独特的“理、法、方、药”和整骨、推拿按摩手法及固定功能锻炼等临床治疗方法。闵氏伤科不但注重手法及外治，更注重中药内治。因此，既有家传秘方传承，又有相关针对伤科各种病症的中医经验方。在外治固定主张以硬纸板代替杉木树皮夹板，因其简便、运用灵活、可塑性好，固定较舒适，并发症少，故而一直沿用至今，形成了吴门伤科流派的又一特点。

## 五、金氏儿科：阊门西街世医

苏州阊门西街金氏儿科在苏州几乎妇孺皆知，“小儿有病，到西街去看”在老百姓中广为流传。

金氏祖籍是安徽歙县，高祖金孝文在清同治初年（公元 1862 年）因避战乱迁居苏州，在阊门西街悬壶，开设金氏痧痘幼科，重振家业。

孝文子金耀文（公元 1852 年—1902 年），传承父业，医名名噪一时，是金氏儿科中较有成就的一代。当时阊门西街开业的医生比较集中，内科的曹沧洲、叶孝维也在西街接诊，但门诊量最大的当属金氏儿科。金氏诊所病人接踵而至，一时车马络绎不绝，充塞街坊。金耀文曾被列为“江苏晚清名医”之一，可见他在当时的影响。金耀文与名医曹沧洲性情相投，成为莫逆之交。曹沧洲奉旨进京为慈禧诊病，金耀文为之饯行，待曹沧洲告归故里时，金耀文已成故人，曹沧洲不禁悲恸万分，并隆重祭奠。

在苏州有一个关于金氏儿科的美好传说。阊门西街附近有一座神仙庙，旧时称之“福济观”或“吕仙祠”，供奉着八仙之一吕洞宾。传说在农历四月十四日这一天，吕仙会化作衣衫褴褛的乞丐，混杂在熙攘的人群中，施法为身患疑难杂症的百姓医治。时至今日，苏州还有“轧神仙”的习俗。吕洞宾看到西街金家有如此多的人去看病，也想去探个究竟。一日，吕仙化为凡人，抱着一个小孩去找金耀文看病。金耀文按脉诊视后，一语不发，在处方上写下了“非仙即妖”4 个字交给吕仙。吕洞宾一看不得了，仙机被金耀文道破，也十分高兴，随即在金耀文身上一捋，金氏须发即刻变成了一半白一半黑，从此这也成了金耀文的特征。有了这样的一个传说，金家的儿科业务更为隆盛，甚至后来人们认为孩子生病了，到金家诊所的门槛上坐坐也会好的，似乎与苏州人“轧神仙”的“沾沾仙气”一般神乎其神了。

耀文之子金浩文（公元 1874 年—1919 年），浩文子金昭文、金绍文，克传家业。过去，在金氏诊室两旁挂有银杏质地的木牌，本色黑字，刻写有“金孝文痧痘幼科”“孝文孙耀文子金浩文痧痘幼科”“耀文孙昭文弟金绍文痧痘幼科”等字样。金浩文、金昭文、金绍文父子代表了金氏儿科第三代和第四代的传承和发展。

金昭文（公元 1906 年—1965 年）是中华人民共和国成立前后名闻遐迩的一代名医，学术上具有典型的吴门温病学派特点，针对小儿其病迅捷、禀赋稚嫩的特点，用药轻清，药味精炼，擅长于痧疹、急慢惊风、疳积等儿科诸证的诊治。当时苏州人有“城外程文卿（名医黄一峰的老师），城内金昭文”的赞誉。建国后，北京筹建中国中医研究院，金昭文与名医钱伯煊、葛云彬于 1955 年奉调进京。金昭文被聘为卫生部中医研究院中医药研究委员会委员，兼任附属西苑医院小儿科主任，曾向国家捐献“杜坎炁”方，用以预防天花、麻疹。两年后，因病回苏治病休养。

金绍文（公元 1913 年—1993 年），昭文胞弟，15 岁起随胞兄昭文学医，3 年后开业行医，兄弟二人共同创业，业务鼎盛。昭文奉调入京后，绍文担纲诊所业务，门诊量达到一天 100 多号，诊所业务蒸蒸日上。1956 年参加苏州市中医联合诊所，任副主任。1963 年联诊合并成金阊区人民医院，任副院长。金绍文工作兢兢业业，德艺享誉苏城。1977 年被评为首批江苏省名老中医，1980 年调入苏州市中医医院任中医儿科主任医师。金绍文擅长诊治儿科常见的腹泻、麻疹、哮喘、疳积等疾病，对儿科的疑难杂症五迟、五软等也有独特的诊治方药。他研制的“羚珠散”作为新药由雷允上集团生产，产生了良好的社会和经济效益。

昭文子金士喜、绍文子金士璋，皆以医为业，为金氏儿科第五代传人。

金士喜为金昭文幼子，曾为平江区人民医院主治中医师，传承家学，治病多获良效。1993 年参与苏州市变态反应性哮喘疾病的流行性调查研究，认为哮喘与出生月份有关，出生于 8 月至 10 月者为变态反应性哮喘的高发人群，同时认为母乳喂养者能明显降低变态反应性疾病的发生率，将传统的金氏儿科与现代医学的概念有机地结合到了一起。

金士璋为金绍文次子，是原苏州市第四人民医院（现苏州市立医院东区）中医科主任、主任医师，承家传外，复拜吴门名医吴怀棠为师，为开门大弟子。1956 年又师从著名老中医黄一峰，兼收并蓄，传统医学基础极其扎实，长期从事临床医疗工作，有丰富的诊治经验。在苏州地区首先推广用金钱草治疗胆石症，广为大家效仿。又用蜀羊泉、木莲治疗肿瘤，以及将紫珠草用于治疗上消化道出血等病症，均取得了一定的临床疗效。金士璋夫人费国瑾，为苏城费氏眼科创始人费浩然之女，是原苏州市中医医院副院长，针灸名家。夫妇俩均是第二批江苏省名中医，医技超群，成就了一段医坛佳话。

金氏儿科第六代传人金传湘是苏州市中医医院中医儿科副主任医师，至今仍在中医园地里辛勤耕耘。传湘女儿金星，毕业于浙江中医药大学，为金氏世医第七代传人。

## 六、方氏外科：外病内治圣手

方氏外科世医源自太仓伍胥庙。太仓伍胥庙是一农村小集镇（今属太仓市璜泾镇），方氏外科始祖方某（佚其名）于清康熙年间自崇明来此行医，因精外科，业务兴盛，遂定居于此，开创了传承九代、历 200 多年经久不衰的辉煌医业。

第二代传人佚其名讳。第三代方哲公（清乾隆年间人）与第四代方小香（乾隆嘉庆年间人），均一脉单传，继医业。小香传医术给子嗣香，授医技于婿梦花，第五代两房双枝竞秀，祖业更昌。

方嗣香，嘉庆咸丰年间人，受父真传，声誉颇盛。因无子，收璜泾内科名医郁瑾怀之子渊如为嗣子，传承医业。渊如，原业内科，过嗣后内外科兼理，传医术于子麟祥（公元1903年—1947年）。麟祥弱冠即悬壶应诊，远近求治者趾踵相接，尤以治疗伤寒、痈疽、疔疮见擅。因劳累过度，患结肠癌病逝，年仅45岁。子国苍、国平，尽得其传，中华人民共和国成立后均参加联诊，厥后，国苍任太仓王秀卫生院中医师，并传医术于子荦群。国平任太仓鹿河卫生院副院长。

方梦花，嘉庆咸丰年间人，得岳父传授祖传医技，擅疡科，医术高超，名声大著。病人遍及周边太仓、常熟、昆山、嘉定等县方圆百余里，前来就医者舟车鳞接，途为之塞。梦花子叶封，承祖业，不减父名，专精外科。尝授徒10人，扩大了方氏世医的影响。叶封子世良，克绍家学，盛业不衰，亦授徒9人，惜无后嗣而止。

方氏历代世医基本功扎实，治疗疮疡诸症术前对疮痈脓肿的生熟、部位早就成竹在胸，故刀发必然中的。临证讲究外病内治，尤重整体观念，辨证施治，运用消、托、补、泻诸法，得心应手，故能救急拯危，愈者不可胜计。方氏对外科用药十分讲究，故方氏消风散、龙虎膏、三妙膏等良药均功效显著。

方氏世医自第五代方梦花起，破除医术秘不外传的陋习，四代间先后授徒39人，其中不少成为当地医林一代高手。如民国时期常熟人魏老大，中学毕业后到太仓方氏外科世医处学习，3年学成后自己悬壶开业，专治疮疖痈疽，成就了常熟魏氏中医世家。方氏再传弟子达130余人，分布在太仓、常熟、昆山、苏州、嘉定、上海、海门等地，百余年来承先启后，经久不衰，形成了方氏外科一大系派，为社会、医林所倚重。

## 七、裴氏儿科：常熟裴麦粉

裴氏儿科世医源自常熟赤沙塘（今支塘），始祖为明代太医院医官裴昌原。

裴昌原明代时举家自浙江海盐迁徙至常熟支塘，因其医名卓著，又曾做过太医院医官，所居之地，被老百姓称为裴家桥。裴氏世医，尤以儿科著名。

裴昌原后裴氏儿科的传承，需要挖掘史料加以修订，目前还缺乏明晰的资料。

到了清代，裴氏中医儿科第十世传人裴惠芳，专治小儿疾病。裴惠芳为乾隆、嘉庆年间江南名医，家传有 24 个秘方辨治婴幼儿诸症。裴惠芳在治疗儿科疾病时，根据小儿不便饮药的特殊情况，乃炒麦磨粉，选择相适宜的药物，拌均匀后给服，多有奇效，四乡八镇百姓遂将裴家自创的药粉唤作“裴麦粉”，远近闻其名，人们争相延请，日以百计，裴家桥儿科由此更是闻名遐迩。

裴氏儿科第十一世传人裴应钟，字菊村，惠芳子，亦是清代名医。裴应钟弱冠之时，有悬壶济世之志，喜好神农之学，遂师从父亲裴惠芳习医。潜心研习《灵枢》《素问》之奥，《伤寒论》《金匮要略》之秘，无所不窥；脏腑九窍之微，四气六淫之变，无所不察。几年工夫，裴应钟切脉望色，听声写形，洞见症结，样样在行。尤擅儿科，即使沉痼顽疾，一经救疗，莫不应手立愈。特别擅长诊治小儿疳积、蛔虫、便泻、腹痛等症。为适应小儿服用，他继续沿用父亲的方法，将药碾磨成粉末，加减定方，皆调以麦粉、食糖，便于少儿服用，不留一渣一滓，药力较大，祛病更速，病家莫不称便，呼之为“麦粉散”，乡民老农至今犹能道之一二。于是，裴氏声誉益隆，远近病人争相延致之，一时皆以为今生“和缓”也（春秋时名医有医和与医缓）。家传幼科 24 秘方中有茯神丸、肥儿丸、加肥丸、追虫丸等，专治小儿疳积、蛔虫、便泄、腹痛等症。后皆经裴应钟加减定方，最有神效。为适应小儿服用，研为药末，不制成丸。裴应钟性格倔强，凡官宦士绅求治者，非重金不应，而劳苦贫困不能措药者，乐为诊治，给以丸散，更周给之。四乡襁负而至，摩肩接踵，殆无虚日。其住宅临河，筑有水码头，每日晨起即农船蚁集，自朝至暮，天未明即开始应诊，中午亦无稍暇进餐，只能退之屏门后立而食之。至四乡出诊，或有农人拦舆求治，田头河畔，都给切脉开方。深夜叩门，即酷暑严寒，应诊给药，亦无怨言。出诊回家，常已是黄昏夜深。晚餐毕，常静坐一室将日间所处方案逐一研讨，疑难重症，则反复深思。若有一味不妥，深夜亦必遣人前往，务令安全有效。光绪十三年（公元1887年）秋日，赴乡应诊，于路旁如厕，寒气侵袭肠道，患赤白痢下，经多方疗治，莫挽沉疴。为治人病而己病，救人死而己死，年仅53岁。

裴惠芳之孙裴锡堂、裴玉堂，为裴氏儿科第十二世传人，同治、光绪间良医，在常、昆、太一带颇有名望。裴锡堂子裴瑾怀，清末民初人，深得家传，善治儿科疑难杂症，尤善疗温病，推崇叶天士，其论理精辟，寥寥数语，跃然纸上，用药以轻灵取胜，熨贴入微，有《裴瑾怀医案》留世，为裴氏世医第十三世传人。

民国时期，裴氏世医的杰出代表是裴鸿，为裴氏世医第十四世传人。裴鸿，字雁宾，裴瑾怀子。裴鸿承家学，以儿科驰名，且博采众长，善治热病、杂症，独具匠心，论病处方，多宗叶天士。裴鸿治小儿肺闭症，常用牛黄夺命散。遇慢惊风，多以椒附汤。有汪某者病痰饮，胃败脾虚，二便不通，并见爪青风动、神散妄笑等危象。裴雁宾首用回阳救逆，祛寒导滞，再以峻猛之剂清逐痰饮，继而温化风痰，后用益气养胃，终获痊愈。20世纪60年代，裴鸿去世后，门人为其整理了《裴氏秘方》《裴雁宾医案》及学术经验。长子裴俊文（第十五世）、小女儿裴芬娥（第十五世）均传其衣钵，为常熟名医。

裴氏儿科世医，自明代太医院医官裴昌原起，经清代乾隆、嘉庆年间裴惠芳的发扬光大，道光、咸丰、光绪年间裴应钟的推广，到现代裴鸿的全面继承发展，享誉江南。时至今日，裴氏儿科在苏州也广有影响。

## 八、尢氏针科：小日晖桥一根针

说起针灸，大家一定记得1972年尼克松访华时，随行的一位年轻记者詹姆斯·罗斯顿（Jame Reston）患阑尾炎，在北京协和医院做阑尾切除术，应用针灸疗法消除术后疼痛，取得成功。在华期间，詹姆斯还参观了针刺麻醉，回国后即在7月26日《纽约时报》发表有关报道。当天的《纽约时报》在显著的位置报道了阿波罗15号宇宙飞船将于当天发射的消息，在头版的角落登了题为“现在让我告诉你们我在北京的手术”的詹姆斯的报道，打开了中医针灸走向世界的大门。

针灸治病在中国由来已久，也是中医治病的常见手段，《黄帝内经》之《灵枢》就是专门讲授针灸治病的一本著作。然而源远流长的针灸学术发展却不是一帆风顺，屡经坎坷。清道光年间，腐败的清政府以“针灸火刺，究非奉君所宜”，下令废止针灸科，使针灸一蹶不振。近代前贤承淡安先生为了继承国学、发扬国粹，在苏州创办针灸学社，为针灸事业培养了大批人才，被誉为中国针灸事业的开创者，使苏州成为针灸燎原之火的发源地，在针灸史上留下了极其重要的一页。

其实针灸作为一种绿色的治疗手段，人们对针灸疗法有着一种亲近感，针灸在民间一直大行其道。民国时期苏州针灸界有 3 位巨匠，承淡安、尢皞民、殷铁珊。承淡安是中国近代针灸事业的复兴者、开拓者与传播者，尢皞民是苏州尢氏针灸的继承者，殷铁珊是苏州殷氏针灸的创始者。

“尢氏针灸”的创始人尢松泉（公元 1847 年—1911 年），吴县西华（今镇湖）人。父亲务农，兼做木匠。松泉 13 岁时随外祖父许竹峰学针灸医术，他聪慧勤学，潜心钻研，医术日精。后因一次机缘，为青浦举人张家镇所赏识，邀其至青浦设诊，并教以学问。后又去崇明、吴县横泾等地行医，历数载，经验广收，嘉誉广采。

光绪六年（公元 1880 年），松泉筑医庐于小日晖桥弄，张家镇为其新居门楼题额“竹苞松晟”，是时尢松泉针灸已名噪江左。曾任总督的岑春煊专使延请尢松泉为其针治，应手而愈，岑氏手书“神针济世”4 字以赠，并著文叙述治愈经过。江苏巡抚程德全、臬司朱子榛亦不时相请疗疾，并为誉扬。妇女祁陶氏 30 多岁时由伤寒成痨瘵，群医束手，特地抬来医庐针治，旬日而愈，后寿逾 80。又如先后有两人因病而不能言语，其一经下第 3 针时即大声呼痛，另一在取“肺俞”穴时，猛然咳嗽，吐稠痰而愈。后尢松泉迁居小日晖桥 26 号定居开业。松泉精于针灸，对风痨臌膈、文武痴癫、妇女经带及疑难杂症都有丰富的临床经验，针到病除，名噪苏城，有“小日晖桥一根针”的美名，被百姓传为“针仙”。由于“小日晖桥一支针”声名日盛，苏城一些针灸医生纷纷迁来附近开业，不管是否姓尢，均挂以“尢针科”招牌。

光绪三十三年（公元 1907 年），吴县县令金元烺因病命差役延请尢松泉，差役误请另一“尢针科”的尤少峰，数诊无效。县令询及左右，乃知非真正“尢针科”，改请尢松泉后，三诊霍然而愈。为此，金元烺想到百姓如果误请庸医，非但耗财，更会害命，于是特给告示，以明真伪，“为晓谕事照得，针科系古方法，若能揣摩成熟，按日按时施针，定能手到病除。今有苏州尢松泉医士，在胥门小日晖桥弄悬壶应诊，远近皆知，为吴中针科独步。近有尤少峰者，在附近冒名捏医，贻误病者，实属非是。今晓谕尔等就医，必须认明尢松泉本人，年已六旬。而尤少峰，年仅三十，一望即知，希勿自误，切切此尔，宜各懔遵。”内署“赏戴花翎，卓异加三级，候补直隶州知州，即补正吴县正堂金示”字样。

细心的人会发现，尤少峰之“尤”与尢松泉之“尢”并不一样。相传尢氏祖籍福建，本姓沈，曾有宗祠“世德堂”。沈氏在当地为官时被奸佞陷害，遭朝廷缉捕，沈氏家族被迫出逃，无奈中易名改姓，就将“沈”姓中的“水”旁去掉，将“冖”拉直，变姓为“尢”。辗转迁徙过程中，尢氏宗族在吴兴、上海、无锡、吴县等地都留下了后裔。尢松泉出生在吴县西华（今镇湖），今镇湖虽有尢氏族人，只因百家姓中仅有“尤”姓，大多改成尤姓了。

县令金元烺的告示用宣纸书写，装裱后悬挂在尢宅，观者如堵，一时传为佳话。尢松泉仁厚处世，念及同道之不易，数日后将告示收藏。此举被金县令得知后，报请苏州府，将告示刻成石碑，并在碑上方正中加刻“奉宪勒石”四字，嵌于尢宅墙门间西壁。此碑落成，轰动苏城，一时“尢松泉针灸石碑”家喻户晓。尢松泉因石碑无法藏匿，不几天就即将“尤少峰”等字凿去，以明敦睦心迹。

近百年来，尢氏针灸世代相传，以松泉仁心仁术为镜鉴，视告示石碑为传家之宝，教育子孙门人。可惜的是在“文革”中告示原件不知去向，石碑碑文被毁。到1993年秋，苏城地区改造时，尢氏故居被拆除，石碑也不知所终，当为一大憾事。

宣统三年（公元1911年）夏，苏城疫疠肆行，松泉虽年逾花甲，犹悉心研究针灸诊治疫疠之法，并取得了一定的成效。一日，松泉出诊盘门外巴里村，给一老妇针治疫疠，不幸被传染，翌日即一病不起，终年64岁。

松泉有四子，少泉、筱泉、绶泉、圭泉，先后继承父业，尢氏针灸以致名闻遐迩。长子少泉先于其父去世，少泉去世时，其子尢皞民仅12岁，祖父松泉以花甲之年隔代收皞民为徒。后松泉去世，两年后次子筱泉亦不幸病故，由三子绶泉主持门诊。四子圭泉仅长皞民8岁，两人同在绶泉指导下学习针术。尢皞民作为尢氏针科的第三世传人，因家学渊源，又勤奋好学，经祖父和父亲、叔父等的指点，针术日进，不久即脱颖而出，病人众多，门庭若市，16岁时就有了“小先生”之名。民国二十五年（公元1936年），绶泉、圭泉相继辞世，皞民担负起了继承家业的重任。

尢皞民的针术，兼收祖父、父、诸叔之长，同时博览群书，深研中医经典，广涉各家学说，在积累了丰富的临床经验后，遂形成自己的针法特点。尢皞民强调针与灸并重。他进针的手法是以左手中指重压穴位，右手夹持针灸针，以极小幅度捻转进针，指力柔中有刚，故进针时无痛感，捻转角度既小且慢。他的手法具有少、浅、轻、慢的特点，形成了尢氏针灸特色，也反映了苏州地区人们体质的特点，与吴门医派用药轻灵一脉相承。如遇有寒湿痹痛者，他就留针于穴，用艾绒如红枣大小，捻在针柄上点燃，做温针灸，一般一壮即起针。如针头面部穴位与诊治精神病病人时，都用温针法。凡遇风湿痹痛、流火等病，常用粗毫针点刺穴位，再加火罐吸拔，以活血祛邪，通经化瘀。

尢皞民讲究“子午流注针术”，认为人体脏腑经络气血的流行和灌注，既受地域、季节气候影响，也受时间的影响，它们之间存在着相对应的规律。所以尢皞民针灸时，十分重视十二经脉气血运行状态。根据不同的时间变化，人体气血亦有相应盛衰改变，应选择不同的穴位。

开穴法是尢皞民更为重视的一种针灸方法。在循经取穴时，必先取主穴，然后取他穴。如遇心胸不舒的病人，必先取“内关”穴，头面病必先取“合谷”穴，偏头痛必先取“后溪”穴等。把握好开穴法，则针灸治病的效果就会更好。其实，其中也包含了子午流注针法的一些内容。

尢皞民治疗的疾病包括中风、痿痹、癫狂、经带、肠胃、咳喘、经筋肌肉酸痛等，对癫狂等神志疾病的诊治传承了尢氏家学的特点，往往一两次就能见效。他还善于研究一些疑难怪病的针灸治疗方法，对经带等妇科疾病更有自己的独到之处。

尢氏选穴严谨，强调辨证论治，认为中医治病，原则要坚定，方法要灵活，根据疾病的不同情况和病人的不同体质采用相应的手法。他主张针灸医生以针灸为主，药物只可偶然辅之。尤其值得称道的是，尢皞民致力于针灸之业，打破了“传子不传婿”的戒规，除传授子、女、媳、婿外，还培养了10余名门人。

皞民承传家业一如先祖，极重医德。对待病家无论富贵贫贱，一视同仁。他收费低廉，对穷苦病人常免费施诊。有一次，一个乞丐前来求治，他蓬头垢面，一身臭味。皞民亲自为他解开衣服，悉心治疗，不但不收他诊金，还饱之腹、赠之金，“善人”的名声就此传开了。他行医40多年，以高尚的医德、高超的医术为人称道。他常常警示后人“无医德有医术是市侩，有医德无医术是庸医，二者俱备方为良医，二者俱无实为小人”，还告诫子女“以医敛财必败，甚至祸及子孙”。

因此，“小日晖桥一根针”名满苏城，与“大日晖桥一把刀”的中医外科名医陈明善遥相呼应，称道于世。

中华人民共和国成立后，皞民与名医曹鸣高、陈明善、黄一峰、奚凤霖等筹备苏州市中医协会，并向市政府申请以自己的诊所作为苏州市卫生局第25特约免费门诊，为贫困百姓免费治病。1952年，又与外科陈明善一起筹建泰让桥联合诊所，放弃优厚收入，带领全家参加，走集体化道路，开创中医界新风。

不久，皞民终因积劳成疾突发中风之症，但他稍有好转就带病上班应诊。1959年2月，皞民再次中风而不治，享年61岁。皞民逝世后，他的子女共撰挽联一副以志行义：“一代名医，生于忧患，死于安乐；四世家传，创业维艰，得党乃昌。”

尢氏针灸的第四代传人怀玉、怀琛、怀瑚、怀琦、怀珍、怀玢以及大多婿媳都承家业，从事针灸临床，这是尢氏针灸兴盛的一代。这些尢氏针灸传人中，以长子怀玉、次子怀琛称著，尤其是怀玉，他努力将世传针术水平推向了新的高峰。

尢怀玉1923年8月出生于苏州市小日晖桥弄26号，13岁时就从父尢皞民学习针灸，1943 年开业于苏州市胥门外小日晖桥弄。由于他聪明好学，开业以后，就医者迅速增加，在苏城城乡及吴江、昆山、太仓等地病家中获得很好的口碑，使尢氏针灸流派得到了继承和发展。1952 年，他参加了由陈明善、尢皞民发起组织的泰让桥联合诊所，拥有专门的科室。在此期间，他应用现代医学，结合《针灸大成》的刺疟论，用单纯的针刺手法治疗间日疟获得成功。病人不但症状痊愈，复查血常规，疟原虫亦消失，由此开始了应用针刺疗法治疗急性内科病的探讨。

1954 年，苏州市卫生局开办中医内科针灸进修班，尢怀玉承担针灸课程的主讲任务，既有理论又有实践经验的讲课获得了学员的一致好评。1956 年，苏州市中医院成立，尢怀玉被调至中医院任针灸科负责人，在短短的几年时间里，针灸科得到了迅速发展。他除了负责针灸科日常工作外，还进行针灸治疗危重病的研究，如针刺治疗单纯性阑尾炎、针刺治疗细菌性痢疾、针刺温灸治疗慢性肝炎等；又与苏州市第二人民医院（现为苏州市立医院本部）传染病区合作治疗破伤风病；与中医院外科合作抢救疔疮走黄、吞咽不能的病人，大大拓展了针灸科的治疗范围和病种。

1959 年春，尢怀玉接受卫生部门提出的继承学习名老中医的任务，工余时间师从苏州老中医殷铁珊学习针灸，历时 3 年，写出了“殷铁珊针灸经验总结”一文。他打破门户之见，融会贯通，吸收充实，颇有所得，将尢氏针法细腻柔和、辨证正确、正邪兼顾的特点结合殷氏针灸手法严谨、取穴精确，应用于临床，大大提高了针灸的治疗效果，丰富了苏州针灸学术流派的内容。

尢怀玉针灸时选穴谨慎，注重手法。他认为针灸对人体能起到调节作用，补其不足，泻其有余。因此可以治疗很多疾病，如支气管炎、消化道功能紊乱、痢疾、精神病等。但针灸最显著的效果是止痛，所以能在民间广为流传。

怀玉通过用心研究和临床积累，认为针灸治疗方法既有治“标”的效果，又有治“本”的作用。针灸中有两个关键问题：一要辨证正确，取穴得当。选穴时发挥中医“异病同治”与“同病异治”的法则，对某些穴位的针刺方法应根据具体情况有所变动，且以四肢“五输穴”为主，配合脏腑等穴。一要讲究针刺手法，即针刺的刺激量，包括即时刺激量和刺激总量两类。即时刺激量是指解决当时病痛的刺激量。总的刺激量是指解决疾病整个过程所需的刺激量。在一般情况下，即时刺激量一次用足，即刻会收到止痛的效应。但是病人表现多有正虚邪实的症状，应根据病人的正虚程度，祛邪不能太过，以免邪虽去而正不复，导致邪气复至的不良后果。当反复针刺后，其刺激量逐日增加，积聚到了可以消除病因病灶时，也就达到了“经脉畅通，阴阳平衡，气调而止，病痛自去”的效果。

尢氏针灸的第五代有小姝、小鹤、小龙等，也都活跃在针灸临床上。他们从小耳濡目染父辈的针灸之术，受到治病救人精神的熏陶，从 20 世纪 60 年代起开始学习家传针灸技术，直到 80 年代正式从事针灸专业工作。与父辈们私人开业经历有所不同的是，尢氏第五代姐弟们在综合性医院内工作，有机会接触到更多的病种，这为他们继承前辈经验、扩展针灸治病适用范围、发展尢氏针灸创造了良好的条件。长江后浪推前浪，可喜的是已有尢氏第六代传人醉心于针灸之学，祝愿尢氏针灸在苏州这方土地上生生不息，发扬光大。

吴中世医家庭远不止以上所介绍的几家。例如元代太仓名医郁德之，三世相传；元代苏州名医陈世成，五世相传；元末常熟名医陶植，三世相传；晚清昆山名医王世美，五世相传；大家熟知的吴中名医倪维德、盛寅、张璐、叶天士、曹沧洲等都有渊远的家学，均可称之为世医之家。

## 九、吴中其他世医载录

### 1. 唐永卿

元嘉定人。其先蜀人，宋时有以道者，为太医院提举，以御医从高宗南渡，因家浙之绍兴，其后世世为医官。永卿精习其术，元元贞中（公元 1296 年）仕元，为平江路医学教授。五世孙唐毓，为太医。七世孙唐朴、唐椿，以医名。

### 2. 郁德之

元太仓人。八世祖秀严始业医，德之继其业，与神医葛乾孙声望相埒，子伯昭、克明，皆从医。伯昭子性，随克明学，亦以医名。性子二：震、巽。震字鼎文，以功德授苏州府医学正科，赐三品服，致仕。巽字鼎志，温雅好士，与兄震齐名，为常熟县医学训科 30 余年，以上寿终。震子贞，字蒙贞，号时正，以医世其学，景泰间（公元 1450 年—1456 年）任常熟县医学训科。贞孙宗，字弘本，亦以医名。

**3. 陈桂发**

元溧阳人，仕元为平江路官医提领。仕已，吴人利其医，不欲使去，遂家于吴。子德华、德辉。德华为元御诊太医，年三十五，卒于燕，葬溧阳举福山大石山。德华子希文，为吴中良医，其治业甚精，其起疾甚众。希文子祖义、祖善、统，孙蒙、豫、观、泰，克世祖业。

**4. 刘国瑛**

元昆山人。精于医术，婿何子云、朱通甫得其秘方，亦为良医。何子云得刘之术，传三世。世业医，至孙何顺中益精其术，征入太医院四十年。朱通甫子延玉、时中，延玉孙安、宁、源、仝、浩，皆有医名。

**5. 周祯**

字子祺，号垣斋，明太仓人。家世业医，周祯承家学，医名甚藉。祯子周砥，字履道，号容膝，读书明经，精医术。砥子周康，字和斋，精医，早丧。康子周颐，字养素，号易安，天性明敏，精医术。周颐子周深，力学克继先业。周深堂兄若川，善诗画，亦精于医，深得三世之传。

**6. 王履**

字安道，号畸叟，元末昆山人。王履学医于朱丹溪，尽得其传。洪武四年（公元 1371 年）任秦府良医正。子伯承，能世其业，永乐中医名噪南北两京。卒后无嗣，尽以其秘传之婿沈仲实。仲实号松岩，有士行。仲实之孙承先，亦善医。

**7. 赵良仁**

字以德，号云居，元末明初长洲人。从名医朱丹溪学医，治疗多有奇效，名闻浙西东。良仁子友同，字彦如，明长洲人，幼受家学指授，沉实温雅，自少笃学，曾从翰林学士宋濂学。会姚广孝言其深于医，荐授太医院御医。友同子叔文，字季敷，孙同鲁，俱世其学。

**8. 匡忠**

匡复斋，东汉匡衡之后，元济南人，仕元为将士郎。世以医鸣，徙居常熟。子匡通，字文昌，号拙斋。孙匡友闻，字志明，号恬斋。悉传其学。匡友闻子匡忠（公元1359年—1428年），幼承家学，读书乐道。永乐中，以名医征入太医院。匡忠子匡愚，字希颜，克世其业，亦以能医征，曾从中使郑和三下西洋，归老于乡。

**9. 董伯儒**

明昆山人，先世居京口。祖董济川，元昆山州医学正，世移事变，遂家昆山。父董乐一，伯儒与许律为内外兄弟，而医之学同出一门。伯儒脉药甚精，授本县医学训科。子士源（公元1375年—1435年），自幼力学，读儒书以为本，绍家业为用，业精而致名声隆大。士源之孙愚，字汝颜，尤深于脉理，投剂无弗效者，乡人呼为董一帖。

**10. 朱绅**

字大章，明长洲人。其始祖朱清，字景贤，南宋时由北南迁，世代业医，至绅已历十五世。绅出赘滕氏，尤为疡医称，子孙能世其业。

**11. 陈道**

字本道，明吴县人。陈之先祖可考而知者，元翰林学士同知太医院事陈良炳而下，家世业医。陈良炳，元末以儿科著名，陈道幼得家传，后又为孟景旸婿，孟氏亦以儿科鸣，遂得两家之传，医名卓卓。子彦斌，孙仲和，皆精儿医。后裔孙公贤，初名庆，以字行，更字公尚，亦精儿医，成化中征为太医院医士。子陈宪、陈宠，克世其业。陈宪，字文中，幼得家传，治痘多效。陈宠，字希承，亦以儿科鸣，弘治间召入禁为典药，用药神效，迁升为太医院院使。陈宠后裔陈洪渡，亦精幼科。吴下小儿医，有钱氏、陈氏称焉。

**12. 沈玄**

字以潜，以字行，明苏州人，宋代医官沈良惠之后。祖伯新，父日章，叔沈绎（字成章），皆负医名。以潜少孤刻励，勤于医学。宣德初，征为太医院医士，后擢为御医。子寅，孙熙，皆世其业。

**13. 张世华**

字君美，别号思惠，明吴县人。生年不详，卒于嘉靖二十九年（公元1550年）。家世业医，三传至端礼，始以医名。及元善，以名医征为保冲大夫。世华之曾祖父张缙，尤著医名，世华之父颐，字养正，精通医术，治病多奇中，《明史》有传。世华生而聪明超特，修世业，能尽卢扁之术，名藉藉闻于三吴。曾召入太医院，官院判。子承宗，孙学礼，并以保御劳擢官。

**14. 王士龙**

字霖苍，号春林，明长洲县唯亭人，名医王治子。万历中历官南光禄寺少卿，后归田隐医，闭户著书，从游甚众，与会稽张介宾交谊尤深。士龙长子用德，字绳武，号景林，传医业。用德子逢圣，字汝明，号树民，庠生；次子逢年，字汝丰，号茂林，亦精医。

士龙次子时享，字仲美，幼聪颖，早年夭折。时享子王峋，原名逢吉，字汝从，别字野民，自号石林山人，隐于医，以活人、疗沉疴如反手。王峋长子家瓒（公元1645年—1710年），字端臣，一字缄斋，号云林，继父业行医卖药为活。家瓒子王灌，字安宰，号宝林，继祖业，直探其奥，能声著遐迩。弟文给，号桂林，吴庠生，亦精医。子岱东，乾隆丙戌（公元1766年）进士。孙王丙，字绳林，号朴庄，继祖业，精于医，选徐州府学教授。家瓒四世孙王廷采，字翔林，号兰陔，继祖业，以医著名吴中。

**15. 叶桂**

字天士，号香岩，清吴县人。其先世自安徽歙县迁吴，家系世医，祖叶时，父叶朝采，皆以医术闻名。叶氏贯彻古今医术，治病不执成见，立论亦不流俗见。子叶奕章、叶龙章，孙叶堂、叶坚，曾孙叶万青，皆有医名。

**16. 薛雪**

字生白，号一瓢，清吴郡人。两征鸿博不就，母多病，遂究心医学，博览群书，见出人上，治疗每奏奇效。子薛中正（字不倚），孙薛寿鱼，曾孙薛东来，族孙薛承基，均传其医业。

## 第二节 吴中儒医

儒医，指的是读书人出身的医生。儒学之士研读四书五经，博览经史子集，所以凭借满腹经纶的学力，对子集中的医部典籍亦有涉猎，因此文人熟稔医学者为数众多。

儒医的名号始称于宋代。在依据《永乐大典》中辑出的《宋会要》原稿而编辑的《宋会要辑稿》中就有儒医的正式记载："伏观朝廷兴建医学，教养士类，使习儒术者通黄素、明诊疗而施于疾病，谓之儒医。"

无可否认，宋以前确有儒士开始行医，并取得辉煌成就。但是在宋代大为不同的是儒医呈现出一种井喷的形态，整个社会上形成了一个儒医阶层，"以至于无儒不通医，凡医皆能述儒。"当然，宋代很多的文人士大夫广泛涉猎医学领域，通晓医学、养生学，积极编撰方书，或者参与政府组织的修订医学典籍，却未真正以医为业，较少或者无临床医疗活动，只能算是"儒而知医"。如苏轼、沈括、陆游、朱熹、欧阳修、王安石、范仲淹、辛弃疾、司马光、黄庭坚、范成大等，甚至宋太祖赵匡胤也懂得医道。据《宋史》记载，太祖曾亲自为其弟宋太宗艾灸治背。所谓"上之所好，下必甚焉"，于是众多的儒学者步入岐黄之路。也正因为如此，宋代医生社会地位较高，国家医生有 6 个品级，19 阶具体官职，最高为翰林医官、保安郎等，相当于五品大夫，后世遂称医生为大夫。

古代读书人追求的是"修身，齐家，治国，平天下"，所谓"达则兼济天下，穷则独善其身"。由儒而医，一般有这样几种情形：追求功名而未成，转而习医者；失意仕途而经营医学者；因父母等亲人有疾病后，先儒而医；本身对医学有爱好，显于儒而隐于医者。借儒学研究医理，将仁爱、修身、孝亲、利泽生民等儒家思想渗透到医学的方方面面，倡导“医乃仁术”，后人也越来越认同“儒医”堪称医林中的佼佼者，以致形成了“上医医国”“不为良相，即为良医”的价值取向，构成了独特的儒医现象。至此，医生职业为之一变，从草泽铃医辈转到文人士大夫身上，甚至出现“非儒医不足以见重于世”（谢利恒语）。邹韬奋在《无所不专的专家》中写道：医生原是一种很专门的职业，但在医字之上却加一个“儒”字，称为“儒医”，儒者是读书人也。于是读书人不但可以“出将入相”，又可以由旁路一钻而做“医”。

有道是“文是基础医是楼”，由儒习医，文人渗透到医学之中，提高了医生队伍的综合素质。明代宋濂言：“是故医之良者，虽不必尽儒者，而儒者为医，吾知其必良也。”儒士的直接参与行医，特别是那些知识广博的儒医，他们的天文、地理、博物、哲学等其他学科的知识丰富完善了医学理论，有利于中医学的进一步发展。而且儒医比较重视医籍的编撰和刊行，此举使医学广为流传。

还是回到宋代，宋代学风不同于汉唐，它一反汉唐的训诂注疏之学传统，而强调“穷理”，提倡“格物致知”，形成了颇具革新意味的“义理之学”。朱熹的理学盛行于宋代，注重对客观事物一般规律的探讨，从而参悟出天地人之间的道理。在这一学术思潮的影响下，不少文人士大夫也把研讨医学作为“格物致知”的内容，穷究天人关系、医学原理以及医药知识。李约瑟先生在《中国科学技术史》中说：“每当人们在中国的文献中查找任何一种具体的科技史料时，往往会发现它的主要焦点就在宋代。”这正是这种思潮的具体体现。

宋人笔记杂著中有丰富的医学史料，包括医家小传、医林箴语、医林轶事、医方药理、中医养生等。宋代文人的诗词中也蕴含着丰富的药物知识，其中药名诗占有相当的数量。如黄庭坚《荆州即事药名诗八首》之二：“前湖后湖水，初夏半夏凉。夜阑乡梦破，一雁度衡阳。”在赞美荆州住所环境幽雅、寄托对意中人相思之情的同时，天衣无缝地谐出了 4 种中药名：前胡、半夏、兰香、杜衡等。

儒医在宋代的产生绝不是偶然的，它和当时的思想文化背景、社会政治因素、经济科学条件及本身发展需要都有着密切关系。“昔之明医者，皆自儒而至之。”宋元以后，儒医成为吴中医学的特征之一。儒以医显，医以儒贵，以儒通医蔚然成风。宋元时期的葛乾孙，明朝的王履、王仲光、缪希雍、李中梓，清代的王子接、缪遵义、张璐、薛生白、徐灵胎、王丙、柳宝诒等，就是其中杰出的代表人士。

## 一、缪希雍：好谈古今尤精医

缪希雍（约公元1546年—1627年），字仲醇（一作淳），号慕台，别号觉休居士，明代海虞（今江苏常熟）人，人称“海虞儒医”，明代著名的医学家（图2－1）。

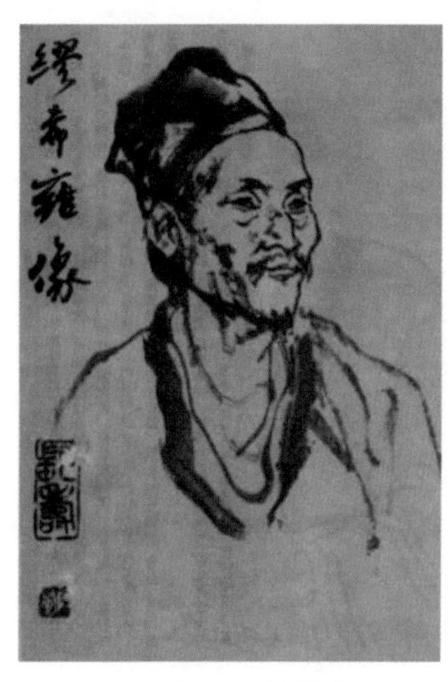


图2－1　缪希雍

缪氏在常熟是一个大家族，缪希雍的祖父辈中好几位做过小官，也可算作世代仕宦之家。父亲缪尚志，字行达，是位举人，曾任汉阳府通判。仲醇未及长大，其父就去世了，“汉阳物故，仲醇始年十三。”父亲故后，缪希雍由祖母沈氏、母亲周氏抚养。家道日渐中落，后来他在所著《神农本草经疏·题词》中说：“年方弱冠，值门户衰冷，世累纠缠，以是多见愤激，碍膺之事，十常八九。”

缪希雍的母亲对儿子的教育极为严格，选择当地较为有名望的先生教导缪希雍。仲醇读书却志不在功名利禄，故旁及百家，对医书及堪舆之学颇感兴趣。事实上，读书也没有让缪希雍求得任何功名。缪希雍的近邻赵玄度原是常熟名宦，曾官至礼部侍郎，和其子赵用贤都酷爱藏书，筑藏书室名“脉望馆”，珍藏有很多宋朝医书。缪希雍就经常去赵家借阅医书，赵家人因赏识仲醇的勤奋好学，就把一批不轻易示人的珍本让他细细研读，其中有古本《伤寒论》《证类本草》等典籍。缪希雍如获至宝，终日沉湎于书山瀚海之中，并随时札记，在医学上打下了厚实的基础。

有了医学的基础，缪希雍开始逐渐为邻居亲友治病，颇能获效。缪希雍天资聪颖，加上他好学勤勉，在儒学和医学方面均有了极大的进步。迫于生计，他也在家中设立了私塾，教授幼童，自己仍然攻读不辍。一时有请他看病的，也有邀他为子女教读的，家境也开始有了转变，渐渐也有了些积蓄。

**1. 寻师访友，博采众长**

缪希雍的医名逐渐传开以后，求诊者日多，成了常熟城里小有名气的医生。缪氏是个胸怀大志的人，认为医书古籍中还有不少问题，还须再进一步探索求证，而书中已找不到答案，唯一办法是外出游学，寻师访友，博采众长，汲取新知。自古以来，医生本有游寓之风，而绝无缪希雍外出之多、游历之广。他先后到过江苏各地以及浙、闽等省，又曾北向至于齐、鲁、燕、赵之地，又曾经浮江西上，到过安徽、湖南、湖北等处，到处侨寓，自称“寓公”。

缪希雍每到一处，一面查考药物，判别真伪，验证药性；一面游医治病，充实临床，积累经验。缪氏曾经在南京与名医王肯堂交往，探讨医术，惺惺相惜。缪氏曾无私地介绍了自己用酸枣仁补血的经验，尔后又将桑白皮治鼻塞、健脾开胃消食止泻的效方资生丸传给了王氏。再其后，“凡宇泰（即王肯堂）所辑诸书，仲醇皆参订焉。”两人也曾一起会诊病人，据《先醒斋医学广笔记》记述：云间康孟修患寒热不食久之，势甚危，以治寒热剂投之不应，遍检方书，与王肯堂商议用五饮丸诊治，即刻病情痊愈。

缪希雍还广泛结交樵夫、农民、仆人、僧人、道士各色人等，搜集流传在民间的药物知识与单方、验方，并通过自己验证，将有实效者笔之于书。经过数年潜心学习，博采众长，医遂大进，治病多奇效，闻名于世。因而，上自王公卿士，下至田农村童，咸愿就诊。

万历十四年（公元 1586 年）四月，仲醇 41 岁时，常熟有一退职太仆寺卿瞿元立，因其夫人体弱请诊。诊得脉细无神，转告其举荐者赵永贤说：“今虽无恙，必不久矣。”果然于当年秋天去世，即见他诊法高明。此年的下半年，缪希雍移家至宜兴开业，移家的原因和在宜兴的活动已无可考。在宜兴不到 1 年，春间，有邻县（浙江省长兴县）史岳亭太史重病，当地诸医束手，急忙至宜兴邀诊，仲醇前往治愈。从此于万历十五年（公元 1587 年）起就留居长兴，长达 31 年。在长兴时与邻居丁元荐订交，后来同为“东林党”骨干人物，二人在一起论医别药，评论国事，相见恨晚。此间，缪氏拜名僧紫柏为师，谈论佛学。紫柏又称达观和尚，为明代四大高僧之一，声望甚高。

万历四十五年（公元 1617 年）夏，缪希雍 72 岁的时候，因往金坛县诊治曾官至江阴司训的庄敛之泄泻重病，治愈后结为好友，就此复移家于金坛。明天启七年（公元 1627 年）病死于金坛，终年 82 岁，借厝宜兴某山中。多年之后，由缪氏之内侄孙王之麟（缪氏无子）移柩归葬于常熟北门外虞山之麓、兴福寺之前缪氏祖茔，人称“缪高士墓”。1978 年常熟市文管会重加修葺立碑，定为常熟市文物保护单位。

**2. 脾胃“资生”，传颂至今**

缪希雍深研经典，博采各家，验诸实践，又能针砭时弊，颇多创新，有切实的学术见解与丰富的临床经验，并能承古启新，硕儒变成了一名集多种技术于一身、精通临床各科的能手，可谓通才。当时人称缪希雍“志行高洁，有学有文”。钱谦益认为“上下五百年，发轩岐不传之秘者，仲醇一人而已”。

缪氏的各科创见主要体现在他所著的《先醒斋医学广笔记》中。这是一本综合类医学著作，共 4 卷，是其好友丁元荐搜集缪氏 30 余年所积累的临床验案及有效方剂等，并经缪氏审定而成。缪氏启温热门径，为吴门医派温病学说的建立奠定了一定的基础；创脾阴学说，主张甘寒以滋养脾阴，对后世影响巨大；立治血之法，独创“治血三要法”，至今为医学界奉行采用。

缪氏认为脾胃乃立身与施治之本，重视脾胃是缪希雍诊治的一大特色。缪氏把脾胃比作国家的饷道，“谷气者，譬国家之饷也，饷道一绝，则万众立散；胃气一败，则百药难施。”所以，“治阴阳诸虚，皆当以保护胃气为急”，且强调了肾对脾胃的生养作用，并自制脾肾双补丸，补脾益肾。治疗脾胃虚证，缪氏善用甘平柔润之剂，他认为香燥温补，健胃除湿救标则可，多服易泻脾而损津液，他把人参、茯苓、山药、扁豆、莲肉、薏苡仁、芡实等作为“补脾胃上药”，并创制了名方资生丸、肥儿丸，甘平芳化，体现了他的用药特色。这些名方，传颂至今，仍为医家所宗，资生丸已成为当下著名的中成药。

当然，缪希雍治病并不拘泥于自己的固有观点，友人丁元荐描述他看病时的状态“其察脉审证，四顾踟蹰，又甚细，甚虚，甚小心”，可想缪氏诊病是何等的细致，真正做到了慎思明辨。试举一例说明。

无锡秦公安患中气虚而不思进食，饮食也难以消化，时常泄泻，心胸闷胀。一医者误投枳壳、青皮等破气药，下利完谷不化，面色黯白。缪希雍用人参、白术、橘红、干姜、肉豆蔻、炙甘草等处方，4、5 剂渐愈。后加人参至 1 两左右，病情痊愈。3 年后，病人又出现了不思饮食，但伴有寒热，其他医生根据缪氏以前的用法，认为上次用人参治愈了不思饮食，就仍然用人参治疗，病情却加重了。缪氏赶到后看过病人后说：此阴虚之证，不宜用参。于是以麦冬、五味子、牛膝、枸杞子、芍药、茯苓、石斛、酸枣仁、鳖甲等作为处方，10 余剂而愈。

**3. 豪侠仗义，东林轶事**

缪希雍不仅因在医学上的成就而流芳至今，而且又是一位“东林”豪侠之士。

缪希雍幼年体弱，成年之后，经过了多年的游寓，屡遭风雨，几经征尘，锻炼了体魄，已完全不似我们想象中的江南医者文弱书生形象，却具有一股伟岸超脱的大丈夫气概。他的好友钱谦益在《初学集 · 本草单方序》中说：“仲醇电目戟髯，如世所图画羽人剑客者。谈古今国事成败，兵家胜负，风发泉涌，大声殷然，欲坏墙屋……酒酣耳热，仰天叫呼，痛饮沾醉乃罢。”原来仲醇却是一位声壮气宏、性格爽朗的豪侠之士，出现在牧斋笔下，何等气概。

缪希雍青少年时候，已感受到当时社会的巧取豪夺、诈骗钱财等不平之事，为今后对社会的愤懑奠定了思想基础。成年之后，在世事交往中以及历年的游寓生涯间，先后结交了不少意趣相投的人，这一批人都对现实不满。他的友人中以后被指为“东林党者”计有常熟钱谦益、顾大章、缪昌期等，又获交于来常熟任知县的杨涟，因缘于讲学与无锡东林书院的顾宪成、高攀龙为友。这批东林中的佼佼者，相互介绍并先后订交者有金坛于中甫、庄敛之，常州钱一本、沈伯和，长兴丁元荐，松江康孟修、徐文卿，宜兴吴之矩等。

明朝万历年间，宦官魏忠贤曾一度掌管朝政大权，国家运转几乎停摆，矿监税吏，四处勒索，民不聊生，哀鸿遍野。缪希雍目睹时艰，忧心如焚。朝中一批有正义的士大夫们，群情激愤，顾宪成、高攀龙、钱一本等上奏弹劾，均被削籍归里。这些人于万历二十四年（公元 1596 年）在无锡东林书院讲学，讲习之余，讽议朝政，裁量人物，江东士大夫翕然应和，由是东林之名大著，遂被称为“东林党”。缪希雍也介入其中，他好谈国事，议论风发，年龄长于侪辈，虽一介布衣，却具有非凡的才品被东林中人尊为长兄，称之为“义侠名医”。

由于朝廷视东林为逆党，自然遭到迫害。先是把在京师为欲止矿税而奔走的仲醇恩师紫柏、至友于玉立、学生沈令誉等，借“妖书”事件陷捕。紫柏死于狱中，于玉立被罢官，沈令誉发配充军。后来，佞臣王绍徽又编了一本《东林点将录》，把东林党人比作水浒 108 将，缪希雍被比为“神医安道全”。由于缪是个布衣，且行医为生，行踪不定，不久阉党势败，才得幸免于难。但这使他精神上受到了极大的打击，感到“良友凋伤，百念灰冷”。从此，他就自称“海虞遗民”，比作劫余之人。

**4. 祝医五则，割股之心**

“医乃仁术”“医家有割股之心”，这是人们经常用来描述医者爱心的语句，也是自古以来医生所应该持有的职业道德品质。历代大医家可以说都有良好的医德，体现在同情病人的疾苦、以扶危济困为己任、哀寡恤孤、不计报酬等多方面。

缪希雍天生侠义性情，自然具有高尚的医德医风。经常目睹缪氏诊病的丁元荐说：“仲醇豪爽自负……往往生死人，振臂自快，不索谢……上至明公卿，下至卑田院乞儿，直平等视。”钱谦益也记载了他诊病时的情况：“余见其理积疴，起奇疾，沉思熟视，如入禅定，忽然而睡，焕然而兴，掀髯奋袖，处方撮药，指挥顾视，拂拂然在十指涌出。”将缪氏心无旁骛、沉思熟虑、反复推敲的诊病过程形象生动地展现在我们面前。

在缪希雍看来，医者掌握着病人的生死，“见诸苦恼，当兴悲悯，详检方书，精求药道，谛察深思，务期协中。”病家为医者衣食父母，人命至重，医者切勿为一时之衣食之忧，乘人之危，将自己陷入万劫不复的境地。所以，面对病人，应有敬畏之心，“宜惧不宜喜也。”

最能体现缪希雍高尚医德的是缪氏写就的《祝医五则》：作为医师，当兴悲悯；当先识药；宜先虚怀；勿责厚报；当先读书。也就是说，作为一名合格的医师，对于病人必须有同情怜悯之心，体会病人的痛苦；必须精研医药，辨识药草；必须要有谦虚之心，切勿主观自傲；切忌重金钱而草菅人命，将医术作为谋财的手段；必须博览群书，提高医术。

缪氏是这样告诫医者的，自己也是这样做的。缪氏在游寓北京的时候，有一人家的婢女伤寒，反复不愈，当地医师都不肯再诊。其原因恐怕在于轻视婢女的生命，即使看好了，也不会有丰厚的诊金，或许还有怕担当责任的思想在其中。缪希雍听到后，立即飞骑往诊，治愈后，也不计诊金。另有一例：万历年间浙江督学陈大绶，因过劳感暑，下痢纯血多日，所请当地名医皆难治之，慕名派人寻请缪氏。时值希雍在苏州出诊，闻讯后，不顾旅途劳累，策马就道，一日夜驰至杭州，诊脉处方，服药两剂后很快痊愈。这两件事，充分体现了缪氏以病人为先的高尚情怀。

## 二、张璐：风伦卓绝通造化

张璐（公元1617年—约1699年），字路玉，晚号石顽老人，清代长洲人（图2－2）。张璐少而颖悟，博贯儒业，自幼即留心岐黄之道。甲申（公元1644年）年间，因避战乱，息居吴县洞庭西山，遂弃绝科举，致力医药。顺治十六年（公元1659年），回归故园，一方面继续医药研究，一方面不断撰写著作，先后有《张氏医通》《伤寒缵论》《伤寒绪论》《本经逢原》《诊宗三昧》《千金方衍义》等著作行世，是一位自学成才的吴中杰出医家。

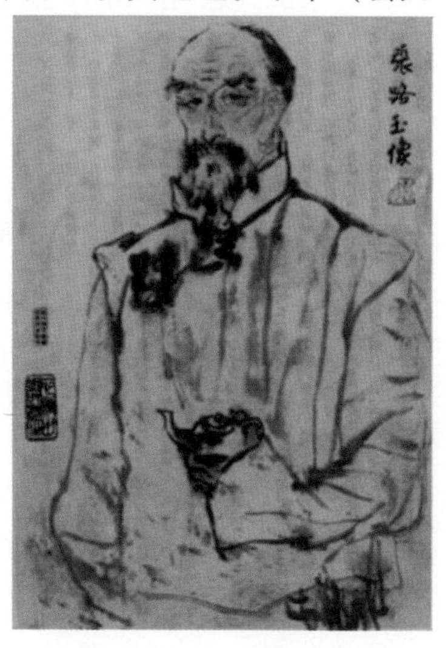

图2－2　张璐

### 1. 生不逢时，退隐洞庭

张璐其家原为昆山望族，后移居长洲。梳理一下张璐的家世：曾祖张情，嘉靖十七年（公元1538年）进士，仕至福建按察使副使。祖父应忠，工诗精《左传》《春秋》，与长兄应文、次兄应武并称三杰。叔振德，四川兴文知县，天启元年（公元1621年）殉难于四川宁蔺酋奢崇明谋反叛乱，赐祭葬，赠光禄卿，追谥烈愍公。父亲名字事迹失考，移居长洲。

张璐自幼聪颖好学，勤勉读书，博贯儒业，像天下所有读书人一样，希望通过攻读举子业求取功名。然而时值明朝末年，朝政混乱，国势倾危。面对乱世，张璐自认为没有经国之才以救民于水火之中，只好专心于医学，换一种方式实现自己“济世”的愿望。其实张璐年少时就非常留心于医学，自谓“余自束发授书以来，留心是道”，“志学之年，留心是道”，在业儒之余，研习岐黄之道。后逢甲申（公元1644年）世变，明清鼎革，张璐时年27岁，因避战乱，隐居在“灵威丈人之故墟”，即今吴县洞庭西山灵屋洞一带，精研医道，以著书自娱。用他自己的话来说，“当是时也，茕茕孑遗，托迹灵威丈人之故墟，赖有医药、种树之书，消磨岁月。因循十有余载，身同匏系，聊以著书自娱。”

西山地处苏州西南，乃太湖之中孤岛，张璐身居此间达15年，他一方面搜览了大量的医学著作，一方面对方药也作了长期的考察与验证。正如《张氏医通》张大受序云：“专心医药之书，自黄岐讫近代方法，无不搜览，金石鸟兽草木，一切必辨其宜，澄思忘言，终日不寝食，求析其得心应手。”

直至顺治十六年（公元1659年），清政府入关以后，政权日趋稳定，张璐离开西山回到了苏州城，专事医业，此时张璐已经43岁了。

**2. 著书立学，殚精竭虑**

经过在西山10多年的不断学习和积累，张璐的医学造诣已经达到了“出神入化”的境界。当时吴中地区医学界人才济济、高手云集，张璐因其高超的医术和渊博的学识而享誉吴中，可谓厚积薄发，被誉为“国手”，与喻昌、吴谦并称“清初医学三大家”。吴中许多名医也慕名与其交往，如当时的名医叶阳生、程郊倩、李修之、沈朗仲、尤生洲、马元仪、郑月山、汪缵功等。这种医家之间的交流，不仅提高了自身的医疗水平，更是促进了当时吴中地区医学的发展进步。

张璐50岁后，已经学验俱富，医名当世，遂将主要精力放在著书立说方面。

张璐对医学著作的态度十分严谨，曾经说过："艺术之学，惟医林最繁，汗牛充栋，莫可名喻。"当时医学界"诸家各殊，恒不能一"，且"医书愈多，医学愈晦"，令初学者无所适从。于是，张璐着手撰写一部贯通各家而临床切用的医著。他将隐居西山 15 年间的医学笔记加以整理，并将其命名为《医归》，意寓隐居归来。由于对其中的多数内容还不是很满意，自觉难以示人，反复做了整理，前前后后修改了十多次，历五十寒暑，"颖秃半床，稿凡十易"，参考了 130 种医著，引用 98 家医家医论，在几个儿子的协助下，终于纂成综合性医书《医通》（又名《张氏医通》），稿成后又邀当时名医 48 人及门人 13 人参校，其治学之严谨，确非常人所能及。该书十六卷，仿明王肯堂《证治准绳》体例，汇集古人方论，时贤名言，参以己见，附录医案，刊于康熙三十四年（公元 1695 年），为其学术思想代表作，影响极大，久负盛名，成为从医者案头必备医典。刊行后即广为流传，迭经翻刻，且于康熙年间即已东传日本。

1705 年，适逢康熙皇帝南巡，此时张璐已经离开了人世。张璐的儿子将《张氏医通》恭进，康熙皇帝下令交御医张睿查看此书，张睿给出了"此书各卷源于《内经》，可比《证治准绳》"的评语。于是，《张氏医通》很快得以刊行。全书内容以内科为主，兼及其他各科，分门分证，引历代医学文献，并结合张璐自己的临证实践经验，具有很高的实用价值。不久，《张氏医通》便被辑入《四库全书》，对清代的医学发展产生了重要影响。

张璐一生著述颇多，著有《伤寒缵论》《伤寒绪论》《张氏医通》《千金方衍义》《本经逢原》《诊宗三昧》等。尤其是张璐到了晚年，医学生涯达到顶峰的时候，依然著述不已。张璐的药学专著《本经逢原》是在康熙三十四年（公元 1695 年）完稿刊行的，此时张璐已经 79 岁了。张璐的方书类著作《千金方衍义》是康熙三十七年（公元 1698 年）十一月完稿，此时他已 82 岁高龄，张璐的勤勉由此可见一斑。张氏著书，以博通为主，不局限于一家之学，持论平实，不立新异，较切实用，故流传较广。张氏治病则多取法薛己、张介宾，喜用温补之剂。

### 3. 硕儒名医，伤寒大家

张璐治学博采众长，贯以己意，务求于散漫纷繁中寻出条理，从而立说阐发，是他学有成就的关键之一。张氏在《张氏医通》“凡例”中说：“务在广搜历览，由博返约，千古名贤至论，流叙一堂，八方风气之疾，汇通一脉。”正是张氏在治学经验上的概括。

张璐作为硕儒名医对医学的理解高人一筹，体现在他对疾病的诊治多有创见。例如，张璐善用古方，师古而不泥古，对论血证极为强调阳气与阴血之间相互依存的关系；论痢疾，明确指出辨痢下赤白及辨身热是分辨痢疾的两个要点；论产后三冲、三急、三审，精要之至，十分适合临床运用，等等。除此之外，张璐对伤寒的研究造诣更为精深，其学术思想主要集中在《伤寒缵论》与《伤寒绪论》两本著作中。

《伤寒缵论》《伤寒绪论》是张璐对《伤寒论》注释及发挥之作。他认为伤寒与杂病，是可合而不可分的。他十分反对“伤寒以攻邪为务，杂病以调养为先”的世俗之见，提出：“伤寒家岂无顾虑正气之念，杂病宁无攻邪之证?”认为攻邪调养，在各类病中均有侧重，两法在伤寒与杂病中可以互相应用。这一看法，颇为中肯。

张氏研究伤寒的重要观点，强调“阴阳传中”为其纲要，即三阳为表，三阴为里，传经属热，直中属寒。若将阴阳传经与直中分辨清楚，再分析属六经中何经、属何脏腑以及分析表里寒热，进行辨证，则能纲举目张。这种观点，至今仍为临床所认同。

张氏治伤寒虽宗方有执、喻嘉言两家，又不满足两家关于风伤卫、寒伤营、风寒两伤营卫的“三纲鼎立”之说，而能在“三纲”基础上，把太阳病进一步分成8个类型，并加以阐发。即风伤卫之证、寒伤营之证、营卫俱伤之证、风伤卫犯本之证、寒伤营犯本之证、寒伤营坏证、风伤卫坏证、营卫俱伤坏证。如此分证清晰，将太阳病剖析无遗。

张璐作为名医大儒，本身也十分重视医学教育，培养了一批较有成就的医学人才，其门人自然很多。张璐的四个儿子张登、张倬、张以柔、张讷都以医学见长，除私淑及再传弟子外，已知门人就有十人之多。张璐直至年逾古稀，行走不便之时，仍“趺坐绳床”，耳提面命，为弟子解疑答难，诲人不倦，真无愧吴中“国手”的称号。

## 三、薛生白：风流倜傥精岐黄

薛生白（公元1681年—1770年），名雪，生白为其字，世以字行，自号一瓢、扫叶山人、槐云道人、磨剑道人，晚年又自署牧牛老叟（图2-3）。清长洲（今江苏苏州）人，家居南园俞家桥。薛生白曾“两征鸿博不就”，后行医于世，医名与叶天士相比肩。

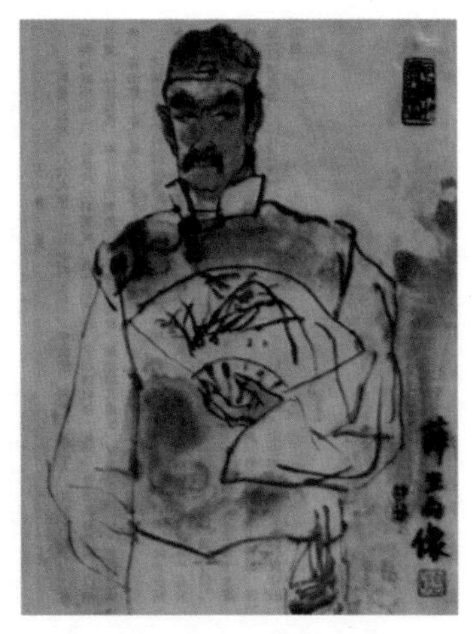
图2-3 薛生白

**1. 淹贯经史，博学多通**

薛生白出身名门世家，曾祖薛虞卿，明万历年间人，工八法，为文徵明外孙，家学深厚，耳濡目染。曾叔祖瓦谷，写有《象旨》一书，对其甚有影响。薛生白自幼习儒，曾拜吴中诗文大名家叶燮为师学习诗文。叶燮，字星期，号已畦，吴江人。康熙九年（公元1670年）中进士，康熙十四年（公元1675年）元月出任宝应知县，因其“伉直不附上官意”，于次年十一月罢官。从此以后，叶燮绝迹仕途，从事于游历及诗文创作活动，晚年寓居吴县横山，人称“横山先生”。薛氏对其师深为叹服，曾说：我的老师横山先生教导我，写诗无非三个字，情、理、事，如果将这三方面的内容理解通了，那么天下诗文也就驾轻就熟了，可谓得诗文创作之精髓。

薛氏“少时嗜音韵，键户读书”“两耳不闻窗外事，一心只读圣贤书”，妻“以女红佐薪”。常年在自家小楼上苦读，卧起其中，“不下者十年”。多年的苦读使薛氏淹贯经史，通古博今，以儒自居，既擅诗词，又工八法。古诗中最推崇杜甫，八法中写兰精妙，书法崇东坡居士，所著诗文甚富。薛生白曾考中邑庠生，相传康熙南巡时，薛氏在苏州郡学参与了迎驾活动，意欲以儒达官，涉足官场。《清史稿》上谓薛氏“乾隆初，举鸿博，未遇”，指的是清乾隆元年（公元1736年）地方政府推举薛生白进京会考博学鸿词科，薛氏以诗赋《山鸡舞镜》押山字十二韵求取功名，保和殿发榜却名落孙山。自此薛氏无意功名，不求闻达，加之其母病，薛氏认为“为人子者，不可以不知医”，乃醉心于医苑生涯。

**2. 时有独见，断人生死**

薛生白通医，从现有的史料来看，他并没有拜在某一名医门下，主要是靠自学成才。薛氏天资聪颖，悟性极高，加之具备坚实的儒学底蕴，所谓“秀才学医，如菜作齑”，使得薛生白对医学经典著作及各家学说理解较常人深透。薛氏触类旁通，将医学与经学、《易》学、文学等结合起来，视野开阔，多有己见。薛生白的医学渊源，从现存的有关著述分析，上承《灵枢》《素问》《难经》，中兼金元四家，近取喻嘉言、吴又可理论，不为一家所拘，兼学而通，择善而从。尤其是张景岳《类经》对薛氏医学观点的形成，影响较大。薛生白与苏州名医吴蒙等人曾协助整理过王晋三的《绛雪园古方选注》，还校辑刊行了周扬俊的《温热暑疫全书》四卷。通过对两位吴中名医著作的校辑、整理和讨论，更使薛氏对医学的理解前进了一大步。《清史稿》称其“于医时有独见，断人生死不爽，疗治多异迹”。

《随园诗话》是清代著名学者袁枚的一部书稿，记载了袁枚寓居苏州时亲眼看到的几则薛生白诊病的案例。

有一张姓厨师，此人得狂易之疾，常见日光为雪，而且进食不多，腹中剧烈疼痛，诸药不效。薛生白向张某的脸上下看了一遍，说这是“冷痧”，不必诊脉，可以用刮痧方法一刮而愈。病家就按照薛生白的吩咐，刮痧后果然出现有一巴掌大的黑斑，就此霍然而愈。

有一人患了十年的痢疾，一直未见好转，人也骨瘦如柴。薛生白诊治后说：这个病人脉象快而细，应该是肾气受伤，以前的医师当作脾胃病来诊治，背道而驰，自然无效。即刻开出一处方，用熟地黄、当归身、补骨脂、五味子、菟丝子等药，十余剂而愈。

由于薛生白的识见老道，所以断病如神。他曾经治疗过一个在苏州经商的福建人，当时福建商人病情已经到了十分危急的程度，随行的人就求请薛生白去诊治。薛生白诊视后就明确说，这是不治之症。这时，商人借住客栈的主人说，既然是死生有命，但只求能延长他的日子，等他的儿子赶到后，我可以把经手的账目交代清楚，使我们不会有牵累。薛生白听后，沉思片刻说，那就试试吧。随即处方用药，等到服下药后，病人的情况真的有了好转，

13 日后已经能坐起。等他的儿子赶到后，薛生白私下对客栈的主人说，这个病人今日晚上就会死的。主人听了十分惊骇。薛生白说道，我当时只是答应你想办法延长他的日子，并没有说能救治他呀。果然这个病人没过半夜就去了。可见薛雪断病如神，能预期病人生死至此。

薛生白的医学成就主要体现在对湿热病的诊治上，曾作《湿热论》一书。全卷“随所有得，随笔数行”，虽不满万字，但条分缕析，对指导临床十分实用真切。薛生白对湿热病的研究，突出了湿邪与热邪相合为病的特点，抓住了湿热二邪轻重不同的要害，并结合脏腑、三焦、表里等辨证方法，使之融为一体，解决了湿热病的证型辨析，有利于临床应用。在治疗上，虽然有温化、清泻、清热祛湿诸大法，同时又有补阳、益气、养阴、生津诸法的配伍，然其用药时注意到清热不碍湿、祛湿不助热、扶正不碍祛邪、祛邪当注意扶正等方面。治疗不拘泥于固定成方，体现了湿热病治疗的特点，成为后世治疗湿热病的规矩，影响极其深远。

**3. 以文会友，风流倜傥**

薛生白不仅以医闻名，且风流倜傥，所交皆文坛名流，多为当时名耆，如沈德潜、袁枚、板桥道人郑燮等，诗酒流连，一时传为佳话。

沈德潜，字碻士，号归愚，长洲人。乾隆元年（公元 1736 年）荐举博学鸿词科，乾隆四年（公元 1739 年）举进士，封光禄大夫，太子太傅。曾任内阁学士兼礼部侍郎，与薛生白同为叶燮门人。沈氏在《一瓢斋诗存》序中将薛氏与明初吴中高士王光庵相比，“吾友薛字生白，游横山叶先生之门，自少已工于诗，既长讬于医，得食以养。后母氏年既高，昕夕侍养，有司欲荐之出，不应。是生白隐居与光庵同，养亲与光庵同，能诗而以医自晦与光庵同，而工八法、解绘事，至驰骋于骑射刀鞘之间，又有能光庵之所不能者，则以诗概其生平且不可，况于医乎！”

袁枚在与薛生白的交往中，与薛氏诗词唱和，留下了很多赞颂薛生白的诗文。“先生七十颜沃若，日剪青松调白鹤。开口便成天上书，下手不用人间药。”“我爱薛征士，长吟号一瓢。重镌瘗鹤铭，更作安龟巢。玉骨一把瘦，素书三千挑。孤凤翔青天，世人不敢招。”对薛生白文采、医道推崇备至。薛氏殁后，袁枚曾作《祭薛一瓢文》以志纪念。

乾隆辛未（公元1751年）五月，薛氏在其居所南园招待诸友，蕉荫消夏，讨论诗、书、画、写作艺术，并将大家吟咏的五七言诗辑册为《旧雨集》，极一时之盛事，为文坛佳话。这些科目耆宿均极口赞赏薛氏的才德。

薛氏孤傲清高的文人性情，也可反映在其庄门的楹联中："堪笑世人无拘盗，何妨自我作中医"，"九重天子垂请问，一榻先生卧白雪"。

**4. 薛叶之争，空穴来风**

薛生白与叶天士为同郡、同时的两位吴中名医大家，薛生白以湿热病见长，叶天士以温热病见长。清人黄退庵说"二君皆聪明好学，论人工则薛不如叶，天分则叶不如薛"，后人亦有"叶为时医，薛为儒医"之说，如此评价，似为公允。

然而，历史上有薛叶同为吴中名医，却互不相容之说，常以薛生白"扫叶庄"与叶天士"踏雪斋"来佐证。就连《苏州府志》也称"雪生平与叶桂不相能"，这似乎成了一桩公案。笔者以为此为空穴来风，必须加以澄清，以正视听。

薛氏家居苏州南园俞家桥，为宋、元间《易》学家俞玉吾隐居处。命其住宅为"扫叶庄"，将其卧室命为"一瓢斋"，与叶天士毫无关联。"扫叶庄"之名，有两个含义。一是系薛生白著《周易粹义》时，其书稿屡定屡更，芟汰疵类，好似扫去落叶，旋扫旋生，说明薛生白治学之严谨。另一个意思，南园原来树木葱郁，常为落叶封径，行人迷踪，常须童仆扫去落叶，是因特定的地理环境赋以儒雅的文学色彩。沈德潜曾作《扫叶庄记》一文，说得甚为详细。后人谓薛生白之"扫叶庄"，意在攻击叶天士，实在有点望文生义了，居然又编出叶天士有室名"踏雪斋"，寓意攻击薛生白，更是牵强附会了。此类皆偏听庸人戚戚口舌，不足为凭。

也曾有这样的传说。有个更夫患水肿病，求薛氏诊治，薛氏认为该患已病入膏肓，便推辞未治。更夫回家时，晕倒在路旁，正巧被叶天士发现，经过诊查，认为该病是因为更夫常年受有毒的蚊香熏染而成，经精心调治后病愈。更夫将此事告之众人，一时间州城里人人皆晓。此为薛叶相争之滥觞。

这个传说当然有损薛生白声誉，但细细想来，比叶天士小13岁的薛生白，平素对叶天士的高明医术推崇备至。据《苏州府志·薛雪传》记载：薛生白“每见叶处方而善，未尝不击节也”。既然薛氏内心如此佩服叶天士，怎么可能反目为敌，甚至相互辱骂呢？况且，这与薛生白的个性亦不相符。薛生白著有《一瓢诗话》，很强调人品，认为“具得胸襟，人品必高。人品既高，其一謦一欬（指谈笑），一挥一洒，必有过人之处”，可见薛生白很注重品行修养。所以，那些传闻无论从哪一角度分析，都难以令人置信。以薛生白的文化素养和豁达胸怀，岂能如戚戚小人般与叶天士一争高下？更何况叶天士虽然名声很大，却也是一位不矜夸、十分谦逊的人。

薛生白一生虽博学多才，但又虚心好学。在他84岁高龄时，动手刊刻名医李中梓的《内经知要》一书，认为李氏的著作比自己所辑的《医经原旨》更为简练，更容易被大家应用。他慨乎流弊，亦曾无情地贬斥时俗，“古人爱才如命，其人稍有一长，即推崇赞叹，今人则唯恐一人出我之上，娼嫉挤排，不遗余力。虽有著作，视此心术，天将厌之，尚希垂后乎？”

薛生白由儒而医，源于儒家“侍亲”之理念。薛生白风流倜傥，天生一副傲骨，不肯屈就权贵。医名隆盛，却不以医自居。“好浮名不如好实学，岂有实学而名不远者乎？”其学问人品皆可为世之楷模。

## 四、徐灵胎：名世鸿儒真医家

清朝时期的吴中大地，名医辈出，一个又一个中医大家如雷贯耳。其中有一个非常特别的医学家，他没有世医家学的传承，却终成一代名医；他半路出家，年近30才开始涉足医学，医术却精湛无比；他学医没有拜过任何名医名师，却无师自通、自学成才，还写就了等身著作；他视仕途为粪土，却不敢违逆圣意，最终竟客死异乡。更为神奇的是，他不仅有精湛的医术，在天文、地理、数学、水利、文辞、音乐、武术等多个方面均有很高的造诣，其水平并不亚于这些行内的专家。用现在的话来说这是位人才，还是复合型的人才！此人就是清代伟大的医学大家徐灵胎。

### 1. 诗书之家，饱学之士

徐灵胎（公元1693年—1771年），原名大业，后改名为大椿，灵胎为其字，晚号洄溪老人，以其字闻名于世，江苏吴江松陵镇人。徐氏的祖上是宋代南渡时从江西迁到浙江嘉善魏塘的，至明代正统年间迁往吴江南麻村，再迁西蒙港，至徐灵胎的曾祖徐韫奇始迁居吴江县城的西门下塘。徐灵胎于清康熙三十二年（公元1693年）出生于西门下塘之毓瑞堂。

徐灵胎出生于诗书之家，曾祖父徐韫奇好古博学，读书过目成诵，积书数千卷。祖父徐釚少年成名，擅于作词，康熙十八年（公元1679年）举博学鸿儒，授翰林院检讨，纂修《明史》。父亲徐养浩，毕生攻读诗文，遍阅家传的万余卷书籍。

在这样一个崇尚读书的家庭里，长辈们寄以读书做官、承继祖业的希望，那是自然的事。据史料记载，徐灵胎7岁入私塾接受启蒙教育，起初并没有显示出有什么过人之处，相反每天只读数行书文，且常常遗忘。这样的读书状态是很难博取功名的，要知道清朝时期的读书目的最重要的是作好八股文，称之为“时文”，这种现象在《儒林外史》中有着深刻的描写，那位大名鼎鼎的范进在当下的中国人中知名度还是非常高的。

徐灵胎直到14岁左右的时候，似乎逐渐开窍了，毕竟身体内有着读书人的基因。时文水平在同学中较高，老师鼓励他好好学，将来肯定能入朝做官。徐灵胎很会思考，他痛恨读书人整日习学时文，而不是追求真正的学问。于是徐灵胎开始了经学的学习。开始时，他找来了家中一大堆注解《易经》的书籍，专心研究，每每遇到看不懂的地方，就尽心比照各家之言，揣摩领会。这样的学习方法使他很快就领略到了《易经》的精髓，也使他真正对读书产生了浓厚的兴趣。广泛旁及诸子百家，尤其对《道德经》研究更深。

徐灵胎20岁的时候遇到了一位好老师，就是周意庭先生。周先生是以研究四书五经闻名的刘念台先生的再传弟子，周先生尽得其真传，称为绝学。徐灵胎开始精研《论语》《大学》《中庸》《孟子》等，进步飞快，时年还考取了秀才。只是有才者都是有个性的，徐灵胎颇有些恃才傲物，经由江苏督学推荐，贡太学，但不久便弃官而去。更“出格”的是，在年末岁试时，他竟在试卷上写下这样的一句话：“徐郎不是池中物，肯共凡鳞逐队游?”大概也是发泄心中对时文的不满。当然这样做是没有好结果的，朝庭就免去了他秀才的名分。

**2. 三十而立，涉猎医学**

徐灵胎研究医学完全出于偶然，在其著作《兰台轨范》对此有着详尽的记述。大意是家人多病，自己兄弟共 5 个，三弟患“痞病”，父亲遍请名医诊治。一般来说，痞病指的是胸腹部痞满之类的症情，多是由于气积聚而成，算不得不治之症。所谓“痞之为患，乃胸中之气不得通泰之谓”，后来成为医学大家的徐灵胎在点评叶天士的《临证指南医案》关于痞病时也认为“痞结成形之痞，是病胸膈痞满”。可就是因为痞病，徐灵胎的三弟最终不治，徐灵胎当时最大的感受就是不理解，但在这样的过程中，他受到了医学的熏陶，稍微懂得了一些医理。

不想祸不单行，不久他的四弟、五弟接连因为疾病医治无效相继死亡，父亲也因为这样的打击病倒，终年医药不绝。徐灵胎此时深深感到医学的重要性，也不明白为什么时下那么多的名医大家却救不了弟弟们的命，甚至还看不好自己父亲的病。于是就发愤学医，把家藏几十种医书拿来读，“朝夕披览，久而通其大义”。这个时候，徐灵胎已经将近 30 岁了。

徐灵胎究竟读了多少书，他自己总结说：“自《内经》以至元明诸书，广求博采，几万余卷，而后胸有实获，不能已于言矣。”“五十年中批阅之书约千余卷，泛览之书约万余卷，每过几时必悔从前疏漏。”也就是说，他从开始学医，50 年间读了将近万卷书，批注了千余卷书籍，也算是“读书破万卷”了，不得不心生服帖。

自古以来，中国的读书人都有这样的观点，即“医为儒者之事”，所以历史上亦儒亦医的人物层出不穷，尤其是在史上留下名声的医学大家，大多有着深厚的儒学基础。应该说徐灵胎早年是位经学家，即通常意义上的儒学家，他学医的初衷是“上疗君亲之疾，下拯骨肉之厄”，由自己的切身经历体会到“人之所系，莫大乎生死”“医者为人命之所关”。

徐灵胎研习医学的过程，隐约就是旧时儒者进入医学领域的标准路径。先是钻研医籍，一般的人就会依照自己的学习心得比照临床，或是请教有学问、有名声的医家，学得一些治病之方或法。高明一点的人会发现一些问题所在，于是就会困惑。进一步能干的人就会提出解决这些困惑的办法，也就会形成自己的一家之言。就着徐灵胎的儒学背景和读书方法，对医学的追求绝不会满足于通其大义，自然也很快就会领略到医学的一些真谛。

### 3. 儒而知医，垂范杏林

徐灵胎儒而知医，儒学的根底使得他治医学时也主张遵经崇古，认为医经为医学之本源，必须熟读精研，方可为大医。尝谓“言必本于圣经，治必遵乎古法”，又说“一切道术必有本源。未有目不睹汉唐以前之书，徒记时尚之药数种，而可以为医者”。在他看来，医学在唐代以后，“徒讲乎医之术，而不讲乎医之道，则去圣远矣。”总的意思就是认为，医学有其本源，不好好读几本书，仅仅记人云亦云的几种药物，绝无成为良医的可能。如果医学仅仅关注枝枝蔓蔓的“医之术”，而不思考医学根本的“医之道”，这样离圣贤给我们的教诲太远了。

正因为徐灵胎崇尚读医书要从源到流，推崇的是《黄帝内经》《难经》和《伤寒论》等经典古籍，有了这些医学的基础后，他继而博览了《千金要方》《外台秘要》等书。所谓“上追《灵》《素》根源，下沿汉唐支派”，就是这种对事物本质的探究，才造就了他“名世鸿儒”真医家的传奇一生。

徐灵胎的医术究竟高到什么样的程度？他的好友、著名的文学家袁枚在给他写的传略中有这样的一段文字：“每视人疾，穿穴膏肓，能呼肺腑与之作语。其用药也，神施鬼设，斩关夺隘，如周亚夫之军从天而下。诸岐黄家目瞪心骇，帖帖折服，而卒莫测其所以然。”意思是徐灵胎给人看病，如有神助，能洞悉病家深在体内的问题根源。而他用药犹如神兵天降，切中疾病之要害，非一般的医家能比及。

袁枚在给徐灵胎作的传略中载有一个病例，很能说明徐氏医学的超群之处：芦墟一病人卧病不起，六天不吃饭不说话，双目炯炯发光直视。徐灵胎说：这是阴阳相搏斗的病证。投一剂药后，病人一会儿眼睛闭合能够说话。再服一剂后，病人竟然跳着起床了。还问徐灵胎说：“我病危重的时候，有红黑两人纠缠作怪。忽然看到黑人被雷击死，不久，红人又被白虎衔去，这是什么预兆呢?”徐灵胎先生笑着说：“雷击是我投用的附子霹雳散，白虎是我施用的天生白虎汤。”病人十分惊奇，认为他是神仙。

徐氏博览群书，见识极广，又善于细推疾病之源，然后验证临床，去伪存真，当然就有自己的医学观点。对宋明医家学术之得失评论，颇中肯綮，发人深省，实为中医史上千百年独见之医学评论大家。最为著名的就是徐灵胎鉴于当时温补之风盛行，为了补偏救弊，针对明代赵献可的《医贯》进行了逐字逐句地批驳贬斥，从而著成《医贯砭》两卷。因为徐氏认为赵献可专以命门真水真火为主，而以八味丸、六味丸两方通治各病，以致尽废古人经方的观点是错误的。全书反映了徐氏尊经崇古、反对温补的学术思想。

徐灵胎看到“从医之人，大概皆读书不就，商贾无资，不得已而为衣食之计”，其时，社会上也有一种把医学视为“下业”“贱职”的看法。“医，小道也，精义也，重任也，贱工也。道小，则有志之士，有所不屑为；义精，则无识之徒，有所不能窥；任重，则托之者，必得伟人；工贱，则业之者，必无奇士。”（《医学源流论》自序）因此，徐灵胎虽然在医学上有很高的造诣，但仍十分强调自己的儒者身份，不愿意把自己当作职业医师，这大概就是他成为儒医的处世观念。

**4. 医道臻备，两入宫门**

徐灵胎凭着他出色的医术和高尚的医风声名远播，曾两度奉诏赴京。

首次为乾隆二十五年（公元 1760 年），文华殿大学士蒋文恪公患病，朝廷遍访海内名医，大司寇秦公首荐吴江徐灵胎。乾隆皇帝召他到京师诊视蒋公的疾病，徐灵胎给蒋学士诊治后，却说蒋大人的病已经晚了，到了无法医治的阶段，过立夏七日就不行了。后果如其言。

这样的结果非但没有损毁徐灵胎的医名，满朝文武无不惊叹徐灵胎的医术，这样一位能预知死生的人，实在是太了不起了。乾隆皇帝除了欣赏他的医术外，还认为徐氏敦厚朴实，敢讲真话，就有意将徐灵胎留在太医院，给皇亲贵戚看病。

徐灵胎是个讲究忠孝的人，家有老母需要侍奉，乾隆的挽留使他左右为难，一时也没有应对之策，就暂时留在了太医院。几天之内，他前后 6 次为皇家看病，与乾隆皇帝结下了不解之缘，也为后来乾隆皇帝再次征召他入宫埋下了缘由。

4 个多月后，徐灵胎终于得以告老还乡，离开了京城。回到了故乡吴江，徐灵胎的名声更响了，一时求治者门庭若市。此时徐灵胎已厌倦于无尽的应酬，向往能有一个清静的地方著书立说，安度晚年。后来访得吴县七子山墩下有画眉泉，风景幽雅，环境优美，因此筑室其间，名“洄溪草堂”“半松书屋”，怡然有终老之志。在这里，他与当时著名的文学家袁枚结下了深厚的友谊；在这里，他继续着自己悬壶济世、恬淡安静的生活。

徐灵胎曾亲撰《画眉泉记》以志其事，并亲笔正书，由他儿子榆村收藏。嘉庆二年（公元 1797 年）叶逢金补绘画眉泉图并题词，这幅珍贵的手迹与图题经后人裱成一册，现存上海医史博物馆。

徐灵胎第二次赴京为乾隆三十六年（公元 1771 年），此时已经 78 岁高龄了。乾隆帝以宫中贵人有疾，再召入都。当时徐灵胎正卧病在床，圣命难违，自知年老体衰，恐难以回还，行前让陪自己进京的儿子徐爔带上了棺材。腊月初一的时候，才抵达北京。在客栈住下后，未及进宫，徐灵胎与京城故友相聚间，给自己作了一副墓前对联：“满山芳草仙人药，一径清风处士坟。”当天深夜，徐灵胎谈笑而死。乾隆皇帝得知后，深表惋惜，命朝廷拨付专门的抚恤之金帛 100 两，赠儒林郎，让其子扶灵回乡，归葬故里。

当年十月，徐灵胎归葬于吴县越来溪（今越溪镇）之牒字圩，20 年后的乾隆五十七年（公元 1792 年），迁葬于吴江大境字圩新阡（今吴江市八坼镇凌益村田心里自然村）。1984 年吴江市在原址重修徐灵胎墓，重建了牌坊和石碑，作为江苏省文物保护单位。现在的徐灵胎墓葬有四柱三间石牌坊一座，披以横额“名世鸿儒”，为同乡兵部尚书彭启丰所题。墓联两副，其一为灵胎自撰：“满山芳草仙人药，一径清风处士坟。”另一墓联是：“魂返九原，满腹经纶埋地下；书传四海，万年利济在人间。”

一位名医，尤其是一位御医，身后都会有动人的故事与传说。徐灵胎在名士沈德潜未达时，诊其脉而知其必贵；在熊季辉强壮时，握其臂而知其必亡。袁枚左臂一日忽短缩不能伸，诸医莫效，乃使舟直指洄溪。当时尚未结交，旁无介绍，袁枚惴惴然唯恐徐灵胎未必见也。不料名片一投，即刻延请，握手如旧相识，且具鸡为馔，相谈竟日，后赠丹药一丸而别，等等，为后人留下了无尽遐想。

吴中名医中，儒医应该是占绝对的比例的。由儒通医，本就是古代读书人多种选择中的一种，尤其是儒而无法入官者，无论是出于儒学思想的本源，还是平常生活的客观需要，有时也可能使“由儒通医”成为一种必然。以上所举四位吴中名医硕儒，仅为吴医庞大儒医群体中的代表。治痨圣手葛乾孙，眼科先驱倪维德，医画双绝王履，高士儒医王仲光，女科贤医郑文康，温病大家吴有性，研医养亲王执礼，吴医耆宿王子接，名闻天下叶天士，伤寒大将尤怡，进士名医缪遵义，伤寒名家王丙，医著宏富陆懋修，近代国学大师章太炎，南社成员许半龙，等等，都可称之吴中儒医代表。

## 第三节 吴中御医

御医，又名“太医”，顾名思义就是给皇帝看病的，至少也该是给宫廷皇家看病的医师。严格来说，御医与太医是有所区别的，这与中国古代不同朝代的国家医官制度有关。由于古代帝王家天下，皇家医药卫生机构与国家最高医药卫生机构往往合为一体，我们今天一般习惯称为“太医院”。

秦置太医令。西汉时太常、少府都有太医令，属太常者为百官治病，属少府者为宫廷治病。东汉、曹魏沿置。隋唐设太医署，其主管官员为太医署令，主管中央医政和医学教育。宋代设太医局，隶属于太常寺，是医学行政和医学教育的最高管理机构。宋另于翰林院下设翰林医官院，负责皇室医疗保健。金代分设太医院、御药院、尚药局、惠民局，这也是第一次出现“太医院”这一名称。

元代太医院的地位是历代最高的，职权也是最大的。《元史·百官志》记载，太医院“掌医事，制奉御药物，领各属医职”。元代大大提高了太医院医官的品秩，最高行政长官的品秩为正二品，还曾一度要求由礼部尚书兼任，几乎得与六部并列。

明清太医院制度大体与前朝相同。明代在北京和南京各设一个太医院，北京太医院是最高医药管理机关，设有院使 1 人（正五品）、院判 2 人（正六品）、御医（正八品）、吏目（从九品），下设医士、医师若干。这里可以看出，从严格的意义上说，太医院的“御医”是特定的一级医官，大概只有十几人。南京太医院只设院判不设院使，以便服从于北京太医院的领导。明代还特为各藩王府设良医所，主管王府医疗保健。良医所设良医正（正八品，同御医）、良医副（从八品）各 1 人，寿官数人，由太医院推荐，吏部任命。明代医家王履、李时珍均曾任王府良医。

御医中有一部分不是专职的，有的是精通医理的臣工，像苏州的状元医生陆润庠；有的是民间名医，医名在外，御医遇到看不好的病，他们时常被皇上钦点为御医。苏州的御医大多是这一种，长期的临诊经验使他们有着非凡的诊疗技术，被征召或被举荐也就在常理之中了。

最早在《史记·刺客列传》中就有“侍医夏且元”的记载，他是“荆轲刺秦王”一事中的关键人物，当“图穷匕首见”的荆轲用匕首刺秦王时，那些宫廷侍卫握着武器，都排列在宫殿的台阶下面，没有君王的命令不能上殿。关键时刻，侍医夏且元“以其所奉药囊提轲”，就是用所带的药罐投击荆轲，立了一功。

侍医是秦汉时期对御医的称呼，当时宫廷对掌管医药的主事还没有像后来朝代那样完备，但也有了“太医丞”“太医令”这样的官名，算是管理“侍医”们的领导，具体的官品无法考据。

御医其实不好当，伴君如伴虎，世上总有看不好的病，这个时候遇到不讲理的皇帝，掉脑袋也是正常的。春秋时的文挚，因治齐王病无效而被活活鼎烹而死；淳于意因行医得罪权贵，被诬问罪；华佗因不愿侍奉曹操而被杀；太医程延诊治魏帝时，只因说魏帝本无病，只是吃多了枣，最终竟被杀；太医李玄伯初为唐懿宗宠信，单单在一次给懿宗服用丹药后，懿宗背部生疽，李玄伯与炼丹的方士均被处死。还是这个唐懿宗，女儿同昌公主身染重疾，太医韩宗绍、康仲殷未能挽救其生命，不仅自己被唐懿宗下令处死，还搜捕两家亲属300余口，交京兆尹治罪；宋代仁宗征诏单骧入京治病，无效，被判罪，并株连了两个儿子；金海陵王完颜亮之子矧思阿不的死，归咎于太医谢友正及其乳母，故而均被问罪处死；明恭肃贵妃万氏死后，曾为她诊治的太医均被捕问罪；明太祖驾崩，建文帝即位，逮捕诸医官治罪，仅有御医戴思恭幸免；清御医治皇族病，不愈或死，轻者令自裁，重者斩，至少入狱。清朝太医院调制药剂，一服由御医、院判与太监分尝，一服进呈，如稍有差错，则以“大不敬”论罪。所谓“大不敬”属“十恶”罪之一，与谋反、叛逆等同罪，因而必死无疑，等等。

现在说起吴地医家，非常值得自豪的一点就是吴地御医特别多，唐代的周广是吴中医学史上第一位有记载的御医。据不完全统计，有资料记载的吴中地区进京的御医不下百数十人。从年代上看，主要集中在明代，有 70 多位，其中有不少升任御医、院判乃至院使。元明两代实行的医户制度还造就了吴中父子、兄弟皆为太医的“御医”世家现象。许多吴中名医凭借自身高超的医术，通过医户之外的保举之路进入了太医院。如吴中名医盛寅就是明成祖时以医举者，后官至太医院院使，其子孙也因此得以入太医院。

## 一、周广：吴中第一位御医

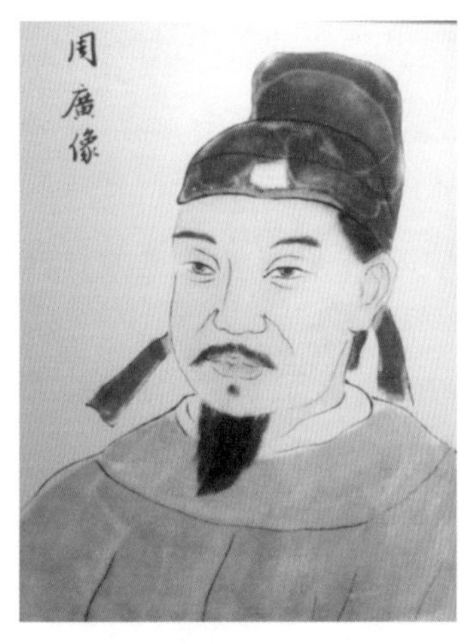


图 2-4　周广

周广（图 2-4）作为苏州的第一位御医，唐朝人，生卒时间不详，据宋《太平广记》和《姑苏志》等记载的周广事迹推测，他应该生活在唐玄宗开元年间前后。

周广从师于吴中名医纪朋，纪朋的水平很是了得。《明皇杂录》中说：“开元中有名医纪朋者，观人颜色谈笑，知病深浅，不待诊脉。”周广深得纪朋真传，看病处方也无须等诊脉之后，往往在与病人交谈间即知疾病深浅，声名远播后被朝廷召为御医。唐玄宗听说周广有这样的本事，就召集宫中有病的人到宫中偏房等候，想当众测试一下周广是否有真本事，还是浪得虚名。

有一宫人，每天午后就又笑又唱又啼哭，好像中了邪被鬼附体，并且脚还不能着地。其他御医都认为是得了狂病，就是分析不出究竟是什么原因导致的，也无从下手。周广看后说：“这人一定是因为吃得太饱，紧接着又干了重活，不一会又跌倒在地而引起的。”于是就给他服了云母汤，没想到不多久这个人就停止癫狂，慢慢熟睡了。睡醒后，以前的痛苦什么都没有了。周广试探着问他发病前究竟发生了什么？这人说：“此前因大华宫主人摆生日宴会三天，宫中布置大型歌舞乐队，我是主唱，怕自己声音不响亮，听说常吃猪蹄羹能让声音洪亮，于是就常常吃猪蹄羹。特别是这次宴请活动，隆重至极，当然不能出差错，吃饱后就去宴席上唱歌。唱完后就觉得咽中特别干热。

后来我们几个人就去高台上玩耍，从上面往下跳。我还未跳到一半，后面有一个人又跑了下来，撞着了我，因此跌倒在地，很长时间才醒过来。就得了这病，脚也不能着地了。”

唐玄宗听完后非常惊异，认为周广确有能耐，非一般人能及，就要授予周广官职，让他掌管太医署。一般人当然就会欣然接受，这可是可遇不可求的好机会，于名于利都不是坏事。也不知是周广深知伴君如伴虎的道理，还是知道医术无穷尽，治得了一病，治不了所有的病，他乘机向唐玄宗请辞，要求回归家乡吴中，侍奉父母，养育孩子。拗不过周广的坚决态度，唐玄宗最终答应了周广的请求，让他返回故里。

相传周广回到吴中地区后，终日忙碌着为吴中的百姓诊病治病，治好了许多奇异之疾。比如有一次，一位男性病人，腹部胀满，隆起如妇女怀孕状。平素饮食等都很正常，偶尔腹部会突发疼痛，发作时病人目不识人，如癫如痴，面色青黄，身体一天不如一天，似乎只有死路一条了。周广仔细察看病人，细致诊脉后，发现病人的症状与脉象确实很不相符，脉如妊孕，但男儿哪有孕育之事？经问，病人起病于一次进食生芹菜之后。周广豁然开朗，对病人家属说，他是患了“蛟龙瘕”了，非不治之症。原来江南之域多水网，许多虫瘴之疾不觉会染身，也就是现代人所说的寄生虫疾病。于是周广用驱虫剂让病人煎服，疾病果然痊愈了。

周广作为苏州的第一位御医，留给了我们许多逸闻杂事，《明皇杂录》中说当时的水部员外刘复曾为周广作传，很详细地叙述了周广的一些生平事迹，可惜笔者在写作时并未查到相关的资料。周广自己也没有留给后人关于自己医术的著作，今天有关他的奇闻轶事都是散见在一些书籍中，不得不说是一件遗憾的事。

## 二、盛寅、盛宏：兄弟二人皆御医

盛寅、盛宏兄弟同为御医，一时传为佳话。

盛寅（约公元1374年—1441年），字启东，明长洲人（图2－5）。盛寅是宋文肃公后裔，由杭迁汴，再徙吴。其祖父于元末迁居苏州平江路。其父盛逮，字景华，尝游吴中，得异人异引法。

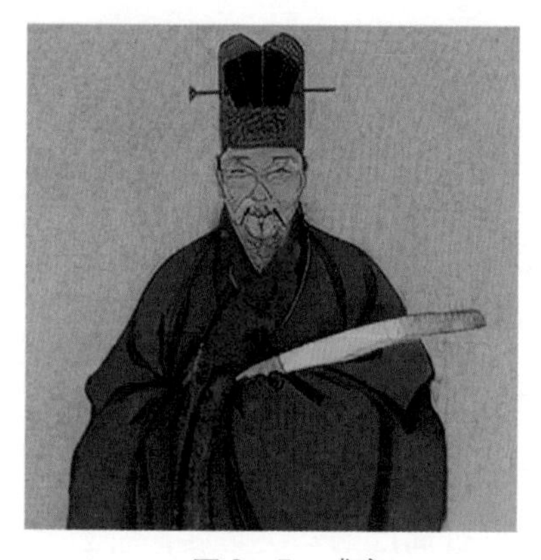
图2-5　盛寅

盛寅少年从学于吴中名医王仲光，为戴思恭再传弟子，尽得其学。又讨究《黄帝内经》以下诸方书，医有大名。永乐初为府医学正科，不幸的是，因为受到一些事情的牵连，盛寅被罚在“天寿山”劳役。凑巧的是，一天有一个官吏遇到了盛寅，这个官吏在南方为皇家采买花鸟时，患臌胀病曾找盛寅看过，盛寅治愈了他，知道盛寅医术高明。恰巧，宫内有一内侍也得了同样的病，于是就让盛寅去给内侍诊治。内侍病好后，明成祖朱棣来到此地狩猎，远远看见后很是意外，朱棣本以为内侍患病死了。随行的太监将内情告诉朱棣后，朱棣就召其入便殿诊脉，盛寅准确地诊断成祖患有风湿病，朱棣大为惊讶。后服用盛寅所开方药，效果非常好，遂授太医院御医。洪熙初年，掌管太医院事，赐敕褒嘉。

盛寅秉性耿直，恃才傲物，自然就不会趋炎附势了。有一天，正下着大雪，明成祖朱棣召见盛寅，同他讲白沟河打胜仗的情形。白沟河之战是燕王靖难之役中的关键之战，建文帝军队惨败，从此再也组织不起大规模的征讨活动。成祖讲得有声有色，盛寅却说：这恐怕是天命吧。成祖不高兴，起来看雪。盛寅又吟出一句唐人的诗句：“长安有贫者，宜瑞不宜多。”这样的不合时宜，旁边的人都替他捏了一把冷汗。

即便这样，成祖还是十分信任和喜欢盛寅，大概是因为盛寅确实有才。有一天，盛寅正在御药房与同僚下棋，朱棣突然到来，两人收捡棋盘，伏地请罪。成祖命他俩下完，并坐在一旁观看。盛寅胜了三局，成祖很高兴，命他赋诗。盛寅立即写成，成祖更加高兴，赐象牙棋一副，并词一阕。

一日，盛寅清晨到御医房值勤，忽然头痛头晕，昏眩欲绝，群臣束手，莫知何疾。朱棣也十分担忧，即下诏招募名医给盛寅诊治。恰有一民间草泽医请见，一帖药后立马就痊愈了。成祖惊奇之余，问是什么病，用了什么样的方子。这位草泽医应对说：盛寅空腹到了御药房，中了诸药之毒，能调和诸药之毒者，只有甘草。所以，方中仅用了甘草，非有他术。成祖帝问盛寅是否如此，盛寅点头称是。由此可见朱棣对盛寅的关爱。

正统元年（公元1436年），盛寅之父盛逮病故，盛寅返乡服丧，后竟因病不起。正统六年（公元1441年）病逝，年67岁，两京太医院都为他祭祀。曾有家祠在娄门外下塘，祀其宗英10人，名“十贤祠”。

盛寅所著有《六经证辨》，已佚；《医经秘旨》两卷，现存永乐十六年（公元1418年）抄本及“三三医书”排印本。另有《脉药玄微》，现存稿本。盛寅又工诗，其诗集有《流光集》，一名《盛御医集》。

盛宏为盛寅弟，字叔大，精于医术，医名虽不及盛寅，也曾荐授太医院御医。景泰初，治宫妃疾有效，当进官，不拜，乞归。

盛寅为世医之家，后人及门人多有以医名显著者。

盛寅子盛僎，字汝德，承父业习医，医术大行，慎于医德。

盛僎次子盛皑（一作恺），字用美，幼承家学，又改儒学，早岁应举不遇，遂业医。术精湛，存心仁厚，士大夫皆礼重之。明成化初年，被征召入太医院，将擢用，以母老告归，行医乡里。晚年自撰墓志，卒年七十五。子盛乾，亦善医术，有父风。

门人刘毓（字德美）、李懋（字思勉），均为成化年间御医，其术皆盛寅所传。

## 三、刘观、刘溥、刘伦：三世御医显祖业

刘氏医学相传，文字记载有四世，响当当的吴中世医家庭。其中三世均为御医者，在吴中，甚至在全国，可谓凤毛麟角。

刘观，字士宾，明代长洲人。其父刘毅，字彦敬，为燕王府良医，在朱棣还没有称帝前，供职于燕王府，后因犯事被贬戍边，死在边陲。文献记载，刘氏历代以医闻名，却无刘毅之前的家世载录。按史料载述，刘观可以成为刘氏世医第二世。

刘观继承祖业，精于医术。永乐初，大约是公元1403年，成祖朱棣追念旧臣，想起了刘毅，也听闻刘观的医名，征召刘观为太医院御医，赏赐他府邸，凡是中外使者亲藩、公卿贵戚近臣，有病后朱棣都建议他们去刘府诊治。刘观后来升任太医院院判，掌管太医院事。在随成祖北征后，回来不久病逝。

明王圻在《稗史汇编》中有这样的记载：太医院院判刘观在永乐初年，侍奉在成祖左右，深得成祖喜爱。暑天时成祖身上系了一条带子，里面藏有龙脑等药物。成祖就问刘观，系这样的带子可以吗？刘观直言道：龙脑是一味寒药，伤人肾气，仅仅有香气罢了。成祖听闻后，就让人将带子解除了。晚年，成祖得了风疾，常服麝香、龙脑等香药，就问刘观，这样行吗？刘观说：香药就如油入面，过服并不好，也不能使风邪外出。成祖听从了刘观的建议。

刘溥，字原博，刘观子。幼年读书，8 岁敏悟能诗，人称神童。少年随祖、父游两京（南京、北京），研究经史，凡是儒家经世之书，以及诸子百家，没有他不读的，并且每每读书，都要探本寻源。刘溥兼通天文、历数，有志用世，尤精于医术，通内外科。刘溥入官，是以文学的才能被举荐的，并非医学。宣德初时，授予惠民局副使官职。有人向朝廷汇报说刘溥擅长医术，不久就调任太医院吏目。然而，刘溥的志向不在医道，虽然以医为官，却沉浸在诗词歌赋中不能自拔。刘溥极擅与人交往，“文武雅俗，各得其欢”，谈笑风生中，“听者倾耳”。有一趣事，可以印证刘溥的性情。刘在其诗作《茧窝》中有这样一句：“言今茫茫白云老”，大家都认为他写得好，有一人却说：“云者，聚散无常之物，岂得谓老?”刘就对他说：“你没有听说过‘天若有情天亦老’吗?”那人还是与刘争辩不已，刘即愤怒地对他说：“不读二万卷书，看不得溥诗。”

刘溥的诗初学西昆派，后更奇纵，与汤胤勣、苏平、苏正、沈愚、王淮、晏铎、邹亮、蒋忠、王贞庆号称“景泰十才子”，刘溥为主盟。刘溥有《草窗集》诗集存世。刘溥博学多才，医名大为文名所掩，其实刘溥于医可谓深造有得，名方痛泻要方就是刘溥制定的，至今仍为临床应用。

刘伦，字宗序，刘溥子。家系世医，刘伦继其祖业，于内、外、妇、幼诸科皆有心得。成化年间（公元 1465 年—1487 年），征召为太医院御医。又精外科手术及麻醉，《稗史外编》载：吴氏有女跌伤，面部肿胀，久而不消。宗序说：这是“多骨疮”，需要吃一些麻药，然后用刀剔出其骨，才能够痊愈，不然，明年的今天就是病者的忌日。病家不以为是，认为是刘氏的随口一言。后来疮中之骨渐渐长大，“竟至碍鼻，昼夜呼号而卒。”

苏城葑门有一人，平日喜欢看一些方药之书，家人生病总是自己诊视料理。他姐姐六月间劳倦中暑，他就给用了六和汤、香薷饮之类。不想药服下之后，反而虚火上炎，面赤身热。后邀请刘宗序诊视，刘认为病人脉象快而无力，应该是因为中气不足、内伤瓜果生冷所致，由此而内生虚热，六和汤、香薷饮是不可能治愈的。更何况夏天伏阴在体内，两寒相加，形成了阴盛格阳的证情。于是急用补中益气汤加附子、干姜，煎好后又将汤药置于冰水中，冷却后再服用。当天晚上，病人热退能眠。可见刘伦对医学的思辨，体现了中医“热因寒用”的法则。

刘伦著述颇多，所著有《济世内科经验全方》三卷，《济世外科经验全方》一卷，《济世女科经验全方》一卷，《济世幼科经验全方》一卷。以前认为这些著作均散失了，后来在日本发现了部分书稿。

## 四、钱元善、钱宗道、钱瑛、钱恒、钱纯：五世御医尽风流

明代吴中钱氏医学，以儿科见长，源自其祖先宋代的儿科大家钱乙（图2-6）。钱乙是中国医学史上不可或缺的著名医家，字仲阳，翰林医学士，曾任太医院丞。钱乙撰写的《小儿药证直诀》是我国现存的第一部儿科专著，第一次系统地总结了对小儿的辨证施治法，使儿科自此发展成为独立的一门学科。《四库全书总目提要》称“钱乙幼科冠绝一代”，后世人们尊称钱乙为“儿科之圣”“幼科之鼻祖”。

钱元善为钱乙之后人，其父钱益为元代常州府医学教谕，因避战乱来到吴地，于是占籍长洲。钱元善曾为元末明初太医院医士，世传小方脉（儿科），甚精其术。

元善之子钱宗道，明吴县人，传承家业，以医著称。宗道曾为晋府良医正，虽是一个小官，却大为恭王所器重。家有“生有堂”，相传300余年，家虽屡徙，而堂名不易。

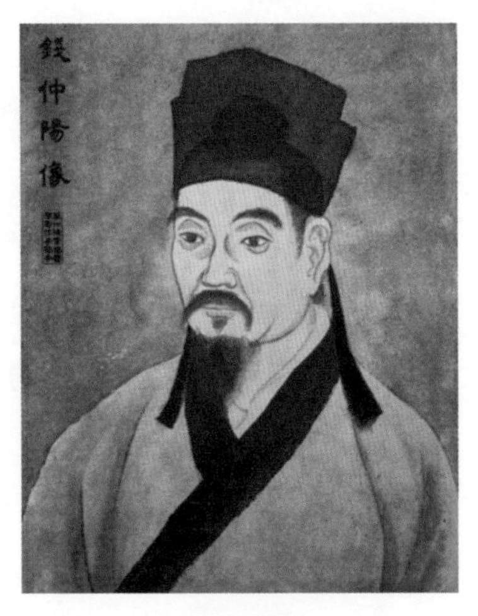

图2-6　钱乙

钱瑛，字良玉，名医宗道子，明吴县人。世传小儿医，钱瑛继祖业，亦精其术，为吴

中钱氏医学声名最为隆盛者。宣德中征入太医院。宁阳侯的孙子九月大小，惊悸数啼而汗，百方莫效，急召瑛诊治。钱瑛让患儿坐在地上，面前放一盆冷水，让他掬水嬉戏，患儿惊啼顿时停止了。有人就问钱瑛其中的道理，钱氏回答道：当下为季春时间，小孩衣服穿得也多，不离怀抱，热郁难泄，让他与冷水接触，则可以消除热邪，何况患儿坐在地上，得土气则脏气平，无需用药就能痊愈。钱瑛临床应用的灵活性由此可见一斑。

难能可贵的是，钱瑛医名隆盛，给人看病却不问富贵贫贱，急人所难，风雨无阻，寒暑无间，不计酬报。他经常告诫自己的儿子："医，仁术也，当博施济众，而可计利哉！"钱瑛与刘溥同时同郡，两人多有交集。刘溥《草窗集》中有"赠钱良玉"诗文，其中有云："去年君应名医召，乐事可怜成久废。其时我亦赴京师，与君同事还同载。"钱氏晚年好道，游于苏州横山之丹霞观中，与道士雷应真探讨修炼之术。钱瑛有子恒、恺、悌、愃，恒子纯，皆世其业。

钱恒，字伯常，钱瑛子。钱氏家传儿科，钱恒也以小儿医著称。成化年间（公元 1465 年—1487 年），钱恒被召入太医院，"典御药，其术验，授御医，进院判。"每每完成太医院的事情，回到家中，人们上门求治小儿疾病，门庭若市，户外车马不断。钱氏诊治每多奇效，就有人制作锦章，称颂钱恒的神奇医术。钱恒弟钱恺，字伯康，与兄齐名，以济生为念，酬以金币，一无所取，远近携挈婴孩求治者相继于道。钱恒三弟钱愃，字伯宽，医名虽不及其兄，然其为医善究病源，议论娓娓，治病辄验。

钱纯，字汝砺，钱恒子，克世家业，精儿科，亦仕为太医院院判。

## 五、薛铠、薛己：父子御医医名显

薛铠、薛己为明代吴中父子御医，两人均以隆盛的医名称道于世，尤其是薛己，精湛的医技、等身的著作，成为吴中医学史上著名的儒医、御医，也被称为温补学派的开创者之一。

薛铠，字良武，生卒年不详，明吴郡人。素来学儒业，是府学诸生，亦精医理，擅长儿科、外科，为当时名医。明弘治年间（公元 1488 年—1505 年）召为太医院医士。薛铠疗病必本五行生克，不按方施治，著述甚多，编

《保婴撮要》二十卷，足为后世法程。此书分门别类，对于儿科证治最为详尽。

在薛铠心中，儿科诊治张洁古最为精到，而陈文中、钱仲阳两大家也各有特色。诊治患儿同样需要审证求因，不可拘泥一法。陈文中治患儿，未尝专用热剂，师法陈文中者就失去了热剂治病之法；钱仲阳治患儿，未尝专用凉剂，师法钱仲阳者就失去了凉剂治病之法。薛铠曾对儿子薛己说，小儿用药剂量自然与大人不同，但不同的患儿，如襁褓之儿、成童之婴，用药理应也有不同。

薛铠认为，哺乳婴儿有病，必调治其母，母病子病，母安子安。并且说："儿甚苦于服药者，亦当与母服之。药从乳传，其效与儿自服药等。"发前人所未发，可供后世参考。薛铠甚至认为破伤风是由脐带传染，可用烧断脐带方法预防。薛铠逝后，由于子薛己贵而赠太医院院使。

薛己（公元1487年—1559年），字新甫，号立斋（图2－7）。薛己天资聪明，过目辄能成诵，自幼继承家学，因多次应考不第，转而专攻医学。他遍览方书，于医术无所不通。最初攻读外科，亦为其最擅长者，以后又精于内、儿两科，并在其他各科均有建树。

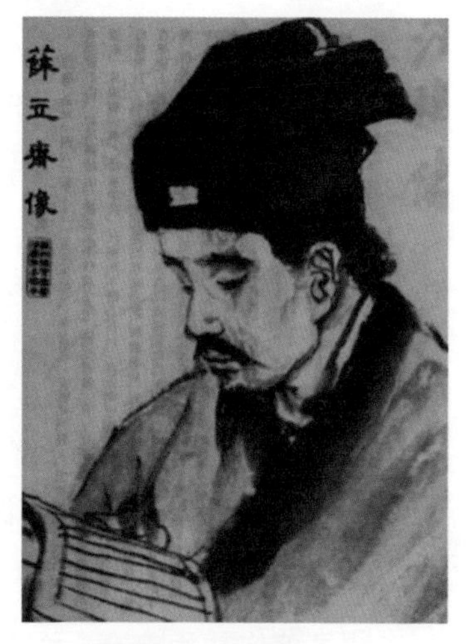

图2－7　薛己

正德初年，20多岁的薛己因供职于太医院的父亲去世而代补为太医院医士。正德九年（公元1514年）任太医院御医，正德十四年（公元1519年）授受南京太医院院判（正六品）。嘉靖九年（公元1530年），任太医院院使，掌理院事。不久即辞官回到苏州故里，以"挟困起废"为己任，"庶光济人"为目的，致力于著述。

薛己初入太医院，曾诊治锦衣掌堂刘廷器腹痈一证，痈破出脓清稀，发热口渴而腹胀、作呕、不欲食。众医多以热毒内攻为治，遍用黄芩、黄连、大黄等苦寒之剂，病愈甚。薛氏视之，认为时虽仲夏，证属虚寒，当舍时从证。于是投以参、芪、姜、附等药，一剂而呕止食进，再用托里等剂而愈。

薛氏授南京太医院正六品院判之年，其母时年65岁，二月间，因饮食后偶闻外言忤意，呕吐酸水，内热作渴，饮食不进，惟饮凉水。薛立斋诊之，见气口脉大而无伦，面色青赤，认为乃胃中湿热郁火，投药后入口即吐。后改用黄连一味煎汤，冷饮少许，渐加白术、白茯苓等健脾之品徐徐调理，遂得痊愈。

这样的诊治典型案例在《薛氏医案》中均有记述。

薛己离任太医院后，临诊、著述两不误。从事临床诊疗活动，不辞劳苦，对病家有求必应，悉心治疗，每获良效，因而在江浙一带享有盛名。从事著述，常"蓬头执卷，细绎寻思"，孜孜不倦地广收资料，及时加以总结，终有著作等身，其中不乏真知灼见，有些还是一些科目的滥觞。

薛己家传儿科，自己行医开始时以疡科（外科）为主，后转习内科，并以内科驰名。薛己继承历代医家之说，博采众长，在《黄帝内经》"邪之所凑，其气必虚"、藏象学说、五行生克制化理论、仲景重视脾肾理论，以及东垣脾胃理论等的指导与启发下，将补脾、补肾有机地结合起来，治病求本，形成了善用温补法治疗疾病的独特学术风格，成为中医温补学派的先驱，影响了后世无数医家，连后来赫赫有名的张景岳在其《景岳全书》中也大量引用了薛氏的论述和医案。

所谓一通百通，薛己靠着自己的勤奋和博学，精究内、外、妇、儿、骨伤诸科，通过长期的临床实践和自己对医理的探究，终成一位通晓各科的著名医学家，也成了御医中的多面手，历事武肃三朝，号称"国手"。同时代的医学大家徐春甫在《古今医统大全》中这样评价薛己："性质敏颖，见识聪明，于医极精"，"诚明时名医之冠，而有功于先哲后昆者也"。

薛己著作甚为丰富，多为医案形式，大部分是在他离职归里之后总结撰写，内容广泛，包括内科、外科、妇科、儿科、针灸科、口齿科、眼科、正骨科、本草等。其著作大致可以分为三类：一类是属本人自著的著作，有《内科摘要》《外科发挥》《正体类要》等十数种；另一类属于订正旧本，附以己说者，则有倪维德的《原机启微》、陈自明的《妇人大全良方》等；还有一类属于校刊的，有滑寿的《十四经发挥》、杜清碧的《敖氏伤寒金镜录》等。用著作等身来形容薛己，真不为过。

通观薛己一生的特点，作为医家他既是一位杂家——杂在精通内外妇儿等各科，又是一位专家——专在对医理的理解。虽然后人对薛己的学术观点有些争议，然而有争议是件好事情，学术之类的东西就是在争议中不断创新和发展的。就如薛己一直在实际中应用的温补脾肾法，后人将之标签为温补派，不说其是否真正涵盖了薛氏医学之真谛，就这种治法对后世命门学说形成的作用和影响，无疑是巨大的。薛氏之用古方，虽多为六味地黄、补中益气之类，增删就在一两味之间，然其奥妙也就在这一两味之间。

## 六、曹沧洲：三钱萝卜籽换个红顶子

自明以后，清代进京吴医明显减少，晚清再度出现的御医曹沧洲、邓星伯、潘霨等已寥若晨星矣。

曹沧洲（公元1849年—1931年），名元恒，字智涵，晚号兰雪老人，又号兰叟，清末吴县人，居阊门西街（图2－8）。名医曹云洲（名维坤）孙，承洲（名毓俊）子，春洲侄。世传内外科，沧洲幼秉庭训，宗法轩岐灵素，善师法清代江浙名医如叶天士、薛生白、吴鞠通、王孟英诸家，故对温病有丰富的治疗经验。其治温病初起，以透达表邪、宣泄肺胃、疏畅中宫为法，辨证精审，立法谨严，证必分清，方必细切。迨温病后期，津耗热陷，则重祛邪泄热，参以养阴扶正，往往收到良好的效果。

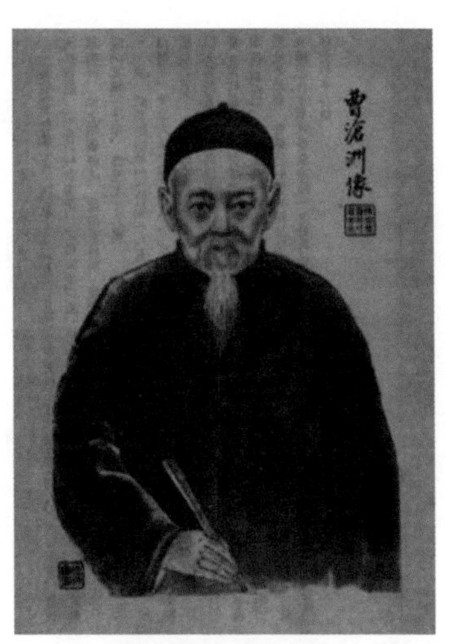

图2－8　曹沧洲

《御医清脉详志》是曹沧洲和青浦名医陈莲舫两人为光绪皇帝治病的脉案。上面记载着：光绪三十三年（公元1907年），帝躬违和，诏征名医，由南京制军保荐曹沧洲与青浦名医陈莲舫同应征召，入京视之，会晤于旅邸中讨论方药。治得见效，授为御医。

曹沧洲为光绪帝诊病前后两年，从数十诊脉案分析，光绪帝因操持过度，情绪拂郁，肾虚肝阳，脾虚湿热，故有头晕耳鸣、遗泄、脘腹满闷、大便不调等症状，与高血压、脑血管疾病、胃肠功能失调、消化不良相似，且病情淹滞。曹沧洲逐日诊视，不敢懈怠，进退出入，但求肯綮，病机理法，有理有据，方药调剂，又必有出处，费尽心机。翌年，因病告归，名望益重。回苏后，诊务之忙，夜以继日。当时有“不及看到之病人，至曹氏门槛上一坐，即能愈病”之传说。

关于曹沧洲的故事，有“三钱萝卜籽换个红顶子”。此事有两个版本，一是说曹沧洲治好了光绪皇帝的疾病，还有一说是曹沧洲看好了慈禧老佛爷的旧疾。前者有医案等史料为凭，后者并没有确凿的史料记载。如果通过推理，给慈禧诊治还是说得通的。当时主管医局的是苏州状元陆润庠，陆氏与曹氏为发小，更重要的是陆状元敬仰曹氏的医名，引荐给慈禧也是常理之中的事情了。只是历史并不是靠推理的，因为是名人，就会多出许多轶事、传闻，更何况实际的当权者是慈禧，变换一下主角更会被天下人推崇。不管怎么说，都是给皇帝辈的人看病的，御医的身份不容置疑。

曹氏昆季3人，弟福元（原名元葵，公元1853年—1920年）、元弼（公元1867年—1953年）均考中进士，为翰林院编修，故有“兄弟翰林”之称。福元任过河南布政使等职，元弼官内阁中书，是近代著名经学大师。沧洲子南笙、黼侯、融甫，侄惕寅（福元子），孙鸣高，均继世业。曹鸣高（公元1907年—1985年），少随祖父沧洲、父亲曹黼侯及叔伯辈临床抄方，颇得真传，嗣后行医苏州，卓有声望。1954年选调至江苏省中医院任内科副主任，后任南京中医学院内科教研组组长、资深教授。临证60年，擅治内科杂病，辨证精确，立法精当，用药轻灵，往往出奇制胜。

曹沧洲生平无暇著作，侄惕寅笔录口述，著有《霍乱证救急便览》一书行世，后人整理有《曹沧洲医案》二卷。

## 七、其他御医载录

### 1. 刘岳

刘岳，字公泰，元吴县人。祖父刘开，字立之，号复真先生，学医于崔嘉彦，为南宋名医。后自江西省星子县来吴，遂占籍吴县。刘岳少年读书于白鹿洞书院，诗文典雅，造诣千古，精通经史，又得家学指授，精于医术。元世祖诏求南士，地方上荐刘岳入朝，觐便殿，询其先业，即命以奉议大夫，任职太医院，俾出入帷幄。善切脉，时称刘三点，以其指下三点，洞知六脉。因其文合古作，可掌诰命，改翰林学士、中奉大夫知制诰，同修国史，廷事辄与议，后屡乞补外，乃授嘉议大夫、建昌路总管，卒于官，还葬于吴。所著有《东崖稿》。

**2. 何顺中**

元明间昆山人，曾祖何子云，刘国瑛婿。子云而上七世，皆高科显官。有何塾者，宋端平二年（公元 1235 年）进士，仕致朝散大夫。子云得刘之术，传三世。世业医，至顺中益精其术，征入太医院 40 年，王公贵人有招延之者，必专敬乃往，若以势位临之，弗能致也。性嗜酒，靡日不饮，靡饮不醉，醉则喷嚏连百十未已，至喷嚏，共知其醉。顺中为客则不辞主，为主则不留客，颓然就榻，鼻息辄震惊人。年七十余，修眉长髯，颜如渥丹，其亦有道士欤！家虽贫极，然谨于义利之辨。故饭恒不足，而独酒有余。子何泽，颇有父风焉。赞曰：耻机变而争巧，贱龙断以私登，揽诗酒而寄傲，操匕勺以擅能，此太医垣三朝之士，而宋进士五世之曾也。

**3. 沈绎、沈玄**

沈绎，字成章，元明间吴县人，宋代医官沈良惠之后。父伯新，为元代名医。沈绎亦精其术。洪武间（公元 1368 年—1398 年）谪戍兰州卫，保任萧府良医。萧王有疾，召绎诊之，问知萧王平日嗜乳酪，只烹浓茶，饮之而愈。王问何效如此，绎对曰：茶能涤除膈中之腻故也。王神其术，奏授太医院院使。绎敦志节，善琴工诗，与昆山丁晋、钱塘杨志善，俱以齿德，为时所重，号称金城三老。所著有《医方集要》《平治活法》《绘素集》《芝轩集》诸书。

沈玄，字以潜，以字行，明苏州人。太医院院使沈绎嫡侄，父日章亦负医名。以潜少孤刻励，勤于医学。宣德初，征为太医院医士，未甚知名，会院判蒋用文病，上遣中使问之曰：卿即死，可代者。用文书以潜名进，即擢为御医，进对称旨，上谓用文能知人。以潜不负所举，为人平易质重，工诗好琴，有《潜斋诗集》，载入钱牧斋《列朝诗选》。

**4. 赵友同**

赵友同，字彦如，名医赵良仁子。良仁，字以德，号云居，元末明初长洲人。先祖为宋南阳侯，有军功，居浙江金华，后徙居长洲。良仁从名医朱丹溪学医，治疗多有奇效，名闻浙西东。所著有《医学宗旨》《金匮方衍义》《丹溪药要》，今存《金匮方衍义》，清周扬俊补注。彦如幼受家学指授，沉实温雅，自少笃学，曾从翰林学士宋濂学。洪武末授华亭学训导，秩满当迁。会姚广孝言其深于医，荐授太医院御医。又有言其知水事者，诏从夏元吉治水浙西。因其精文学，后诏修《永乐大典》，为编修副总裁。又与修五经四书，性理大全，书成当迁翰林，以母丧归里，卒于家。

**5. 匡忠、匡愚**

匡忠，字体道，号仁斋，明常熟人，世以医鸣。其曾祖匡复斋为东汉匡衡之后，元济南人，仕元为将士郎，徙居常熟。祖匡通，字文昌，号拙斋。父匡友闻，字志明，号恬斋，悉传家学。匡忠生于元至正十九年（公元1359年），卒于明宣德三年（公元1428年），世以名医称。匡忠幼承家学，读书乐道。永乐中，以名医征入太医院。

匡愚，字希贤，一作希颜，匡忠子。少从家学，又从里中名儒吴讷学，任常熟惠民药局医士。永乐三年（公元1405年），征召随郑和首次出使西洋。加之永乐五年（公元1407年）、永乐七年（公元1409年），共3次出洋。正统六年（公元1441年），与县医学训科郁鼎志重建常熟惠民药局。局设内、外科医士各1人，专制药事，以惠贫病军民。年八十余终。出洋期间，曾利用诊务之暇，留心观察所到西洋各国之山川形胜概貌，绘成《华夷胜览》图册，翰林院修撰张洪为之序。

**6. 陈公贤、陈宠**

陈公贤，初名庆，以字行，更字公尚。名医陈道后裔，明吴县人，世业儿科。公贤7岁丧父，长习先世业，亦以儿科鸣。成化中（公元1465年—1487年），征为太医院医士，因念母老即归。后再次召入太医院御药房，旋授御医，累奏奇效，进升太医院院判。孝宗即位，授迪功郎。公贤性孝爱，为人不事表暴，尝吟诗自警，直禁垣十四载，恭慎周密，赐赉甚渥。其论病多恻隐，贫者咸周给之，寒暑昼夜，未尝少怠。上章乞归，上曰：如公贤何可使去。左右而请益坚，遂得致仕，卒赐谕祭。子陈宪、陈宠，克世其业。吴下小儿医，有钱氏、陈氏称焉。

陈宠，字希承，明吴县人，陈公贤次子。世业儿科，陈宠继先世业，亦以儿科鸣。弘治间（公元1488年—1505年），召入禁为典药，用药神效，孝宗喜其恭谨，迁升为太医院院使，加秩至右通政。

**7. 张致和**

张致和，明苏州人。御医，为人治疾，有召即往，往则必为之尽力。一日，有老媪拜于途，泣而告曰：妾有子病濒于死，贫无药资，公能恤之乎？致和忻然往视其脉，授以药，又封裹数服，嘱子曰，旬日后启之。及愈后，启其封，乃楮帛也。媪往问之，致和曰：若子之疾，积忧所致耳，今虽愈，安知不以贫苦而复作也？吾为此计，欲慰尔子之心，俾尔衰年有所倚赖耳。母子感泣，拜谢而去。

一人病阴证伤寒，先因感寒湿，继而发热不食，数日后不省人事，语多错乱，神思昏迷，而青齿露，人谓其必死。张致和诊之，两手脉沉细。先以小柴胡汤与之，复以四君子汤加炮附子数片，煎成药，置盆中，以水制其热性。少时，令温与服，其脉渐回，神思亦爽，更用他药调理而愈。苏州沈方伯良臣，患痰嗽，昼夜不能安寝，屡易医。或曰风、曰火、曰热、曰气、曰湿，汤药杂投，形羸食减，几至危殆。其子恳求于张致和。张脉之，乃曰：脉沉而濡，湿痰生寒，复用寒凉，脾家所苦，宜用理中汤加附子。其夜遂得贴枕，徐进调理之剂，果安。或曰，痰证用附子何也，殊不知痰多者，戴原礼常用附子疗治之，出《证治要诀》。

**8. 卢志**

卢志，字宗尹，号丹谷，明景泰、嘉靖间（公元1450年—1522年）昆山人。家系世医，自曾祖卢佐以下，俱官太医院。志得家传，学有渊源，精《素问》《灵枢》《难经》，淹通诸家之义，洞悉包络，治病历验不爽，为时所重。弘治中（公元1488年—1505年）应名医诏至京，任职太医院判，供奉御药房，奉旨纂修本草。孝贞皇太后、昭圣皇后有疾，诊视立愈，赐绣衣一袭，宫中呼为卢胡子。后授御医致仕，赐金绮三品服。正德年间，武宗南巡有病，召志诊视，志告诸大臣，言冬得夏脉，于法不治，果如其言。

卢志谈脉理，独明标本。年逾八十，衣冠皓伟，掀髯话生平治疾事，津津乐道。

**9. 张世华**

张世华，字君美，别号思惠，明吴县人。生年不详，卒于嘉靖二十九年（公元 1550 年）。其祖籍为汴人，宋南渡时，有名张彦者，乃世华之先祖，以防御史拥兵卫吴，遂占籍吴县。家世业医，三传至端礼，始以医名。及元善，以名医征为保冲大夫（元代太医官职中之一种，官阶正五品）。世华之曾祖父张缙，尤著医名，世华之父颐，字养正，精通医术，治病多奇中，《明史》有传。世华生而聪明超特，自少锐志于儒，涉猎经史，通其大义。既而父母相继而亡，家道中落，遂弃儒学，修世业，能尽卢扁之术，所试辄有奇效，求治者踵至，门庭若市，名闻于三吴。曾召入太医院，官院判。从使西南诸国，军士行道病者，多赖全活。正德间，吴中大疫流行，世华携药囊于道衢，随请而应，有酬之金帛，笑而谢之。所著有《医家名言》若干卷，已佚。

**10. 陈尚恒**

陈尚恒，佚其名，以字行，明嘉靖间苏州人。世业幼科，尚恒善承祖业，医术高超，嘉靖年间（公元 1522 年—1566 年）任太医院院判。因治愈皇子的疾患，获世宗赐“良士堂”匾额，并赐“道在恒心传世久，志存培德活人多”柱联。后尚恒遂以联中的“恒”“培”名其子孙。

**11. 王思中**

王思中，字建甫，明吴江人。少工医，精于切脉，洞见病源，恒出新意，制方投之辄效。海盐彭氏，巨室也，其媳方婚而病，烦懑欲绝，诸医莫知所为。思中诊视，令尽去帷幔窗棂，房中什器，密求蟹脐炙脆研入药中，服之顿痊。询其故，曰：此乃中漆气毒耳。邑周氏患发热咳嗽，以阴虚内伤治之愈剧，经月不得眠，思中诊之曰：此谓悬饮，乃郁气所致，气不升降，则汤液停积，渐成饮囊，法当开郁行气，以消之。每剂用荷叶蒂 7 枚，一服而鼾，睡数日平复。盐院某行部至常州，病膈证不起，诸太医群集，皆技穷。思中至曰：此是关而非膈，可治也。乃以半夏曲 1 两为君，制剂与服，不半月，动履如常。又有人患疮疹阴囊肿胀如升，不能跬步，思中曰：此疮蛊也。就外利剂中加麦秆 49 茎遂消，其奇验皆此类。一时推为和缓，三吴冠盖，叩其门者无虚日，诸名公多作医效记赠之。万历中，荐授南京太医院吏目。天启中卒，年 73 岁。思中聪敏善谈论，好学至老不衰。

**12. 朱儒**

朱儒，字宗鲁，号东山，明吴江人，万历间名医。得僧人杨时升传授医术，复又精心钻研，医学造诣遂深。后至京城行医，为太医院院判朱恭时所赏识，引为族亲。后被推荐入太医院为医士，不久升吏目，供事圣济殿。万历年间（公元 1573 年—1620 年）京师大疫，朱儒全力参与救治，活人甚众。未久晋为太医院院判，次年擢升院使。曾治愈明神宗朱翊钧的痰壅眩晕病，皇太后、皇后、妃子、公主等有疾，开方医治疗效显著。缙绅士大夫患病，亦争相延请，名震京师。所得俸禄，大多用于济贫帮困。年 77 岁卒。因子朱国祚显贵，获赠太子太保、大学士。

**13. 徐镇**

徐镇，明长洲人。业医，少年即有医名。毅皇帝（崇祯）以马逸伤，诸尚药以非世业莫能治，召镇治之奏效。官至九列，子孙世以其术仕太医院。又有张致和者，亦精于医，曾奉征召。

除以上所列，韩氏世医亦为著名的御医。吴中御医还有元时常熟徐伯修，吴县陈德华、陈良炳、张元善；元明间吴县刘勉，太仓张谨，吴江周镠、卢守善；明时吴县林以义、施梦旸，太仓邵伯俞、邵启南父子，长洲沙福一、陈尚恒、姚允升，昆山郑壬、周振誉，常熟陶士奇、王沐；清时长洲尤乘、顾靖远、邓星伯、潘霨，等等。据《吴中名医录》统计，吴中太医共 82 人（不计王府良医所正、副 6 名），其中唐代 1 人，元代 5 人，明代 72 人（嘉靖以前 52 人），清 4 人。

## 第四节 吴门仕医

我国自夏代以来，历代都有官职制度，大家耳熟能详、妇孺皆知的中国选拔官员的一种基本制度还是科举制度。科举制度源于汉朝，创始于隋朝，确立于唐朝，完备于宋朝，兴盛于明、清两朝，废除于清朝末年，历经隋、唐、宋、元、明、清。

根据史书记载，从隋朝大业元年（公元 605 年）的进士科算起，到光绪三十一年乙巳（公元 1905 年）正式废除，整整绵延存在了 1300 年。在漫长的 1300 年的科举考试中，曾产生出 700 多名状元、近 11 万名进士、数百万名举人，秀才就更不计其数了。

中国古代科举制度中，通过最后一级中央政府朝廷考试者，称为进士，是古代科举殿试及第者之称。此称谓始见于《礼记·王制》："大乐正论造士之秀者，以告于王，而升诸司马，曰进士。"得中进士，"可进受爵禄也。"

隋朝于公元 605 年首次开考的进士科，被视为科举的开端。隋唐时，"进士科"只是科举各科中的其一，考的是诗赋。因为进士科是常科，考取又最难，故此最为尊贵，地位亦成为各科之首。凡应试者谓之举进士，中试者皆称进士。

明清科举考试分 3 级进行，即乡试、会试和殿试。"乡试（即省试）"，中试者称为举人。再把全国的举人集中到京城里举行"会试"，中试者在宫殿举行"殿试"，根据成绩高低分为一甲、二甲、三甲 3 等。一甲第一名叫状元，第二名榜眼，第三名探花，赐进士及第；二甲若干人，赐进士出身；其次为三甲，同（意为"不同"之义）进士出身。

得中进士，状元及第，雁塔题名，长安看花，可谓春风得意至极。读书人一旦成为进士，其姓名、籍贯即被记入吏部，日后即可获得官职，从此一生受用。如果得中进士后，又被选入翰林院任职或学习者，则不仅升迁快，而且很有希望升到大学士（宰相）的位置，这些都是读书人一生追求不辍的目标。

因为进士都是饱读经学之士，经史子集、阴阳律历都在攻读之列，一般也都是通医的，在出任朝廷命官后，也能知医善医。苏州为知名的状元之乡、进士之乡，这些状元及第、进士及第的朝廷命官里也不乏知医善医者，粗略统计有十数人。这在弃儒习医或弃仕隐医者之外，又多了另一种层面的儒医。

## 一、王鏊：大学士中的医者

王鏊，字济之，明吴县人（图 2 -9）。生于明景泰元年（公元 1450 年），卒于明嘉靖三年（公元 1524 年），享年 75 岁。父亲王琬，曾任光化知县。王鏊自幼随父读书，聪颖异常，8 岁能读经史，12 岁能作诗，16 岁时随父北上入京师，习业于国子监，写得一手好文章，其文一出，国子监诸生就争相传颂，侍郎叶盛、提学御史陈选感到惊奇，称他为“天下士”（图 2 -10）。

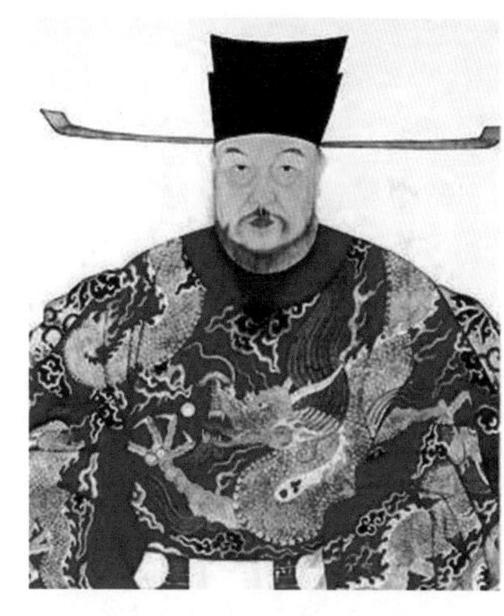

图 2 -9　王鏊

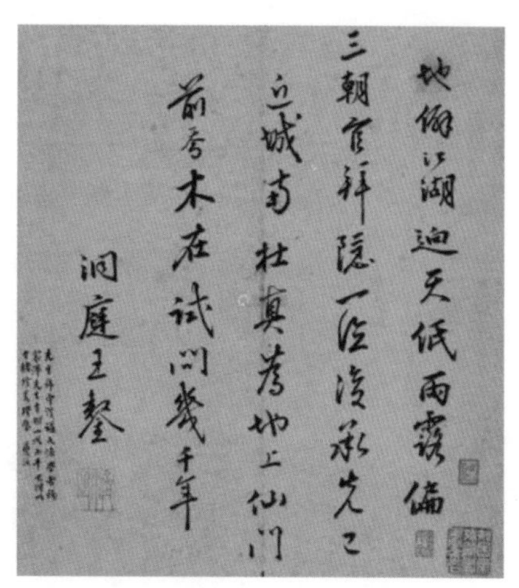


图 2 -10　王鏊书法

成化十年（公元 1474 年），王鏊在乡试中取得第一名“解元”。成化十一年（公元 1475 年），在礼部会试又取得第一名“会元”，殿试一甲第三名，被授为翰林编修，一时盛名天下。官至文渊阁大学士，加少傅兼太子太傅、武英殿大学士，为一品宰相。去世后追赠太傅，谥号“文恪”，世称“王文恪”。

王鏊博学而有识鉴，经学通明，文章雅正，言谈议论明晰流畅，德才兼备。王守仁（阳明）赞其为“完人”，唐寅赠联称其“海内文章第一，山中宰相无双”。有《震泽编》《震泽集》《震泽长语》《震泽纪闻》《姑苏志》等传世。

王鏊由儒达官而通医，常能取古方治病，应手而愈。尝云：今世医者，率祖李明之（时珍）、朱彦修（丹溪），其处剂不出参、术之类，所谓医之王道也，信知本者矣。然病出于病，非参、术辈所能效者，则药亦不得不变。可变而不知变，则坐以待亡。变而失之毫厘，则反促其死，均之为不可也。故曰：可与立，未可与权。药而能权，可谓妙矣。明之、彦修未尝废权也。世医师其常，而不师其变，非用权之难乎？

王鏊医学方面的著作有《本草单方》八卷，书取《大观本草》及汉晋以下名医效方，系王鏊在翰林院任职时抄录，书成于弘治丙辰（公元1496年），由儿子王延喆刻印传世。

## 二、顾鼎臣：救时良相亦知医

顾鼎臣，初名仝，字九和，号未斋，明苏州昆山人（图2-11）。生于明成化九年（公元1473年），卒于明嘉靖十九年（公元1540年），享年68岁。弘治十八年（公元1505年）一甲第一名进士（状元），授翰林院修撰。后官至礼部尚书兼文渊阁大学士，加少保兼太傅，进阶武英殿大学士，为一品宰相。去世后追赠太傅，谥号少保、太子太傅，谥号“文康”。所著有《未斋集》二十二卷，《文康公集》二十四卷等（图2-12）。

顾鼎臣与大多数出身书香门第、名门望族的苏州状元、宰相相比，算得上是个“另类”，他是苏州状元、宰相中出身地位最低下的。其父顾恂是一个小商人，顾恂的妻子既凶悍且好妒嫉。顾鼎臣是顾恂与顾家婢女所生，是年顾恂已57岁。顾妻得知后十分恼怒，多次搜寻，欲置小生命于死地，后被磨坊老板收养。养父家境也不宽裕，顾鼎臣幼年时常受饥挨饿。

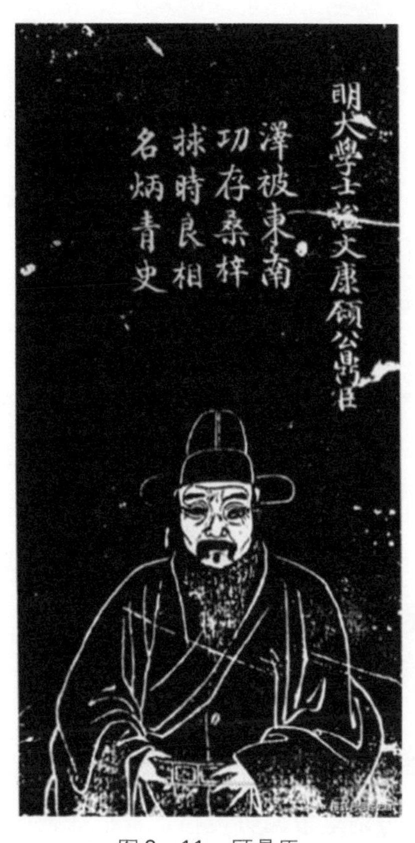


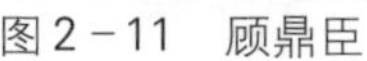
图 2－11　顾鼎臣

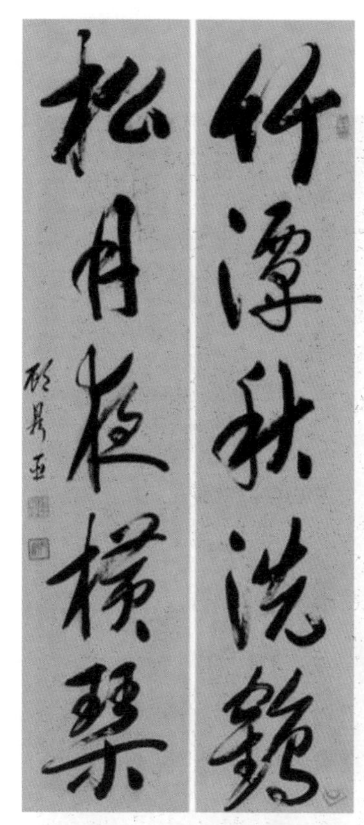
图 2－12　顾鼎臣书法

好在顾鼎臣幼时还上了私塾，他聪明智慧，常有妙语。一天，塾师出对为难他：“花坞春晴，鸟韵奏成无孔笛。”顾鼎臣不一会儿就对上了：“树庭日暮，蝉声弹出不弦琴。”他父亲出对考他：“柳线莺梭，织就江南三月景。”顾鼎臣立即对道：“云笺雁字，传来塞北九秋书。”

嘉靖十八年（公元 1539 年）三月，嘉靖皇帝出巡，特命宰相顾鼎臣留守京师，辅太子监国，赐给象牙大印。民间遂有“代朝三月”的传说。

《明史》评价顾鼎臣“素柔媚，不能有为，充位而已”，苏州沧浪亭《吴郡五百名贤传赞》则称赞他：“泽被东南，功存桑梓；救时良相，名炳青史。”是非公论，自有后人评述。

顾鼎臣对医学颇有研究，并对眼病尤多见解。所著《医眼方论》一卷，《经验方》一卷，已佚。故也有将顾鼎臣列入历代医人志书中的先例。

## 三、徐师曾：进士大儒兼通医

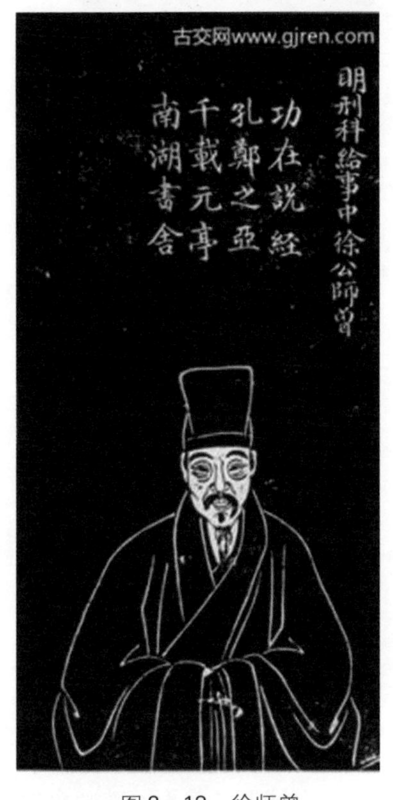


图2－13　徐师曾

徐师曾（图2－13），字伯鲁，据乾隆《苏州府志》卷六十四和卷七十五上记载，徐师曾为明代官吏、学者，字伯鲁，明代苏州府吴江人。有人考证徐氏生于正德十二年（公元1517年），卒于万历八年（公元1580年），享年64岁。徐师曾为嘉靖三十二年（公元1553年）进士，历仕兵科、吏科、刑科给事中。徐氏本人不是医家，但他的父亲是当地较为有名的医生，12岁时就能写诗，兼通阴阳律历篆籀之说，经常与其父讨论《黄帝内经》和诸家的医学观点，以儒通医。

徐师曾在京城为官期间，适逢严嵩父子擅权，世宗皇帝偏听偏信，常常杀戮谏臣，于是徐氏就告病还乡，与群儒一起谈古论今，针砭时弊。万历初曾被再次召还京城，徐氏“固辞不赴”。所著有《周易演义》《礼记集注》《正蒙章句》《世统纪年》《湖上集》《文体明辨》《大明文抄》《宦学见闻》《吴江志》《小学史断》《六科仕籍》等，计数百卷。

《经络全书》原名《经脉分野》，系徐氏之友沈承之所作。嘉靖末年（公元1566年），沈氏将书交徐氏订正并作序。后沈氏病故，徐氏遵友之嘱，每于讲学之暇，为之删校，并序以《经络枢要》，改名《经络全书》，未梓。后清代名医尤乘得之转抄稿本，加注后名《重辑经络全书》，该书编在尤氏《博物知本》内。徐师曾另有医书《途中备用方》二卷，惜笔者未见。

## 四、缪遵义：进士名医为孝亲

缪遵义，字方彦，又字宜亭、松心，号松子居士，清吴县人。生于康熙四十九年（公元1710年），卒于乾隆五十八年（公元1793年），享年84岁。祖缪彤，康熙六年（公元1667年）丁未科状元，官至翰林院侍讲。父缪曰藻，康熙五十四年（公元1715年）榜眼，官至广东学政。缪遵义为乾隆二年（公元1737年）丁巳科二甲第二十名进士，官知县（图2－14）。

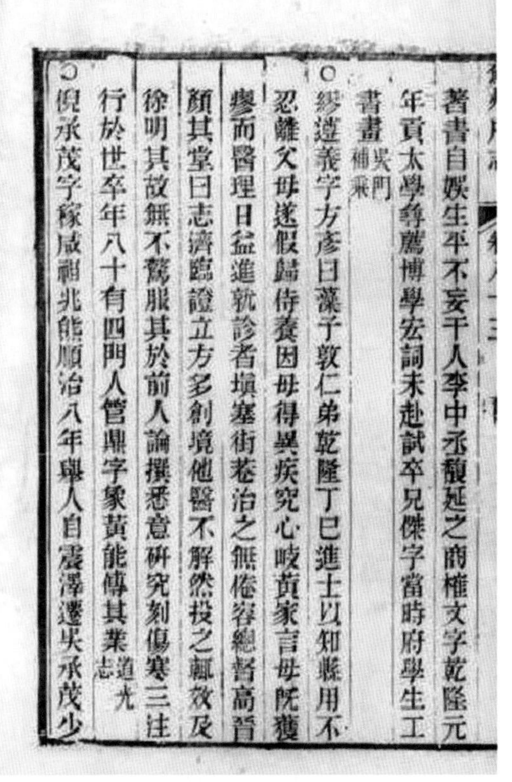

著書自娛生平不妄干人李中丞馥延之府権文字乾隆元
年貢太學尊薦博學宏詞未赴試卒兄傑字當時府學生工
書畫吳門補乘
○繆遵義字方彥曰藻子敦仁弟乾隆丁巳進士以知縣用不
忍離父母遂假歸侍養因母得異疾究心岐黃家言母旣獲
瘳而醫理日益進就診者塡塞街巷治之無倦容總督高晉
顏其堂曰志濟臨證立方多創境他醫不解然投之輒效及
徐明其故無不驚服其於前人論撰悉意研究刻傷寒三注
行於世卒年八十有四門人管鼎字象黃能傳其業道光志
○倪承茂字稼咸祖兆能順治八年舉人自震澤遷吳承茂少

图2－14 《苏州府志》缪遵义传

缪遵义因母患病，延请医师诊治4年，未能痊愈，乃弃官而深入研究医学，不到1年就治好了母亲的疾病。在治疗母亲的过程中医道逐渐成熟高超，于是求诊者填塞街巷。其临证立方不落俗套，多有创新意，投药每能奏效，医林同道无不惊服。缪氏善治温病，尤其善于用调补之法及血肉有情之品治疗虚劳杂症，效验颇著。与叶桂、薛雪并称“吴中三名医”。

缪氏有感于当时疫病流行，生灵涂炭，逢此人生大劫，医治刻不容缓，深感医者责任重大，需著书阐述，加以明示。然缪氏诊务繁忙，刻无宁晷，直至乾隆五十一年（公元1786年）其77岁时，在友人的敦促下，才利用“晨夕之暇，手录成帙”编著成《温热朗照》八卷。所谓朗照，喻明察明鉴之意。该书以张路玉论述为总例，汇吴又可、喻嘉言、周扬俊、程郊倩等20余医家论温热病治法，广征博引，反复推敲，而折其中。所加按语甚为精辟，具有较好的临床参考价值，进一步完善了温病学说体系。《温热朗照》所引用的医书种类之多，内容之广，摘录之精，甚为可贵。惜成书后未能刊刻，后代秘不示人，时世变迁，终为苏州市图书馆收藏，直至1993年整理出版《吴中医集》，才得以将其收载刊行问世。此外，缪氏还著有《伤寒方集注》

《松心堂医案经验抄》（亦称《缪宜亭医案》）《松心笔记》《脉要指掌》等医著，难能可贵。所有医话和医案，甚为精辟，注释的议论亦较中肯，具有较好的参考价值。

缪遵义有门人管鼎，字象黄，号凝斋，又号佛容，世居苏城娄门内平江路之管家园。著《气有余便是火解》等4篇，刊入《吴医汇讲》。

## 五、吴中其他仕医载录

### 1. 胡元质

胡元质，字长文，宋淳熙间（公元1174年—1189年）长洲人。幼颖悟，尚行义，中进士，孝宗时荐为太学正，历秘书省正字校书郎，给事中。又出守和州、太平、建康，皆有政绩。淳熙中，官四川制置使，知成都，蜀人德之。历官敷文阁大学士，吴郡侯，致仕，告老归居苏州南园，杜门自适，卒赠金紫光禄大夫。元质以儒达官通医，曾辑《总效方》十卷，《宋史》有载，已佚。

### 2. 蒋绂

蒋绂，字洪章，号无碍，明常熟人。景泰五年（公元1454年）甲戌科进士，擢试御史，黜知吉水，后以不得志，解职归。家居搜剔书史，工诗文，晚年精医术，有《无碍集》。有宋某，为通判致仕，年六十余，其夫人亦五十余矣，忽患病，医以为蛊。蒋绂切其脉大骇，起两步于庭，良久，更诊之曰定矣。请夫人入，乃举手揶揄宋曰，足下亦老无耻矣，嫂何病？娠也，娠当男。至冬至举，亦银事官，与若等。果生子，亦举人通判，如其言。

### 3. 陈颀

陈颀，字永之，明长洲人。景泰中以春秋领乡荐，授武阳县训导，博学工诗文，清修介特，名重于时。少通医，及老，亦资以自给。

### 4. 周砥

周砥，字履道，号容膝，读书明经，精医术。洪武初举荐授兴国州判官，不就，愿就卑职，委派山东监造战车、浙江监筑海岸等职，有能声，官至巡检，食州判俸，历任四十余年，两袖清风，空囊而返。任职间，惟以药石济人为务，寿至八十二岁，有《荆南唱和集》。

**5. 周木**

周木，字近仁，明常熟人。成化乙未（公元 1475 年）进士，授南京行人司副、稽勋郎中，预修宪宗实录。迁浙江右参政，为同官所忌，致仕告归，卒年 72 岁，学者称勉思先生。医著有《朱丹溪素问纠答》。尝曰：《素问》之书，虽不实出于黄岐之世，要亦去先王未远，时人祖述黄岐遗意而作者也。词古义精，理微事著。保天和于未病，续人命于既危。彝伦益敦，王化滋盛，实医家之宗祖，犹吾儒之有五经也。故曰：医人不读《素问》，犹士人不治本经。其以是欤！

**6. 周伦**

周伦，字伯明，号贞翁，明昆山人。生于明天顺七年（公元 1463 年），弘治己未（公元 1499 年）进士，官至南京刑部尚书，卒于明嘉靖二十一年（公元 1542 年）七月一日，寿至 80 岁，卒谥康僖。其医著有《医略》四卷，已佚。

**7. 李大昌**

李大昌，信义李氏之始祖也，明昆山人。其先为闽人，宋延平先生侗七世孙。大昌父谟元，顺帝朝进士，至正中来馆于苏。明兴，吴与闽阻绝，不能归，寄居寒山寺，有“首阳薇蕨无从来，分作寒山一饿夫”之句，穷饿以卒。大昌亦元末进士，始由南剑州剑浦徙居吴之昆山信义乡，著有《救荒草木疏》一卷。

**8. 王治**

王治，字敬植，号菊泉，一作橘泉。明长洲县唯亭人，居金村，为元昆山学正梦声后裔。嘉靖甲子（公元 1564 年）乙丑（公元 1565 年）联捷成进士。精医理，未仕归隐于医，得游名胜，参访高真，而医益著，察候治症。有起死回生之妙，王氏以医名自王治始，承传八世。

**9. 郑元良**

郑元良，字松房，明太仓人。进士，精医学，夫妇俱尽孝，巡按汤斌颜其庐曰“夫孝妇贤”。

**10. 汪光爵**

汪光爵（公元 1663 年—1718 年），字缵功，号学舟，清吴县人。光爵为太学生，攻举子业，屡试不中，考授州同知，遂承父业习医，精其术，治病多奇中。人重其医术，尤重其医德。所著有《医要》若干卷，同道多传抄珍藏，未梓，后由其孙明之、正希节录《虚劳论》并附方付梓，刊入唐大烈《吴医汇讲》，卒年56岁。

**11. 蒋伊**

蒋伊，字渭公，号莘田，清常熟人。康熙癸丑（公元1673年）进士，选庶吉士。康熙二十六年（公元1687年）卒于官，著有《经验良方》《文集》十八卷。

**12. 高骏烈**

高骏烈（公元1791年—1860年），字扬庭，清吴县人。吴县附生，议叙布政司理问。天资明敏，精岐黄术，力学不倦，著有《医学明辨》《病证入门》《临证医案》3种，不存。遇疫疠周行乡里，活人无算，不取酬金。

**13. 潘霨**

潘霨（公元1816年—1894年），字伟如，号韡园，清吴县人。幼年习儒，年十九应乡试不第，发愤走京师，得从祖世恩怜爱，令与诸孙同塾读书。又精岐黄术，尝奉召入宫，为孝成皇后治愈风疾，纳粟得九品衔，需次直隶官，芦沟桥典史，补昌平州，累迁两浙盐运，山东按察，福建布政使副。旋任湖北巡抚，后迁江西巡抚，调贵州巡抚，任官所到之处，恒以医济民。增辑他人医著有陈念祖《医学易通》八卷，徐大椿《古方集解》；自著医著有《卫生要术》《内功图说》《霍乱吐泻方论》各一卷。

# 第三章

# 文以载医：吴医多著述

# 第一节 吴中医籍概述

吴中地区自古得天时地理之利，物华天宝，人杰地灵，历代文人著书立说，蔚然成风。孙武、陆龟蒙、范仲淹、范成大、高启、沈周、吴宽、王鏊、祝允明、文徵明、唐寅、徐祯卿、归有光、王世贞、冯梦龙、张溥、钱谦益、吴伟业、顾炎武、尤侗、沈德潜、惠栋、冯桂芬、包天笑、柳亚子、顾颉刚、叶圣陶、郭绍虞、周瘦鹃、郑逸梅、顾廷龙、胡绳、钱仲联等名贤，都是著作等身，为中华文化艺术宝库增光添彩。据《江苏艺文志・苏州卷》载，自先秦至民国，苏州有作家 9178 人，著作 3 万余种，其中大量著述被收入《四库全书》等书目。今存世者为其半数，竟也几乎占我国现存古籍总数 10 万余种的近五分之一，果然是“著述雄冠华夏”。

这种著书立说之风也极大地影响着吴中地区的医人。由于吴医中儒医比例较高，故能广采博引，注重医疗经验的总结，并从理论上来加以阐述，推动了医药著作的撰写，促进了医学学术经验的保存、交流和传播。

通常的资料认为，历代吴医医著有近 1200 部，现存 500 多部，主要源自俞志高先生所著《吴中名医录》所整理的“吴医古籍存见录”。笔者近年来致力于吴门医派的研究，整理了《吴中医籍考》，收录的吴中历代医学著作达 1900 多部，现存近 1500 部，大概是因为近年来不断被发现的吴中医籍，以及笔者对吴地与俞志高老师所界定的有所区别等。吴中医籍内容丰富多彩，涵盖了医经、伤寒、金匮、温病、诊法、本草、方剂、内科、外科、骨伤科、妇产科、儿科、五官科、针灸推拿、养生气功、医案、医话、医论、医史、丛书、杂著等中医学各个分支学科，其中对中医学发展产生过重大影响的就达20多部。

宋代吴中名医滕伯祥所著《走马急疳真方》是吴中医籍中现存最早的一本著作，按治法、药方、药品异名3部分论述，载方共17首，条理有序，简洁清楚，重在实用。宋末名医薛将仕的医学经验经郑氏后裔整理成《女科万金方》，是诊治各种妇产科疾病的重要医典，成就了郑氏世医的绵延。元长洲名医葛乾孙撰《十药神书》，是我国第一部完整系统论述治疗肺痨病的专著。元吴县名医倪维德撰《原机启微》，为我国现存最早之眼科专著之一。元末明初昆山名医王履著《医经溯洄集》，明确提出区分伤寒与温病及异治方法，为温病学说奠基人之一。明南京太医院院使薛己创立温补学说，是七大中医学术流派之一温补学派的先驱者，著作宏富，达10余种，其《内科摘要》是我国最早以“内科”为名的医著，《疠疡机要》为我国第一部麻风病专著，《口齿类要》为我国现存古代唯一一部口齿科专著。明常熟名医缪希雍著《先醒斋医学广笔记》和《神农本草经疏》，创脾阴学说及治血证三法。明末吴县著名医学家吴有性，撰成第一部温病学专著《温疫论》（又名《瘟疫论》），对温病学说的形成和发展起了极大的促进作用，对后世温病医家影响极大，被称誉为温病学说先驱者。清初长洲名医张璐被后世尊为“清初医学三大家”之一，其《张氏医通》刊行后流传极广，久负盛名，康熙年间即已东传日本。著名医学家吴县叶天士医术卓越，是温病学派的杰出代表，其《温热论》为温病学重要代表作，阐明了温病的病因、病机、症状、诊断与治疗方法，从而确立了温病学说的理论体系，成为一门与伤寒并列的专门学说，使中医学在急性传染病和危重感染性疾病的病因病机、诊断和治疗方面，取得了突破性进展，对中医学的发展起到了十分巨大的推进作用，并在相当长的时间内，其抗感染治疗水平居世界医学领先地位。其诊治温病、杂病心得的经验结晶《临证指南医案》刊行后，风行海内。著名医学家吴县薛生白著温病学重要著作《湿热论》，论述了湿热病的病因、病机与证治，丰富了温病学说。长洲名医尤怡著《伤寒贯珠集》《金匮要略心典》，是伤寒学派中辨证论治派的健将。吴县名医王维德系明清中医外科三大学派之一“全生派”的创始人，其著作《外科证治全生集》是中医外科史上的重要文献，曾广泛刊行，至今仍有很高的实用价值。著名医学家吴江徐灵胎有《徐灵胎医学全书》行世，流行甚广，提倡辨病论治、用药如用兵，为后世医家所推崇。

吴中医籍中不乏珍贵的孤本、善本。据不完全统计，吴医古籍被列入全国联合图书目录的善本医书有 8 种，清乾隆前的珍贵版本有 15 种，抄本 8 种。1978 年在进行全国古籍善本书目编辑工作时，苏州市图书馆完成了苏州市善本古籍的调查与登录，散在市内各有关图书馆（如苏州市图书馆、苏州市博物馆、苏州大学图书馆、苏州医学院图书馆、苏州市中医医院图书馆等）所藏之古籍善本书目中，医学善本书有 83 种，1400 余卷，达 3 万余册。单苏州市中医医院图书馆古籍库就有 2000 多部近万册的古医籍静静地保存在专门的库房中，医院视之为镇院之宝，更是吴门医派研究院、中医药博物馆的底蕴所在。1982 年，卫生部下达全国中医古籍整理计划，在所列 592 种书目中，吴中古籍就有 58 部，占全部古籍的近十分之一，足见吴中医学在中国医学史上举足轻重的历史地位。

1986 年 6 月，苏州有关部门组织了专门的编委会，计划编辑出版大型吴医古籍丛书——《吴中医集》。后陆续出版，收载了 40 多部中医古籍，500 多万字数，得到社会强烈的反响。以后《吴中名医录》《吴中十大名医》《吴中秘方录》《吴门医派》《吴医荟萃》《吴中名医碑传》《吴中医家与医著》《吴门医派代表医家研究文集》等的相继出版，使吴中医学的古籍整理有了良好的开端。《黄一峰医案医话集》《吴中当代名医医案丛书》《奚凤霖医论集》《蔡景高临床经验荟萃》《吴怀棠医学文集》《任光荣医论与临床经验集》《吴门马氏喉科荟萃》《苏州地产中草药彩色图谱》《吴门医派中药炮制技艺》等著作的出版，为吴门医派增添了新的活力。

# 第二节 医经、藏象类吴中医籍

## 一、《黄帝众难经》

三国时期吴国人吕广著《黄帝众难经》，一卷，辑佚。吕广的确切生卒年代现在已经无从考证。吕广在隋代又被人称为吕博，或吕博望，这是为了避隋炀帝杨广之讳而改名的。公元239年，吕广曾担任吴国的太医令。他的著作比较多，曾注解《八十一难经》，撰注《玉匮针经》《募腧经》等书。《黄帝众难经》为《难经》最早注本，《隋书·经籍志》《通志·艺文略》均载录。严世芸等人重辑明王九思的《难经集注》中吕氏注文，并参考宋校正医书局《重广补注黄帝内经素问》新校正注文，为辑佚本，不分卷，后附《玉匮针经》。收于《三国两晋南北朝医学总集》，2009年人民卫生出版社出版。

## 二、《内经知要》

明代江苏云间南汇（今上海市）李中梓（字士材，号念莪，又号荩凡居士）著《内经知要》，二卷，成书于1642年。取名“知要”，是据《素问·至真要大论》“知其要者，一言而终，不知其要，流散无穷”，意思是《黄帝内经》全书有一个思想体系，明白这个体系，一句话便可说完，如果抓不到中心，那就散漫复杂，难以理解了。

本书是李中梓精选《黄帝内经》中重要的内容加以校注，作为研究医学的入门书籍，可谓是《黄帝内经》的简化本。分道生、阴阳、色诊、脉诊、藏象、经络、治则、病能 8 项，于原文句下，加以注释，浅近易懂，流传广泛。

李中梓另有著作《医宗必读》《诊家正眼》《新著四言脉诀》等。

## 三、《难经经释》

清代吴江名医徐大椿（原名大业，字灵胎，晚号洄溪老人）著《难经经释》，二卷，成书于 1727 年。徐氏认为《黄帝内经》为医籍之祖，《难经》则悉本于《黄帝内经》，欲明《难经》奥义，惟以《黄帝内经》为之疏证。徐氏载注释时，凡认为不符合经义者，便援引经文加以驳斥。若经文无可证者，即间引《伤寒论》《金匮要略》，偶引《针灸甲乙经》和《脉经》等书，对《难经》研究有一定的参考价值。

徐氏著作等身，前文多有介绍，同类著作另有《难经经释补正》。

## 四、《内经诠释》

《内经诠释》亦为徐大椿著，一卷，成书于 1764 年。本书又名《内经要略》，节选《素问》62 篇逐条诠释，不引旁注，时逞已见，颇多发明，但不辑用《灵枢》。《内经诠释》为《徐灵胎医学全书十六种》之九，并收于《徐灵胎医略六书》。

## 五、《古本难经阐注》

清代云间名医丁锦著《古本难经阐译》，一卷，成书于 1736 年。丁锦，字履中，号适庐老人，江苏云间（今上海松江）人。本书系丁氏在清雍正八年（公元 1730 年）于武昌参政朱公处得见所藏古本《难经》，遂以通行本对勘授订而成。书中凡与古本互异之 30 余条，悉从古本编次厘正，再参合《黄帝内经》旨意及前贤确论附注于各难条文之下，以冀本义复显。收于《珍本医书集成》。

## 六、《越人难经真本说约》

清代上海名医沈德祖编著《越人难经真本说约》，四卷，成书于1739年。沈德祖，字王修，曾在苏州生活、行医。沈氏在阅读了同郡丁锦所编的《古本难经阐注》后，自谓窥得越人“真本”，而丁氏所注仍有可商之处，遂依该本原文编次，并在丁氏注释的基础上进行阐述，遂成本书。首列“真本”与坊本相异者35处，卷一载一难至二十二难，卷二载二十三难至四十二难，卷三载四十三难至六十一难，卷四载六十二难至八十一难。每卷后有小结，约说本卷所述主要内容。书后有总论，总说全书概要。

沈氏同类著作有《金兰指南集》三卷。

## 七、《医经原旨》

清代吴县名医薛雪（字生白，号一瓢）著《医经原旨》，六卷，成书于1754年。本书为《黄帝内经》分类辑注本，分摄生、阴阳、藏象、脉色、经络、标本、方治、气味、论治、疾病等类，类编经文，逐条注释。注文多辑自张介宾《类经》，汰其浮华，间或融会诸家精要，并缀以己见，以畅未尽之蕴。

薛氏另有《湿热条辨》《扫叶庄医案》等著作。

## 八、《医学原始》

清代吴县名医王宏翰著《医学原始》，九卷，成书于1688年。王宏翰，字惠源，号浩然子，原籍华亭，徙吴西城。本书列有天形地体图、四元行论、四元行变化见象论等。王氏多采取经典及宋元诸家之说，以明脏腑、气血，兼采西学，掺以性理说，希冀以此阐明人体生理病理。

王宏翰因母病，精医，救沉疴，善著述。另有《四诊脉鉴大全》《性原广嗣》《古今医史》《古今医籍志》《伤寒纂读》《病机洞垣》《女科机要》《幼科机要》《本草性能》《纲目刊补》《明医指掌》等著作问世。

## 九、《素灵约囊》

清代名医陆懋修著《素灵约囊》，六卷，成书于1866年。陆懋修，字九芝、勉旃，号江左下工、林屋山人，江苏元和县人，清代著名医家。本书卷一辑选《黄帝内经》中“上古天真论”“四气调神论”“生气通天论”等篇予以注释论述，并对《黄帝内经》诊法加以概括总结；卷二为“内经分病约囊”，阐述五脏六腑病、十二经脉病、五运六气为病及内经死证等；卷三至卷六首载“内经遗方十条”，后以风、寒、暑、湿、燥、火等类编，对63种疾病加以论述。

陆懋修名著于时，著述甚多，有《世补斋医书》《世补斋医书续集》《随笔所到》等书。同类书稿有《内经音义稿》一卷、《素问难字略》一卷、《内经难字音义》一卷、《内经遗篇病释》一卷、《黄帝内经灵枢略》一卷、《灵素音释汇抄》一卷等。

## 十、《内经病机纂要》

清代吴县名医周孝垓著《内经病机纂要》，二卷，成书于1874年。周孝垓，字平叔。本书卷一载《素问》27篇，卷二载《灵枢》23篇。共列《黄帝内经》147证，各病证后均附以处方治疗，大多选自刘河间《宣明方论》、程林《圣济总录纂要》、孙思邈《千金要方》及王焘《外台秘要》等。注解经文《素问》多宗王冰、吴崑及张介宾诸家，《灵枢》多从马莳、张介宾等，未注出者，则为作者自注。

## 十一、《医经玉屑》

清代太仓名医傅松元著《医经玉屑》，二卷，成书于1894年。傅松元，字耐寒、嵩园，人称“傅大刀”。《太仓市卫生志》第十四章有“傅松元”条，载有其生平。邵钰言有《六世医傅松元先生家传》，唐文治有《傅君耐寒家传》，介绍其生平。

本书卷一为《医经提要》，有医论31条，侧重探讨《黄帝内经》及后世有关藏象经络等理论；卷二为“医经集注”，阐注各家之未畅者。书中所述者，大多能结合其临证体验而敷陈己见，或发明经义，可资研习者参考。收于《太仓傅氏医学三书》。

## 十二、《望色启微》

清代吴县名医蒋示吉撰著《望色启微》，三卷，成书于1672年。蒋示吉，字仲芳，号自了汉，人称自了道人。示吉年12岁丧母，以家贫寄养于舅父家，每于读书之暇，披览方书，久之精其术。及长，遭明末之乱，避兵于穹窿山。时患疾者甚多，示吉按成方加减与之，所投多效，叩户求方者日众，遂知名于时。

本书著成，前后二十有八年，稿凡七易，共三卷82论。本书是第一次从望诊的角度系统地整理《黄帝内经》中的有关内容，是中医重要的一部望诊专书。有后集名《医意商》，录杂病治案20则。所附《伤寒翼》则专论瘟疫。是书国内无传，日本国独立行政法人国立公文书馆内阁文库有藏，2002年收于《海外回归中医善本古籍丛书》，人民卫生出版社排印出版。

蒋示吉另有综合性医书《医宗说约》，流传颇广。

## 第三节 本草类吴中医籍

### 一、《本草约言》

明代吴县名医薛己（字新甫，号立斋）撰著《本草约言》，四卷，成书于1520年。本书卷一、卷二题为“药性本草约言”，卷三、卷四题为“食物本草约言”。所谓薛立斋著《药性本草》二卷，即为是书前两卷；《食物本草》二卷，即为是书后两卷。《药性本草》收药287种，分9部。各药不分项目，先列味、气、阴阳、升降、归经、功效、主治，次引前人药论，或加按语，主要讨论药性及用药法，对药物炮制亦有较多记载。《食物本草》载食物药品385种，分8部。每药阐明性味、功效，并引用前人论述，尤以丹溪之言为多，偶记物品形态和产地，文字简练，流传颇广。

### 二、《神农本草经疏》

明代常熟名医缪希雍撰著《神农本草经疏》，三十卷，成书于1625年。缪希雍，字仲醇，又作仲淳，号慕台、觉休居士，明代海虞（今江苏常熟）人。本书系将《神农本草经》药物和部分《证类本草》中药物共490种，分别用注疏的形式加以发挥，并各附有主治参互及简误两项，考证药效及处方、宜忌等。书中内容具有以下特点：①校正过去本草流传文字的讹谬，逐条参订，并将意义难通者，加以厘正。②本草所载诸方俱录入，主治参互，有未当于用者，已为删去，此外所录诸书良方甚多，亦皆记述，以便采用。③总疏药品凡1347种，以药物品类浩繁，将离奇古怪之药物及罕识难致者，存而不谕，仅重点提出606种重要的药品详加注疏。④以科学观点分析药物，补充了过去本草缺少的27种药物。⑤分析药物的性质，研究数药同用的“附加作用”及“副作用”，而对不宜同用之药物，更详细指出，条述其害。

缪希雍同类著作还有《炮炙大法》一卷，《方药宜忌考》十二卷，《缪希雍先生诸药治例》不分卷等。另有《先醒斋医学广笔记》四卷，全书有理有法，有方有案，要言不烦，流传广泛，是一部切合实用且对后世颇有影响的医学著作。

## 三、《本草通玄》

明代华亭名医李中梓（字士材，号念莪，又号荩凡居士）撰著《本草通玄》，清代吴县名医尤乘增补，二卷，成书于1637年。尤乘，字生洲，号无求子。本书前后无序跋，载药341种，分草、谷、木、菜等14部。各药简介性味、归经、用药要点等，偶举治验医案，印证用药要义。其后有炮制法，最后为用药机要、引经报使等，强调用药需辨寒热虚实。收于《士材三书》，末附尤乘《食物性鉴赋》。

## 四、《分部本草妙用》

明代吴县名医顾逢伯编著《分部本草妙用》，十卷，成书于1630年。顾逢伯，字君升，号友七散人。本书卷一至卷五分别为肝、心、脾、肺、肾部，卷六至卷七为兼经部，卷八为杂药部，卷九系谷、菜、果3部，卷十载兽、禽、鳞、水、火、土6部。载药560余种。

## 五、《本草汇》

清代吴门名医郭佩兰撰著《本草汇》，十八卷，成书于1655年。郭佩兰，字章宜。本书是根据李时珍《本草纲目》，以缪希雍《神农本草经疏》为辅，选择470余种药品编成。卷首总目载“本草源流四十七家”，凡例10则。前8卷为医药理论，其中卷一载经络图多幅及药图208幅；卷二为杂证；

卷三、卷四系脏腑虚实标本用药式及六淫、杂证、妇人、小儿等门的宜忌药；卷五为杂证病机略；卷六为伤寒及妇、外、内科病机；卷七、卷八为百病主治药。后10卷为本草，载药485种，分16部。末有补遗一卷，载草果、兰草、熏草凡14品。

## 六、《本经逢原》

清代长洲名医张璐（字路玉，号石顽老人）撰著《本经逢原》，四卷，成书于1695年。张氏鉴于《神农本草经》的药物数量较少，有些尚且失传，或临床实用性不大，而对于常用药物却没能详细记载，遂以此书为基础，参照《本草纲目》的分类方法著成此书。本书收录药物以《神农本草经》为基础，兼收后世医家常用之品，共786种，分32部。每药阐述内容分两部分：药名下引述《神农本草经》原文或诸家本草论述，阐明性味、功效、主治、炮制、产地、性状鉴别等内容；继列“发明”一项，阐述药理、临床应用、学术见解、用药经验等，对前人所述不当者加以指正。论述中颇多个人见解与经验心得，发人思微。

## 七、《夕庵读本草快编》

清代吴县名医浦士贞撰著《夕庵读本草快编》，六卷，成书于1697年。浦士贞，字介公，号夕庵。本书类分43部，载药371种，为读《本草纲目》得其快而拈出之者。即以《本草纲目》为蓝本，撮要揽华，删繁就简，选取常用之药，并将同类药归于本名之下。本书初成于康熙甲午，甲辰陈彩序，甲子为自序，卷末有“病中书竣，喜而漫赋”诗两首，题为康熙丁丑，前后40余年方得告竣。

## 八、《得宜本草》

清代吴县名医王子接撰著《得宜本草》，一卷，成书于1732年。王子接，字晋三，太仓人，徙居长洲（今江苏苏州吴县）。本习儒，制举之余致力于医学，苦心学医二十余年，遂成名医。曾经著有《脉色本草伤寒杂病》一书，后来因经验积累较多而对前书深感不足，自觉此书悖谬，遂于50岁时，将书焚毁。

本书又名《绛雪园得宜本草》，收录古今常用药物362种，依《神农本草经》旧制，按上、中、下3品分类，每味药除扼要叙述性味、归经及主治功用外，本着临床实用为主的原则，突出介绍了临床中药物配伍规律，其中绝大多数配伍方法沿用至今。本书精炼通俗，易懂易记，临证颇为实用，在本草学史上有一定地位。

王子接另有方书类著作《绛雪园古方选注》，论述方剂配伍的意义。

## 九、《神农本草经百种录》

清代吴江名医徐大椿（原名大业，字灵胎，晚号洄溪老人）撰著《神农本草经百种录》，一卷，成书于1736年。本书录《神农本草经》药物百种，上品63种，中品25种，下品12种，前列《神农本草经》原文，逐句诠释，后列笺疏，阐述药物本原、药性。因产地、别名不可尽考，故不作注解，其余内容均以夹注形式逐一阐释，药物之后又加按语。书中论及的药物虽只有百种，但对其他药物，可依所论之理而举一反三、触类旁通。同时针砭时医不明药理之害，又能结合个人临床实践阐述药理，故对后世多有启发。

## 十、《脉药联珠药性考》

清代长洲名医龙柏撰著《脉药联珠药性考》，四卷，成书于1795年。龙柏，字佩芳，自号青霏子，工诗文，通医卜、星命，于痧胀证治颇有独到之见。全书收药3148种，补遗193种（有部分重复之品）。各药采用四言歌诀，简述性味、功效、主治，歌诀后附以简注，阐明用法、形态、品种、用药部位、炮制、产地等内容。

龙柏有“脉药联珠”著作系列，为《脉药联珠古方考》（简称《古方考》）四卷、《脉药联珠药性考》（简称《药性考》）四卷、《脉药联珠食物考》（简称《食物考》）四卷，均刊于嘉庆元年（公元1796年），今有刻本行世。

## 十一、《本草二十四品》

清代吴中名医陆懋修（字九芝、勉旃，号江左下工、林屋山人）撰著《本草二十四品》，二十四卷，成书于 1866 年。有清宣统二年庚戌（公元 1910 年）冯汝玖抄本。本书分元、亨、利、贞四集，药按功效分 24 类，以类相从载药 297 种。未载入《世补斋医书》。北京图书馆藏有《二十四品再易稿》二卷，林屋丹房稿本，当为是书修订版。陆氏另有本草类著作《神农本草经摘读》存世。

# 第四节 方书类吴中医籍

## 一、《救急易方》

明代苏州赵叔文撰著《救急易方》，一卷，成书于 1449 年。赵叔文，字季敷，为名医赵良仁孙，友同子。本书载内外科 148 症，妇人门 71 症，小儿门 53 症，附录缠喉风等 8 症，列方 700 余首。附录一卷，载心痛、疯狗咬等 8 种疾病，列方 7 首。书中多急救方剂，且多为单方，颇为实用。《全国中医图书联合目录》载有明张一之（约斋）所著的《救急易方》二卷，为同名异书。

## 二、《上清紫庭追痨仙方》

明代东吴名医邵以正（通妙真人）辑录《上清紫庭追痨仙方》，一卷，成书于 1459 年。本书见于《青囊杂纂》。本书专论痨瘵诸证，先述及六代痨虫的传变，再诸脏的症状，并分脏治之。治法有内服、外用之分，载方 34 首。后附医案 1 则。有抄本藏中国中医科学院图书馆。

邵氏所辑录的同类医书还有《济急仙方》一卷，《经验方》一卷。

## 三、《济世内外经验全方》

明代吴中世医刘伦撰辑《济世内外经验全方》，六卷，成书于 1487 年。

刘伦，字宗序，明长洲人，名医刘溥之子，家系世医。刘伦继其祖业，于内外妇幼诸科皆有心得，成化中征召为太医院御医，又精外科手术及麻醉。

《济世内外经验全方》子目为：《济世内科经验全方》三卷，《济世女科经验全方》一卷，《济世幼科经验全方》一卷，《济世外科经验全方》一卷。有明成化二十三年丁未（公元1487年）刻本，藏重庆市图书馆。存四册，卷首一册，载费宏序、凡例、目录，及《脉赋》《总论》《经图》《覆诊之图》《仰诊之图》《太素脉》，余三册《济世内科经验全方》卷上、卷中、卷下及《女科》《幼科》《外科》均阙。另据《日藏汉籍善本书录》，日本官内厅书陵部藏有成化年间刊本六卷五册，内阁文库藏有明刊本《济世经验全方》五卷五册，无《小儿科》一卷，为原江户医学馆旧藏。

## 四、《医方选要》

明代吴县名医周文采撰辑《医方选要》，十卷，成书于1495年。周文采，字韫之，人称韫之先生。书中所载多属内科方论。卷一列诸风、诸寒等5门，方105首；卷二列伤寒、疟疾等5门，方124首；卷三至卷七列脾胃、积聚、五疸、心腹痛等26门，方570余首；卷八以五官科为主，列眼目、口鼻等5门，方119首；卷九列咽喉、口齿等2门，方105首；卷十列小儿、折伤等3门，方118首。每门首论疾病的病因病机、治疗总则、主要症状等内容，后为方剂，其中多为历代医家名方，选方精要，切于实用。

## 五、《本草单方》

明代大学士王鏊撰辑《本草单方》，八卷，成书于1496年。王鏊，字济之，号守溪，明代吴县人。王氏认为“药忌群队，信单方之为神”，乃取《大观本草》诸药方，对病检方，并以东垣、丹溪之医论冠诸篇目，俾读者晓知病因，随病用药，而成本书。卷一至卷三以内科为主，列中风、风痹、痢、水肿等57门；卷四以五官病为主，列喉痹、失音、口舌等34门；卷五以外科为主，列甲疽、仆坠折伤等19门；卷六列妇、儿、疡等科30种；卷七、卷八未见。书中录方3200余首。另有明缪希雍《本草单方》，同名异书尔。

## 六、《简便单方俗论》

明代昆山名医杨起编撰《简便单方俗论》，二卷，成书于1539年，杨起，字远林，自号长病老人。本书卷上风门至疮疡12门，卷下痰饮至杂治11门，共23门。每门概述病因、治则，条例验方，详注药味、剂量、用法，颇为实用。

## 七、《医便初集》

明代吴江名医沈与龄撰著《医便初集》，二卷，成书于1602年。沈与龄，字竹亭。本书按季列症，按症列方。卷一列补益调养通治方论，春月诸症、夏月诸症；卷二列秋月诸症、冬月诸症，外科、养老、济阴、慈幼。有明刻本藏中国国家图书馆，破损缺失颇多。

## 八、《医方杂抄》

明代苏州王宠抄编《医方杂抄》，一卷，成书于1644年，又名《王宠手抄方》。王宠，字履仁、履吉，号雅宜山人，吴县（今苏州）人，是明时弘治嘉靖年间吴门书派的代表人物，与祝允明、文徵明并称“吴中书法三家”。王宠博学多才，工篆刻，善山水、花鸟，他的诗文在当时声誉很高，而尤以书法名噪一时，书善小楷，行草尤为精妙。现有王宠抄录的中医古方一卷，卷末钤有“王履吉”印章，通篇行草书法相当流畅，神韵超逸，洒脱悦目。此稿本无论从医方抄录的内容，还是书法作品的价值，都可以认为是有极大意义的重要古籍版本。现存苏州市中医医院，为善本图书。

## 九、《千金方衍义》

清代吴县名医张璐编撰《千金方衍义》，三十卷，成书于1698年。本书首列《孙思邈列传》及《千金要方》本序三篇，后按《千金要方》原文体例，逐条逐方加以阐述发挥。每方之后著有衍义，首论病源治法，继为配伍用药意义，并注明加减应用及禁忌证等。对于某些峻利药物之方剂，尤能斟酌南北风气之不同、人身禀赋之强弱而予以化裁。内容翔实，颇多新意，尤其对方中“反用”“激用”之法加以揭示，俾学者开卷了然，胸无疑窦。

## 十、《绛雪园古方选注》

清代吴县名医王子接编撰《绛雪园古方选注》，三卷，成书于1731年。上卷注释仲景之方，分为和、寒、温、汗、吐、下六剂，将113方、397法理顺条目，分类编次；中、下两卷阐明内科、女科、外科、幼科、眼科及各科之方。本书是论述方剂配伍意义的专著，作者精选历代名方300余首，申明其方中之矩、法中之规，刚柔有变，约制有道，分析中肯，说理透彻，特别对于其中君、臣、佐、使之义，铢两之宜，加减之道，均有独到的见解。是书又名《古方选注》《十三科古方选注》。

## 十一、《种福堂公选良方》

清代吴中名医叶桂撰《种福堂公选良方》，门人华岫云（南田）编次，四卷，成书于1752年。本书为《续刻临证指南》第二至第四卷内容。《续刻临证指南》第一卷为《续选医案》，又称《种福堂医案》，并附入《温热论》。卷二至卷四为《种福堂公选良方》。清道光九年己丑（公元1829年）卫生堂刊印此书时，将其更名为《续刻临证指南》，现存版本共10余种。

## 十二、《外台方染指》

清代昆山名医潘道根摘编《外台方染指》，一卷，成书于1833年。潘道根，字确潜、潜夫、晚香，号徐村老农、梅心老农。潘氏勤奋好学，凡六经四书、汉唐训诂、声韵文字、医方药书，无不研求。平生致力于地方文献、掌故的考证，以教书、行医为生，布衣以终。本书摘《外台秘要》360余方，分伤寒、温病、黄疸、疟、霍乱等30门，分析与仲景方之异同。潘氏另有《徐村老农手抄方》问世。

## 十三、《良方集腋》

清代吴县名医谢元庆辑录《良方集腋》，二卷，成书于1842年。谢元庆，字蕙庭。谢氏以医名世，尤喜携药深入乡里街巷，救人贫病，故有人赠联云："一生行脚衲，斯世走方医。"本书分32门，载方435首，加上后人附续二卷载方200余首，共载方630余首，以病症为纲，按内、外、儿、妇等门类选用许多常见病的方剂，有汤、丸、散、膏、丹、饮、药酒、锭等各种中药传统剂型，载内服、外用、熏、洗、熨、导、针灸等多种疗法。该书系作者长期搜集、积累、验证、编撰而成，选方简而有要，临床屡试屡验，故切实有用。

## 十四、《不谢方》

清代吴县名医陆懋修撰著《不谢方》，一卷，成书于1866年。全书首叙"疾"与"病"两字的关系，后收载内科、妇科、儿科的小病、轻病30种，各出一方。因病轻而小，病家不必言谢，故名。收于《世补斋医书》《灵芝益寿草》等书中。

## 十五、《新编医方汤头歌诀》

清代常熟名医方仁渊撰辑《新编医方汤头歌诀》，不分卷，成书于1906年。方仁渊，字耕霞，初习举子业，好诗文，攻经史，后从名医王旭高学医，在苏州药店学徒，后移居常熟悬壶，医术精进，医德高尚。方氏鉴于清汪昂所编《汤头歌诀》门类太多，取方太杂，门类与方剂有未合之处，且许多习用良方未录，无治温热病初起之方，故在基本保持汪书原貌的基础上删减70余方，加入治温热及调理方亦70余方。附入新制方两首：一为治春冬风温初病之牛蒡豆豉汤，一为治夏令湿温初病之香苏饮。并宗张景岳八阵法，分为表散、攻里、和解、寒凉、温热、补益、固涩、因阵8类。方下更详加注解。

方氏另有《倚云轩医案》《倚云轩医论》等，整理《王旭高医案》行世。

## 第五节 伤寒、金匮类吴中医籍

### 一、《伤寒撮要》

明代苏州名医缪存济撰著《伤寒撮要》，六卷，成书于 1567 年。缪存济，字慕松。本书参考陶华伤寒著作要语，删其繁文，补其缺略，理正逆从，取“纲、领、望、闻、问、切”6 字，下纂注识病捷法，加不传之秘，共成六卷。

### 二、《仲景全书》

明代海虞名医赵开美编辑《仲景全书》，四种二十六卷，成书于 1599 年。赵开美，又名琦美，字玄度，一字如白，号清常道人，江苏常熟人，万历中以父荫授刑部郎中，官太仆丞。父亲为万历中官吏部左侍郎，性喜读书，精校雠，撰有《赵定宇书目》。开美继父业，藏书愈富，见所撰《脉望馆书目》。本书有明万历二十七年己亥（公元 1599 年）海虞赵开美校刻本，藏中国医学科学院、中国中医科学院、上海中医药大学图书馆。

赵氏另有同类书《集注伤寒论》十卷行世。

## 三、《伤寒补天石》

明代姑苏名医戈维城撰著《伤寒补天石》，二卷，成书于1644年。戈维城，字存橘。戈氏有鉴于历代医家对伤寒学之论述犹有不足，曾精研原著，并参以己见，著成《伤寒补天石》二卷。一卷起自伤寒统辨，冬温伤寒，至中风预防，共98论；二卷起自恶风恶寒，论述时行疫症、足厥阴肝经之症，其中之黄耳伤寒、赤膈伤寒均为其前人所未述，至百合病，共90论。其于伤寒学颇有心得，清医家唐大烈谓其博而详，详而约，可见其影响。

## 四、《伤寒括要》

明代名医李中梓（字士材，号念莪，晚号荩凡居士）撰著《伤寒括要》，二卷，成书于1649年。本书上卷，共112条；下卷，共32条。诸方太阳篇，凡72方；阳明篇，凡10方；少阳篇，凡1方；太阴篇，凡2方；少阴篇，凡14方；厥阴篇，凡6方；霍乱篇，凡3方；阴阳易瘥后劳复篇，凡4方；杂证篇，凡56方。收于《珍本医书集成》。

## 五、《尚论张仲景伤寒论重编三百九十七法》

清代名医喻昌撰著《尚论张仲景伤寒论重编三百九十七法》，八卷，成书于1648年。喻昌，字嘉言，号西昌老人，江西新建（今江西南昌）人，常年在吴门常熟行医，终老于吴门。本书为《尚论篇》四卷与《尚论后篇》四卷合而成之，是喻昌诊治伤寒的心得之作。喻昌对伤寒主要观点为“三纲学说”，即风伤卫、寒伤营、风寒两伤营卫。风伤卫用桂枝汤，寒伤营用麻黄汤，风寒两伤营卫用大青龙汤。用之得当，风寒立时解散，不劳余力。此说对后世影响巨大。

## 六、《伤寒缵论》

清代吴县名医张璐（字路玉，号石顽老人）撰著《伤寒缵论》，二卷，成书于1665年。本书将《伤寒论》原文重新编次，其体例依仿喻昌《尚论篇》并对其“三纲”之说有所发挥。卷上为六经病篇，卷下为藏结结胸痞篇、合病并病篇、温热病篇、杂病篇、脉法篇、伤寒例，正方载《伤寒论》方 113 首，末附古方分两。收于《伤寒大成》《张氏医书七种》。

## 七、《伤寒绪论》

亦为名医张璐撰著《伤寒绪论》，二卷，成书于 1665 年。本书卷上为总论，论六经、传变两感、温病、内伤、产后等 48 题，并对脉法、察色、辨舌、宜禁、劫法等进行了阐述；卷下载发热、懊侬、吐血、心悸、女劳复等 100 种病症的证治，并附杂方 148 首及刺灸穴法。收于《伤寒大成》《张氏医书七种》。

## 八、《伤寒兼证析义》

清代吴县名医张倬撰著《伤寒兼证析义》，一卷，成书于 1667 年。张倬，字飞畴，名医张璐次子，与其兄张登曾助其父编纂《伤寒缵论》《伤寒绪论》。张氏论伤寒而兼杂病，包括中风、虚劳等。本书述以问答式，简单明了。论中对病因病机阐述较详，治法方药除《伤寒论》方外，增入不少后世验方。书末附十二经、八脉、运气、方宜等说。收于《伤寒大成》《张氏医书七种》。

## 九、《伤寒舌鉴》

清代吴县名医张登撰著《伤寒舌鉴》，一卷，成书于 1668 年。张登，字诞先，名医张璐长子。与其弟张倬曾助其父编纂《伤寒缵论》《伤寒绪论》。全书备列伤寒病诊断观舌之法，将临证所见舌苔分为白苔舌 29 种、黄苔舌 17 种、黑苔舌 14 种、灰色舌 11 种、红色舌 26 种、紫色舌 12 种、霉酱色苔舌 3 种、蓝色苔纹舌 2 种，又附妊娠伤寒舌 6 种。每一种舌苔均绘有舌苔图，总计 120 图。每图前各列总论、舌苔名及解说文字，阐释病机、舌苔特点、鉴别方法及方治。

## 十、《伤寒来苏集》

清代名医柯琴撰著《伤寒来苏集》，三种八卷，成书于 1706 年。柯琴，字韵伯，号似峰，浙江慈溪人。柯琴博学多闻，能诗、古文辞。弃举子业，矢志医学。家贫，游吴，栖息于虞山（今常熟），不以医自鸣，当世亦鲜知者。他一生潜心研究岐黄之术，平实低调，清贫度日。《慈溪县志》言“归过吴门”，《续修四库全书总目提要》言“游吴，久寓常熟”，同乡孙金砺《伤寒论翼序》中更是记述了其在常熟虞山求柯琴医的经过。

《伤寒来苏集》是柯琴《伤寒论注》四卷、《伤寒论翼》二卷、《伤寒附翼》二卷等三书的合集，为伤寒学派的重要著作，为学习和研究《伤寒论》的范本之一。本书在编次注释方面，以临床实用为原则，寻求方证之间纲举目张的关系。在对《伤寒论》条文义理的阐释上，溯本求源，引经据典。

## 十一、《伤寒论辨证广注》

清代吴县名医汪琥撰著《伤寒论辨证广注》，十四卷，成书于1680年。汪琥，字苓友，号青溪子。本书又名《张仲景伤寒论辨证广注》，卷首载《采辑古今诸家伤寒书目》《旁引古今诸医家书目》；卷一载辨伤寒非寒病论等5篇；卷二载纂注张仲景伤寒论例；卷三至卷五载太阳病上中下3篇；卷六至卷十载阳明、少阳、太阴、少阴、厥阴病共5篇；卷十一载阴阳易瘥后劳复病篇；卷十二载误汗吐下火灸温针逆病篇；卷十三载温病篇；卷十四载辨风池、风府、期门等穴针刺法。各卷之后，附录相应的“昔贤治伤寒诸证方论变法”。

汪琥于伤寒学颇有造诣，博览前人关于伤寒之各种著作，另著有《伤寒论辨证广注》《中寒论辨证广注》《痘疹广金镜录》《养生君主编》等多种著作。

## 十二、《伤寒论三注》

清代苏州名医周扬俊撰著《伤寒论三注》，十六卷，成书于1683年。周扬俊，字禹载，少攻举子业，屡试不第，年近40岁，乃弃儒习医，钻研仲景书十余年。康熙十年（公元1671年）至京师，始有医名。本书以方有执《伤寒论条辨》、喻嘉言《尚论篇》两个注本为基础，加上周氏个人的见解，逐条予《伤寒论》以注释，因名“三注”。从对《伤寒论》的注释和对仲景学术思想研究阐发的贡献来说，周氏远逊于方、喻两家，但周氏在《伤寒论》原文编次方面，较之方、喻有不少更动，亦为持错简重订之力作。在六经病每篇前均论述该经脉环周之理，并认为六经乃指手足十二经脉，非单指足经而言，补充了朱肱的足六经说。强调伤寒病证应以风寒为重点，故将论中春温夏热、火劫、并病、合病、脏结、结胸、痞证、痉湿暍等另编于后。本书除兼有《伤寒论条辨》与《尚论篇》的特点外，阐析仲景原文也颇为精要。

周扬俊另有医著《温热暑疫全书》四卷、《金匮玉函经二注》二十二卷、《十药神书注》一卷，皆刊刻于世。

## 十三、《金匮要略二注》

清代苏州名医周扬俊（禹载）补注《金匮要略二注》，二十二卷，成书于 1687 年，又名《金匮玉函经二注》《金匮要略心典二注》，简称《金匮二注》。本书自“脏腑经络先后病”至“妇人杂病”篇止，删去了《金匮要略》“杂疗方”及“饮食禁忌”最后三篇。书中标以“衍义”者，为名医赵良仁衍义；标以“补注”者，为周氏论注。赵氏衍义，理明学博，意周虑审，本轩岐诸论，相为映照，合体用应变，互为参酌。周氏补注，仿效赵氏衍义之法，以经释经，参以已验，并参录喻嘉言《医门法律》之文，论注精切严谨，在《金匮要略》注本中有较大影响。

## 十四、《伤寒贯珠集》

清代长洲名医尤怡撰著《伤寒贯珠集》，八卷，成书于 1729 年。尤怡，字在泾，号拙吾，别号饲鹤山人。少时家贫而好学，曾在寺院卖字为生，但聪明好学，能诗善文，性格沉静，淡于名利。师事苏州名医马俶，既得师传，悬壶于世，名噪一时。

尤氏认为后人因王叔和编次错乱，辨驳改订，各成一家言，言愈多而理愈晦，故撰写本书对《伤寒论》原文进行了逐条注解，并采用以六经为纲，治法为目，以方类证的方法，对《伤寒论》原文次序做了重新的编排和归类，突出了伤寒治法特色。书中就六经各提其纲，于正治法之外，又列各经之变治法。如太阳原出之病以正治之法，其他则概以权变法、斡旋法、救逆法及类病法等。本书以治法提挈纲领，条理通达，又不囿于古人，颇有创建，后人对此书评价甚高，以其与柯琴《伤寒来苏集》并重。

尤怡另有著作《金匮心典》三卷、《金匮翼》八卷、《医学读书记》三卷、《静香楼医案》一卷，均行于世，其诗集名《北田诗稿》。

## 十五、《金匮心典》

亦为清代长洲名医尤怡撰著《金匮心典》，三卷，成书于1729年。是书为金匮著作，又名《金匮要略心典》。全书分上、中、下三卷，共32篇，是尤氏集10年寒暑的心得之作。书中将《金匮要略》“脏腑经络先后病脉证第一”至“肺痿肺痈咳嗽上气病脉证第七”集为卷上；将“奔豚气病脉证治第八”至“水气病脉证并治第十四”集为卷中；将“黄疸病脉证并治第十五”至“妇人杂病脉证并治第二十二”集为卷下。删去了原书的杂疗、食禁等3篇。尤氏在编集前贤诸书的基础上，结合多年的学习心得和临床经验，对《金匮要略》精求深讨，务求阐发仲景原义，说理清楚，言简意明。对仲景遣方用药，尤氏亦能据证给予精当贴切的解释。对于少数费解原文，宁缺而不作强解。本书在注本中有相当的影响，被称为善本，徐大椿赞其“条理通达，指归明显，辞不必烦而意已尽，语不必深而旨已传”。后来学者阐发《金匮要略》多宗此书，至今仍是注本中的范本。

## 十六、《伤寒论类方》

清代吴江徐大椿撰著《伤寒论类方》，一卷，成书于1759年。是书是徐氏对张仲景《伤寒论》的笺释和重编。全书第一部分载桂枝汤、麻黄汤、葛根汤、柴胡汤4类，计方34首；第二部分载栀子汤、承气汤2类，计方19首；第三部分载泻心汤、白虎汤、五苓散、四逆汤4类，计方27首；第四部分载杂方、六经脉证2类，计方22首。每类之中，先示主方，次将《伤寒论》主方有关条文列后，并加注释，最后附同类方条文和加减法。

徐氏有同类著作《伤寒论类方增注》《六经病解》《六经脉证》《伤寒约编》《增辑伤寒类方》等。

## 十七、《金匮要略集解》

清代吴县名医周孝垓（字平叔）集解《金匮要略集解》，三卷，成书于1838年。本书上卷载《金匮要略》原文自“藏腑经络先后第一”至“奔豚气第八”，中卷载自“胸痹心痛短气第九”至“惊悸吐衄下血胸满瘀血第十六”，下卷载自“呕吐哕下利第十七”至“果实菜谷禁忌第二十五”。多集取张璐《张氏医通》释义，辅以徐彬《金匮要略论注》，并采尤怡、程林等近20医家之说，间附作者己见。

## 十八、《校正王朴庄伤寒论注》

清代吴县名医王丙撰著《校正王朴庄伤寒论注》，六卷，成书于1866年。王丙，字绳林（一作绳孙），号朴庄，吴县（今属江苏）人，系徐州府学教授王瓒之曾孙，名医陆懋修之外曾祖父。自幼聪颖，攻读医学甚力，尤擅长于伤寒之学。尝著《考正古方权量说》，旁征博引，辨析古方书之剂量甚详，收于《吴医汇讲》。

王丙著作甚丰，多由陆懋修整理。本书又名《校正王丙朴庄伤寒论注》，以《千金方》为蓝本作此书，附《伤寒论附余》二卷，《伤寒序例新注》《读伤寒论心法》《迴澜说》《时节气候决病法》各一卷，收于《世补斋医书续集》。

## 第六节 温病类吴中医籍

### 一、《温疫论》

明代姑苏名医吴又可撰著《温疫论》，二卷，成书于1642年。又名《瘟疫论》《温疫方论》。本书是我国第一部系统研究急性传染病的医学书籍。上卷载文50篇，阐述温疫之病因、病机、证候、治疗，并从多方面论述温疫与伤寒的不同；下卷载文36篇，着重论述温疫的兼证，有数篇论述温疫名实和疫疠证治。

吴又可是一个富有创新精神的温病学家，提出了异（疠）气致病说，并阐述其传染途径，创立了达原饮、三消饮等方剂，对温病学的发展起了很大的推动作用。《温疫论》问世以来，校创、补注、阐发等各种版本多达30余种。《温疫论》对后世的影响很大，清代一些著名医家如戴北山、杨栗山、刘松峰、叶桂、吴鞠通等，都或多或少地在《温疫论》的基础上有所发挥、创造，本书是温病学说形成的奠基之作。

### 二、《温热暑疫全书》

清代吴县名医周扬俊（禹载）撰著《温热暑疫全书》，四卷，成书于1679年，又名《温病方论》。本书选辑《伤寒论》《温疫论》等有关原文加以注释发挥，并参阅温病诸家之说，结合个人见解，将温病、热病、暑病、疫病依次分类论述。卷一“温病方论”，卷二“热病方论”，卷三“暑病方论”，卷四“疫病方论”。

## 三、《痧疹一得》

清代太仓名医萧霆撰著《痧疹一得》，二卷，成书于1732年。萧霆，字健恒，太仓人，诸生，精岐黄术。《太仓州志·萧霆传》云：“遇所不可治，弗肯诡随，远近争相延治。于疫毒痧疹，悉心研究，造诣尤深。”

本书上卷专论疫毒痧疹。从康熙末到乾隆初，疫毒痧疹广泛流传，无论城市乡村，交相染易，医者往往采用冬温痧治法治疗，鲜能奏效，死亡接踵而至。萧氏认为古无其症，早有其方。在既有其症，苦无治法的情况下，萧氏反复推敲，上追河间，下取又可，终得悟其理。在河间双解散的基础上，创立了表里双解汤，以石膏、麻黄、大黄3药为主，寓清毒、散毒、攻毒为一体，外可宣散炎威，内可荡涤邪毒，因而疗效卓著。下卷论冬温痧。冬温痧即麻疹，萧氏认为其致病因素是冬令应寒而反暖，阳光外泄，继为寒束，至春则天气温和，所郁之邪外越肌表，发为冬温痧。对其治法宜采用分症疗法。对冬温痧的阐述，萧氏归纳为察行色，别疑似，审异同。本书反映了萧氏在临床上丰富的治疗经验，特别是对疫毒痧的独到见解和学术观点，对研究温热病有重要的参考价值。

## 四、《温热论》

清代吴中名医叶桂（字天士，号香岩，别号南阳先生）撰著《温热论》，一卷，成书于1746年。叶天士为乾隆年间苏州名医，内科、外科、妇科、幼科，无不精到。温热病治疗为其医疗特长之一，为清时温病四大家之首。

《温热论》是温病学的一篇重要著作，在温病学说中占有重要地位。该书着重分析温邪的传变规律，重视温热病之表现，如察舌、验齿、斑疹等，创立了卫、气、营、血辨证体系。本书实为叶氏临床经验的结晶，具有独特的学术见解和临证经验，指出了温热病首先侵犯呼吸系统，由表及里，最后传入营血。他指出：温邪上受，首先犯肺，逆传心包。肺主气属卫，心主血属营。辨营卫气血，虽与伤寒同，若论治法，则与伤寒大异，形成了温病学说的理论体系框架。

叶氏毕生忙于诊务，因而著述甚少。除本书外，主要著作还有《临证指南医案》等。《温热论》共有两个传本，一是门人顾景文传本，见于唐大烈《吴医汇讲》；一是门人华岫云传本，见于《临证指南医案》，其内容大同小异，后人刊刻者甚多，为不朽名篇。

## 五、《湿热论》

清代吴县名医薛雪（字生白，号一瓢）撰著《湿热论》，一卷，成书于1770年。又名《湿热条辨》（见《医师秘笈》《医门棒喝》）、《湿热病篇》（见《温热经纬》）。

《湿热论》是薛生白对湿热病探索研究之心得著作。本书是薛氏或阐发前人，或据己意，随所有得，随笔数行而成。本书又名《湿热条辨》，共35条，每条均有薛氏自注，指出湿热病多由阳明、太阴两经表里相传；湿热之病，不独与伤寒不同，且与温病大异；湿热多由阳明、太阴同病，而湿热病则是太阳、少阴同病。因此，本书与叶天士的《温热论》可谓是姐妹篇。

## 六、《四时病机》

清代元和邵登瀛撰著《四时病机》，由其子邵炳扬补辑，十四卷，成书于1765年。邵登瀛，字步青，为清代名医薛生白高足。邵炳扬，字杏泉，登瀛子，均为吴中名医。本书首论春温，根据《黄帝内经》原旨，阐发仲景所论，又以前贤之说为依据，宗法周扬俊春温之发有阳无阴，并伤于冬而病于春，伏于少阴而发于少阳，药用寒而远热之说。力纠喻嘉言温有阴有阳，如伤寒三阴经可用辛热药之论。书中引述了《黄帝内经》《伤寒论》等古典医著，并参考了历代有关论述。为结合临床实践，作者附列了一些前人医案及个人经验，对于四时病机的选方不拘于经方和时方。

邵氏另有《温毒病论》一卷，参考了吴又可《温疫论》、周扬俊《温热暑疫全书》，并旁搜诸家之说，终成一家之言。邵氏于温毒、疫病证治阐述精详，清代医家徐锦评其书“较周扬俊《温热暑疫全书》尤为精当，切于实用”。邵氏提出治疗温毒贵在逐解之法，并知伤气、伤血、伤胃之殊，见症不同，治法自异，立升逐解毒、疏逐解毒、决逐解毒等法，切于实用。

## 七、《温热朗照》

清代苏州名医缪遵义撰著《温热朗照》，八卷，成书于1775年。缪遵义，字方彦，又字宜亭，号松子居士。温热之病为历代医家所研究，争议颇多。周扬俊以温热分两门，张路玉总温热为一条，喻嘉言立为三大例。缪氏在编著《温热朗照》时，遵张氏之例，汇喻氏等20余家论温热治法，而折其中。所加按语，皆为温热治法精辟宏论。所谓朗照比喻为明察明鉴之意，书名寓意深刻，内容广泛，为后世医家所重视。

## 八、《疫痧草》

清代虞山陈耕道撰著《疫痧草》，三卷，成书于1801年。陈耕道，字继宣，江苏常熟人。本书又名《疫痧草辨论章》《疫痧草病象章》，是一部痧疫证治专著。上卷病象章，总论疫痧（猩红热）的病因、病机及证治原则；中卷见象章，为疫痧证治；下卷汤药章，列治疗方药。

本书指出了痧疫与烂喉之关系，认为感疫轻，则喉烂轻而痧亦轻；感疫重，则喉烂重而痧亦重。对痧疫之诊断、预后有重要意义。本书着重辨明痧疫所干之脏腑，传变之途径。认为痧疫之毒，直入肺胃，注于咽喉。其次对痧疫之由末，发痧疫毒之有无，痧疫与伤寒之区别，痧疫之见象治法，痧疫愈后调摄之法等都有详尽论述。

## 九、《温热赘言》

清代吴江名医吴金寿撰著《温热赘言》，一卷，成书于1831年。吴金寿，字鸣钧、子音，自号寄瓢子。吴氏学医于苏州张友樵门下，平生推崇叶天士、薛生白、缪遵义三人，喜好收集、抄藏吴中名医著述。《温热赘言》实为其收集吴中遗文之一也。

本书首明温病大意，强调内固是关键，指出里虚者表不固，一切时邪皆易感受。对风温、湿温之论述尤为精详。认为风温为病，春月与冬季居多，或恶风，或不恶风，必身热、咳嗽、烦渴，此风温之提纲也。对湿温之论述更为详尽，按条辨述，并着重指出湿温病变在脾胃。故本书对风温、湿温之辨证施治有很大参考价值。

吴金寿另有著作《三家医案合刻》。

## 十、《治温阐要》

清代吴江名医汝锡畴撰著《治温阐要》，一卷，成书于 1872 年。汝锡畴，字勤舫，一作勤访，号琴舫，清吴江黎里人。汝氏因病习医，治病常出新意，对温病尤其是春温、湿温提出了一系列见解。本书就是汝锡畴对温病诊治的心得之作。

该书于风温、春温、伏暑、秋发等证，辨证晰微，精当透彻。对病因病机，察舌候脉，尤详略中肯。又考伤寒以六经辨证为纲，首在太阳，而温病首先犯肺，所用方药，总以甘药为要，或寒或温，在人变化可也。大忌辛温劫烁津液之剂，足引以为戒。并附温疫、斑疹、烂喉痧等章节。

## 十一、《急救痧证全集》

清代笠泽名医费友棠撰著《急救痧证全集》，三卷，成书于 1883 年。费友棠，字山寿，清笠泽（今吴江一带）人。本书卷上论痧症之证因脉治，卷中言 72 病痧，卷下载治痧 64 方。主张以针灸治疗痧症与急症。

费友棠另辑《急救应验良方》一书。

## 十二、《温热逢源》

清代江阴名医柳宝诒撰著《温热逢源》，三卷，成书于 1900 年。柳宝诒，字谷孙，号冠群，晚清著名医家，长于诊治温热证。本书上卷辑录《黄帝内经》《难经》《伤寒杂病论》中关于伏气化温的原文，博引各家论述，广为注解，并阐发己见。中卷就明清医学名家吴又可、周禹载、张石顽、蒋问斋等温热病中伏邪、疫病之发病论治等理论，加以商榷辨证。下卷计论 16 则，详述伏气温病辨证等内容。收于《三三医书》《中国医学大成》。

柳宝诒医著颇丰，另著有《素问说意》《柳选四家医案》《惜余医案》《柳致和堂丸散膏丹释义》《惜余医话》《疟痢逢源》等医籍，其中《四家医案》《温热逢源》广为流传。

## 第七节 临床综合类吴中医籍

### 一、《识病捷法》

明代苏州名医缪存济撰著《识病捷法》，十卷，成书于 1567 年。缪存济，字慕松。缪氏意在为从医者指示识病捷法，故搜集历代医家诊治要法凡 237 家，会通其要，分部分门，以类相从，删其重复，补其缺略，查考病名，编成此书。全书以杂病为主，按病证分为泄泻、痢疾、脾胃、疟疾、伤风、伤寒等 78 门，兼及金疮科、女科。是书以内科杂病为主，病因脉象从简，方证治法则详，附《炮炙药品便览》及 140 种药物炮制法。

### 二、《医学钩元》

明代吴县名医杜大章撰著《医学钩元》，八卷，成书于 1575 年。杜大章，字圻山。本书卷一载长命考、四时调养考、保生养命考等医论；卷二述贵贱贫富中病赋、同病异治法、水肿考、中风考等；卷三论天癸、六淫病；卷四至卷八主要介绍内科杂病和妇科疾病，兼涉五官、目、齿科等病治。附《补议》一卷。

### 三、《先醒斋医学广笔记》

明代常熟名医缪希雍（字仲醇，号慕台）撰著《先醒斋医学广笔记》，四卷，成书于1622年。本书又名《还读斋医方汇编》，是在万历四十一年癸丑（公元1613年）丁元荐编辑的《先醒斋笔记》基础上，经缪希雍修订补充而成。卷一至卷三载缪氏治疗经验及验案效方，内、外、妇、幼各科兼备，凡14门；卷四列常用药物及其炮制大法。

## 四、《医学传心》

明代名医李中梓（字士材，号念莪，又号尽凡居士）撰著《医学传心》，不分卷，成书于1622年。本书前列药性、脉学、病因、脏腑和寒热虚实、伤寒病证的辨证之法；次载内、妇、胎产等病；再录小儿诊断及口、鼻、身、胸、腹等各部证治要诀，述其病因病机和治法用药等。是书与缪希雍之《医学传心》有异，当为同名异书。

李氏同类著作还有《医宗必读》十卷，《删补颐生微论》四卷，《医林摘要》不分卷。

## 五、《医门法律》

清代名医喻昌（字嘉言，号西昌老人）撰著《医门法律》，六卷，成书于1658年。本书卷一阐发望、闻、问、切四诊法则9条，次述《黄帝内经》《伤寒论》证治法则，并列先哲格言。卷二至卷六以风、寒、暑、湿、燥、火六气及杂症，分门论述各类疾病的证治，每门先列“论”，分析每一病证的病因病机，次为“法”，再为“律”，末附诸方。

## 六、《医宗说约》

清代吴县名医蒋示吉（字仲芳，号自了汉）撰著《医宗说约》，六卷，成书于1663年。本书卷首为证治总论，概述四诊、药性、治则；卷一、卷二专述内科杂病；卷三伤寒；卷四至卷六儿科、妇科、疡科。本书上究《灵枢》《素问》，下采百家，钩精摘要，编成是诀。先言病之源、病之状，次述病之主方，再随症加减，以尽寒热虚实之变。

## 七、《张氏医通》

清代长洲名医张璐（字路玉，号石顽老人）撰著《张氏医通》，十六卷，成书于1695年。书中博采历代60余家著述，参考百余种书籍，历数十年，十易其稿而成。前12卷，自中风至婴儿门，凡16门，每门又各分子目。各病先列《黄帝内经》及《金匮要略》的论述，次引诸家之说，最后附以治例。所引诸家，有《千金要方》、李东垣、朱丹溪、赵献可、薛己、张介宾、缪希雍、喻嘉言等。末附己论，凡各家持论不一致者，即荟萃其言，验之古今，以折衷之；凡相传古说，于理不通者，即删削不录；凡词语不畅，义理不明者，即润色发挥，阐明其意，务在“广收历览，由博返约”。后4卷为诸门方论，共94门，不分子目。该书对后世影响较大，后世医家对治疗杂病的法则，一般来自《张氏医通》者较多。

## 八、《病机汇论》

清代吴医沈颋撰著《病机汇论》，马俶校定，十八卷，成书于1713年。沈颋，字朗仲；马俶，字元仪，自号卧龙老人，皆为清代吴中著名医家。全书据病证分门类编，共论述中风、中寒、暑证、湿证、燥证、火证、劳证、饮食等60门病证主治。各病证门下皆先论其脉法，次论其病源，再详其证治，末附以诸方，俾学者审脉以察因，辨证以施治。其方论则汇辑古今名家要语精义，妥为剪裁而成。各论之下，复以按语考究得失，以明证治大意。清光绪二十五年己亥（公元1899年）田伯良本于沈氏《病机汇论》有《增广病机汇论》九卷面世，广事增补，绍述周备，颇多灼见。

## 九、《医学蒙引》

清代元和名医徐时进撰著《医学蒙引》，一卷，成书于1764年。徐时进，字学山，江苏吴县人。本书采用四言韵语，以讨论内伤杂病的证治为主，并旁及本草、脉诀等，尤对中风、类中风、头痛、眩晕、心痛等38个病证作重点阐述。末附目、口舌、齿、耳鼻、咽喉等五官科及妇产科疾病的诊治方药。

徐氏另有《医学门径》六卷面世。

## 十、《兰台轨范》

清代吴江徐大椿（原名大业，字灵胎，晚号洄溪老人）撰著《兰台轨范》，八卷，成书于1764年。本书卷一为通治方；卷二至卷八为内科杂病、时病、五官科、妇科、儿科病证证治。按病证分门阐述，以《黄帝内经》《难经》《伤寒杂病论》等古典医籍的论述为理论依据和治方根本，而对宋以后诸方则反采“其义有可推试多获效者”。全书取材比较严谨，对病名、病证、方药主治和配伍等内容的论析简明扼要，颇有条理。在辨证论治方面，徐氏主张“先识疾病之所由生，再辨病状之所由并。治必有定法，法必有主方，方必有主药”，为多数医家所赞许。

## 十一、《医学刍言》

清代无锡王泰林撰著《医学刍言》，一卷，成书于1862年。王泰林，字旭高，晚号退思居士，江苏无锡人。王泰林颇为聪明，自幼随其舅父高锦亭学医。王泰林学医后，开始以诊治外科为主，其舅父逝世后，继承其舅父之业，兼及内科。以后由于求医者日益增多，疗效颇显，渐渐专力于内科病的诊治。

本书前后无序跋，分33章，第一章为辨证概述，第二、第三章为六淫、七情治法，第四章为劳倦、饮食、色欲伤，余为内科诸证，末为妇人门，为中医入门综合读物。世无刊本，抄本于1960年由北京中医学院整理刊行，改名《中医临证指要》。

王氏著述颇丰，另有《退思集类方歌括》《医方证治汇编歌诀》《增订医方歌诀》《医方歌诀》《薛氏湿热病歌诀》《环溪草堂医案》《王旭高医案》等行世。

## 十二、《医学金针》

清代吴县潘霨撰辑《医学金针》，八卷，成书于1877年。潘霨，字伟如，号韡园，著名吴中仕医。本书又名《医学易通》。卷一论四诊，并配以歌括；卷二至卷七分表证、里证、寒证、热证、实证、虚证门，共62条；卷八为幼科门6条。收于《韡园医学六种》。

## 十三、《证治要旨》

清代太仓名医钱敏捷编纂《证治要旨》，十卷，成书于1894年。钱敏捷，字勤民。本书是钱敏捷据武林董西园《医级宝鉴》、海宁郭诚勋《证治针经》编纂，以歌赋形式述诸证。卷一至卷十分别为提纲门、内因门、神志门、外体门、上窍门、胸膈门、胁腹门、腰足门、下窍门、女科门（附有幼科）。后附《外科赋》，乃苏州蒋示吉原辑，古瀛陈实功编纂，钱敏捷长兄钱雅乐订定。

# 第八节 临床各科类吴中医籍

## 一、内科

**1.《十药神书》**

元代苏州名医葛乾孙撰著《十药神书》，一卷，成书于1348年。葛乾孙，字可久，吴中著名葛氏世医之医名最为显著者。

《十药神书》流传较广，明代徐春甫《古今医统》最早对该书作了记载，《补元史·艺文志》亦加著录。该书在起初以抄本形式流传，清代初期始有刻本。首先是吴门名医周扬俊进行了注解，刊于《金匮玉函经二注》（康熙二十六年刻本）之末。后来刊刻者有苏州程永培《六醴斋医书十种》（乾隆五十九年修敬堂刻本），吴中名医叶桂亦有家藏旧本。再后刊刻、注解者有清代中叶福建名医陈修园《注解十药神书》，流传较广。书中立方10首，以天干次序排列，专治虚劳吐血之疾。甲字十灰散、乙字花蕊石散、丙字独参汤、丁字保和汤、戊字保真汤、己字太平丸、庚字沉香消化丸、辛字润肺膏、壬字白凤膏、癸字补髓丹，涉及止血、止嗽、培补、安神等治法。

**2.《暴证知要》**

元代吴县名医沈野撰著《暴证知要》，二卷，成书于1367年。沈野，字从先。本书主要辑录了明代以前有关文献中关于急症的诊治资料，并附以作者自己的评论和临床经验。其范围涉及各科，十分广泛详尽。所载有理论，有验案，分门别类，条例清晰，治法丰富多彩，可谓是当时集急暴症之大成者。无序跋，以病名为目，共列中风、中寒、中暑等疾病 78 论，其中卷上 28 论，卷下 50 论。

**3. 《内科摘要》**

明代吴县名医薛己（字新甫，号立斋）撰著《内科摘要》，二卷，成书于 1529 年。本书是我国医学史上最早以内科命名的医著，又名《薛氏医案》《薛氏内科撮要》《薛氏医录》《薛立斋先生内科医案摘要》。前后无序跋，分 21 篇载脏腑元气亏损所致内科诸症，总计 209 例病案。二卷末各载方药一节。书中论述病因病机、遣方用药及预后或误治等，强调人体真阳不足是常见现象，故治疗中注重“用八味丸、六味丸直补真阳真阴，以资化源”。

**4. 《痢症汇参》**

清代常熟名医吴道源撰著《痢症汇参》，十卷，成书于 1773 年。吴道源，字本立。本书卷一集诸贤总论；卷二至卷四集各类痢证及兼证；卷五、卷六为妇人胎前产后痢；卷七为小儿痢；卷八至卷十为主治诸方。收于《齐氏医书四种》。

**5. 《杂病源流犀烛》**

清代无锡名医沈金鳌撰著《杂病源流犀烛》，三十卷，成书于 1773 年。沈金鳌，字芊绿，号汲门、再平、尊生老人。早年习儒，博闻强记，涉猎广博，经史诗文、医卜星算，皆有涉猎，著《尚书随笔》等。至中年，犹屡试不中，遂矢志攻医，于临证各科，均甚精通。

本书分别从脏腑、奇经八脉、六淫、内伤外感、面部、身形 6 个方面，分门别类论述有关疾病的证治。每证首述源流，而后取各家精论，附以己见，概论脉法、病因、证治，末附治方。收于《沈氏尊生书》。

沈氏勤于著述，先后撰成《脉象统类》《诸脉主病诗》《杂病源流犀烛》《伤寒论纲目》《妇科玉尺》《幼科释迷》《要药分剂》，总其名曰《沈氏尊生书》，内容广博，论述亦精辟，颇有影响。现有多种刊本行世。

**6. 《临证度针》**

清代昆山名医潘道根撰辑《临证度针》，五卷，成书于 1853 年。潘道根，清时昆山名医，精研《黄帝内经》《伤寒论》经典著作，时借方书抄阅，故而极精医理，为人治病，每多奇中。潘氏可谓大器晚成，道光四年（公元1824年）春，37岁时才正式悬壶应诊，由此而名扬遐迩，苏州、太仓等地病家亦慕名屡邀出诊。诊疗之余，潘氏勤于著述，其高超医术在其众多的著作中可以窥知一斑。是书前后无序跋，述杂病近200种。

## 二、外科

### 1.《外科集验方》

明代吴县名医周文采（号韫之先生）撰辑《外科集验方》，二卷，成书于1498年。周文采，世业医，幼承家业。弘治年间任明宪宗第四子兴献王之侍医。周氏奉命选择古代方书与平日见闻及常用有效内科方剂，删繁就简，分门别类，编成《医方选要》十卷。后又奉命集古名医外科证治方，成《外科集验方》二卷。本书首为疡科总论，次分五发痈疽论、疔疮论等13门，选方304首，各详制方之理及用法。此书选方精要，切于实用，后世外科医师多推崇之。

### 2.《外科心法》

明代吴县薛己（字新甫，号立斋）撰著《外科心法》，七卷，成书于1528年。本书是以外科医论和医案为主的著作。卷一、卷二集录各家外科诊治大法；卷三至卷六系作者治疗多种外科病证的医案；卷七总列以前各卷所用方剂并附经验方。

### 3.《正体类要》

明代吴县薛己（字新甫，号立斋）撰著《正体类要》，二卷，骨伤科专著，成书于1529年。上卷论正骨科之证治大法19条，分正体主治大法、仆伤之证治验、坠跌金伤治验、烫火伤治验4门共65种病证的临证医案，供后学参考；下卷为诸伤方药，载方71首。本书述理分明，辨证详尽，为中医骨伤科理论奠定了基础。所载方药后世一直沿用。收于《薛氏医案》《中国医学大成》《家居医录》。

薛氏同类著作有《外科发挥》八卷、《外科枢要》四卷、《外科经验方》一卷、《疠疡机要》三卷等。

**4. 《外科启玄》**

明代长洲名医申拱宸撰著《外科启玄》，十二卷，成书于 1604 年。申拱宸，字子极，号斗垣。本书卷一至卷三总论疮疡的病候、诊法及治则，共 72 条；卷四至卷九分论外科约 193 种病证，每证先明部位、所在经络，继言主证，后论治法，且均绘图形，共 201 条，并配图 217 幅；卷十附入《痘科珍宝》一卷，有序列于卷首，专论痘疹的病因病机、病情轻重及预后凶吉的鉴别等，共 34 条，配图 3 幅；卷十一、卷十二为卷四至卷九的治疗方剂，共收集内服、外用方剂 258 首，详载其组成、用法，并附随证加减法，以及针灸、外治法等。

**5. 《外科证治全生集》**

清代吴县名医王维德撰著《外科证治全生集》，一卷，成书于 1740 年。王维德，字洪绪，号林屋山人。本书分为论证、治法、医方、杂证、制药和医案 6 部分："论证"部分总论痈疽证治要点及各部位病名；"治法"部分按人身上、中、下三部论述常见外科病证的治疗；"医方"部分列常用外科效方 75 首；"杂证"部分载内科、妇科、儿科杂病验方 48 首；"制药"部分介绍了 200 余种药物的性能及炮制，较详细地论述各种外科应用药的制法、用途等；"医案"部分摘录作者所治外科疾病的 20 余个案例。书中所载的阳和汤、犀黄丸、醒消丸、小金丹、子龙丸等经验方，对治疗外科阴疽有较好功效，迄今仍为临床所喜用。

本书从乾隆五年（公元 1740 年）初刊本到宣统三年（公元 1911 年）的 170 年间，就有 70 多种刻本，至今已有 100 多种不同版本，足可见本书的影响。本书除一卷本外，还有二卷本、四卷本、六卷本。有补入图像者，有重新编排者，有改书名为《外科验方》《改良外科证治》者，脱衍倒讹，十分混乱。现通行本为马文植评注重刻本。

**6. 《疡科心得集》**

清代无锡名医高秉钧撰著《疡科心得集》，三卷，成书于 1805 年。高秉钧，字锦庭。高氏儒而业医，精内、外科，潜心参究历代名家，而于温病学说尤为钦崇。乾嘉年间以疡医名振于时。本书又名《疡科临证心得集》。卷一、卷二计 86 篇，除疡证总论、疡科调治心法、外疡实从内出论 3 篇外，其余各篇分述痈、疽、疔等病症之病因、辨证、治法；卷三述杨梅疮、下疳、疥疮等15篇。书末附"方汇"3卷，载内外治疗方共计260方。

高秉钧同类著作还有《疡科要录方汇》一卷、《高氏医案》一卷、《谦益斋外科医案》一卷、《疡科临证》二卷等。

**7.《外科集腋》**

清代梁溪名医张景颜撰著《外科集腋》，八卷，成书于1814年。张景颜，字阆宾。本书卷一至卷六先述痈疽总论、疡症虚实证，后分述口眼㖞斜、口噤、百会疽等600余种病症；卷七为十二经脉歌等；卷八论跌打损伤、按脉验证、五脏绝证等，对骨折、伤损危证治疗详加阐述，并附伤科主方、金丹接骨秘传、伤穴附救方、杂方附录等。

**8.《刺疔捷法》**

清代吴门名医张镜编纂《刺疔捷法》，一卷，成书于1876年。张镜，字蓉亭。本书详述用小镰刀或三棱针按穴轻刺治疗疔疮的方法，并有图文说明及治疔歌，按人体部位从上至下，叙述治疗要点，间有神效疔膏方等。后附考正穴法，共列80个穴位。

## 三、女科

**1.《女科万金方》**

宋末昆山薛辛撰著《女科万金方》，一卷，成书于1265年。薛辛，字将仕，号古愚，为吴中著名世医郑氏妇科之始祖。本书开始列万金方歌诀、受胎总论等10论，中间列中风门、伤寒门16门女科疾病证治，再后列薛古愚加减方、种子方、升精法3种方与法，最后附调经歌诀。本书详尽论述了妇女在经、胎、产过程中可能遇到的各种常见病和疑难杂症，医理简洁精辟，经验丰富老道，处方简明。论述形式多样，既有问答，又有歌诀。本书一直为郑氏家族秘藏，代有抄本，加以删减。1992年收于《吴中医集·临证类》，江苏科学技术出版社排印出版。

**2.《薛氏济阴万金书》**

《薛氏济阴万金书》由宋末昆山薛辛原撰，明昆山郑敷政编撰，清昆山潘道根、王汾阳采辑，三卷，原书成书于1265年。本书卷首论孕元、胎孕生成论、分别男女脉法、十二随经养胎、男女本源、转女为男等；卷二为经候、经候不调，经闭；卷三为调经十五论、逐月养胎法、妊娠二十七症方、良方药禁。有明抄本藏上海中医药大学，2004 年收于《中国古籍珍稀抄本精选》出版。

**3. 《坤元是保》**

宋昆山薛轩（字仲昂）、宋昆山郑亭（字春敷，号荥阳公）撰《坤元是保》，三卷，原书成于 1165 年。本书卷上论女科诊法、病因、杂病证治，卷下载方 108 首，方名按词牌“丁仙观绛都春”韵文编目，根据临床使用情况分为常用之方和备用之方，组方简明，服法详备，颇具特色。郑亭为薛轩婿，薛氏家传《女科万金方》因联姻而传于郑氏。

**4. 《女科济阴要语万金方》**

宋昆山薛轩（字仲昂）撰《女科济阴要语万金方》，宋昆山郑亭（字春敷，号荥阳公）传，二卷，约成书于十五世纪上半叶。本书即《济阴要语》《女科万金方》之合称也，有抄本藏中国中医科学院图书馆。本书上卷载经水、胎前、产后、杂病 4 篇医论，又载“万金方目录”和“守恒万金方议”。下卷首录万金方 149 首，末附妇科痘症治括、妇科治括 2 篇。

**5. 《女科胎产问答要旨》**

宋昆山薛辛（字将仕，号古愚）原撰《女科胎产问答要旨》，清娄水名医周王政（字治庵）重辑，三卷，成书于 1279 年。卷上广嗣论、月水门、脉说、论经问答方歌凡 56 问答、51 方歌，月水论 8 则；卷中胎前门 8 论、64 问答、54 方歌；卷下产后门，脉说、产后论、产后杂症、四物汤加味治法，产后 64 问答、41 方歌，然方歌多缺失。本书以问答形式阐述，临床强调预防为主。

**6. 《女科撮要》**

明代吴县名医薛己（字新甫，号立斋）撰著《女科撮要》，二卷，成书于 1548 年。本书是薛氏将其在《校注妇人良方》中的论述重加整理编成，共 30 论。上卷论经、带诸疾及妇人乳痈、阴疮等杂病 15 论；下卷论胎、产诸疾 15 论。每类疾病后均附有作者验案及方药，是一部理、法、方、药具备的妇科专著，精辟论述了经、带、胎、产及妇科杂症的证治，是薛氏妇产科临证经验的荟萃。

**7.《性原广嗣》**

清代吴县名医王宏翰（字惠源，号浩然子）撰著《性原广嗣》，一卷，成书于1691年。本书论析求子、怀孕、堕孕、保胎、安胎、胎教、保育、养性、易产及药食之禁忌，并处以方药。全书宗《黄帝内经》之旨，复引用李东垣、朱丹溪、李时珍等医家之论，阐述胎产之秘奥。

**8.《女科切要》**

清代常熟名医吴道源（字本立）撰著《女科切要》，八卷，成书于1773年。本书卷一列调经；卷二列血崩、便浊、白淫、淋带、血臌、血癖、经准不孕；卷三列广嗣、受孕、脉法、十月胎形，论妊娠调护法、小产、正产、安胎；卷四列妊娠诸病；卷五列临产诸病；卷六、卷七、卷八皆列产后诸病，及绝产不育、妇女杂症等类。方全法备，简明扼要。

**9.《妇科玉尺》**

清代无锡名医沈金鳌（字芊绿，号尊生老人）撰著《妇科玉尺》，六卷，成书于1774年。本书卷一列求嗣、月经2论；卷二列胎前1论；卷三列小产、临产2论；卷四列产后1论；卷五列带下、崩漏2论；卷六列妇女杂病1论。每篇先列总论，次列脉法，再次逐一分述诸证，最后载录方剂，以便临床采用。收于《沈氏尊生书》。

**10.《胎产金针》**

清代常熟名医何荣撰辑《胎产金针》，三卷，成书于1809年。何荣，字杏园。本书又名《胎产秘书》，系清陈笏庵《胎产金针》二卷本（刊于乾隆乙卯，即公元1795年）加以增订而成。本书分胎前、临产、产后3门。卷一论述妊娠、胎前诸疾；卷二分述临产总论及难产救治；卷三介绍产后疾病及其证治。末附《保婴要诀》以及刘莱（字畅同）所辑《胎产类要》一卷。有言本书四卷者，合附录一卷而成。

**11.《郑氏女科集义》**

清代吴县名医郑祥徵撰辑《郑氏女科集义》，一卷，成书于1821年。郑祥徵，字继善，号少迂，晚号念山、敦复老人，郑氏女科传人。本书分总治、胎前、调经3门，每门篇首引述名家之精论，以阐述各症病因病机、诊治大法等，次述病症方药，后附张介宾血崩论治大意及东垣老人经验。

## 四、儿科

### 1.《保婴撮要》

明吴县薛铠撰著《保婴撮要》，薛己（字新甫，号立斋）增补，二十卷。薛铠，字良武，薛己父。本书又名《保婴全书》，约成书于 1529 年，后由薛己整理并增补刊行于 1555 年。

本书前十卷正文部分系薛铠原作，主要论述初生护养法、儿科疾病的诊断方法、变蒸、五脏主病以及小儿内科杂病证治，有关临床医案部分由薛己补入。其论乳下婴儿有疾必调治其母，母病子病，母安子安；且云小儿苦于服药，亦当令母服之，药从乳传，其效自捷；又以产儿破伤风由脐带受邪引起，倡烙脐带法以预防，均前人所未发。后十卷论述小儿外科、伤科、皮肤科以及痘疹等病证的治则和医案，系薛己本人所作。全书共列病证 221 种，载方 780 余首。书中对于幼科诸疾不仅介绍了较为丰富的治疗方法，并收载了大量的儿科医案，是一部价值较高、理论与实践相结合的重要文献。

薛铠，另有著作《钱氏小儿直诀校注》四卷，又校刊滑寿《十四经发挥》三卷和元末明初徐彦纯《本草发挥》，诸书均刊刻于世，见刊于《薛氏医案二十四种》。

### 2.《痘疹撮要》

明代吴县名医薛己（字新甫，号立斋）撰著《痘疹撮要》，四卷，成书于 1529 年。本书卷一述痘疹受病之由、痘疹症状、痘疮轻重、不治五症、腹胀气促根窠不赤之症等；卷二述不靥闷乱哽气腹胀之症、两目生翳痕翳凹凸之症、靥后发热咽痛不利之症等；卷三述痘稠密、痘吐泻、自汗、痒塌、倒靥等；卷四述小便不利、痘便血或黑屎、痘衄血吐血等。

薛己儿科著作还有《保婴粹要》一卷、《薛注儿科医书》一卷、《校注陈氏痘疹方》一卷、校注《保婴金镜录》一卷等。

### 3.《幼科折衷》

明代云间名医秦昌遇撰著《幼科折衷》，二卷，成书于 1641 年。秦昌遇，字景明，号广埜道人，又号乾乾子。秦昌遇少时多病，乃学医，无所师承而遍通方脉，尤长于儿科。秦氏因虑幼科诸书论治，或偏寒偏热，或喜补喜泻，遂僭而折衷，撰成是书，凡50余篇。卷首为记录14科，并载初生护养、入门审候、观面部五色、三关脉纹主病等歌括；上卷列急慢惊风、疳积、吐泻等30种病症；下卷列汗症、疝症、目症等20余种病症；卷尾附六气图、逐年五运六气图。每病症首载七言歌诀4句，以便识其概；次载脉法，系宗《脉经》要语及后贤可法者，摒弃寒热补泻偏见；末附治法。

秦昌遇著述甚丰，儿科类著作还有《幼科医验》二卷、《幼科金针》二卷、《痘疹折衷》二卷。另有《症因脉治》五卷、《脉法颔珠》四卷，以及《大方折衷》《病机提要》《大方医验大成》《伤寒总论》《女科秘方摘要》抄本等。

**4.《痘科约囊》**

清代琴川（今常熟）名医黄序（字六苍）撰著《痘科约囊》，五卷，成书于1668年。黄氏博采诸家之说，引《灵枢》“夫约方者犹约囊也”而由博返约，著为是书。全书先发议论，主张顺天时，度地宜，察人事，审病势顺逆，详药性宜忌；次以歌赋图说，再论证治，附以古方。

黄序另有同类图书《痘科约囊金镜录摘要》存世。

**5.《痘疹广金镜录》**

清代苏州名医汪琥（字苓友）撰著《痘疹广金镜录》，三卷，成书于1672年。本书卷一列痘疹溯源、部位、气血、虚实、阴阳、证治大法等；卷二述发热、渴、烦躁、谵妄等痘疹常见症状及常用方剂；卷三述药性115味；末附疹子治法。有清嘉庆五年庚申（公元1800年）刻本，藏于苏州市中医医院图书馆。

**6.《痘疹秘诀》**

清代长洲名医伍大华撰辑《痘疹秘诀》，一卷，成书于1772年。伍大华，字承橘。本书内容主要有：看痘总提要略、脏腑十二经五运六气主年痘应何地、四言歌诀、五言歌诀、七言歌诀、先痧后痘论、先痘后痧论、痧痘并出论、痘后发痧论、风疹、方释。目录另有“见点部位二十八症图”“闷痘论附闷痘歌四首”，而正文不见。

**7.《幼科要略》**

清代吴中名医叶桂（字天士，号香岩）撰著《幼科要略》，一卷，成书于1746年。本书附于《临证指南医案》卷十，版本可见《临证指南医案》。上半部分论伏气、风温、夏热、疳、秋燥等证治；下半部分为看三关法和痧症、痘惊等证治。

**8.《幼科释谜》**

清代无锡沈金鳌（字芊绿，号尊生老人）撰著《幼科释谜》，六卷，成书于1773年。本书卷一至卷四为总论、初生诸病、惊风、痫痉、疳积、黄疸、水肿、感冒、咳喘等25篇；卷五、卷六为诸病应用方，共381首。各篇先列四言韵语探源析流，概括病因证治，后附历代医家要论以相发明，又参入己见。

**9.《痘科红炉点雪》**

清代华亭叶向春（字完初）撰著《痘科红炉点雪》，叶锡瑞编辑，二卷，成书于1808年。是书卷一原痘论，顺痘8种，逆痘14种，险痘12种，杂痘5种，歌诀13首，杂说22则；卷二为图说，列头面痘图、诸痘图说、痘毒图说等32幅。后附《先生证治方案》《古方用法》《痧症点雪红炉》。

**10.《痧痘金针》**

清长洲陈标（字少霞）撰《痧痘金针》，清吴郡黄寿南（字福申，号沁梅）编，三卷，成书于1871年。全卷列缘由、恭补诸家治痘大意、钱氏痘疹论、丹溪仲仁合论、辨痘六则、薛立斋痘疹大意、张介宾痘疹辨脉论以及汗下论、气血论、虚实论、攻药论、禁忌调护论等30余篇。论述痘疹治法之要，强调治痘全凭察形色、辨凶吉。本书博采名论，间附心得。

**11.《痧麻明辨》**

清代三吴名医华壎（字昌伯）撰著《痧麻明辨》，一卷，成书于1879年。书首总论，叙病原、发热、见点、脉象、形色、顺逆等；次列痧证候、兼候、回候、变候、附录5类。每类分述证候、治则。对起居、饮食、药饵、葛根、笋、观音柳等论述较详。

**12.《保赤至要》**

清代吴县周钟琪撰著《保赤至要》，一卷，成书于1896年。周钟琪，字采山。本书列小儿初生变蒸之状、哺乳之法等，提出胎毒宜速清、调摄须知变蒸，善用去病速而不伤人之清下方药，以及贮药以备救急济危等主张。

## 五、五官科、眼科

### 1.《走马急疳真方》

宋代名医滕伯祥（人称乐善老人）撰著《走马急疳真方》，不分卷，成书于1275年。本书又名《走马疳真方》《走马疳治疗奇方》《走马疳急方》。分三部分，第一部分为“治法”，第二部分为“药方”，第三部分为“药品异名括”。全书载方共17首，各有主治侧重，且每方下载有歌诀说明主治及组成，类似现在的方剂歌诀。由于书中所载药物全为隐名，所以在“药品异名括”部分就以歌诀的形式将隐名显示出来。

### 2.《口齿类要》

明代吴县名医薛己（字新甫，号立斋）撰著《口齿类要》，一卷，成书于1528年。本书是我国现存最早的口齿科专著。全书共分12门，以辨证论治原则记述口、齿、唇、舌、喉等科病证的病因、证候和治疗，并附有验案20余例，卷末列处方70首。书中对口齿各科疾病的认识颇有见地，如其论茧唇病时，强调“若病人忽略，治者不察，妄用清热清毒药，或用药线结去，反为翻花败证矣”。由此看出薛己在当时对唇癌一病已有较明确的认识，认为虽病在口齿，亦应从整体上进行论治，因此所载方药亦为内服药物。

### 3.《喉科指掌》

明代松江名医张宗良（字留仙）撰著《喉科指掌》，六卷，成书于1757年。是书又名《治喉指掌》《喉科》《喉科秘旨》，系论治咽喉口腔常见病的专著。卷一咽喉总论，阐述病因、病机、治法、脉诀、绝症、针穴等；卷二精选应用方和制药法；卷三至卷六分咽喉、大小舌门，列咽喉、乳蛾、喉痹、喉风等共73种病症，一症一图，详述其病因、症状、脉象、治法等项。是书多经验之谈，公开了家传吹药方及秘制吹药的方法，并有插图。此外，还详细介绍了应用六味总方的经验及其加减法。是我国喉科一部较好的参考书。

### 4.《咽喉经验秘传》

清代吴县名医程永培（字瘦樵）辑校《咽喉经验秘传》，一卷，成书于

1794 年。是书内容包括咽喉总论、喉症用药细条、喉症图形针药秘传、制药秘法、喉症十二字药方、喉症歌等。有清光绪二年丙子（公元 1876 年）存济书屋刻本，藏苏州市中医医院图书馆。

程永培此类图书另有《咽喉秘传》二卷、《喉症机要》二卷。

**5. 《咽喉证治》**

清代华亭名医戴培椿（字菱舟，号退痴野人）编录《咽喉证治》，四卷，成书于 1814 年。是书卷一、卷二系戴氏家藏之咽喉秘书，记述喉科 31 症证治方药，有 24 幅临诊图像，并将喉科用药分成 12 类，载方剂 93 首；卷三载善用针法治咽喉症的朱仲如家传秘籍，有喉科 30 症图像、治法及针穴图和秘方 31 首；卷四集古人证治诸方 44 首，并摘录《黄帝内经》《伤寒论》等有关咽喉病的论述。有嘉庆十九年甲戌（公元 1814 年）书三味楼刻本存世。

**6. 《烂喉丹痧辑要》**

清代元和名医金德鉴撰著《烂喉丹痧辑要》，一卷，成书于 1867 年。金德鉴，一作宝鉴，字保三，号蒯释老人，又号双管阁主人。精研医经，留心喉科。本书卷首明示喉痧一症重在发表，不在治喉，当以畅汗为第一义，并附录叶天士先生医案以求证验；后列“丹痧经验阐解总论”“论症”“论症续要”“要方”等篇，对喉痧的病因、病理、证治、调摄等均有详述。共载内服方 5 首、散剂 8 首，各详其组成、主治及用法。按照药物的功用罗列 11 类，共计 67 味喉痧常用药。后附喉痈吊痰药及急救中鸦片毒方。

**7. 《喉科真诀》**

清代锡山名医杨龙九撰著《喉科真诀》，不分卷，成书于 1902 年。杨龙九，字鸿山。杨氏精医，尤擅长于喉科。本书先总论咽喉病症的辨证治则，后分述喉风、喉痹等 27 种病症及各证主方 34 首，制药法 13 则。书末载录各种验方、秘方 89 首。

杨龙九喉科医著还有《囊秘喉书》二卷、《咽喉急症秘书》一卷、《杨龙九喉科》《喉科秘珍》《喉科秘方》等。

**8. 《原机启微》**

明代吴县名医倪维德撰著《原机启微》，二卷，成书于 1370 年。倪维德，字仲贤，晚号敕山老人。家世以医闻名，倪氏少时学儒，后承其家业，究心于医，认为“医为儒者之一事”。本书又名《眼科秘传》《眼科正宗原机启微》，为眼科著作。上卷论述眼目致病原因及施治经验；下卷叙述眼症之制方例法，附有10余方，均有用药配伍的说明。附录1篇，为杂论，如论目为血脉之宗、论目疾宜出血最急等。是书篇幅虽小，然而内容丰富，理法方药俱备，条分缕析，实为中医眼科的重要参考书籍。现存刊本主要为明代医家薛己校补本。

**9.《医眼方论》**

明代昆山名医顾鼎臣（字九和）撰辑《医眼方论》，一卷，成书于1540年。是书国内失传，有日本文化十一年甲戌（公元1814年）东都书林万笈堂英平吉刻本，藏日本早稻田大学图书馆，可由早稻田大学图书馆网站查阅得读此书。内容：八物解毒丸、二物汤、妊娠五忌、小儿五宜；慎疾摄生部分有千金方论、东坡手录所论读书时目之养生、埜极老按摩法、点乳法、灸法、目疾诸方法、洗眼方，最后述点盐法。

## 六、针灸科

**1.《灸膏肓腧穴法》**

宋代名医庄绰撰著《灸膏肓腧穴法》，一卷，成书于1128年。庄绰，字季裕，原籍许昌（亦有言“清源”者），后迁至琴川（今常熟），得陈了翁家传膏肓俞灸法，著《灸膏肓腧穴法》，又名《膏肓腧穴灸法》。本书首载孙真人《千金方论》、王惟一《明堂铜人灸经》有关膏肓穴的记载，下列十编：量同身寸法第一、正坐伸臂法第二、揣椎骨定穴高下法第三、定穴相去远近法第四、钩股按穴取平法第五、参验求穴法第六、坐点坐灸法第七、石用之取穴别法第八、叶潘等取穴别法第九、灸讫补养法第十。本书与《子午流注针经》《针经指南》《黄帝明堂灸经》合称“针灸四书”。

**2.《经络全书》**

明代吴江名医沈子禄（字承之）原撰《经络全书》，明代吴江著名仕医徐师曾（字伯鲁）删订，二卷，成书于1566年。本书分前后二编，前编即沈子禄《经脉分野》，作者一改前人对十二经脉逐条论述的旧制，载巅顶、头、囟、额、头角、枕骨等共88部位，述其经脉所属及病症。下编《枢要》是徐师曾在校删《分野》之余，结合自己对经络的认识，后续而成，有原病、阴阳共14论。合称《经络全书》，末附《音释》。本书作者在世时未能及时刊行，仅有抄本留存于世。清代吴中名医尤乘重辑本书，收入《博物知本》。

**3.《经穴指掌图》**

明代华亭名医施沛撰著《经穴指掌图》，一卷，成书于1639年。施沛，字沛然，自号元元子、笠泽居士。全书包括经络总论、经络全图、十二经穴起止图、十二经脉始终一贯图、十二经腧图等内容。施氏认为人身经络潜行，非图莫考，是编图文并列，绘其外景，括为歌诀，以便诵记。本书载于施氏《灵兰集》，为初集之一种，国内久佚，日本独立行政法人国立公文书馆内阁文库藏有崇祯末年华亭施衙啬斋刊本，现收载于人民卫生出版社排印出版的《海外回归中医善本古籍丛书》第十二册。

**4.《针灸逢源》**

清代吴县名医李学川撰著《针灸逢源》，六卷，成书于1817年。李学川，字三源，号邓尉山人，清吴县光福人。逢源者，逢汤药之源者。李氏有感于针灸、推拿等医学之不行，故作本书以广针灸之学。本书按《灵枢》经文、《素问》经文、群书荟萃、经穴考证、证治参详、证治补遗分卷，阐述相关经文，校正铜人经穴之讹误，详细对人体各部位的分寸方法、经络的次序、经穴的排列次序、定位等内容进行了论述。载述了40多种病证的针灸治疗方法，包括各种小儿诊法和推拿法。对临床各科病证进行病因、病机分析，并附有部分汤药处方，以辅助针灸治疗。

**5.《针灸要略》**

清代长洲名医俞明鉴编著《针灸要略》，八卷，成书于1911年。俞明鉴，字世征，为长洲俞士悦八世孙，五世业医，精于治病。俞氏年三十余，遇浙江陈氏子，得针灸书，授以用针之法，由是专理针灸，生人无数。与叶天士、薛生白称为鼎足。本书为俞氏针灸治病之总结。另有著作《杂证抉微》，有抄本存世。

## 七、医案类

### 1.《寓意草》

清代新建喻昌（字嘉言，号西昌老人）撰著《寓意草》，一卷，成书于1643年。是书为喻氏临证验案笔录，集疑难治案62则（包括伤寒和杂症两大类），议病格式完备，有30种刻本，并附于《医门法律》。现有明崇祯十六年癸未（公元1643年）刻本，藏北京医科大学、苏州市中医医院图书馆。

### 2.《鹤圃堂治验》

清代华亭名医沈时誉（字时正，号明生）撰著《鹤圃堂治验》，不分卷，刊刻于1661年。本书为沈氏《鹤圃堂三录》之一，载治验、病议两部分。《鹤圃堂治验》记载了以内科、妇科为主的治案22例，附沈朗生治验，均为作者临证所验效者。其载吐血病例，以气不摄血辨之，投归脾汤而获效。另载一血淋后发呃声大且长者，曾用消痰降逆开胃诸药不效，后认为是阴衰火炎之证，以六味地黄加黄连、栀子、牛膝等而获效。

### 3.《里中医案》

明代华亭名医李中梓（字士材，号念莪，又号荩凡居士）撰著《里中医案》，一卷，成书于1662年。是书不分门类，载案161则，李延罡（字辰山，号期叔）选录数十则，收于《脉诀汇辨》，为卷九，其前有小序曰："医之有案，如弈者之谱，可按而覆也。然使失之晦与冗，则胡取乎？家先生之医案等身矣，语简而意明，洵足以尽脉之变，谨取殿之。由此以窥轩岐之诊法焉，千百世犹旦暮也。"

### 4.《医意商》

清代吴县名医蒋示吉（字仲芳，号自了汉）撰著《医意商》，一卷，成书于1662年。民国二十三年（公元1934年）《吴县志》曰："蒋示吉，受业于云间李中梓，著《医意商》，在顺治时。"蒋氏撰《望色启微》三卷，《医意高》又题为《望色启微后集》，为医案专集，前后无序跋，载中风、痨瘵、顿咳等案20则。是书国内无传，日本国独立行政法人国立公文书馆内阁文库有藏，2002年收于《海外回归中医善本古籍丛书》（第一册，王咪咪点校），人民卫生出版社排印出版。

**5.《印机草》**

清代苏州名医马俶（字元仪，号卧龙老人）撰著《印机草》，一卷，成书于1713年，又名《马氏医案》。全书分伤寒、疟疾、痢疾、喘息、痹痛拘挛、郁劳隔塞、妇科等7类病证，共载医案72则。

**6.《何嗣宗医案》**

清代云间何炫（字令昭，号嗣宗，别号也愚）撰著《何嗣宗医案》，一卷，成书于1722年。何嗣宗为南宋何氏十九世名医，积案由裔孙时希编校刊行，稿本1982年由学林出版社出版。无序跋，首载会诊15案，继而分类载73案，尤详肿胀证治。

何炫医学著作见于著录者5种：《伤寒本义》《金匮要略本义》《何嗣宗医案》《何氏虚劳心传》《保产全书》，今存者2种。另《全国中医图书联合目录》载录郑莲山编《何嗣宗医案》，成书于1911年，有抄本藏苏州市中医医院，当区别之。

**7.《东皋草堂医案》**

清代吴县名医王式钰（字仲坚，号翔千）撰著《东皋草堂医案》，一卷，成书于1722年。本书载有王氏临证医案70余则，以黄疸、中风、咳嗽、瘟疫、呕吐等证为主，涉及内、妇、五官、小儿各科。

**8.《静香楼医案》**

清代长洲名医尤怡（字在泾，号饲鹤山人）撰著《静香楼医案》，一卷，成书于1729年。是书共列32门，包括内伤杂病、伏气外感、外疡、妇人等内容。

**9.《临证指南医案》**

清代古吴叶桂（字天士，号香岩）撰著《临证指南医案》，门人华岫云（字南田）编次，十卷，成书于1764年。本著系叶桂弃世后，华岫云等门人后学收录购求叶桂遗案编辑而成。参加编辑者尚有李大瞻、邵新甫、邹滋九、姚亦陶、邹时乘、华玉堂、蒋式玉、龚商年、陆履安、郑望颐等。本书卷一至卷八以内科杂病医案为主，兼收外科及五官科医案；卷九为妇科医案；卷十为幼科要略及儿科病案，书后附有集方。编次以病为纲，分89门，述证86种。每门以病证为标目，序列其经治医案，言简意赅，切中肯綮，于学术多有所体悟，于后学启迪甚多。每门之末附有论述该门证治大要的附论一篇，系由叶氏门人分别执笔撰写而成。陆以湉《冷庐医话》云：“《临证指南》虽成于叶氏之门人，采录冗繁，诚为可议，然其审证立方，实多可法可传。”

此类图书尚有《临证指南选按》一卷、《（续刻）临证指南温热论》四卷、《续选临证指南》四卷等。

**10.《叶天士医案存真》**

清代古吴叶桂（字天士，号香岩）撰《叶天士医案存真》，叶万青（字讷人）辑校，三卷，成书于1836年。是书卷一载160余案；卷二载150余案；卷三载120余案。又有民国九年（公元1920年）陆士谔《增补重编叶天士医案》四卷，民国二十六年（公元1937年）松江李启贤有《叶案疏证》二卷。

**11.《洄溪医案》**

清代吴江名医徐大椿（原名大业，字灵胎，号洄溪老人）撰著《洄溪医案》，一卷，成书于1759年。是书乃徐氏治病验案，载有中风、周痹、伤寒、温疫、崩、产后风热、肠痈、肺痈、下疳等56证，凡91案，涉及内科、外科和妇产科。

**12.《扫叶庄医案》**

清代吴县名医薛雪（字生白，号一瓢）撰著《扫叶庄医案》，四卷，成书于1764年。又名《扫叶庄一瓢老人医案》。共载薛氏临床治案500余则。卷一、卷二列虚劳、中风、心悸、脘胁腹痛、关格等内科杂病13类案；卷三述疟疾、春温、夏暑湿热等温热病并儿科痘疹证治案例；卷四载遗精、淋浊、聚血、气郁发黄、痿痹、痈疡痔漏、疝及女科诸案。收于《珍本医书集成》。是书前后无序跋，附录“调经种子良方”“康方伯传海上仙方”。

薛雪另有《碎玉篇》二卷、《薛氏医案》一卷。民国八年，陆士谔又编纂《薛生白医案》。

**13.《松心医案笔记》**

清代吴县名医缪遵义（字方彦，又字宜亭，号松心居士）撰著《松心医案笔记》，二卷，成书于1775年。是书载述了半术丸、菟丝煎、千金散、伏龙肝饮等治验案40则，涉及内科、外科、妇科、儿科等临证各科，其中多为缪氏诊治疑难杂证之经验。

缪遵义另有《松心堂医案经验抄》一卷、《缪氏医案》一卷、《三余纪效》《松心医案》等医案著作。

**14. 《顾西畴方案》**

清代吴县名医顾文烜（字雨田，号西畴）撰著《顾西畴方案》，一卷，成书于1775年。全书共收载医案23证，以时病、内科杂病为主，五官科次之。有清嘉庆种杏居抄本（朱绶之等题）藏苏州市中医医院图书馆。

顾文烜另有《顾雨田医案》一卷、《顾西畴城南诊治》二卷医案类著述存世。

**15. 《吴门治验录》**

清代名医顾金寿（字晓澜）撰著《吴门治验录》，四卷，成书于1823年。顾金寿原籍如皋，晚年客籍苏州。顾氏《吴门治验录》一书，又名《顾晓澜先生医案》，是一部堪与《名医类案》《古今医案按》相媲美的医案类著作。是书以问答式体例写就，为顾氏门人弟子录其验方、医案编撰而成。全书共录入顾先生临诊验案102则，具有颇高的临床参考价值。

**16. 《花韵楼医案》**

清代吴县名医顾德华（字鬘云）撰著《花韵楼医案》，一卷，成书于1850年。据俞志高老师所著《吴中名医录》言："《花韵楼医案》原本四卷，《珍本医书集成》仅刊行其一卷，余三卷现存顾为贤处，惜笔者未能得而见之。"就《珍本医书集成》所见一卷，共收顾氏医案29案，有一案一诊者，然多为一案数诊，有多达一案十五诊者。顾氏所录医案，以妇科经带胎产为多（或与之相关），也录有妇女内科病案，如烦躁、呕吐、泻痢、臌胀、心悸等。后笔者在整理苏州市中医医院图书馆书目时，见到王卓若所抄《花韵楼医案》，有"李照手启""顾氏自序"，而《珍本医书集成》之《花韵楼医案》仅为附录，可见是书为《花韵楼医案》全本。

**17. 《邵氏三折肱》**

清代吴县邵炳扬（字杏泉）撰《邵氏三折肱》，清代吴县鸿城退士辑，六卷，成书于1862年。卷一列虚劳、表虚、咳嗽证治，载有医案88则；卷二列痰哮、音闪、失血等7种病证证治，载有医案92则；卷三列发颐、牙痛、咽痛等8种病证证治，载有医案104则；卷四列蓄血、中风、痫症等9种病证证治，载有医案101则；卷五列腹膨、黄疸、湿痰等6种病证证治，载有医案119则；卷六列泄泻、痢疾、便血、痔疮证治，载有医案96则；另有痹痛、肺痈、疮、疖、腰痛等27证，仅列目，无具体内容。全书共载医案600则。

**18.《心太平轩医案》**

清代长洲徐锦（字炳南，号澹安）撰《心太平轩医案》，徐元亮（字子瑜）传，一卷，成书于1851年。是书载中风、类中、风痧、胃痛、反胃等病案202则。道光二十二年壬寅（公元1842年），徐元亮之子徐珊纂辑《八家医案》，收录于《徐澹安医案》。

**19.《继志堂医案》**

清代常熟名医曹存心（字仁伯，号乐山）撰著《继志堂医案》，二卷，成书于1859年。是书又名《评选继志堂医案》，为江阴柳宝诒据曹氏门人所录存之医案，加以次第整理，删其繁乱，撷其精粹而成，内有翁同龢跋。全书按病分为23门（上卷9门，下卷14门），选案153则，附《咳嗽证治括要》一文。间加按语，简明扼要，分析病机处方颇有理致，为医林所称道。初刻于光绪三十年甲辰（公元1904年）《柳选四家医案》中，中华人民共和国成立后有铅印本。

**20.《王旭高临证医案》**

清代无锡王泰林（字旭高，号退思居士）撰《王旭高临证医案》，常熟方仁渊（字耕霞，号思梅）辑，四卷，成书于1897年。本书分26门，包括外感、内伤、杂病、妇、幼、外各科病证，但以内科为主。卷一6门107案；卷二5门154案；卷三6门133案；卷四9门140案。其中不乏连续复诊之案，足以反映病之进退及药之效验，可资后学借鉴。案后多由方氏复加按语，切合实践，褒贬分明。每门后又附以小结，论理清晰，启人心思。

**21.《徐养恬方案》**

清代常熟徐养恬（字澹成）撰《徐养恬方案》，徐兆丰（字实函）辑，三卷，成书于1874年。全书共收病证33类，首载外感热病，次录内伤杂病，后收妇人病变。有清同治十三年甲戌（公元1874年）抄本藏上海中医药大学，2004 年收于《中医古籍珍稀抄本精选》出版。

**22.《张聿青医案》**

清代无锡名医张乃修（字聿青）撰著《张聿青医案》，二十卷，成书于 1897 年。是书又名《医论治案》。卷一、卷二载中风、风温、湿温等外感病案；卷三至卷十四录内伤虚损、咳喘、肺痈、血证等内科杂病；卷十五为耳、鼻、喉及眼病诸疾病案；卷十六为瘰疬、内痈、梅毒等外科病案；卷十七、卷十八为张氏医学论著，载有“质疑篇”“左肝右肺说”“白喉养阴忌表证”等 16 篇；卷十九、卷二十载有约 70 则丸、膏、方、药的临床应用。

**23.《吴医汇案》**

清代吴县名医王霖（字新之）辑《吴医汇案》，十二卷，成书于 1906 年。全书按地支分为子帙至亥帙，凡 12 集，子帙首载《圣躬诊视》，子帙至丑帙为感病（伤寒）类疾病，寅帙至午帙为内科类疾病，未帙至酉帙为外科类疾病，戌帙为女科疾病，亥帙为幼科疾病。分 5 门 34 类，载录费伯雄、陈莲舫、曹沧洲等 50 位吴门名医临证医案，包括伤寒门 164 则，内科门 938 则，外科门 441 则，女科门 221 则，幼科门 205 则，附王氏验案 5 则，凡 1834 则。末附《时医里居考》，载录 50 位吴医及王氏本人里籍事迹。

**24.《医案摘奇》**

清代太仓傅松元（字耐寒，号嵩园，别称傅大刀）撰著《医案摘奇》，四卷，成书于 1909 年。卷一载漏下、大头瘟、消渴、类中等计 27 案；卷二载虚损劳怯、支饮、虚泄痢等 31 案；卷三载有伤寒、伏暑、温病等 40 案；卷四载胎气、目珠痛、崩漏等 27 案。为《太仓傅氏医学三书》之一。

## 八、医论医话类

**1.《医说续编》**

明代昆山周恭（字寅之）辑录《医说续编》，十八卷，成书于 1493 年。又名《续医说会编》，为续宋张杲《医说》而作。卷一至卷五载有关医书内容 23 条，针灸 19 条，脉法 15 条，论医 37 条，用药 38 条，药诫 21 条，养生调摄并食忌 80 余条；卷六至卷十七列寒门、暑门、湿门、伤寒等 55 门，皆为张杲之书所未有者，百病分门治法，一病而施治有异，共计千余条；卷十八列诸方260余首。全书搜罗广博，取材宏富，采撷诸多医籍精要秘旨，补《医说》所未备，且多注明出处，便于查核。

**2.《续医说》**

明代吴县名医俞弁（字子容）辑录《续医说》，十卷，成书于1522年。是书仿《医说》体例，补充引录历代文献之医学掌故及作者耳目所睹医治得失，作为医说续集。全书分为27门，共十卷。第一卷载原医8条，医书10种；第二卷列古今名医12人，厚德3条；第三卷有辨惑18条；第四卷述格言14条，妄治7条，药戒3条；第五卷养生杂言20条，汤名5条；第六卷至第九卷为伤寒、头痛头风、膈噎诸气等94条；第十卷药性，载药36种。《续修四库全书提要》称“不著撰人名氏”“前后无序跋”。据日本万治元年刻本，是书题为“姑苏俞弁子容父著，新安吴勉学师古父校”；前有嘉靖甲午吴恩序、嘉靖丁酉陆师道序、俞弁自序，后有嘉靖庚寅黄省曾、日本万治元年陆粲二跋。

**3.《医经溯洄集》**

元代昆山名医王履（字安道）撰著《医经溯洄集》，一卷，成书于1368年。本书计21篇，包括神农尝草论、亢则害承乃制论、四气所伤论、张仲景伤寒立法考、伤寒温病热病说、伤寒三阴病或寒或热辨、伤寒三百九十七法辨、伤寒四逆辨、中风辨、中暑中热辨、积热沉寒论、泻南方补北方论、五郁论、煎厥论、八味丸用泽泻论、小便原委论、内伤余议、外伤内伤所受经旨异同论等著名医学论文。该书着重对医学理论探求本源，所谓“溯洄”，是逆流而上，追溯经典，以《黄帝内经》《难经》《伤寒论》《金匮要略》等经典医籍的医理为指归，并对著名医家王叔和、孙思邈、王焘、王冰以至张子和、李东垣等20余家的学术观点有不少独到的阐述和发挥。

**4.《医经秘旨》**

明代吴江名医盛寅（字启东）撰著《医经秘旨》，二卷，成书于1418年。永乐初，盛寅为医学正科，复授御医，后掌太医院事。是书“本之经文，节其要旨，参以管窥所得，随笔记录”，故名。收于《三三医书》第一集。

**5.《医衡》**

清代华亭名医沈时誉（字时正，号明生）撰著《医衡》，四卷，成书于1661年。是书为医论集，喻病为物，药为权，医者为持衡者，故名“医衡”。书以“养生主论”始，“聚精说”终，计81篇。卷一为统论11篇，论述养生、运气、奇经八脉等；卷二至卷四均为“证论”，凡68篇，分风、寒、暑、湿、燥、火、气、血、痰、积、虚损等；“附论”2篇，论生育、养生之道。有清顺治十八年辛丑（公元1661年）刻本，藏上海中医药大学，1985年上海书店据上中本影印出版，卷端署：茸城沈时誉明生父述，门人梅肅公夔父辑，顾是衹若父订，屠元凯舜遴父参，男沈智弢朗生父较。

**6.《活人精论》**

清代常熟名医孙从添（字庆增，号石芝）撰著《活人精论》，一卷，成书于1738年。是书前后无序跋，无目录，内容不分章节。分述阴阳五行、津、液、气血、五脏六腑、十二经脉、四时气候、天人相应、饮食起居及环境等题，并就人体调养摄生等予以阐论。有稿本藏中国中医科学院，1992年收于《吴中医集·临证类》，江苏科学技术出版社排印出版。

**7.《医学读书记》**

清代长洲名医尤怡（字在泾，号饲鹤山人）撰著《医学读书记》，三卷，成书于1739年。是书卷上列阳气阴气、四气等27论；卷中列风寒营卫之辨、寒邪六经俱受不必定自太阳等24论；卷下列制方用药必本升降浮沉之理、五行问答等13论。有续记1则，列寸口分诊脏腑定位、古方权量等22论。后附《静香楼医案三十一条》。

**8.《医学源流论》**

清代吴江徐大椿（原名大业，字灵胎，号洄溪老人）撰著《医学源流论》，二卷，成书于1757年。全书分为7门，计有医论97篇。上卷载经络脏腑、脉、病、方药4门，有元气存亡论、诊脉决死论、用药如用兵论等50篇；下卷载治法、书论、古今3门，有司天运气论、知病必先知证论、医学渊源论等47篇。

徐灵胎另有医论类著作《慎疾刍言》一卷存世。

**9.《吴医汇讲》**

清代长洲名医唐大烈（字立三，号笠山）辑录《吴医汇讲》，十一卷，1792年至1801年，每年一卷，后汇编成书。或谓是书为中国最早医学杂志，共载吴地41位医家的文章120余篇。乾隆五十七年壬子（公元1792年）吴门唐氏问心草堂刻本，有版本10余种，1983年上海科学技术出版社有点校排印本。

**10.《琉球百问》**

清代常熟名医曹存心（字仁伯，号乐山）撰著《琉球百问》，一卷，成书于1827年。本书是据曹氏回答其琉球弟子吕凤仪所提的问题记录整理而成，内容以临床病例的立法处方为主。本书以一问一答的形式行文，计101问，故名"琉球百问"，书末附道光甲申年"原问"1篇，及往来信函各1件。问答内容涉及内科29问，外科12问，妇产科15问，儿科16问，针灸经穴19问，本草药性8问，眼科2问。此外，是书还对医疗预防、饮食起居以及死亡病例进行了讨论。

同类图书曹氏著有《琉球问答奇病论》一卷，全书共列师徒问答30则，内容涉及内科15问、妇科6问、儿科的9种病症。另有《继志堂语录》一卷、《曹仁伯先生医说》一卷、曹存心医论类著作存世。

**11.《倚云轩医案医话医论》**

清代常熟名医方仁渊（耕霞，倚云，思梅）撰著《倚云轩医案医话医论》，七卷，成书于1899年。本书包括医案二卷、医话二卷、医论三卷。有稿本藏中国中医科学院图书馆。1991年人民卫生出版社有排印本《倚云轩医话医案集》，包括《医话》二卷、《医案》二卷、补遗一卷。2009年中医古籍出版社收于《中医孤本大全》影印出版，有《医案》三卷、《医话》三卷、《医论》二卷，凡八卷。

以上仅仅是笔者梳理的吴中医籍的代表著作，还有几类著作笔者并未纳入，像运气类、食治类、养生类、丛书类，等等，而这些医籍同样有着重要的价值。

养生类著作较为著名的有：元代王珪的《泰定养生主论》，明代文徵明的《尊生图要》，陆树声的《病榻寤言》，宣光祖的《摄生要语》，袁黄的

《摄生三要》，清代尤乘的《寿世青编》《勿药须知》，龙柏的《脉药联珠药性食物考》，潘霨的《卫生要术》《十二段锦易筋经义》《易筋经图说》《内功图说》，沈嘉澍的《养病庸言》，等等。

食治类著作较著名的有：明代韩奕的《易牙遗意》，吴禄的《食品集》，张谦德的《茶经》，穆世锡的《食物辑要》，姚可成的《救荒野谱》，清代尤乘的《食治秘方》《病后调理服食法》《食愈方》，程翔宵的《诚斋食物记》，等等。

汗牛充栋的吴中医籍，是吴地先人们留给我们的宝贵遗产，同时也是吴文化传播的一个重要载体。吴中医籍的价值首要表现于它的使用价值与文献价值，在我们探讨吴门医派发展的战略规划时，这些古籍是我们的底气所在。

# 第四章

# 学思流芳：不断创新的吴门学术思想

## 第一节 吴门温病学说

温病学说作为吴门医派的精髓，是在吴地中医理论研究者与临床医学专家的思考与实践中逐步形成的。温病学派的诞生，促进了吴门医派的崛起。

自古以来，旱涝、蜂蝗、地震、海啸各种灾害往往都会增加疫病暴发或流行的机会，历史上继发于灾荒之后的疫病屡见不鲜。自然灾害后，生活环境恶化，饮水被污染，淹溺、受伤、冻馁及病死的人畜众多，尸体浅埋处理或暴尸荒野道旁，形成污染源，为疫病流行提供了条件。所谓“大兵之后，必有凶年；大荒之后，必有大疫”。据文献记载，汉唐以来，尤其是明清之际，苏州及邻近地区先后发生过数百次的疫病流行。明代 276 年中有 64 次疫病流行，清代 295 年中大小疫病流行不下 300 多次。

瘟疫一旦流行，死伤大批，民生凋敝。史书多以亡者接踵、死者枕藉、人死无算、死者十有八九、民死者众、多绝户者等词汇来记载瘟疫发生时的悲惨状况。例如，《后汉书 · 马援传》言：建武二十五年己酉（公元 49 年），“武陵五溪大疫，人多死”；《备急千金要方 · 伤寒》言：建宁二年己酉（公元 169 年），“疫气流行，死者极众”；《宋书 · 五行志》言：嘉平五年癸酉（公元 253 年），“四月，新城大疫，死者大半”；《旧唐书 · 五行志》言：唐永淳元年壬午（公元 682 年），“加以疾疫，自陕至洛，死者不可胜数，死者枕藉于路”；《明史 · 五行志》言：明永乐十一年癸巳（公元 1413 年），“六月，湖州三县疫；七月，宁波五县疫；邵武大疫，绝死者万二千户”；《清史稿·灾异志》言：清雍正十一年癸丑（公元1733年），“镇洋大疫，死者无算；昆山疫；上海、宝山大疫”，等等。

瘟疫的流行造成如此凄惨的结果，故而对瘟病的关注和研究，向来是医家们关注的焦点。东汉时被后世尊为“医圣”的张仲景曾痛感于建安以来疫病的流行，他的家族原有200多人，然而未满10年，死去了三分之二。于是他“感往昔之沦丧，伤横夭之莫救，乃勤求古训，博采众方”，写成《伤寒论》一书。在张仲景看来，《伤寒论》“虽未能尽愈诸病，庶可以见病知源，若能寻余所集，思过半矣”。自《伤寒论》问世后，历代医家无不奉为圭臬，历经千百年，中医借此治病，屡试不爽。可贵的是《伤寒论》继《黄帝内经》之后曾提到温病，但有症状而无治法，语焉不详。这与张仲景身处中原，所见所闻以伤寒为主有关，说明张仲景在临床中发现过有别于伤寒的温病，而他只是注重了伤寒的研究。

吴中医学在中国医学史上占有重要地位，与苏州温病学派的兴起密切相关。吴中地区地处东南卑湿之地，是瘟疫、温病的屡发地区，因为温病的病因、发病、传变过程和治疗原则不同于伤寒，故运用治伤寒方法来治疗温疫、温病的疗效不佳。因而王履、吴有性、叶天士、薛生白、缪遵义等一批吴中名医，在大量的临床实践基础上，创立了“戾气”学说与温病学说。叶天士的《温热论》揭示了不同于《伤寒论》的“卫气营血”辨证纲领。温病学派重视基础理论，善于吸取众长，敢于发明创新，处方用药注重实效，用药具有“轻、清、灵、巧”的特点。从此，温病学说从病因病机到辨证施治有了较完整的理论体系，对祖国医学的发展具有巨大的影响。

## 一、王履与《医经溯洄集》

王履（图4-1）是元末明初（约公元1332年—1391年）著名医学家，少时学医于朱丹溪，尽得朱氏之学，与戴思恭、贾思诚、赵良仁、徐彦纯等人为同门师兄弟。王履著有《医经溯洄集》一卷，收于《四库全书》《古今医统正脉全书》等多种丛书中。全书充分体现了王履的求实精神，对一些立论也表达了自己的不同观点。对此，他说：“予非好斥前人之非，盖为其有害大义，晦蚀经旨，以误后人，故不敢谀顺而嘿嘿耳。”

《明史》："王履，字安道，昆山人。学医于金华朱彦修，尽得其术。尝谓张仲景《伤寒论》为诸家祖，后人不能出其范围。且《素问》云伤寒为病热，言常不言变，至仲景始分寒热，然义犹未尽。乃备常与变，作《伤寒立法考》。"

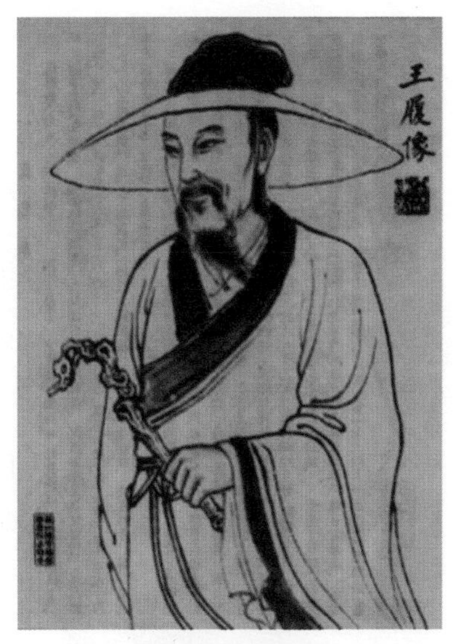

图4-1　王履

王履不仅是著名医家，还是著名的画家和诗人。《明外史本传》言："工诗文，兼擅绘事，尝游华山绝顶，作图四十幅，记四篇，诗一百五十首，为时所称。"指的是王履曾于洪武十六年（公元1383年）游历华山，登临华山极顶，绘制华山图40幅，撰写游记4篇，赋诗150首，一时传为佳话。如今《华山图》藏于北京故宫博物院。

王履对吴门温病学的主要贡献在于指出，"温病不得混称伤寒"，主张"时行……温疫等，决不可以伤寒六经病诸方通治"。王履认为伤寒、温病、暑（热）病之命名，"有病因，有病名，有病形；辨其因，正其名，察其形，三者俱当，始可以言治矣"。具体而言："伤寒，此以病因而为病名者也；温病、热病，此以天时与病形而为病名者也。由三者皆起于感寒，或者通以伤寒称之。"然而，"伤于寒，有即病者焉，有不即病焉。即病者，发于所感之时；不即病者，过时而发于春、夏也。即病谓之伤寒，不即病谓之温与暑。夫伤寒、温、暑，其类虽殊，其所受之原，则不殊也。由其原之不殊，故一以伤寒而为称；由其类之殊，故施治不得以相混。""虽然，伤寒与温病、热病，其攻里之法，若果是以寒除热，固不必求异；其发表之法，断不可不异也。况伤寒之直伤阴经，与太阳虽伤，不及郁热即传阴经为寒证，而当温者，又与温病、热病大不同，其可妄治乎？或者知一不知二，故谓仲景发表药，今不可用，而攻里之药，乃可用，呜呼！其可用不可用之理，果何在哉？"

王履认为温病是伏热自内而发，治疗温病应以清里热为主的思想，为温病学说独立于《伤寒论》体系之外，提供了一定的理论依据及有益的经验，对后世温病学说的形成影响巨大。可以说吴门医派的温病学说发端于王履的学术思想。

## 二、吴有性与《温疫论》

吴有性（约公元 1582 年—1652 年）的生平前文已经述及，以下仅录民国时期赵尔巽的《清史稿》内容以资佐证：

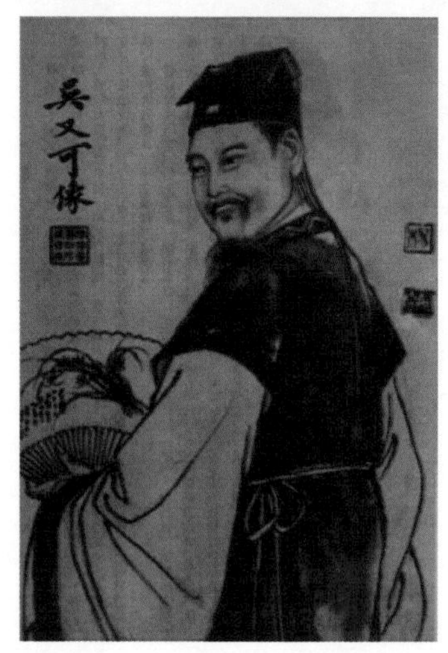


图 4－2　吴有性

吴有性，字又可，江南吴县人（图 4－2）。生于明季，居太湖中洞庭山。当崇祯辛巳岁，南北直隶、山东、浙江大疫，医以伤寒法治之，不效。有性推究病源，就所历验，著《温疫论》，谓：伤寒自毫窍入，中于脉络，从表入里，故其传经有六，自阳至阴，以次而深。瘟疫自口鼻入，伏于膜原，其邪在不表不里之间，其传变有九，或表或里，各自为病。有但表而不里者，有表而再表者，有但里而不表者，有里而再里者，有表里分传者，有表里分传而再分传者，有表胜于里者，有先表后里者，有先里后表者。其间有与伤寒相反十一事，又有变证、兼证种种不同。并著论制方，一一辨别。古无瘟疫专书，自有性书出，始有发明。其后有戴天章、余霖、刘奎，皆以治瘟疫名。

吴有性所著《温疫论》，正文二卷，《补遗》一卷，又名《瘟疫论》《温疫方论》，成书于崇祯壬午年（公元 1642 年）。成书不到两年已有刊本问世，嗣后各种版本络绎不绝。乾隆年间，洪天锡予以补注，书名《补注温疫论》。嗣后又有郑重光《温疫论补注》，孔毓礼《医门普度温疫论》等。另有《醒医六书温疫论》，该书的补注本、加评本甚多，已被收入多种丛书中。清代康熙年间已有日本出版的《温疫论》，说明此书不仅流行国内，而且迅速传播海外，足见影响之深远。

《温疫论》全书分列 86 个论题，包括上卷 50 个论题、下卷 36 个论题。内容包括温疫的病因、初起症状、传变诸证、兼证、治法，以及妇女、小儿时疫特点、调理方法等。力申伤寒与温疫之天壤有别，强调掌握“九传”是治疫之紧要关键，并创制“达原饮”“三消饮”等方剂，示人以疏利、逐邪诸法，因势利导，分消疫毒之邪，内容十分详尽。是书是我国第一部论述温病（传染病）的专著，对后世影响极为深远。

吴氏指出伤寒与温疫在病因病理和症候表现诸方面乃有霄壤之别。表现在：①伤寒的病因是六气，“温疫之为病，非风、非寒、非暑、非湿，乃天地间别有一种异气所感”——“异气”致病说。②伤寒邪自皮肤腠理而入，疫邪自口鼻而入。③伤寒循六经传变，温疫邪伏膜原，“或外传于经、或内传于腑”（即所谓“九传”），而出现各种临床症状。④在治疗时亦应区别对待：伤寒汗解在前，时疫汗解在后；伤寒投剂可使立汗，时疫汗解俟其内溃汗出，自然不可以期；伤寒解以发汗，时疫解以战汗；伤寒发斑则病笃，时疫发斑为外解；伤寒初起以发表为先，时疫初起以疏利为主。

对于温疫的论治，吴氏提出了“逐邪为第一要义”“急证急攻”“因证数攻”等观点，认为控制感染是愈病的关键，主张积极的抗感染疗法。如邪在膜原，宜达原饮疏利祛邪；外传于经，用白虎汤解肌透表；内结胃腑，予承气辈逐邪拔毒；疫后调理，以清燥养营汤滋阴养血。

## 三、叶天士与《温热论》

叶天士（约公元 1667 年—1746 年），名桂，温病学说的创始人，是吴门医派历史上最为著名的代表医家，在中医史上也占据一席之地（图 4 - 3）。

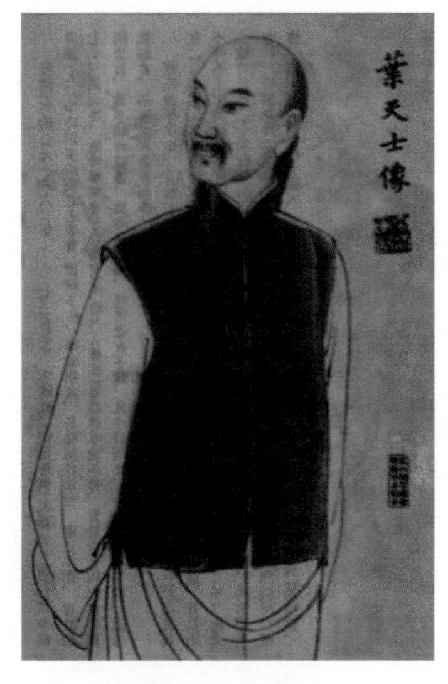

图 4 - 3　叶天士

《清史稿》：“叶桂，字天士，江苏吴县人。先世自歙迁吴，祖时，父朝采，皆精医。桂年十四丧父，从学于父之门人，闻言即解，见出师上，遂有闻于时。切脉望色，如见五脏。治方不出成见，尝曰：剂之寒温视乎病，前人或偏寒凉，或偏温养，习者茫无定识，假兼备以幸中，借和平以藏拙。朝用一方，晚易一剂，讵有当哉？病有见证，有变证，必胸有成竹，乃可施之以方。其治病多奇中，于疑难证，或就其平日嗜好而得救法；或他医之方，略与变通服法；或竟不与药，而使居处饮食消息之；或于无病时预知其病；或预断数十年后，皆验。当时名满天下。”

叶天士未满30岁便名满天下，“其治病多奇中，于疑难证，或就其平日嗜好而得救法；或他医之方，略与变通服法；或竟不与药，而使居处饮食消息之；或于无病时预知其病；或预断数十年后，皆验。”上至达官贵人，下至贩夫竖子，内至本省乡里，外至邻省外服，没有不知道叶天士先生的。《本草再新》陈修园序：“吴门叶天士先生以医术擅名于世者五十余年。”有了这样隆盛的名声，叶氏依旧勤求古训，读书不断，对明清医家如陶节庵、李时珍、张景岳、喻嘉言、缪希雍、李士材、柯韵伯等大量著作进行研读，至老不辍。一有心得见解，即随笔评批或注释。叶钟云：“府君精于医，于医家书多所发明，单辞只义，门弟子互相抄录。”因为叶天士隆盛的医名，人们称之为“天医星下凡”。

《温热论》是叶天士确立温病学说理论体系的著作，反映了叶桂辨治温病的独特见解，被后世推崇为温病学经典著作之一。叶氏毕生忙于诊务，无暇著书立说。现存诸书，多为弟子或后人整理而成。《温热论》一卷，系其门人顾景文据师口述，记录整理而成。

《温热论》首刊于唐大烈《吴医汇讲》中，并经唐大烈润色加工，称为《温证论治》。唐大烈序云：“《温热论治》二十则，乃先生游于洞庭山，门人顾景文随之舟中，以当时所语，信笔录记，一时未加修饰，是以词多佶屈，语亦稍乱，读者不免眩目。烈不揣冒昧，窃以语句少为条达，前后少为移掇，唯使晦者明之。至先生立论之要旨，未敢稍更一字也。”后来叶桂门人华岫云在《续选临证指南》中将本篇更名《温热论》而列于卷首。两种版本文字略有出入，但大体相同。

《温热论》内容简短，仅4000余字，记录了叶氏对温热病论述的精华。主要内容为：①阐明温病发生、发展的规律性。叶天士将温病的发生、发展归纳为“温邪上受，首先犯肺，逆传心包”，表明温病从口鼻而入，首先犯及肺脏，由卫分到气分，再到营分，最后传至血分。②确立卫气营血辨证理论。叶氏提出温病发展的卫、气、营、血 4 个阶段，表示温病由浅入深的 4 个层次，“大凡看法，卫之后方言气，营之后方言血”。在辨清 4 个阶段证候后，采用相应的治疗法则。③重视察舌验齿，充实温热病诊断。根据温病化热快、传变迅速、易伤津液的特点，叶天士叙述辨舌、验齿、辨斑疹与白痦等的意义，发展了温病的诊断方法。

叶氏对温病理论的发展及其诊治经验，在温病学说的发展史上起了承前启后的重要作用，为温病学说理论体系的形成奠定了基础，使其成为在治疗外感病方面的一门与伤寒并列的专门学说，对中医学的发展具有巨大的影响。章虚谷《医门棒喝》云：“邪之寒热不同，治法迥异，岂可混哉！两千年来，纷纷议论，不能辨析明白。近世叶天士始辨其源流，明其变化，不独为后学指南，而实补仲景之残缺，厥功大矣！”

## 四、薛雪与《湿热论》

薛雪（公元 1681 年—1770 年）为吴门医派与叶天士齐名的著名医家。嘉庆间，钱思元《吴门补乘》为薛氏立传：

薛雪，字生白，号一瓢。所居曰扫叶山庄，为钱氏南园旧址，有花竹林泉之胜。乾隆初，举山林隐逸，寻放归。沈文慤公以王光庵比之。谓能诗而以医自晦，与光庵同；至工八分，解绘事，驰骋骑射刀稍间，又有能光庵之所不能者。袁太史枚有庖人将死，延雪药之，一剂而愈，因极口推重。雪曰：我之医如君之诗，能以神行。所谓人在屋中，我来天外是也。山庄门贴云：堪笑世人无狗监，何妨自我作牛医。楹贴云：九重天子垂清问，一榻先生卧白雪。其自命可知矣。

薛雪所著《湿热论》一卷，又名《湿热条辨》《湿热病篇》，初刊于嘉庆十四年（公元 1809 年）徐行的《医学蒙求》。《湿热论》是薛生白对湿热病探索研究之心得著作，是他将“所历病机，与诸弟子，或阐发前人，或据己意，随所有得，随笔数行”而成，是薛氏在湿热病治疗实践中总结出来的真知灼见。

首先，薛氏指出了湿热病邪与其他外感病之区别：①侵犯途径不同。伤寒乃从皮毛而入，温病则从口鼻而入，而湿热病邪从皮毛而入者占十之一二，从口鼻而入者十居八九。②侵犯部位不同。伤寒之病首犯太阳，湿邪上受首先犯肺，而湿热多为太阴、阳明受病。③传变规律不同。伤寒循六经传变，温病典型者循卫气营血传变，非典型者则“逆传心包”，而湿热病属阳明、太阴经者居多，中气实者则病阳明，中气虚者则病太阴。病在二经之表者兼少阳三焦，病在二经之里者多在少阳、厥阴。

薛氏列湿热证提纲：“湿热证，始恶寒，后热不寒，汗出胸痞，舌白，口渴不引饮”。湿为阴邪，卫阳为湿遏而恶寒，后则湿郁化热，且与热相合，故但热不寒；热甚阳明则汗出；湿蔽清阳为胸痞；湿邪内盛则舌白；热则津液不升而口渴；湿则饮内留而不引饮。

其次，薛氏对于湿热病的辨证治疗有其独特的见解，他根据病邪属表属里、湿重热重、在上在下以及寒化热化诸方面因素，归纳为湿热本证、湿热表证、湿邪偏重于里、湿热并重于里、热邪偏盛于里、湿热充斥三焦、湿热阴伤及湿热阳虚等证型，以此作为处方施治的基础，理法方药自成体系。薛氏这种以纲带目对湿热病进行辨证论治的方法，说理透彻，立言允当，言简意赅，条分缕析，极尽变化，无论是处常处变皆有案可据，有法可循，大大地丰富了温病学的内容。

## 五、缪遵义与《温热朗照》

缪遵义（公元1710年—1793年），字方彦，又字宜亭、松心，号松心居士，清吴县人。乾隆丁巳（公元1737年）进士，官知县。因母得异疾，弃官为医，究心岐黄家言，母既获瘳，而医理日益进。就诊者填塞街巷，治之无倦容，总督高晋颜其堂曰“志济”。临证立方多创境，他医不解，然投之辄效，及徐明其故，无不惊服，与叶桂、薛雪并称“吴中三家”。缪氏著有《伤寒集注》、《温热朗照》八卷、《松心笔记》一卷，刻《伤寒三注》行于世。

《苏州府志》：“缪遵义，字方彦，号松心居士（原注：父曰藻，兄敦仁）。吴县人，乾隆丁巳进士。因母得异疾，遂究心岐黄家言，母既获瘳，而医理日益进。就诊者填塞街巷，治之无倦容。临证立方多创境，他医不解，然投之辄效。及徐明其故，无不惊服。其于前人论撰，悉意研究。刻《伤寒三注》，行于世。所著《温热朗照》《松心笔记》若干卷，藏于家。卒年八十有四。遵义门人管鼎，字象黄。亦精医理，能传其业。”

《温热朗照》八卷，系研究温热病的专著，为缪氏晚年的力作。关于温热病的研究历代有所阐发，到了明清时期则掀起了高潮，以苏州为中心的温热病大讨论逐步展开。缪氏之书即将前贤的医学成果加以汇辑，在编著以张路玉论述为总例，汇喻嘉言、周扬俊、吴又可、程郊倩等二十余家温热理论为课题，以汇讲的形式展开讨论，起到很好的解惑明义的效果。《温热朗照》所引用的医书种类之多，内容之广，摘录之精，难能可贵。所有医话和医案，甚为精辟，注释的议论亦较中肯，具有较好的参考价值。

可惜的是《温热朗照》成书后不肯示人，秘为家本。有清乾隆间缪遵义先生侄孙缪淞手录抄本藏苏州市图书馆，又有 1935 年抄本藏中国中医科学院。1993 年《吴中医集》温病类分册收录此书，江苏科技出版社出版。2007 年收于《温病大成》第二部，福建科技出版社出版。

## 六、柳宝诒与《温热逢源》

柳宝诒（公元 1842 年—1901 年），字谷孙，号冠群，江苏江阴县人（图 4－4）。柳宝诒少时家贫，但手不释卷，博览群书，所读以经史子集为主，旁及历代医学，终成一时名医，长于诊治温热证。《江阴县志》称：“其为人和厚好学，能文工书，尤长于医，苏常一带，妇孺皆知。”曾采尤在泾、曹仁伯、王旭高和张仲华诸家医案，编撰成《柳选四家医案》，按病分目，并加按语，分析病机，人尤称之。另撰《温热逢源》《素问说意》《惜余医案》《惜余医话》等医著。弟子众多，多有医名。

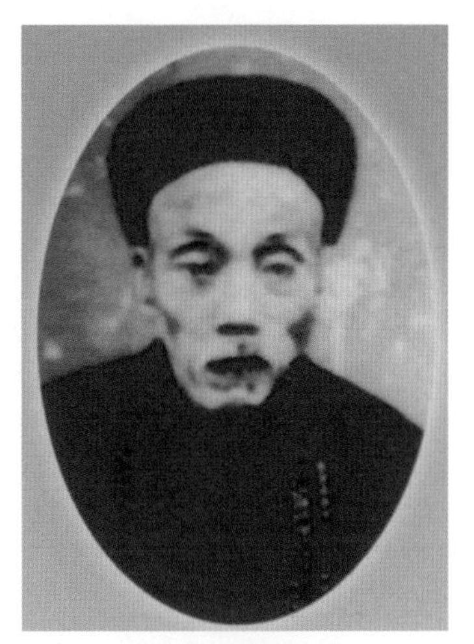

图 4－4　柳宝诒

《温热逢源》三卷，上卷详注《黄帝内经》《难经》及《伤寒论》中伏气温病；中卷辨证《温病暑疫全书》《伏邪篇》《伤寒绪论》《温疫论》中的有关论点；下卷重点论述伏气温病，对伏气温病的病因病机、辨证论治进行了系统的总结，为伏气温病学说的完善做出了重要贡献。

伏气温病的病因病机在《黄帝内经》中认为是“冬伤于寒，春必病温”，又认为“冬不藏精，春必病温”，将冬伤于寒和冬不藏精看作是伏气温病的内在因素。柳氏则进一步指出：寒邪内伏于少阴，在来春外发之时，寒邪已经化热。既不同于一般的伤寒，两者一寒一温，又不同于新感温病，两者一出表，一入里。故柳氏认为：伏气温病，乃冬时寒邪，伏于少阴，迨春夏阳气内动，伏邪化而为热，由少阴而外出。“标见于外，而热郁于内，虽外有表证，而里热先盛。”

至于伏气温病的治疗，柳氏提出3个要点：①为清泄里热。“伏气由内而发，治之者以清泄里热为主。其见证至繁且杂，须兼视六经形证，乃可随机立法。”②为疏解外邪。“其为时邪引动而发者，须辨其所夹何邪，或风温，或暴寒，或暑热，当于前法中，参入疏解新邪之意，再看其兼夹之邪轻重如何，轻者可以兼治，重者即当在初起时，着意先撤新邪；俟新邪既解，再治伏邪，方不碍手。此须权其轻重缓急，以定其治法。”因此，柳氏进一步肯定地指出：“初起治法，即以清泄里热，导邪外达为主。”③为顾护阴液。“其或邪已化热，则邪热燎原，最易灼伤阴液，阴液一伤，变证蜂起，故治伏温病，当步步顾其阴液。”

温病学派是吴中最具地方特色和科技优势的一大流派，从某种意义上讲是吴中医学主流，明清时期达鼎盛阶段，并在相当长的时期内，居世界医学领先的地位。

吴门温病学派的特色表现在如下几个方面：

①在治疗外感病方面逐步摆脱伤寒学说的羁绊而形成的一大学派。

②吴中温病学家具有强烈的崇实创新精神，他们通常被称为“时医”，处方用药以“轻、清、灵、巧”见长。

③以卫气营血辨证论治典型的温病，以逆传心包、湿温、伏气温病理论治疗非典型温病。

④重视预防及潜伏期和初期治疗，病程中注意存津救液、保护元神。

⑤验齿察舌、辨斑疹白痦等阳性体征检查被普遍采用，提高了中医诊断水平。

## 第二节 吴门伤寒学派

伤寒学派是中医学术发展史上非常重要的一个医学流派，其内容以研究张仲景《伤寒论》的辨证论治、理法方药为主旨，始于晋唐，盛于明清，其学术研究历千余年而不衰，对中医理论和临床医学的发展，特别是对外感热病辨证论治体系的发展有着深远的影响。

宋金以前伤寒研究的代表有八大家，分别是晋代的王叔和，唐代的孙思邈，宋代的韩祇和、朱肱、庞安时、许叔微、郭雍，以及金时的成无己。宋以前虽有治伤寒学的诸大家，但在伤寒学派内部并没有再分学派。从明代方有执倡言《伤寒论》的错简，实施重订，开启了后世伤寒学术争鸣之端。一直到清代，诸家仍各张其说，在学术争鸣中才逐渐形成了后来的伤寒学派内的各个学术流派。明清时期是伤寒学派著述最盛、观点最众的时段。

根据任应秋的观点，明清时期的伤寒学派主要可以划分为 3 个流派，即以方有执为代表的“错简重订派”，受陈修园影响最大的“维护旧论派”，以及介于上述两派之间的“辨证论治派”，代表医家有张遂辰、张志聪、张锡驹等。辨证论治派中根据其研究特点，大致可分为柯琴、徐灵胎为代表的以方类证派，以尤怡、钱潢为代表的以法类证派和以陈修园、包诚为代表的分经审证派。这种学术的争鸣极大地丰富了伤寒学说的内容。

吴门医家中研究《伤寒论》的医家人数众多，主要集中在明清时期，持有通俗伤寒、经典伤寒、辨证论治、错简重订 4 种学术观点，代表医家有戈维城、喻昌、张璐、汪琥、王子接、钱潢、周扬俊、尤怡、徐大椿、王丙、陆懋修、张泰等。吴地医家伤寒学派的主要学术思想体现在三纲鼎立之说、经典伤寒之论、丰富伤寒证治、补充《伤寒论》辨证论治等方面。

三纲鼎立之说：吴门医家中持错简论的主要有喻昌、张璐父子、汪琥、周扬俊等，围绕错简之论与三纲鼎立之说，对《伤寒论》进行重新编次研究。三纲鼎立学说的提出，在认识和阐释伤寒的同时，较为明确地区别了伤寒与温病，这与清代中叶崛起的温病学派有着不可割舍的渊源。

经典伤寒之论：吴门中持经典伤寒见解的医家，主要有徐灵胎、王丙、陆懋修等。吴地持经典伤寒论的医家的出现，与当时温病学派的兴起有非常直接的关系。他们认为《伤寒论》中已有温病之证治，温病学说有多此一举之嫌，在学术上是否定温病学派的。

通俗伤寒之论：吴门中持通俗伤寒见解的医家，主要有张璐、张登、张倬父子和张泰等。在所著著作《伤寒绪论》中，博采各家之长，补充《伤寒论》中无温病治法；《伤寒兼证析义》中又秉广义伤寒的思想，融杂病于伤寒之中；《类伤寒集补》中论伤寒与温病的区别，更阐发时感热病之证治。

辨证论治之说：吴门中持辨证论治见解的医家，有徐大椿、尤怡、钱潢、戈维城、王子接等，主要有以方类证和以法类证两个研究角度，在《伤寒论》六经辨证的基础上阐发《伤寒论》中辨证论治之精髓。如钱潢谓天地间风寒暑湿之邪，惟伤寒为重，而治伤寒之方，惟仲景为最，撰《重编张仲景伤寒证治发明溯源集》十卷，补充了许多关于外感病的诊治内容。

研究吴地医家伤寒学派的代表不难发现，除了张璐父子在学术上有师承或家传外，大多是通过私塾的方式形成自己的学术思想的。私塾的医家比师徒传承的医家更具有开阔的思维，不会受所承医家的思想的限制，从而更能在学术上取得突破。

## 一、戈维城对伤寒学说的阐述

戈维城，字存橘，明江苏吴中人，生平不详。著有《伤寒补天石》（图4－5）二卷、《续伤寒补天石》二卷，成书于清顺治元年（公元1644年）。

《伤寒补天石》立足于补亡拾遗，主要体现在症状、诊断、方药3个方

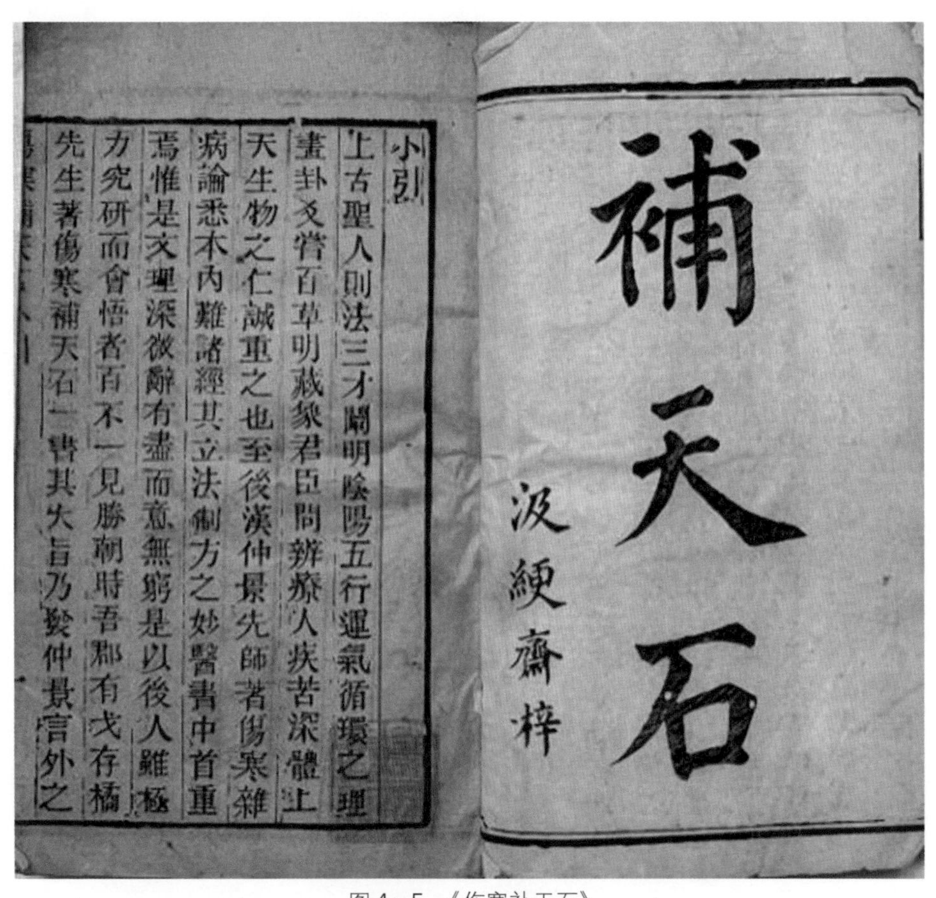
補天石

汲綆齋梓

小引

上古聖人則法三才闡明陰陽五行運氣循環之理畫卦爻嘗百草明藏象君臣問辨療人疾苦深體上天生物之仁誠重之也至後漢仲景先師著傷寒雜病論悉本內難諸經其立法制方之妙醫書中首重焉惟是文理深微辭有盡而意無窮是以後人雖極力究研而會悟者百不一見勝朝時吾郡有戈存橘先生著傷寒補天石一書其大旨乃發仲景言外之

图 4－5 《伤寒补天石》

面。①症状补亡：戈氏认为《伤寒论》缺漏了许多外感热病的症状，欲成外感病全书，就得补亡症状。如《伤寒论》对结胸，仅论水热互结及寒实之结胸，而戈氏认为临床亦见血结胸，为外感热病血热妄行之血证，瘀血蓄积上焦而成，可用犀角地黄汤治之。②诊断补亡：仲景对伤寒病的诊断，详于脉症，略于舌苔。戈氏在实践中体会到，舌苔对诊断有着极其重要的作用。如黑苔是在疾病危重时出现的，有阴阳寒热之别，假若阴阳相混，生死立判。③方药补充：《伤寒论》虽是外感热病的专书，但所载方药远不能适应临床，尚需进行补充。如治疗无形热结之结胸证，仲景仅列小陷胸汤治之，戈氏治疗加枳壳、枳实二药，确有事半功倍之效。

戈维城对伤寒的研究，在朱肱以经络、李时珍以脏腑、张隐庵以气化等前人阐述六经学说的基础上，着力于以多种理论阐明六经实质。如戈氏从经络学说出发，以经、腑证候立论来阐述三阳经之实质，以传经、直中证候立论来解析三阴经之实质。在此基础上，进行辨证论治。又如戈氏论述太阳经，首述足太阳膀胱经循行，认为其循行路线长，病情复杂，且多传变。对于太阳经证，不拘时日多少，有其证即可用发汗治之。冬月无汗可用麻黄汤，有汗可服桂枝汤，其他三时无汗，可用芎苏饮、冲和汤、羌活散。对于热结膀胱之腑证，可用五苓散治之；血热互结膀胱之腑证，可视其轻重缓急，用桃仁承气汤、抵挡汤（丸）治之，等等。《伤寒补天石》是较早从辨证论治角度研究《伤寒论》的著作，以"由证以立法"的方法重新编次注解《伤寒论》，论伤寒外感诸病，对伤寒证治多有发挥。且能不拘泥于仲景之方，博采后世各家方论以治伤寒之证，立足实践，可法可传，对伤寒学派的发展有特定的贡献。

## 二、喻昌对伤寒学说的贡献

《尚论篇》是喻昌最重要的研究伤寒的著作，前篇卷一至卷四，以六经证治为主体；后篇卷五至卷八，补充了温证、伤寒、真中风、小儿诸症及三阴三阳各经证方，与前篇相互发明，极大地丰富了伤寒论研究的内容。

学界一般认为，喻昌是错简重订派的代表人物，原因在于他批判王叔和、林亿、成无已窜改原文。喻氏认为："王叔和于仲景书，不察大意，妄行编次补缀，尚存阙疑一线。""王叔和杂以己意，遂使客反胜主，而仲景所以创法之意，沦晦不明。"林亿所校正、成无已所诠注的《伤寒论》，"过于尊信叔和，往往先传后经，将叔和纬翼仲景之辞，且混编为仲景之书……错乱圣言"。赞成方有执所著的《伤寒论条辨》，谓："始先即削去叔和《序例》，大得尊经之旨"。因此，喻氏强调错简重订，其划分调整方法与方氏大体相同。在编写体例上，采用了"以法统文""以法概证"的方法，使条文条理井然、章节清晰，以突出各种症状条文在治疗上的内部联系，体现了病机变化的主次地位，反映出张仲景多层次的治疗学思想。

喻氏赞赏方有执《伤寒论条辨》中"风伤卫，寒伤营，风寒两伤营卫"的观点，认为"其于风寒之伤营卫者分属，卓识超越前人"，故而喻昌承袭了方有执的三纲鼎立说，进一步提出"春夏秋之伤温、伤热，明以冬月伤寒为大纲矣。至伤寒六经中，又以太阳一经为大纲，而太阳经中，又以风伤卫、寒伤营、风寒两伤营卫为大纲”，从各方面补充、完善了三纲鼎立理论。营卫两伤、三纲鼎立的原则，是喻嘉言在方有执的基础上进一步发展和完善的理论核心。喻氏在归纳条文时更强调“法”，三纲统法、类证汇聚是他的条文重编原则。其主要学术贡献在于将理论系统化，外感病冬伤于寒，春伤于温，夏秋伤于暑热，四时外感以冬伤于寒为纲，六经伤寒以太阳为纲，太阳以风伤卫、寒伤营、风寒两伤营卫三纲鼎立为纲。六经病各自成篇，每一经从证治大意开始，以法为目，分列条文，加以注释，体例严明。可以说，将三纲鼎立理论系统完备化、清晰化，是喻昌对伤寒研究的重要贡献。

### 三、张璐对伤寒学说的发挥

张璐为清初医学三大家之一，其长子张登、次子张倬皆从父业。张氏父子伤寒方面的著作主要有：张璐的《伤寒绪论》（图4－6）二卷、《伤寒缵论》（图4－7）二卷，刊于康熙四年（公元1665年）；张登的《伤寒舌鉴》一卷，刊于康熙七年（公元1668年）；张倬的《伤寒兼证析义》一卷，刊于康熙六年（公元1667年）。后人尝将上述四著合刊，名之《伤寒大成》。

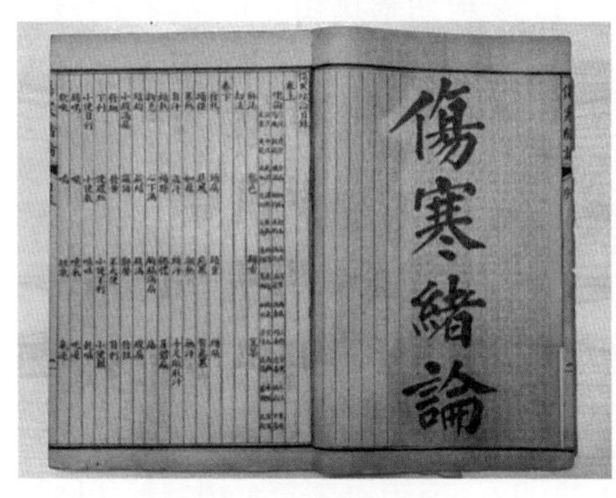

图4－6　《伤寒绪论》

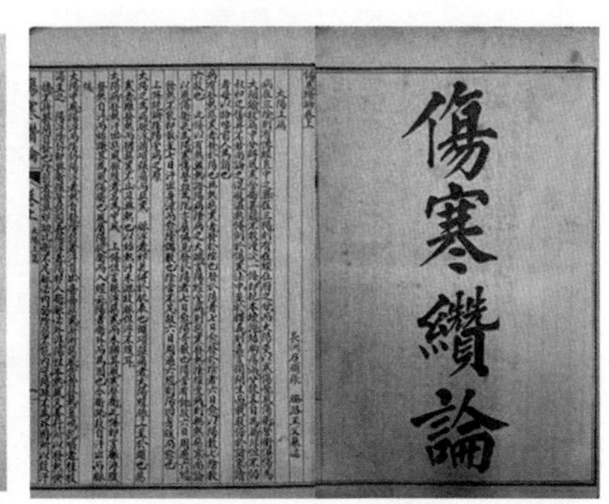

图4－7　《伤寒缵论》

《伤寒缵论》以诠解《伤寒论》原文为主，将《伤寒论》原文重新编次，其体例依仿喻昌《尚论篇》，并对其“三纲”之说有所发挥。《伤寒绪论》针对各家的评注依据经文原旨发表论见，以正本清源。《伤寒舌鉴》系伤寒舌诊专著，将临证所见舌苔分为白、黄、黑、灰、红、紫、霉酱色、蓝

8种舌苔，又附伤寒妊娠舌，每一种舌苔均绘有舌苔图，共载120图。本书对后世中医诊断学的发展有较大的贡献。《伤寒兼证析义》论伤寒而兼杂病，包括中风、虚劳、中满肿胀、噎膈反胃等17种兼夹证候，述以问答式，简单明了。

张璐父子对伤寒学说的发挥主要体现在以下3个方面：

**1. 主张错简重订，而秉三纲鼎立之说**

对于《伤寒论》条文，张璐同方有执、喻昌等持同样观点，主张错简重订。《伤寒缵论》继承三纲鼎立之说，在此基础上，增添"风伤卫犯本、风伤卫坏证、寒伤营犯本、寒伤营坏证、营卫俱伤坏证"5个证型，对伤寒的证治做出了更细致的分类。同时针对喻昌未分伤寒之温热，在其卷下温热篇中，对温病、热病进行区分，以黄芩汤之证为温病，白虎汤之证为热病。张璐对温热病的阐释，从临床证治的角度解读了温病始于伤寒，而别于伤寒的思想，对后世温病学家有所影响。

**2. 立足补亡，探讨外感热病**

《伤寒论》仅述风寒致病为主的内容，从辨治外感热病出发尚属不足。为此，《伤寒绪论》进行多方面的补亡。

首先，张璐在《伤寒绪论》中补亡了26种外感热病。从其内容分析，可分为温病、温疫、温毒3类。如冬温病，张氏曰："至于冬时反有非节之暖，此属春时阳气发于冬时，不至而至，即为冬时不正之气，人感之而病者，名曰冬温。"其次，张璐补亡了伤寒诊法。《伤寒绪论》立"脉法、察色、辨舌"3章，尤其是舌诊内容甚详。"伤寒之邪在表，则苔不生；邪热传里，则苔渐生。自白而黄，黄而黑，黑甚则燥裂矣。"极为符合临床实际。张登更是在《伤寒舌鉴》中专论舌苔，以补《伤寒论》详脉症而略于舌苔的不足。再次，张璐补亡148首方剂（包括附方35首），有组方细微、用药贴切的特点，丰富了《伤寒论》方剂学内容。

**3. 临证论治伤寒，不拘伤寒、温病之别**

张氏父子在其临证论治伤寒中，持通俗伤寒之见，不拘伤寒、温病之别，博采诸家之长，增补广义伤寒之证治，发挥己意而自成一脉。

首先，张璐证治之伤寒乃为广义之伤寒，指一切外感热病，吸收历代医家包括温病学家之所长，如其《伤寒绪论》中言“风温一证，仲景绝无方药，而《活人书》治法颇多”，故选用藏蕤汤、瓜蒌根汤、败毒散治疗风温证。《伤寒绪论》不仅补充了冬温、寒疫、温病、风湿等部分温病类疾病的证治，更通过脉法、察色、辨舌3章，总结伤寒的诊断学说。《伤寒兼证析义》更重点讨论中风、虚劳、内伤等17种杂病兼有伤寒的病因、证候、诊治等辨证论治规律。其次，张璐论治伤寒以“阴阳传中、冬温、温热、时行”为大纲，将吴有性《温疫论》中的温疫学说融合于伤寒的论治之中。再次，张璐在发挥《伤寒论》辨证论治规律之时，并不拘泥经书，更兼收李杲、朱丹溪等历代医家之说，如论内伤兼伤寒证时言：“惟东垣深得其旨，因立补中益气汤，以升举清阳，补益中气，则浊阴不降而降矣。”

## 四、周扬俊的伤寒学说思想

周扬俊，字禹载，清苏州府人，生卒年不详。周扬俊年少学儒，却屡试不第。周氏感叹范仲淹之名言“不为良相，便为良医”，于是弃儒习医，此时周氏已近40岁了。周氏初读王叔和、成无己、李东垣诸家医书，参考有年，仍觉茫然。后读喻昌《尚论篇》，遂豁然有悟。通过习读医书10多年的时间，使周氏医学造诣日渐精进。后在京师，周扬俊拜名师林北海门下习医，整整5年的跟师学习，不仅提高了周扬俊医道水平，也弘扬了周扬俊的医名，“语肺腑而穴膏肓，咸叹其技之神。”

周扬俊习医虽晚，但医有大成，且勤于著作。康熙十六年（公元1677年）著成《伤寒论三注》（图4－8）十六卷，推崇张仲景之学，采方有执、喻昌之说，研修十余年，兼附己见，以《伤寒论条辨》《尚论篇》为基础，“于二先生注中，觉有未融处，不敢依样葫芦，又必潜心体会，务期有得，则于二注之意之外，稍可以补其所不及者，又若干条，合为三注焉。”康熙十八年（公元1679年）著成《温热暑疫全书》，选辑《伤寒论》《温疫论》原文，详加阐释，在总结前人成就的基础上，对温病学进行了较为深入的研究。康熙二十六年（公元1687年）补注《金匮方论衍义》而成《金匮玉函经二注》，书中记述血证证治，疗效甚著。

周扬俊的伤寒学说思想体现在《伤寒论三注》中，主要包括以下4个方

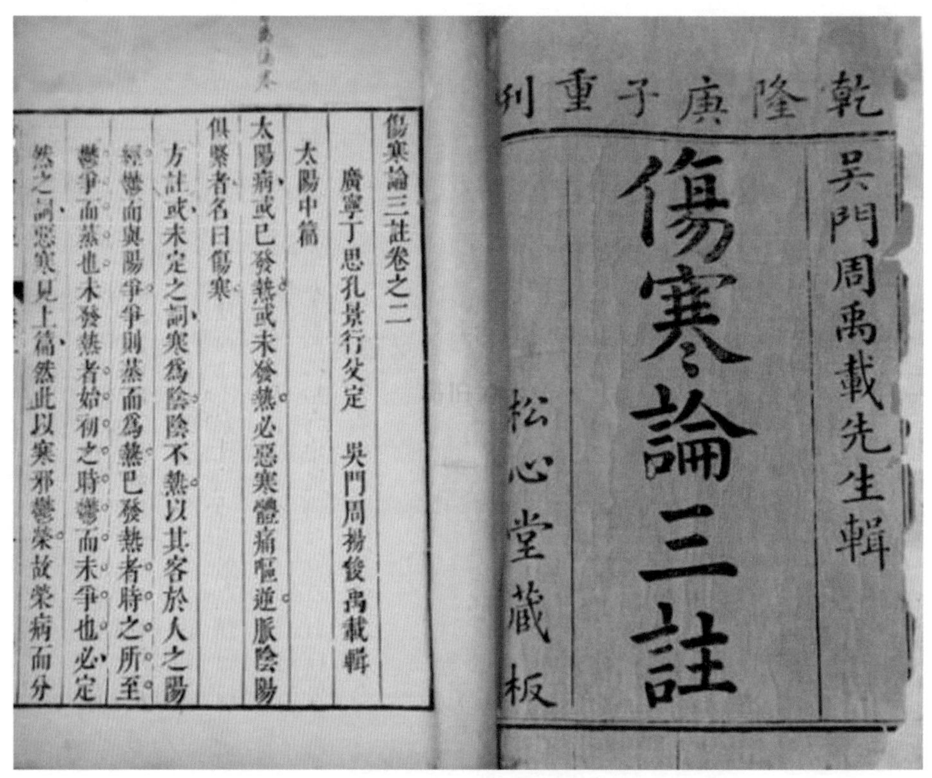

乾隆庚子重刊

吳門周禹載先生輯

傷寒論三註

松心堂藏板

傷寒論三註卷之二

廣寧丁思孔景行父定　吳門周揚俊禹載輯

太陽中篇

太陽病或已發熱或未發熱必惡寒體痛嘔逆脈陰陽俱緊者名曰傷寒

方註或未定之詞寒爲陰陰不熱以其客於人之陽經鬱而與陽爭爭則蒸而爲熱已發熱者時之所至鬱爭而蒸也未發熱者始初之時鬱而未爭也必定然之詞惡寒見上篇然此以寒邪鬱榮故榮病而分

图 4－8 《伤寒论三注》

面：①周氏对《伤寒论》的编注，立足辨证，务求实用。周扬俊治伤寒，能扬长避短补缺，以体现辨证论治为主要目的。他于辨证，既注意辨症状以揭示证候的实质，又重视类比证候。②周氏在编注《伤寒论》时，注重方剂，探颐阐微。周扬俊认为辨证的目的在于施方治疗，因此施方既是辨证论治的重要内容，又是治疗疾病的主要方法，故周氏注重对方剂的研究。③周氏编次《伤寒论》的目的还在于寒温合论，欲成全书。周氏研究伤寒宗方、喻错简之说，推测《伤寒论》散失了张仲景对于温热病证的论述，研究时应加以补述，因而《伤寒论三注》以较大的篇幅增加二十余种温热病的论述。同时，周氏论温撷取先贤论温热病之精华，如增补疫病篇，集喻昌、张凤逵、吴又可温疫之论，并立足临床证候进行评价。④伤寒与疫病相异。清代是温病学说的发展时期，各种治“疫”理论争相而出。周扬俊在《温热暑疫全书》之“统论伤寒与时疫异同”篇中，对于什么是“疫”及“疫”与伤寒的区别等，有了更详细的论述。

## 五、汪琥对《伤寒论》的注解

汪琥，字苓友，号青溪子，清初长洲人，生卒年不详。先业儒，后改业医。曾对张仲景《伤寒论》一书加以注释，费时四五年，撰成《伤寒论辨证广注》（图4－9）十四卷，刊于康熙庚申（公元1680年）。另有《中寒论辨证广注》三卷（一作《辨注伤寒中寒论》）、《养生君主论》三卷、《增补成氏明理论》《痘疹广金镜录》《医意不执方》等著作。

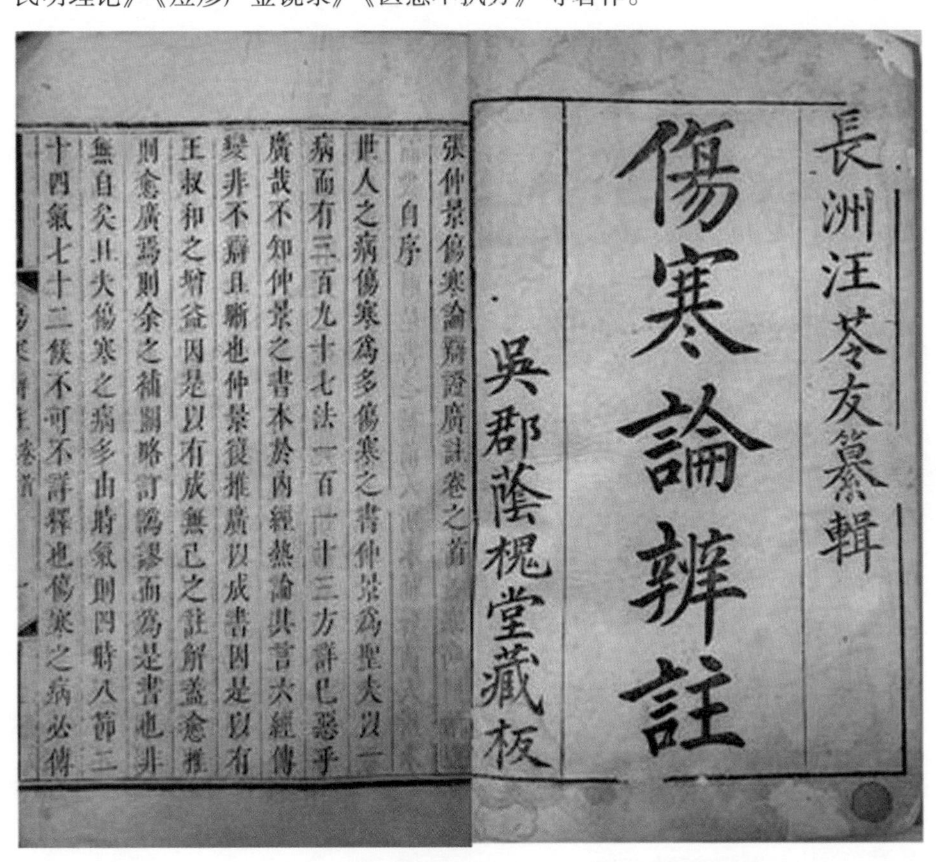
長洲汪苓友纂輯
傷寒論辨註
吳郡蔭槐堂藏板

張仲景傷寒論辯證廣註卷之首
自序
世人之病傷寒爲多傷寒之書仲景爲聖夫以一
病而有三百九十七法一百一十三方詳已悉乎
廣哉不知仲景之書本於內經熱論其言六經傳
變非不辯且晰也仲景復推廣以成書因是以有
王叔和之增益因是以有成無己之註解蓋愈推
則愈廣焉則余之補闕略訂譌謬而爲是書也非
無自矣且夫傷寒之病多由時氣則四時八節二
十四氣七十二候不可不詳釋也傷寒之病必傳

图4－9 《伤寒论辨证广注》

在编排体例上，汪琥支持错简重订派，但又认为方中行、喻嘉言、程郊倩“三家之书皆倒乱仲景六经篇原文，彼虽各有其理，要之六经原次或当日叔和未尽改易其间仲景妙义焉。知不反由此新编而尽失邪”。因此在撰著《伤寒论辨证广注》时，以六经排序并对“叔和撰次六经篇，有阳明少阳病列于《太阳篇》者，有太阳病列于《阳明篇》者，有中寒病杂入太阳阳明病中及杂入三阴热病中者，今皆悉为归正。凡三阳病各归三阳篇，其三阴热病亦各自归其篇”。汪琥反对错乱仲景六经原序，删削改变了王叔和编次的疑似篇章，去除杂病内容以保证仲景著作的纯洁性，反映了汪氏治学务实、严谨的作风。

汪琥首创以寒热证候为纲编次《伤寒论》之先河。汪氏尊《黄帝内经》“今夫热病者，皆伤寒之类”之旨，从为“人病伤寒，皆系热证”，“伤寒之病名虽为寒，其所见之证皆热……故曰伤寒非寒也。至感真寒而深入三阴者，特十之一二耳。此其所见之病皆寒，而与热证迥异，则名之曰真寒。”热证即是伤寒之病，寒证即是中寒之类。就病机而言，“中寒者，其证内外皆寒而多虚；伤寒者，其证外寒内热而多实。又中寒之寒真，伤寒之寒假。”就传变而言，“伤寒有传变，其势稍缓；中寒每直入，其势最急。”就转归而言，“伤寒误汗吐下者有坏病，犹可调治而生；中寒而误汗吐下，即死不治。”因此他以寒热证候为纲，对《伤寒论》条文进行编次，凡属热证者编入《伤寒论辨证广注》，而属寒证者，则另编有《中寒论辨证广注》一书。

汪琥在编次《伤寒论》时，还独创了“三例”编纂体例。所谓“三例”，即指“附例”“重出例”“附后例”。“附例”，就是经过移动而到新的位置的条文，而保留在原位置的条文在移动条文新位置之前的叫作“附后例”，在移动条文新位置之后的就叫作“重出例”。在所有的“三例”条文之下，皆写明原来出自何篇，或何篇也有该条。对于“附例”条文汪氏进行注疏，“重出例”和“附后例”条文则不出注疏，只列出条文。汪氏如此编次方法，以最大限度保持《伤寒论》条文的原貌。另外，汪氏在注解原文时，还补充了后世许多行之有效的类方。

## 六、柯琴的伤寒新说

柯琴（公元1662年—1735年），字韵伯，号似峰（图4-10），浙江慈溪人，生平不详，仅知其业儒而兼治医。清代伤寒学家。《清史稿》言其“家贫游吴，栖息于虞山”，《慈溪县志》言“归过吴门”，《续修四库全书总目提要》言“游吴，久寓常熟”，同乡孙金砺《伤寒论翼序》中更是记述了其在常熟虞山求柯琴医的经过，可知柯琴曾在吴中为医。后客死虞山（今江苏常熟）。

柯琴著有《伤寒论注》四卷、《伤寒论翼》二卷、《伤寒附翼》二卷，合称《伤寒来苏集》，为伤寒学派的重要著作，为学习和研究《伤寒论》的范本之一。

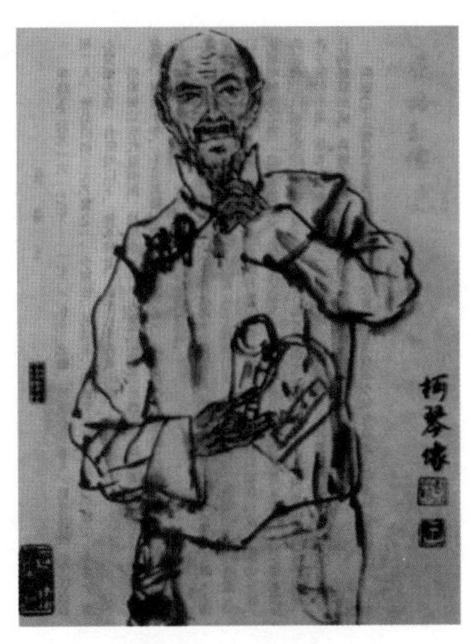


图 4－10　柯琴

《伤寒论注》四卷，成书于 1669 年。柯琴在此书中对《伤寒论》原文逐条逐句地加以研究、校正。编法上的特点是以证为主，分篇汇论，挈其大纲，详其细目。证因类聚，方随证附，辨明异说，发挥隐旨。如麻黄、桂枝、白虎、承气汤证等，各以相关条目归纳类聚，揭示了伤寒方证一体的规律性。

《伤寒论翼》二卷，成书于 1674 年。柯琴对前人编集、校注、整理的《伤寒论》持有异议，他既不取叔和旧制，又反对三纲鼎立，认为应当以方名证，方从六经。上卷 7 篇，概括地阐明了六经经界、治法和合并病等，使读者易于领会六经全面地应用意义；下卷 7 篇，纲领性地叙述六经分证，以及六经的病解及制方大法。

《伤寒附翼》二卷，成书于 1674 年。柯氏在此书中专论《伤寒论》方，结合病因、病理及脉证，阐释方义及使用方法。

柯琴尝谓：“仲景之六经为百病立法，不专为伤寒一科；伤寒杂病，治无二理，咸归六经之节制，六经各有伤寒，非伤寒中独有六经。”因而采用六经分证，以证分类，重新编次；以方类证，方不拘经，辨证施治。柯氏提出的六经地面说、三阴合并说，标新立异，历代医家对其学术成就予以高度评价。

## 七、尤怡对伤寒学说的理解

在本书第一章节“尤怡与《伤寒贯珠集》”中，笔者对尤怡及其伤寒著作做了简要论述，可作为阐述尤怡对伤寒学说理解的参考。

尤怡在《医学读书记》中曾言：“予自弱冠，即喜博涉医学，自轩岐以迄近代诸书，搜览之下，凡有所得，或信或疑，辄笔诸简，虽所见未广，而日月既多，卷帙遂成。”尤怡喜好读书，启蒙老师是韩伯休，因家道中落，尤氏绝意仕途，专注于医学。后来尤氏拜在苏城名医马俶（元仪）门下。马元仪弟子甚众，晚年收得尤怡为入室弟子，甚喜，与妻子说：“吾今日得一人，胜千万人矣！”可见尤怡的出类拔萃。

在《伤寒贯珠集》中，尤怡将《伤寒论》原文按六经次序进行重新编排，其原则是“以法类证，以证论治”，即每经首订条例大意，按法类证，随证出方，附系注释，有如线索穿珠，一气贯通，故名贯珠集。其中对治法分为正治法、权变法、斡旋法、救逆法、类病法、杂治法等，提纲挈领，一目了然。本书在诸多《伤寒论》注本中实属上乘之作。

尤怡对“三纲鼎立”学说是持反对意见的，尝谓：“按伤寒分立三纲……以愚观之，桂枝主风伤卫则是，麻黄主寒伤营则非。盖有卫病而营不病者矣，未有营病而卫不病者也。”认为三纲鼎立学说曲解了仲景的原意，故予以痛斥，这和柯韵伯的言论不谋而合。尤氏之论，允正贴切，比较符合客观实际。

尤氏在《伤寒贯珠集》中用经络、脏腑、气化之学说来解释六经实质，兼取三者之长，揭示六经新意，比较完妥地阐明六经的机制，对当时来说，颇具新意。尤怡认为《伤寒论》非专为伤寒病所设，应统括杂病。由此，尤怡将《金匮要略》原文掺入《伤寒贯珠集》的编次，是独开生面的。如太阳类病加了《金匮要略》痉湿暍篇，“太阳病，发热无汗，反恶寒者，名曰刚痉”等5条，这样以类扩病之法，既保持《伤寒论》学术体系完整性，又扩大了《伤寒论》的辨证施治的运用范畴，对后学者大有裨益。

## 八、徐灵胎的伤寒类方学术主张

《伤寒类方》（又称《伤寒论类方》）是徐灵胎在《伤寒论》领域的杰出成就。徐灵胎认为世传本《伤寒论》分定六经是王叔和所创，并非张仲景所著《伤寒论》原貌。于是徐灵胎从学医之初开始筹划，历经30年探究后，60岁开始纂辑成帙，又经7年五易其稿，终于乾隆二十四年（公元1759年）成《伤寒类方》，不可谓不精勤。徐氏以“不类经而类方”的原则重加整理，根据方剂的组方原则、用药规律和加减法度，并参酌病机及其临床体会，将《伤寒论》113 方分为 12 类，每类先论方，后归纳条文，同时将该方的精思妙用、病症的来去道理随文注释。不便归类的 22 方及其方证皆列为杂法方类。

全书第一部分载桂枝汤、麻黄汤、葛根汤、柴胡汤 4 类，计方 34 首；第二部分载栀子汤、承气汤 2 类，计方 19 首；第三部分载泻心汤、白虎汤、五苓散、四逆汤 4 类，计方 27 首；第四部分载杂方、六经脉证 2 类，计方 22 首。每类之中，先示主方，次将《伤寒论》主方有关条文列后，同时又将该方的精思妙用，病症的来去道理，随文注释，发其未发之处，阐其所以然之故，最后附同类方条文和加减法。方以类从，将同类方证进行比较；以方类证，使病证方药密切配合。分析其方证，可见病位病性；析其方药，可见治法。《伤寒类方》反映了仲景《伤寒论》证治全貌。

庆云阁《医学摘粹·伤寒十六证类方·自叙》云："余读徐氏《伤寒类方》，见其从流溯源，芟除一切葛藤，颇觉精简可取。"《四库全书总目提要》称其"使方以类从，证随方列，使人可按证以求方，而不必循经以求证。虽于古人著书本意未必果符，而于聚讼纷呶之中，亦芟除葛藤之一术也"。徐灵胎在此书中发扬的以方类证法广为后世医家所宗，徐氏也成为伤寒学派中以方类证的主流派。

综述吴门伤寒学派，吴中医家各有所长，其特色如下：

1. 仲景学派大多为儒医，有较深的文学修养。在错简编次、勘误校订、诠解注释方面尤所擅长。

2. 宗《伤寒论》六经辨治外感热证，守《金匮要略》成法例用内伤杂病。治学严谨，部分学者有涉尊经复古之嫌。

3. 衍扩伤寒方的应用范围。如对兼证、并证的探讨，并用治于杂病等。

4. 注重舌苔的诊察，弥补了仲景原本重脉轻苔之缺憾。

5. 论伤寒兼及温病，对温病学的形成起着承上启下的作用。

## 参考文献

[1] 沈敏南. 试评《伤寒补天石》的学术思想 [J]. 天津中医学院学报，1983（Z1）：

87－89，92.

［2］刘应柯. 喻昌《尚论篇》对张仲景伤寒学术思想的贡献［J］. 国医论坛，2004（5）：4.

［3］陈昱良. 明清学术视野下的伤寒学研究［D］. 中国中医科学院，2016.

［4］蒋小敏.《尚论篇》喻昌伤寒学浅析［A］. 仲景医学求真（续三），中华中医药学会仲景学说分会，2009：4.

［5］余安妮. 张璐的伤寒学术思想探讨［D］. 广州中医药大学，2016.

［6］沈敏南. 张璐父子的伤寒学术思想［J］. 云南中医学院学报，1987（1）：8－11.

［7］刘婷，程磐基. 张璐《伤寒绪论》外感热病学术特点浅析［J］. 四川中医，2013，31（5）：18－20.

［8］沈敏南. 评述周扬俊的《伤寒论三注》［J］. 浙江中医学院学报，1991（3）：39－40.

［9］王振亮.《伤寒论辨证广注》及其学术成就［J］. 光明中医，2014，29（8）：1594－1596.

［10］竹剑平. 尤在泾及其《伤寒贯珠集》［J］. 北京中医杂志，1986（5）：45－47.

## 第三节 吴门杂病理论

“杂病”一词，首见于《灵枢》。此书在论述因经气厥逆所引起的多种病证、心痛时的各种兼证和喉痹、耳聋、疟病、膝痛、齿痛等病证的专篇中，即以“杂病”作为篇名，列《灵枢》第26篇。

“杂病”广为大家熟知，自然源自《伤寒杂病论》，由此书析出的《金匮要略》专论杂病证治，也成为后世杂病学说发展的基石。全书25篇，有18篇论内科病，1篇论外科病，3篇论妇人病，另3篇为杂疗方和食物禁忌。从这里可以看出，仲景所言“杂病”，既有内科、外科、妇科，又有急救等法，用“杂病”来概括外感病以外的其他所有疾病。较之现今所谓“杂病”多指内科病而言，《金匮要略》所指杂病的范围要比现今宽泛的多。

隋唐以后，“杂病”与“杂证”通用，以此为书名或篇章之名者甚多。如金时李东垣的《杂病方论》，明时霍应兆的《杂证全书》、彭浩的《杂病正传》、刘纯的《杂病治例》、张介宾的《杂证谟》，清代徐大椿的《杂病源》、沈金鳌的《杂病源流犀烛》、冯兆章的《杂证痘疹药性合参》和《杂证大小合参》，等等。

《中国医学大辞典》在“杂病”条下说：对于外感病之称，外感不外六经之传变，有系统可寻，“杂病”则各自为证，连带者少。故除外感病以外，统称为“杂病”，亦曰“杂证”。《金匮要略》书为治杂病法之最古者。

这个概念的提出，基本是界定在内科学的范畴中。然而，在具体应用时，又有了“小儿杂病”“妇科杂病”等概念，用以区别儿科的时证和妇科的经带胎产四大证，独外科无杂病之说。似乎应将“杂病”分述为广义和狭义，广义上指外感病以外的多科疾病而言，狭义上仅指某科杂病。

病种多、范围广、内容庞杂是“杂病”的特征。研读《金匮要略》，杂病的病因，可有六淫、七情、饮食劳倦等多种因素；杂病的病机，以脏腑经络功能或实质的损伤为主；杂病的证候，可归纳出发热少和主症突出两特征；杂病的传变，主要有经络相传、五脏相传、阴阳气血相及等途径；杂病的辨证，以辨病为纲，辅以脏腑经络辨证；杂病的治疗，突出扶正固本和慎于攻邪两种方法。

吴门医派承仲景遗绪，各科各有建树，在杂病学术理论与临床实践中亦有长足的发展，络病理论、脾胃分治论、缪希雍治气治血、王旭高治肝法等等，均示人以准绳，有些也成为中医理论不可分割的一部分。

## 一、王珪论痰病

王珪所著《泰定养生主论》，十六卷，成书于泰定元年（公元 1324 年）后，初刻于元惠宗至元四年（公元 1338 年），原版本已佚，现存最早版本为明正德四年己巳（公元 1509 年）刻本。

《泰定养生主论》是目前研究养生及痰病诊治方面的经典著作，为后世在养生保健、疾病预防，以及对痰病认识与治疗等方面都产生了深远的影响。本书卷十四列“痰证、痰证叙引、滚痰丸歌括、滚痰丸服法、痰论、痰形、痰味、痰证或问、痰忌、药无所忌”10 论，对痰病加以论述，“备述痰证一条，以为方书补阙拾遗之式。”卷十五中有“豁痰汤治法”专论，丰富了中医痰病证治思想。

### 1. 痰病之因

王珪认为痰病的形成有先天和后天之因，医家不可“固执一端而不通”，仅认为痰因气结。“婴儿初腹，啼声初出，已有痰涎”，此为先天之因；“因风、寒、气、热、味”而致“喘咯咳唾”，“喜怒忧思智五者之气，郁结成痰也”，“气痰者，因事逆意而然也”，等等，均为后天之因；“髓脑滋唾洟，精津气血液，同出一源，而随机感应，故凝之则为败痰”，则为因他病而又生痰病。王氏通过设问的方式，解释了筋骨、四肢、五脏、顶门、脚心及卒暴迟久之病机，是由于留于肺中脾胃之痰阻于上焦，周流不利，气阻其中，奔溃四逸，随其所寓，缓急而为诸病。

**2. 痰病的证候**

痰病证候复杂多变，涉及多个脏腑，症状表现多样，所以有“怪病多痰”的说法。王珪云：“元气氤氲，荣卫之间，不容发间，上焦停痰，周流不利，气阻其中，奔溃四逸，随其所寓，缓急而为病也。”王氏在其著作中列出了痰病证候达50余种，概括起来可以分为两类：一种是“一切气急喘嗽，咯痰吐涎”的有形痰证；一种是“一切无痰不嗽不唠”的无形痰证。

**3. 痰病的治法**

痰证有“因病致痰”和“因痰致病”之分，王珪治痰提出应根据标本先后的原则来进行治疗。“因痰而致病者，先治其痰，后调余病；因病而致痰者，先调其病，后逐其痰。”其治疗原则虽有标本先后之分，但终必须治痰。盖因病致痰，痰虽为标，但痰既形成，即可致病，故治其病后尚须逐其痰，其病方能痊愈。所以王珪云：“有病在本，则治其本，有其在标，则治其标，其有败痰既下，诸恙悉痊者。”

**4. 痰证的方药**

王珪创滚痰丸一方，临床至今应用不衰，由礞石、大黄、黄芩、沉香组方，礞石用量倍于沉香。其中大黄、黄芩有利痰顺气、清肺之功；礞石善攻陈积伏匿之老痰；沉香以降逆下气，亦为治痰必先顺气之理。滚痰丸的适用人群范围广泛，只“脱形不食，及水泻并孕妇不服”，其余“自数岁之上，至八旬者有病”，皆可量度前法服用。

王珪在其书中另载有豁痰汤一方，用治一切痰疾，为滚痰丸相副。以小柴胡汤为主，再合以前胡半夏汤。素抱痰疾及肺气壅塞者，以柴胡为主，余者去柴胡，用前胡为主。原书中载有一则医案，为服用滚痰丸之后再用此方调理治之，较滚痰丸更性平而清疏温利。王珪在书中“历用得效方”中，也以所载的驱疟汤、通关散、寿香散、驱邪散、龙脑膏等治疗痰病。

## 二、葛乾孙治肺痨

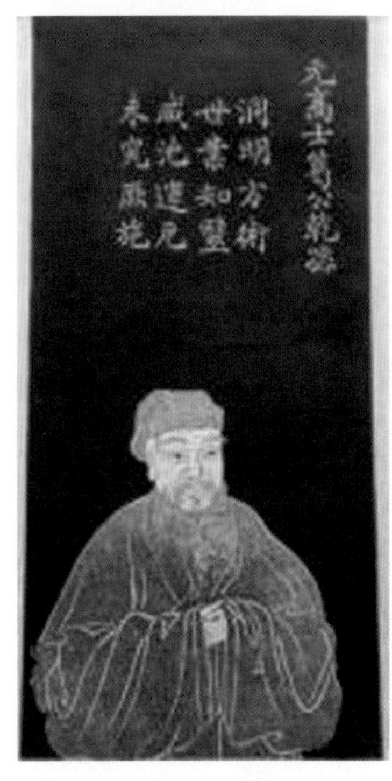

图 4－11　葛乾孙

葛乾孙（图 4－11）所著《十药神书》，共一卷，成书于元代至正八年（公元 1348 年），是我国第一部完整、系统地论述治疗肺痨（肺结核）吐血的专书。

《十药神书》流传较广，明代徐春甫《古今医统》最早对该书作了记载，《补元史·艺文志》亦加著录。该书在起初以抄本形式流传，清代初期始有刻本。首先是吴门名医周扬俊进行了注解，刊于《金匮玉函经二注》（康熙二十六年刻本）之末。后来刊刻者有苏州程永培《六礼斋医书十种》（乾隆五十九年修敬堂刻本），吴中名医叶桂亦有家藏旧本。再后刊刻、注解者有清代中叶福建名医陈修园《注解十药神书》，流传较广。

书中立方 10 首，以天干次序排列，专治虚劳吐血之疾。甲字十灰散、乙字花蕊石散、丙字独参汤、丁字保和汤、戊字保真汤、己字太平丸、庚字沉香消化丸、辛字润肺膏、壬字白凤膏、癸字补髓丹，涉及止血、止嗽、培补、安神等治法，从肺痨的吐血之急性阶段，到阴虚津涸之虚弱阶段，都有详明的论述，用药循序而进，一方自有一方之效，一直沿用至今。

纵观《十药神书》对肺痨的治疗，均列方于前，述症于后，用药之法，逐一条陈。其中治疗肺痨血证 3 方：十灰散、花蕊石散、独参汤，急则治其标，以止血为要务，减得一分上升之火，留得一分自家之血；治疗肺痨气血精津虚损证 3 方：保真汤、白凤膏、补髓丹，缓则治其本，以养真固本缓图；治疗肺痨久嗽、痨热熏肺转为肺痿证 3 方：保和汤、太平丸、润肺膏，“治虚有三本，治肺为先”；治疗肺痨热嗽壅盛证 1 方：沉香消化丸，审察病势，治标化痰。葛氏认为，虚劳一证迁延日久，阴损及阳，元气耗损，阴阳两亏，其虚损不仅在肺，久则累及脾肾，故立“滋阴润燥、填精益损”为肺痨的基本治则。

《十药神书》的问世，始为肺痨的治疗提供了一整套可以遵循的治法，故而引起了医界的普遍重视，并得到了明清医家的广泛推崇。如清代叶天士就非常推崇这10张方子，凡治吐血证，皆祖葛乾孙《十药神书》，并于本书每方之后加注按语，进一步阐明方义及疗效，使本书论述更为丰富。该书虽仅10方，但变化之法甚多。程永培为之作跋说：“然书中仅列十方，世皆以方少忽之，不知十方中错综变化，有几千百方。”

## 三、薛己杂病二说

薛己承接金元时期易水学派的学术思想，私淑张元素和李东垣，推崇张元素开创的杂病辨证体系和李东垣的论治思路，以脏腑虚损病机立论，逐渐形成自己独特的学术观点：滋化源、命门说。

**1. 滋化源：滋养化源，当补脾土**

薛己受《黄帝内经》的影响，将“滋其化源”的思想创造性地将运用于脏腑病证的治疗，使中医对脏腑学说，在论治方面得到了新的发展。薛己认为治病必求于本，而求本之治，必滋化源。通过滋化源论治发微，认为滋化源即是实脾胃。薛注《明医杂著·医论》中明确指出：“人以脾胃为本，纳五谷，化精液，其精者入营，浊者入胃（卫），阴阳得此，是谓橐龠，故阳则发于四肢，阴则行于五脏。”“脾土复伤，诸脏皆病，虚症蜂起。”

在《薛氏医案》所记载的众多病案中，薛己十分重视滋化源的治法，其论述内容较之《黄帝内经》，则有更为广泛的发挥。其在《内科摘要》论治脾肺亏损、咳嗽、痰喘时指出“当补脾土，滋化源，使金水自能相生”；论治脾胃亏损、停食、痢疾等症时指出“脾胃亏损，不能生克制化，当滋化源”；论治脾肺亏虚所致的咳嗽、痰喘等急症时指出“当补脾土，滋源，使金水自能相生”；论治头眩、痰气等症时指出“精血不足，但滋化源，其病自愈”；论治饮食、劳倦、七情失宜所致诸症，亦可用此法以求其本；在《明医杂著·积术丸注》中，论治津枯便难一症时指出：“症虽形气病气俱不足，脾胃衰弱，津血枯涸而大便难耳，法当滋化源。”

“人之一身以脾胃为主，脾胃气实，则肺得其所养，肺气既盛，水自生焉，水升则火降，水火既济而成天地交泰之令矣。”纵观薛己治虚之方药，临证尤强调“以脾胃为本”，以甘温之剂补土益中，俾生化之源不竭。方剂以补中益气汤及归脾丸为代表。

**2. 命门说：阐发肾命，善用温补**

在薛己的学术思想中，注重肾与命门是其一个重要的方面。薛己对命门的认识主要来源于《黄帝内经》和《难经》，并在朱丹溪“阳常有余，阴常不足”理论的基础上，宗张元素、李东垣的学说进一步提出“阳非有余”的学术观点。

首先对于命门的位置的认识，薛己宗《难经》的左肾右命门之说，认为肾与命门若以脉象分辨，应与之相应，亦有左右之别。他说：“若在尺脉虚弱而细数者，是左肾之真阴不足也，用六味丸；右尺脉迟软或沉细而数欲绝者，是命门相火不足也，用八味丸。”明确反映了薛己的左肾右命门的观点。

薛己生活于明代中期，当时医界承元代遗风，重视降火，医者动辄恣用寒凉之剂克伐生气。对此流弊，薛己提出责疑：“世以脾虚误为肾虚，辄用黄柏、知母之类，反伤胃中生气，害人多矣。”为补偏救弊，他潜心研究，积极实践，突出强调脾胃和肾命阳气对生命的主宰作用。在辨证论治方面，立足于先后天，脾肾并重，擅用补中益气、地黄丸培补脾肾，对纠正时弊起到了积极作用，成为明代温补学派之先驱。

薛己是肾命学术的实际创始人，治疗用药倡导温补而力避寒凉，以免损伤脾肾，如知母、黄柏等苦寒药较少出现在他的临床病案中，这种观点对后世温补学派的产生与形成，颇有启发。其后如孙一奎、赵献可、李中梓等皆承其余绪而各多发挥，同时代有人评价薛己“诚明时名医之冠，而有功于先哲后昆者也”。

## 四、缪希雍杂病论治

缪希雍生活的时代，医界寒温之争方兴未艾，时医常失察前人本旨，或偏于苦寒，或拘于温燥，缪氏深研经典，博采各家，不囿于胶柱鼓瑟之见，认为“治病全在活法，不宜拘滞”。缪氏将各家之说验诸实践，且能针砭时弊，颇多创新，有切实的学术见解与丰富的临床经验，并能承古启新，在方、药、内、外各科都有极高成就，尤其体现在他对杂病的证治方面。

**1. 发展脾胃论治**

缪氏认为："谷气者，譬国家之饷道也。饷道一绝，则万众立散。胃气一败，百药难施。"因此，"治阴阳诸虚病，皆当以保护胃气为急。"从这一论述可以看出，保护脾胃，是缪氏对杂证治疗的一大特点。

缪氏论治脾胃突出之处在于发展了前人之说，而能够区别阴阳。其一，他对脾肾关系较为重视，指出："夫脾胃受纳水谷，必藉肾间真阳之气熏蒸鼓动，然后能腐熟而消化之，肾脏一虚，阳火不应，此乃先天之真气，丹溪所谓人非此火不能有生者也。治宜益火之源，当以四神丸加人参、沉香，甚者加熟附、茴香、川椒。"他曾自制脾肾双补丸健脾益肾，和四神丸相比，则更加全面妥帖，常为后人所运用和效法。其二，也是最重要的一点，缪氏关于脾阴问题提出了新的观点。他认为，如饮食不进、食不能消、腹胀、肢痿等证，不能仅责之脾气虚，而其往往是"脾阴不足之候"。缪氏说："世人徒知香燥温补为治脾虚之法，而不知甘寒滋润益阴之有益于脾也。"指出了以甘凉滋润、酸甘化阴，为治脾阴虚的大法。

**2. 中风内虚暗风说**

缪希雍在前人论治中风的基础上，以"内虚暗风说"阐述类中风，进而立法、处方遣药，形成了较为完整的理论。他说：中风"内虚暗风，确系阴阳两虚，而阴虚者为多，与外来风邪迥别。法当清热、顺气、开痰，以救其标，次当治本。阴虚则益血，阳虚则补气，气血两虚则气血兼补，久之自瘳"。具体用药则有标本先后之分。其治标则分别选用：清热药：天冬、麦冬、菊花、白芍、白茯苓、天花粉、童便；顺气药：苏子、枇杷叶、橘红、郁金；开痰药：贝母、白芥子、竹沥、荆沥、瓜蒌仁。其治本则有益阴补阳之分，益阴者用天冬、甘菊花、生地黄、当归身、白芍药、枸杞子、麦冬、五味子、牛膝、人乳、白胶、黄柏、白蒺藜等；补阳则用人参、黄芪、鹿茸、大枣、巴戟天等。缪希雍一再强调上述立法用药，"与时消息，则阴乎证"，否则，"差之毫厘，谬以千里"。

**3. 治气治血三法**

缪希雍临证辨治气血颇有心得，他说："病从气分，则治其气，虚者温之，实者调之。病从血分，则治其血，虚则补肝、补脾、补心，实则为热、为瘀，热者清之，瘀者行之。因气病而及血者，先治其气；因血病而及气者，先治其血。因证互异，宜精别之。"同时总结出一套具体方法，常为后世论治气血者所宗。

（1）治气三法　缪希雍指出："气分之病，不出三端，治之之法及所主之药，皆不可混滥者也，误则使病转剧，世多不察，故表而出之。"所谓治气三法：①补气。气虚宜补之，药用人参、黄芪、羊肉、小麦、糯米等。②降气、调气。降气即下气，调者和也。气升宜降，证之轻者与苏子、橘皮、麦冬、枇杷叶、芦根汁、甘蔗等，重者用降香、郁金、槟榔等。气逆宜调，药用木香、沉香、豆蔻、砂仁、香附、橘皮、乌药等。③破气。破者损也，实则宜破，适用于少壮体实暴怒气壅之证，药用枳实、青皮、枳壳、牵牛等，应中病即止，不可久服。

（2）治血三法　缪希雍谓："血为荣，阴也，有形可见，有色可察，有证可审者也。病既不同，药亦各异。治之之法，要在合宜。"其论治血亦立有三法：①补血。血虚宜补之，法宜甘寒、甘平、酸寒、酸温，以益荣血。药用熟地黄、白芍、牛膝、炙甘草、酸枣仁、龙眼肉、鹿角胶、肉苁蓉、枸杞子、菊花、人乳等。②清营凉血。血热宜清之，法宜酸寒、苦寒、咸寒、辛凉，以除血热。药用童便、牡丹皮、赤芍、生地黄、黄芩、犀角、地榆、大蓟、小蓟、茜草、黄连、栀子、大黄、青黛、天冬、玄参、荆芥等。③行血。行者通也，用于血瘀之证，治宜辛温、辛热、辛平、辛寒、甘温，以入血通行，或佐以咸寒软坚。药用当归、红花、桃仁、苏木、五灵脂、蒲黄、姜黄、郁金、三棱、延胡索、花蕊石、没药、土鳖虫、干漆、自然铜、韭汁、童便、牡蛎、芒硝等。

（3）吐血三要法　缪氏治疗吐血的三要法，即"宜行血，不宜止血"；"宜补肝，不宜伐肝"；"宜降气，不宜降火"。缪氏主张治阴虚内热，"法当用甘寒，不当用苦寒"，其目的是既能滋养阴血，又能扶持脾土，使阴血渐生，虚火渐降。这是"见血休治血"的发挥和具体运用。

1）“宜行血，不宜止血”：缪氏认为，血不能循经络者，是气血上壅也。壅者宜行，逆者宜降，运用行血的方法，使得血行经络，则无溢出、上壅之虞，不用止血药而血自止。若见出血即行止血，或有见效者，但其副作用亦可能每随而至，非仅气上壅未除，而更增加寒凝止遏，则血必凝滞，脉道不利；若郁而化热，使胃气逆而反复吐血、发热、恶食，病日痼矣。

2）“宜补肝，不宜伐肝”：肝为将军之官，主藏血。吐血者，肝失其职也。养肝则肝气平，而血也有所归。伐之则肝虚不能藏血，血愈不止矣。出血证多是因肝阴不足，肝阳偏亢，气血逆乱，使肝藏血失职所致。缪氏常用生地黄、牛膝、枸杞子、芍药、鳖甲、山茱萸、炙甘草等，方如六味地黄丸，酸甘化阴，养阴制阳。此法适用于阴虚内热，气火亢盛的吐血证。

3）“宜降气，不宜降火”：气有余便是火，气升火升，气降火亦降。缪氏主张用白芍、炙甘草制肝，用枇杷叶、麦冬、薄荷、橘红、贝母清肺；用薏苡仁、山药养脾；用韭菜、番降香、真苏子下气；用青蒿、鳖甲、银柴胡、牡丹皮、地骨皮补阴清热；用酸枣仁（炒研）、白茯神养心；用山茱萸、枸杞子补肾。此方把制肝清肺、养脾补肾、下气、补阴清热诸法合于一处，标本兼顾，不止血，不降火，不伐肝，累试累验。

## 五、李中梓论先后天

李中梓在继承《黄帝内经》及前贤对脾肾问题研究的基础上，明确提出了“肾为先天本，脾为后天本论”。《医宗必读·肾为先天本脾为后天本论》谓：“肾为脏腑之本，十二脉之根，呼吸之本，三焦之源，而人资之以为始者也。故曰先天之本在肾。”“谷入于胃，洒陈于六腑而气至，和调于五脏而血生，而人资之以为生者也。故曰后天之本在脾。”

李氏曾言：“善为医者，必责根本。”脾与肾一为先天，一为后天，肾所藏之精，必赖脾所化生的水谷精气以培育和补养方能充盛；脾得阳气健运，必赖肾阳之温煦和推动才能运化不息，即后天赖先天以生，而先天靠后天以养。由此，李氏虽分论先后天，但以先后天并重立论。李氏认为脾肾二脏有“相赞之能”，这是脾肾同治的重要依据，而且将两脏的功能统一了起来。李氏充分运用脾肾互济而同治的论断于临床，取得了很好的效果。这种临床实践使脾肾学说进一步完整而系统化，脾肾互济同治论是李氏脾肾学说的主要内容和方法。

在具体应用之中，李中梓将治肾分为阴虚和阳虚两类。李氏谓："治先天根本，则有水火之分。水不足者，用六味丸壮水之主，以制阳光；火不足者，用八味丸益火之源，以消阴翳。"即以六味地黄丸滋补肾阴，以制虚火亢盛；用八味丸补肾壮阳，以消虚寒内生。同时，李氏把治脾（胃）分成饮食伤和劳倦伤两类。"治后天根本，则有饮食劳倦之分。饮食伤者，枳术丸主之；劳倦伤者，补中益气汤主之。"即以枳术丸消食导滞、理脾开胃，治疗饮食停滞的实证；用补中益气汤健脾和胃、生气养血，治疗劳倦体弱的虚证。临诊时，李氏更倾向于温补肾阳或命门之火，因肾主一身之阴阳，脾阳得命门之火的温煦，才能维持正常生理功能。故李氏在健脾之中，时常参以五味子、肉桂等温肾补阳的药物，亦为脾肾互济同治之具体运用。

脾肾同治方法的运用，充分反映了李中梓"肾安则脾愈安，脾安则肾愈安"的学术观点。李氏认为脾阳要靠肾阳的温养，才能发挥运化作用，临床上肾阳不足则使脾阳虚弱，运化失职，可以出现腹痛绵绵，畏寒肢冷，大便稀溏，完谷不化，久痢久泻，浮肿等等，治宜"补火生土"，脾肾并治，"火强则转运不息"，补肾即是补脾，"肾安则脾愈安"；肾精必须靠脾阳化生水谷精微不断充养，脾阳不足，久而久之亦可导致肾阳虚亏，证见面色㿠白，腰膝酸软，全身浮肿，下肢尤甚，治宜"补土生火"，脾肾并治，"土强则出纳自人"，补脾即是补肾，"脾安则肾愈安"。

李中梓论先后天，生理上重于两者之间的互济，病理上重于两者之间的同治。"二脏安和，则百脉变调，二脏虚伤，则千疴竟起。"既重视两脏之阴的滋养，更重视两脏之阳的温化。宗赵献可、张景岳而重视先天，然补肾不专乎地黄；承李东垣而重视后天，但治脾并不胶于升柴；于肝肾龙雷之火，又极为慎用知黄之品。李氏这种兼收并蓄前人经验，又能扬长避短的学术见解，可谓淹贯众家之长，为中医学的温补学说做出了贡献。

## 六、张璐杂病论

张璐治学博采众长，贯以己意，务求于散漫纷繁中寻出条理，从而立说阐发，是他学有成就的关键之一。张氏在《张氏医通》“凡例”中说：“务在广搜历览，由博返约，千古名贤至论，流叙一堂，八方风气之疾，汇通一脉。”张璐杂病证治思想体现在对血证、痢疾和产后疾病的论述中。

**1. 论血证：气血异名同类，偏则上溢下脱**

张璐认为气血异名同类，虽有阴阳清浊之别，但都由水谷精微所生化，同时又十分重视五脏对气血生化的重要作用，指出气血“实不离五行之气化”。血有清浊之别，其源虽一，但根据其作用的不同，可析而分为3种，即“其至清至纯者，得君火之令，以和调五脏，藏而不失，乃养脏之血也；其清中之浊者，秉输运之权，以洒陈六腑，实而不满，则灌注之血也；其清中之清者，会营周之度，流行百脉，满而不泄，此营经之血也”。

血证之因，张氏认为主要是由于人体阴阳偏胜偏衰和脏腑之气乖逆所致。他说：“缘人之禀赋不无偏胜，劳役不无偏伤，其血则从偏衰偏伤之处而渗漏焉。夫禀赋既偏，则水谷多从偏胜之气化，而胜者愈胜，弱者愈弱，阳胜则阴衰，阴衰则火旺，火旺则血随之而上溢；阴胜则阳微，阳微则火衰，火衰则血失其统而下脱。”

血证之治，张氏根据《黄帝内经》“血气者，喜温而恶寒，寒则泣而不流，温则消而去之”之旨，反对“不鉴其偏之弊；而制不寒不热之方”“一见血证，每以寒凉济阴为务”的笼统治法。认为前者达不到补其偏救其弊的目的，后者虽可取效一时，但终致虚阳衰而生变证。因此，张氏从人体气血禀阴阳盛衰着手，对各种出血之证，并不拘泥于以寒治热、以热治寒之常法，而是精于辨证用药。如治衄血，若实热衄血，脉实大，便秘者，用犀角地黄汤加木香、大黄；若内伤劳役之人，喘咳面赤，发热头痛而衄，以当归补血汤加薄荷、荆芥，不应，补中益气汤倍黄芪，慎不可用辛热之药；若瘀积停留，衄血不尽者，宜犀角地黄汤；久衄不止，热在下焦血分，以六味丸加五味子作汤。张氏治衄血还常佐以气药，如木香、香附之属，使血得气引而归循于经。

**2. 论痢疾：温理气机，勿泥苦寒疏利**

张璐认为痢疾即古人所谓肠澼之证，其“皆缘传化失职，津液受伤，而致奔迫无度”，明确指出辨痢下赤白及辨身热是分辨痢疾的两个要点。至于痢疾的治疗，张璐主张温理气机为主，反对泥于苦寒疏利。他认为除脉滑大数实，或夹热后重、烦渴者宜予黄芩、黄连、芍药、泽泻、白头翁、秦皮之类苦寒疏利外，皆不宜恣行攻伐，而应注重气机的调理。

例如：五色噤口及瘀晦清血诸痢，每用甘草、干姜专理脾胃，肉桂、茯苓专伐肾邪，其效如鼓应桴；痢疾初起腹痛后重者，则兼木香、槟榔、厚朴以泄之；痢疾见饮食艰进者，则兼枳实、焦术以运之；痢疾见阴气上逆、干呕不食者，则兼丁香、吴茱萸以温之；痢疾见呕吐涎水者，则兼橘皮、半夏、生姜以豁之；痢疾见脓血稠黏者，则兼茜根、乌梅以理之；痢疾见水道不通者，则兼升麻、柴胡以举之；痢疾而身热不除者，则兼桂枝、芍药、姜、枣以和之；痢疾而阴虚至夜发热痛剧者，则兼熟地、黄芪、阿胶、当归、芍药以济之；痢疾若数日不已而腹痛后重转甚者，必用人参、白术、升麻、柴胡兼补而升之；久痢后重宜用三奇散，取黄芪、防风以开阖，用枳壳以破滞气，俟后重稍减，便当改用补中益气。

**3. 论产后三冲、三急、三审**

妇科产后等诸疾，虽归为“妇人门”，广义上也属杂病诊治之列。张璐对产后三冲、三急、三审论述最为精要，适合临床应用。

（1）三冲　张璐认为产后败血上冲有三：①冲心：其症可表现为或歌舞谈笑，或怒骂坐卧，甚者逾墙上屋，口咬拳打，山腔野调，号佛名神等神志狂乱之症。他指出此症预后欠佳，治疗以投花蕊石散为最捷，琥珀黑龙丹也可选用。若仅闷乱而不癫狂的轻症，可用失笑散加郁金。②冲胃：其症饱闷呕恶，腹满胀痛，治疗当以平胃加姜、桂为先，不效可服来复丹。若呕逆腹胀，血化为水者，以《金匮要略》下瘀血汤主之。③冲肺：其症面赤呕逆，治疗则以二味参苏饮，甚则加芒硝汤涤之。

（2）三急　张璐认为产后诸病，惟以呕吐、盗汗、泄泻为急，若三者并见则更为危急。如已见痰闭心窍，可用抵圣散去芍药加炮姜、茯苓治之；多汗加乌梅，慎不可用浮麦伤胃耗气，枣仁腻滑易于作泄，亦当慎用；芍药、乌梅虽酸收能敛汗，然防其阻滞恶露，故亦不可浪用。

（3）三审　凡诊新产妇之患，张氏提出应先审少腹痛与不痛，以证恶露之有无；次审大便通与不通，以证津液之盛衰；再审乳汁行与不行以及饮食之多少，以证胃气之充馁。此即产后之三审。张氏将审少腹痛与不痛，作为辨别产后瘀血多少的重要症状。由于产后血脱津伤，因而大便自应艰涩，一般五至七日后即可畅通，若兼有发热谵语，脉滑实者，当急以攻之，以救津液；若少腹硬满，当应破瘀为先。对于产后乳汁行与不行、充然与否，与胃气充盛有密切关系，若产后无发热，又无乳汁，此为营卫不调，宜内补当归建中汤调之。

## 七、叶桂杂病四说

叶桂乃一代宗师，他所创的温病证治理论和方法，促进了温病学的发展，对后世产生了深远的影响。叶桂对杂病的辨治出神入化，在理论和方法上多有创建，多为后世医家所效仿。

**1. 养胃阴学说：脾胃分治，崇养胃阴**

脾胃理论，起始于《黄帝内经》，大倡于《脾胃论》。唯李杲之论详于脾而略于胃，方药偏于温燥而轻于柔润，主于阳升而次于阴降。叶桂认为脾胃互为表里，脾气主升，得阳始运；胃气主降，柔润则安。“脾胃当分析而论，盖胃属戊土，脾属己土，戊阳己阴，阴阳之性有别也。”因而治当有别。

叶氏认为脾胃升降失调是脾胃病变的关键环节。所谓“脾胃之病，虚实寒热，宜燥宜润，固当详辨，其于升降二字，尤为紧要。盖脾气下陷固病，即使不陷，而但不健运，已病矣。胃气上逆因病，即不上逆，但不通降，亦病矣”，脾胃病机特点的差异决定了在治疗上的不同。叶桂的养胃阴之法即降胃之法，“所谓胃宜降则和者，非用辛开苦降，亦非苦寒下夺，以损胃气。不过甘平，或甘凉濡润，以养胃阴，则津液来复，使之通降而已矣。”叶氏常采用柔润之剂通降阳明以养胃阴，诚所谓“通即是补”。常用药物如：沙参、麦冬、花粉、玉竹、乌梅、石斛、白芍、甘草之属，且善用谷果食养，如粳米、山药、扁豆、莲肉、大枣、水梨、蔗浆、蜂蜜等。

综观叶桂的养胃阴之法，适用于咳嗽、吐血、关格、腹胀、脱等多种病证，证如胃阴不足、土不生金、胃阴虚火偏旺、木乘土衰液枯等，尤为适合。华岫云称胃阴说“此种议论，实超出千古”。

### 2. 络病理论：久病入络，久痛入络

叶桂将《黄帝内经》中有关“络”的生理认识，融入杂病的病理阐释中，开创性地提出了“初为气结在经，久则血伤入络”“久病入络”和“久痛入络”等认识，对疾病由浅入深、由气及血的传变规律有了新的认识，创建了广泛适用于临床各科证治的络病理论。

凡病程短、病情轻者，邪气仅伤及人体气分，病位在经；若疾病迁延日久，病程长，病情较重，则邪气深入，由气及血，伤及血络。叶桂指出，初病邪气在经，症状表现为胀痛无形；久病入络则气血俱病，以血病为主，因病邪在络，阻滞气血运行，常表现为刺痛有形，或望之高突，或触之不移。叶氏（或叶桂）在临床诊治诸痛、癥瘕、疟疾、便血、痹、疝、吐血、胸痹、噎膈、反胃、积聚、淋病、淋浊等病证中，系统总结了久病入络的病机，并用以指导治疗，取得了很好的效果。

久病入络的特异性症状是疼痛，叶桂在前人“不通则痛”“通则不痛”的思想指导下，主张以“一通字立法”，并解释曰：“此通字，勿误认为攻下通利讲解，所谓通其气血，则不痛是也。”治疗大旨，“必辨其在气分与血分之殊。在气分者，但行其气，不必病轻药重，攻动其血。在血分者，则必兼乎气治，所谓气行则血随之是也。”叶桂在此基础上，将久病入络按性质的不同分为虚、实两类，证之实者痛而拒按，“气滞血凝，通其气而散其血则愈”；证之虚者痛而喜按，“气馁不能充运，血衰不能滋荣，治当养气补血，而兼寓通于补，此乃概言其大纲耳”。可见络虚并非指纯虚无邪，应为虚中夹瘀，虚瘀兼夹之证。

叶桂对于久病入络的治法，极富特色且自成体系。他提出：“病在脉络，为之辛香以开通也。”“初病在经，久痛入络。以经主气，络主血，则可知其治气治血之当然也。凡气既久阻，血亦应病，循行之脉络自痹，而辛香理气、辛柔和血之法，实为对待必然之理。”叶桂用药注重辛润宣通，不用辛香刚燥，更不用酸寒敛涩，兼以补泻寒温，辨证取效。对于一般病证，善用旋覆花、青葱管、新绛、桃仁、当归尾或须、老韭根白捣汁泛丸，辛润宣通；因气病及血、气滞明显者，加用香附、郁金、降香、泽兰、延胡索、青皮、川楝子等行气通络；阳虚寒盛者，加用桂枝、小茴香、炒橘核、吴茱萸、高良

姜、炮姜等辛温通络；络虚而痛者，则加用人参、黄芪、炒归身、炒白芍、酸枣仁、炙甘草、茯神等寓通于补；若病久日深，气血交结成形，取用虫蚁之品，如土鳖虫、穿山甲、蜂房、全蝎、蜣螂、地龙、鳖甲、牡蛎等，俾“飞者升，走者降，血无凝著，气可宣通”。

**3. 阳化内风说：肝阳化风，缓肝滋肾**

“阳化内风”系“身中阳气之变动”而导致“内风动越”的一种病理现象，因五行之风在脏属肝，又称肝阳化风。叶桂对内风极为重视，在总结前人经验的基础上，明确指出阳化内风的主要病变脏腑在肝，与肾、脾、肺诸脏相关。其病机主要为：精血衰耗，水不涵木，木少滋荣，肝阳偏亢；阴阳并损，气血衰惫，肝失濡养，阳浮风动；风木过动，木横土衰，脾土失养，缓纵不收；嗔怒动阳，阳化内风，风阳挟痰火上扰，阻塞清窍。肝阳化风的临床表现以虚实夹杂证为主，故叶桂在“缓肝之急以息风，滋肾之液以驱热”的大法指导下，或以滋液息风、补阴潜阳，或以温柔濡润、补虚息风，或以疏达肝木、培养中土，或以急先开关通络、继则培补正气、佐以消痰清火之法等，通过滋液息风、镇肝息风、和阳息风、缓肝息风、养血息风等治疗方法，根据“介以潜之、酸以收之、味厚以填之”的原则灵活用药，达到治疗目的。叶桂治疗“阳化内风”之证常借甘味以益精培元、补益人体正气，结合镇阳、和阳、潜阳之品以息风，并在辨证论治的基础上，加入介类潜阳之药，如牡蛎、珍珠母、鳖甲、龟甲等，而对于全蝎、蜈蚣、地龙等息风药物反而少用。其对前人名方，灵活加减应用，如仲景的复脉汤、完素的地黄饮子、丹溪的虎潜丸、景岳的镇阴煎等，多去其温燥，留用滋阴潜阳，对后人极有启发。

**4. 理虚大法：甘药培中，血肉填精**

叶桂十分重视正气，对于虚损病证，继承前人经验，灵活运用于临床，注重以上、中、下损为经，伤阴、伤阳为纬，在上、中、下三损中，尤重中、下二损，形成了甘药培中、血肉填精、中下兼顾为特色的理虚大法。

（1）甘药培中　叶桂认为，久病虚损之人均宜护养脾胃。他在《黄帝内经》“劳者温之”“损者益之”的原则指导下，广泛吸收了张仲景、李杲、缪希雍等人的治疗方法，首重胃气，将胃气的盛衰作为治疗虚损转归的一个重要依据。其谓："凡补药气皆温，味皆甘，培生生初阳，是劳损主治法则。"甘为土之味，为脾胃所喜，故以甘药建立中气为治疗虚损证的第一要义。

（2）血肉填精　叶桂指出：虚损之证"非草木攻涤可却"，"精血竭而为病人，必借血肉之滋填"。其采用血肉有情之属，以其质重、味厚、滋养填补下焦，避免用刚烈的肉桂、附子及苦寒的知母、黄柏，并根据"病根在下深远，汤剂轻浮，焉能填隙，改汤为膏，取药力味重以填实之"的思想，注重剂型的改革，取得了满意疗效。叶桂临证则依据血肉有情之品的不同作用特点，选用相宜的药物。例如用鳖甲胶、龟甲胶、阿胶、淡菜、海参、鱼鳔滋肾填精；用鹿茸、鹿角胶、鹿筋胶、鹿角霜、羊肾温阳补肾；用人乳、牛乳、羊乳、霞天膏益胃补虚；用紫河车、坎脐益肾纳气；用牛骨髓、羊骨髓、猪脊髓、虎胫骨壮骨填髓；用鳖甲、龟甲、牡蛎滋阴潜阳；用精羊肉、雄乌骨鸡温养扶弱，并配制膏、丸等不同剂型，以达最佳的治疗效果。

（3）中下兼顾　所谓中下兼顾即脾肾同治，此为叶桂治疗虚损病证的一个重要原则，体现了他对先后天根本的重视。叶桂认为：肾为先天本，主精生；脾为后天本，主安谷。精生是安谷的前提，安谷是精生的保证，只有二者相互作用、相互协调，才能保生长全。叶桂对于脾肾俱病的病人，注意中下兼顾、脾肾同治。例如：脾肾阳虚者，朝服加减八味丸以温肾阳，晚服异功散以扶脾气；肾阴虚而脾阳不足者，朝服都气丸以滋肾阴，午进异功散以运脾阳；脾肾阳虚而兼见痰饮者，朝服肾气丸以温肾阳，晚服《外台秘要》茯苓饮、姜枣汤法丸以健脾化痰，使脾肾各受其益，相得益彰。

叶桂对医学的贡献是多方面的，在杂病证治方面亦有奇经辨治、脏腑证治等方面的发微，限于篇幅，兹不赘述。

## 八、王泰林治肝三十法

王泰林（公元 1798 年—1862 年），字旭高，晚号退思居士，清无锡县西城外坝桥人，清代名医，书斋倚其地名曰"西溪书屋"。随舅父高锦庭学医，先以疡科著称，后以内科闻名，尤以肝病证治最见功力。著有《西溪书屋夜话语录》《环溪草堂医案》《王旭高临证医案》等。《西溪书屋夜话语录》记载治肝病 30 法，理法简备，其意深远，世人称其"治肝楷模"。

王旭高论治肝病章法分明，层次递进，以肝气、肝风、肝火三者为纲，衍生乘胃、侮脾、冲心、犯肺、夹寒、夹痰、夹瘀种种不同病证为目，总结出治肝 30 法，内容十分丰富。其中针对肝气证治有：疏肝理气、疏肝通络、柔肝、缓肝、培土泄木、泄肝和胃、抑肝平喘、泻肝平冲 8 法；肝风证治有：熄风和阳、熄风潜阳、培土宁风、养肝、泄肝、暖土以御寒风 6 法；肝火证治有：清肝、泻肝、清金抑木、补母、泻子、化肝 6 法。除此之外还有补肝、镇肝、敛肝、温肝、平肝、散肝治肝 6 法，以及补肝气、补肝血、补肝阴、补肝阳补肝 4 法，合称王旭高治肝 30 法。

从王旭高临证医案治肝的诸多案例来看，尚未见单一治法的案例，常常多种治法杂合，且有交互连通之妙。如肝气案培土泄木，缓肝补肝，兼合辛温通阳之妙；肝火案中凉肝滋肝，兼合潜镇浮阳之思。书中理法已备，但贵在灵活贯通运用。

从该成书年代及王旭高先辈处方用药特点来看，其学术思想受清代名医叶天士影响甚大。如《西溪书屋夜话语录》肝气治法中，络脉瘀阻以辛润化瘀，药用当归须、桃仁等。在叶氏《临证医案指南》胁痛案中，“胁肋脘痛……久病已入血络”，处方以旋覆花、新绛、青葱管、桃仁、当归须等，此方即是辛润通络法，与王旭高肝气治法中络脉瘀阻以辛润化瘀相同。在《临证医案指南》中亦有肝风、肝火、木乘土和胁痛等门单独列出。只是叶氏《临证医案指南》各门中均为医案，实为初学者难以体会和把握，而王氏《西溪书屋夜话语录》理法方药分明，在治法上层次递进，便于学习与运用。

值得一提的是，王泰林治肝 30 法，虽为证治肝病所设，但对临床其他疾病也有重要的指导意义，像脾胃病、中风病等，有其证即可用其法。

综合来说，杂病证治源自《金匮要略》，吴医更能融各家之长，又独抒已见，有所作为。其特点归述为以下几点：

1. 重视杂病形成的医理探究，由此而立法处方。

2. 着力脏腑、气血、阴阳等特点，探讨差异性临证。

3. 对痰病、中风、气血病证、肝病等发病和治疗探讨研究渐趋深化。

4. 在脏腑用药方面侧重于温脾土肾阳、毓肝阴胃津。

5. 络病理论已成临床普适性理论，具有广泛的指导意义。

6. 注意地区湿邪为患的地域气候特点，方药崇轻清，忌胶滞。

## 参考文献

[1] 孙念蒙. “杂病”的概念 [J]. 内蒙古中医药，1985（2）：46－47.

[2] 屈建峰，王莹莹，杨金生.《泰定养生主论》学术思想初探 [J]. 中国中医基础医学杂志，2010，16（2）：109－110，115.

[3] 杜亚青，艾华. 王珪痰证学术思想之探讨 [J]. 辽宁中医药大学学报，2009，11（6）：205－206.

[4] 孔立.《金匮要略》内科杂病学术思想研究 [D]. 山东中医药大学，2005.

[5] 陈照甫. 阴阳之橐籥 生化之本源——薛己滋化源论治探析 [J]. 上海中医药杂志，1993（2）：42－44.

[6] 李常，金莲. 浅谈薛己朝夕分补法在其滋化源思想中的应用 [J]. 中国中医急症，2020，29（10）：1866－1868.

[7] 杨玲，宋益东.《张氏医通》的学术特色 [J]. 中医研究，2012，25（7）：71－72.

[8] 陈志杰. 李中梓的医学学术思想研究 [D]. 河北医科大学，2007.

[9] 柳永敏. 李中梓脾肾学说探讨 [J]. 中医临床研究，2013，5（23）：41－43.

[10] 王明刚，毛德文. 王旭高《西溪书屋夜话语录》治肝法探讨 [J]. 陕西中医药大学学报，2017，40（2）：81－83.

[11] 石宝阁，孙西庆. 王旭高“治肝三十法”对叶天士学术思想的继承与发展 [J]. 现代中医药，2014，34（3）：68－69.

[12] 侯召杰，魏凤琴. 王旭高从脾胃论治肝病学术思想研究 [J]. 吉林中医药，2020，40（4）：441－443.

## 第四节 吴门外科特色

中医外科学发端于《黄帝内经》，其理论与内科证治同出一理。《黄帝内经》主要载录了一些外科病症，像《素问》中的丁（疔）、痤、痱、痔、口疮、疝、疠气、瘕等，以及《灵枢》中人体不同部位的 17 种痈疽。张仲景在《伤寒论》中提出的辨证论治理论同样适合外科病症的证治，并对肠痈、寒疝、蛔厥等外科病症进行了证治。南齐医家龚庆宣厘定的《刘涓子鬼遗方》是中医外科的第一部专著，主要内容是痈疽的鉴别诊断与治疗，载有内治、外治处方 140 个。金元时期医学思想活跃，外科也得到了较大发展。陈自明的《外科精要》、朱丹溪的《外科精要发挥》、齐德之的《外科精义》、危亦林的《世医得效方》是其中的代表。

明清时期，中医外科进入自身发展的黄金时期，创建了中医外科历史上最具影响力的正宗派、全生派、心得派。“正宗派”以明代陈实功的《外科正宗》为代表，“全生派”以清代王维德的《外科证治全生集》为代表，“心得派”以清代高秉钧的《疡科心得集》为代表。王维德和高秉钧均出自吴门，其理论为吴门医派外科学术思想的最高标志。另外明代吴中名医薛己，家传外科，著有《外科心法》《外科发挥》《外科枢要》等，亦为吴门医派外科大家，称为“薛己派”。

## 一、薛己与《外科枢要》

薛己的外科著作各有侧重。

《外科发挥》八卷，成书于明嘉靖七年（公元 1528 年）。本书简要论述了肿疡、溃疡、发背、脑疽、肺痈、肺痿、疔疮、瘰疬、杨梅疮等外科类主要病症，凡 31 种。每一类外科疾病首列脉证和治疗原则，再列各种治法、方药以及薛氏治疗该病的临床验案。共计医案 425 条，并附内服药 176 方。全书有论有方而又有临床实践，文字简明，切于实用。

《外科心法》七卷，成书于明嘉靖七年（公元 1528 年），是以外科医论和医案为主的著作。卷一、卷二集录各家外科诊治大法；卷三至卷六系作者治疗多种外科病证的医案；卷七总列以前各卷所用方剂并附经验方。

《外科枢要》四卷，成书于明隆庆五年（公元 1571 年）。全书以病症为纲，注重审证求因，强调治病求本。卷一为疮疡总论，详论疮疡各种脉证、五善七恶、本末虚实、用针、用药宜忌等；卷二、卷三主要介绍 39 种外科常见病的病因、证治，每篇之后附验案。前三卷为医论，共载文 61 篇；卷四列疮疡各证方剂 154 首。理论与实践并举，有益于临床运用。

《外科经验方》一卷，成书于明嘉靖七年（公元 1528 年），全书不分卷，论述肿疡、溃疡、疔疮、乳痈、瘿疬、咽喉口齿、痔疮、悬痈、臁疮、破伤风、小儿丹毒等病症的外科证治经验。每证以列方为主，兼以病因病机阐述。

《疠疡机要》三卷，约成书于明嘉靖八年（公元 1529 年）。本书首论疠疡的病因、病机、病位、治则，其次论述疠疡各类证候治法，从辨证论治的要求出发，将疠疡划分为本证、变证、兼证和类证，对其予以全面阐论和辨析。全书共收方 112 首。书中收载麻风病治疗验案较多，为后世研究麻风病的重要参考书。

薛己在这些著作中，从各个侧面论述各种外科病症的临床表现、病因病机、诸家论述、治则方药、针法刀法及宜禁、本证变证、兼证类证，并附载病案数百，理论与经验并举，自成一家。张景岳对薛氏外科很是推崇，《景岳全书》中引用其外科论述与医案极多。其擅长温补的特点对吴门后世外科王氏全生派治疗阴疽有所启发，而其内外合一的主张则为高氏心得派有进一步的发挥。

薛己一改以往疡医以症就方、以方试病的积习，将中医辨证论治理论引入外科临床，并落实到外科每一个病症上，认为本证“须分经络上下，病势之虚实”“兼证当审轻重”“变证当察先后”“类证当详真伪”，其辨证精详，纲目清晰，便于掌握。薛己临证，注意四诊合参，尤其重视望诊和切诊。薛己还非常重视对外科疾病预后的判断，这对于及早采取预防措施是十分有益的。此外，薛己也注意到了对疾病进行鉴别诊断。对于外科病证的治疗，薛己重视顾护胃气，长于温补，这与薛己一贯的证治思想是一致的，但薛己重视外科疾病的辨证论治，温补而不废寒凉，遣方用药，清托温补，各不偏废。具体运用中，薛己对外科疾病善用灸法和托法，以起到和阳祛寒、活血散瘀、疏通经络、拔引郁毒的作用。

## 二、王维德与《外科证治全生集》

《外科证治全生集》又名《外科全生集》，刊于乾隆五年（公元1740年），是王维德（图4-12）最具代表性的医学著作，也是中医外科学术史上的重要著作，对中医外科影响巨大。此书正如王维德所愿，刊行以后至今270年间，“处处翻刻，速遍海内，使疮毒无枉死之人”。

《外科证治全生集》全书一卷，分为论证、治法、医方、杂证、制药和医案6部分。论证部分总论痈疽证治要点及各部位病名，着眼于辨痈疽阴证、阳证，强调疮肿的大小、形色，以及全身症状在鉴别诊断上的重要性；治法部分按人身上、中、下3部论述常见外科病证的治疗；医方部分列常用外科效方75首；杂证部分载内、妇、儿科杂病验方48首；制药部分介绍了200余种药物的性能及炮制方法，较详细地论述各种外科应用药的制法、用途等；医案摘录作者所治外科疾病的20余个案例，对疡科辨证与

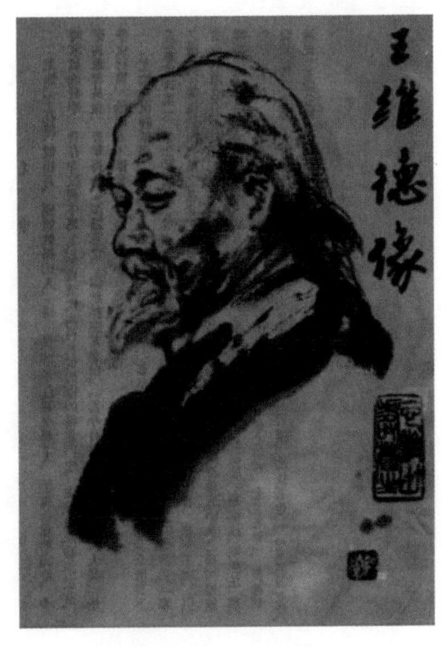


图4-12　王维德

治疗有独到见解。

清代名医马培之非常推崇王洪绪的《外科证治全生集》，认为："国朝王氏洪绪撰《全生集》，说尤完美，盖是书务审病因，而辨章阴阳强弱，不失累黍，故世推为善本。"马氏曾以1740年乾隆本为底本对此书进行批注，加撰评语，前后集各三卷，成《马评外科证治全生集》六卷本。马氏根据自己丰富的临床经验，对书中诊治方法作了客观、确切的评价，补充疏漏，更正错谬，指出王氏重用阳剂，发言过激，非古人和缓之意，又不辨脉息，不分虚实，专以色别阴阳，不可尽恃。书末附马氏试验秘方一卷，载方7首。马评六卷本近代影响颇大。

王维德完善了外科阴阳辨证体系，在辨别阳痈阴疽的基础上，尤其重视阴疽的鉴别与治疗。他分别从阴疽的病因、病机、病证等方面分别进行了论述。在治疗上，"以消为贵，以托为畏"，善用消法。"余家之治，以消为贵，以托为畏。即流注瘰疬恶核，倘有溃者，仍不敢托。托则溃者虽敛，增出者又如何耶？故以消为贵。"王维德反对寒凉清火法治疗阴证，而主张采用"阳和通腠，温补气血"办法，创制的阳和汤、犀黄丸、醒消丸、小金丹、子龙丸等经验方，对治疗外科阴疽有较好功效，迄今仍为临床所喜用。

## 三、高秉钧与《疡科心得集》

高秉钧（公元1755年—1827年），字锦庭，江苏无锡人。与高氏同时代的无锡名人孙尔准谓高氏"系内外两科范圣学、杜云门之高第"，高氏在《疡科心得集》的例言中，云"余师圣学范先生"。高秉钧在无锡"以疡医名"，但其"积学工医""究心《灵枢》《素问》""探索有年""精习经方""而其内外科之学皆有心得"，其学术思想被尊为中医外科三大派之一的"心得派"。

《疡科心得集》分为上中下三卷、方汇一卷，成书于1805年，是高氏多年外科临证经验的总结。上中下三卷主要对各种外科疾病的病机、症状、治法、方剂进行论述。方汇一卷又分为卷上、卷中、卷下、补遗、家用膏丹丸散方5个部分。前4部分主要是记载外科常用方剂的主治、组成，第5部分"家用膏丹丸散方"主要记载外科常用内服、外用的膏丹丸散的功用、制备方法、药物组成等。

高秉钧阐明外疡实从内出论，提倡治外必本于内。倡导虽为外科，实从内治，治外必本于内，确立以阴阳、寒热、表里、虚实为本的疮疡辨治大法，强调此“为疡科中之第一要义”。高氏引温病理论于疡科之中，指出了外疡发病的部位、病因病机与六淫之邪的关系，确立了邪在上者宜疏风散表透邪，在下者宜清热利湿解毒，在中者宜行气降火开郁的治疡原则。创中医外科“火陷、干陷、虚陷”三陷变局学说，认为火陷者，正不胜邪，火毒反陷入营，发痉发厥；干陷者，营卫已伤，内闭外脱；虚陷者，脾气不复，阴阳两竭，为不治也。高氏的三陷变局学说，为后世疡科医生治疗阴疽陷证及判断预后，指明了方向。高氏治疗外疡十分重视整体观念和辨证论治，不仅内服用方严谨灵活，且外治手段多样，擅长外治，尤善刀法。

## 四、马培之与《外科传薪集》

马培之（公元 1820 年—1903 年），讳名文植，字培之，晚年号退叟，以字行世，因曾进京为慈禧太后治病，又称马徵君，江苏武进孟河镇人。马培之出身世医之家，祖从明代马院判起即世代业医。祖父马省三、父亲马伯闲均精医学，以医闻名于当时。马培之幼丧父母，家贫，13 岁时受名医费伯雄赏识传授医术。“伯雄见而奇之，遂媳其妹而传马心法。”又从祖父马省三习医，“侍先大父治医十有六年”，深得家学，尽得真传。

马氏对中医各科都有高深的造诣和成就，尤以外科见长，世人称“以外科见长而由内科成名”。1883 年马培之至苏州悬壶，医寓设于护龙街旁之一小巷内（一说马氏行医于苏城瓣莲巷）。由于马氏医术精妙，医名远播，终日病人盈门，颇受吴中群众推崇，时人将其开设诊所的一条街取名为马医科巷，一直沿用至今。俞樾在《纪恩录·序》中云：“君比年来寓居吴下，与余寓庐相距甚近。”俞樾故居“曲园”就在此巷中。“回南后，先居苏州，与俞樾比邻；后迁无锡山南，与邓星伯旦夕过从，留心撰述。”马氏在外科学术上推崇王维德全生派，同时亦能吸收正宗、心得两派之精华而发明之。其外科著作有《马评外科证治全生集》《医略存真》《外科传薪集》《外科集腋》等，另其门人整理有《马氏医案》（即《马培之外科医案》）。所著《外科传薪集》，记述了马培之常用验方、外用膏药的配制法，以及有关外科器械的使用等，内容简明扼要，切合实用。

马培之之于外疡疾病，强调内外兼修，融汇贯通。马氏治疗外科疾病，十分注重内科基本功，主张“凡业疡科者必先究内科”，要“既求方脉而刀圭益精”。马氏明确指出：“外科不能不读《灵枢》《素问》，肺痈、肺疽、肺痿细辨脉象自知。”又在《马评外科证治全生集》序言中云：“外科不能不明脉理，无论痈疽疮疡，症虽见于外，病必由于内，即几微之疔毒癣疥，亦必内有火毒湿热，而后外发。其未发之先，脉必先见洪数滑脉等象。更有外症虽轻，而本原大亏者，有内病与外症交发者。若非细辨脉理，何以辨虚实寒热、标本先后乎？乃曰不谙脉理，尽可救人，真如梦呓。”

马氏之于外科辨证，务求全面。马培之主张外科辨证时不仅要观察疮疡的外在表现，如部位、颜色、大小、性质、变化等，还要考虑到天时、年运、方土、禀赋、嗜好、性情等因素，细审病之在气在血、入经入络、属脏属腑。他常言：“病无常病，药无常方，当观岁运主气、客气之变迁，临证时细心体察。”“看病辨证，全凭眼力；而内服外敷，又在药力。”

马氏之于外科技艺，务存精要。在明清时期我国外科证治多提倡内治，特别是王维德、高秉钧，对陈实功使用刀针毒药以“扩创引流，使毒外出为第一”的主张有诸多非议。马培之对此提出了自己的主张：“刀针有当用，有不当用，有不能不用之别，如谓一概禁止，任痈自溃，势必致筋烂骨伤，腐败不起，故刀针当为外科之要务。”实为中肯之语。

薛己、王维德、高秉钧、马培之是吴门医派外科的代表人物，综合他们的主要内容，有以下特色：

1. 世医为多，且精通内科，有扎实的基础理论与临床经验。

2. 受吴地人文思想影响，尽可能用保守疗法，“以消为贵”，不轻用刀针。

3. 在治疗阴疽、肿瘤等疑难病方面有独特的见解，并创制了不少经验秘方。

4. 与温病学说融为一体，用温病方药处理疔疮走黄等坏症。

5. 历来中医外科以正宗、全生、心得三大派为代表，而吾吴门即占其二。

# 参考文献


[1] 蔚晓慧，刘桂荣，张成燕. 薛己外科学术思想及诊疗特点探析［J］. 时珍国医国药，2013，24（1）：184－185.

[2] 张淼，刘华生，翁蓉蓉. 《外科证治全生集》学术思想探讨［J］. 江苏中医药，2015，47（3）：5－8.

[3] 梁鹤，吴峰，洪素兰. 王维德外科学术思想探析［J］. 四川中医，2004，22（9）：3－4.

[4] 朱晨. 高秉钧《疡科心得集》学术思想浅析［J］. 湖南中医杂志，2015，31（5）：142－143.

[5] 贾忠武. 从《疡科心得集》分析高秉钧的学术思想［J］. 中华中医药杂志，2018，33（9）：3849－3850.

[6] 周奇峰，吴亚旭，路晔. 孟河马培之外科学术思想探析［J］. 浙江中医药大学学报，2010，34（3）：305－306.

[7] 吴亚旭，路晔，周奇峰. 孟河马培之生平及外科学术思想研究［J］. 时珍国医国药，2009，20（7）：1724－1727.

[8] 万太保. 马培之外科学术思想探讨［J］. 江苏中医，1995，16（10）：35－36.

# 第五章

# 守正创新：吴门医派近代名贤掠影

# 第一节 姑苏『小郎中』李畴人

**人物小传：**李畴人（公元1900年—1951年），苏州近代已故名医，以擅治温病著称（图5-1）。早年师从姑苏名医侯子然，与名医侯锡繁、祝怀冰、奚凤霖等为同门。14岁时就为人处方治病，人称“小郎中”。学成，业精，悬壶应诊，不久崭露头角，终日忙碌。李畴人温病学术思想师宗叶天士、薛生白、吴鞠通、王孟英，对王孟英尤为推崇，故诊余课徒即以《温热经纬》《王氏医案》为主要课本。李氏一生短暂，门人却有百余人，堪称姑苏一绝。1949年李畴人与朱葆良、马友常、葛云彬、钱伯煊等同仁开办“吴县中医院”，任医院董事长，可见其在业内声誉之隆。著有《医方概要》二卷，汇集良方600余首。另有门人抄写的《诊余集》，为李畴人临证医案实录。

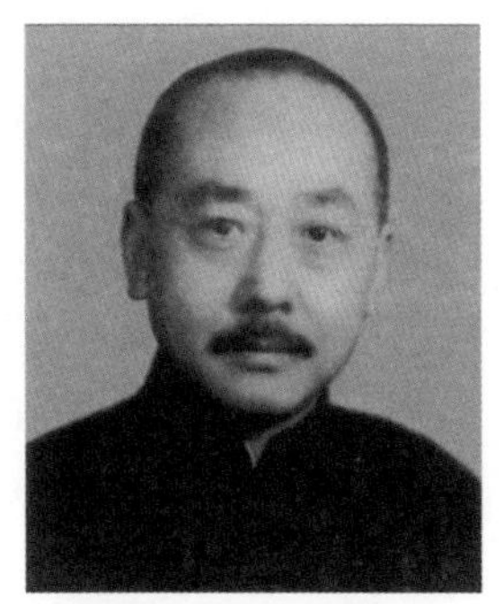

图5-1　李畴人

## 一、生平记略

李畴人家境贫寒，年少时立志学医，原名李寿人。当时苏州的横泾有一位名医徐子云，医术高明，声名显赫，专攻内科，擅长诊疗伤寒，收有4个弟子：徐芝田、金春田、张绳田和郭青田，名字中皆有一个“田”字，也有医名。李畴人意欲拜投于徐子云门下，但徐师婉言拒绝。后来，李畴人在原来的“寿”字上加了个“田”字而成“畴”字，表达了私淑之意。年少时的经历也许是李畴人成名后尽管诊务繁忙，却也广收门徒的原因之一。

后来，李畴人拜投于当时名噪三吴的同邑伤寒名家侯荣（字子然）门下，聪颖好学，刻苦钻研，尽得侯师真传。侯子然要他试着诊治处方，他开的方子得到老师的首肯，被时人目为“神童”，“小郎中”之名就此传开，甚或不知李畴人而只知“小郎中”。

李畴人学成后，开诊于护龙街（今人民路）蒲林巷内，北面三进是住宅，直通双林巷，南面是诊所，诊所的金字招牌上写着“李畴人医室”。李畴人诊所晨 7 时到 9 时门诊，9 时以后出诊。诊室医桌前东西向有两张学生的抄写桌。有道是“心无二用”，李畴人却习惯同时为医桌两旁的病人把脉问望，而后口授处方。两小时的门诊，他每天要看五六十号。李畴人传承前辈之读书癖，终日手不释卷，即便是出诊，他也要到书房拿本书带到车上，上车后便翻书阅读，走一路看一路，直至病家下车看病，返车后即展卷续读，车行颠簸不以为意。这样日积月累，数十寒暑的勤奋学习，大概也是李畴人医名日隆的根基。

李畴人平日诊务异常繁忙，对培养后学却十分热忱，诊余课徒不遗余力。李畴人一生中收过百余名学生，这些还不包括为王慎轩开办的“苏州国医学校”做实习指导所教过的学生，这在苏城绝无仅有。有些门徒日后成为苏城中医的中坚，像陆颂文、王卓纯、龚正、袁吉人、杨寿元、毛惠人、张汝影、徐孝序等。亦有学成去外地的门徒，像上海的汪大充先生，也取得了令人瞩目的成就。

李畴人是卓越的温病专家，繁重的诊疗及课徒工作，先生积劳成疾。在先生最后的日子里，时值伤寒流行之年，他也不幸患上了恶性疟疾，连续几天高热不退，先生无暇自顾，依旧上午门诊，下午出诊。临终那天，出诊回家已是深夜，躺下休息后，从此先生再也没有醒来，英年早逝，年仅 51 岁。先生医德医术堪称医界楷模。他为人正直，待人诚恳，凡贫家向他求助，他有求必应，施诊给药。先生去世后，世人每每谈及，皆怀敬慕之心。2000 年先生家族后裔及健在的门人学生曾会聚苏城，纪念先生 100 周年诞辰，缅怀先生济世救人的功绩。

## 二、温病学术思想概述

### 1. 学宗叶薛，推崇孟英

李畴人治温病，学宗叶、薛、吴、王，而对王孟英尤为推重，常以王氏著作《温热经纬》《王氏医案》为授徒课本。先生治温病之主要心传为：适当表散透达，及时清凉通利，随证养阴生津，自始至终紧紧掌握“祛邪、存阴”两大法门。

先生尝云：“方书虽有温病宜辛凉解表之说，然亦须因人、因时、因证而施。”温病初起，一般宜用辛平发散，以葱豉汤主之。对风温以辛凉解表为主，随证用桑菊饮、银翘散、牛蒡豆豉汤，取其法而不泥其方。其无汗或少汗者，不用桑叶；无头痛、目赤等症者，不用菊花；热不重者，不用金银花。对湿温病邪在卫分者，用芳香解表，常以香苏饮、藿香正气汤等出入为方，汗少者加用大豆卷。对暑温病邪在于表者，常用三物香薷饮，若外感寒邪者，则用辛温之剂如桂枝汤、杏苏散；对体质壮实，腠理固密，病在冬月者，亦用麻黄。

“热者寒之”为温病正治之法。先生于风温热重或湿温已经化为燥火之证，皆及时应用辛凉重剂，以白虎汤主之，如表证未罢，则配以薄荷。于湿温病，用芩、连等苦寒之剂，一般需俟舌苔转黄后加入，但亦不固执，若里热已炽，壮热、口渴、烦躁、不寐，邪传阳明，有化火燎原之势者，虽舌苔尚白，亦常放胆用之。先生对温病运用下法，颇具胆识。对阳明腑实证，投以承气，毫不犹豫；对热盛阴伤，大便闭结，腹不拒按者，重用知母、天花粉，寓下法于清热方中；对真阴已损，“无水停舟”者，用增液汤法；亦有屡用通下润肠而不应，以旋覆花、代赭石等降其气机而腑垢得下者。

先生尝昭示徒辈云：“温病常须虑其伤阴，然亦不可妄施滋腻滞邪之品，要知表散透达，清凉通利，虽为攻逐邪热之法，用之得当，正是存阴之补，必见舌糙、少液等伤阴见证，方可随证议用养阴生津之剂。”对素禀阴虚，或热甚伤阴，口干舌燥，津液已耗无以作汗而表证不解者，常以滋阴解表法。舌绛或鼻衄等营分受邪者，用鲜生地黄、淡豆豉（同打）；热甚口渴、舌干者，用鲜金石斛、淡豆豉（同打）。至于里热炽盛，化火伤阴者，随证运用甘寒养阴之剂，并嘱饮西瓜露或鲜果汁；邪热久羁，吸烁真阴，当以咸寒养阴为主，其用三甲等腥秽滋腻之品，当见效即止，以防影响胃气。于温病瘥后，常用霍石斛（或川石斛）、扁豆衣、谷芽等甘淡生津，濡养胃阴。至于随证施用诸法，不再赘述。

**2. 临证温病，得心应手**

（1）刺胁伤寒　先生认为本病属风温范畴，其症多与现代医学所称之大叶性肺炎相似。李师常谆谆告诫门人云："此病热变最速，极易伤阴劫津，内陷动风，喘闭厥脱，故开手即须顾及阴液，切忌辛温香燥之剂，虽半夏、蔻仁之类，亦不得杂入一味。若调治得当，向愈亦速。"病初起，邪在于表者，法用辛凉解表，清肃肺气，化痰通络，如桑叶、薄荷、枇杷叶、旋覆花、新绛、青葱管、黛蛤壳、海浮石、浙贝母、杏仁、冬瓜子等品出入为方。如邪热鸱张，虽表证未罢，亦当酌投清热之品。设表证已解，邪热亢盛者，当即投以大剂清热、养阴，佐以肃肺、通络，如鲜沙参、鲜生地黄、鲜芦根、清金散（石膏9份，青黛1份）等品，尤注重化痰一法，使痰不与热邪相搏，以防喘闭、痉厥之变，常随证加入珠粉（或以生蛤粉代之）、鲜竹沥、天竺黄等品。如邪热已陷厥少，而见神昏、谵语、搐搦等症者，则随证投以牛黄丸、至宝丹、犀角、羚角等品。先生对胸胁痛甚者，常用安福消肿膏涂敷胁痛处，颇有相辅相成之功。

（2）湿温伤寒　湿温之症，多与现代医学所称之正副伤寒相似。现就先生治本病之与其他温病不同之处概述于下：

1）分化湿热：本病之所以常淹缠难愈者，皆因湿为黏腻之邪，所以分化氤氲之湿邪，使之不与热邪相搏，以孤其势，实为治本症之要着。邪在卫分，表散之药，选用藿香、佩兰、豆卷；邪入气分，每以甘露消毒丹为主。湿重于热，燥湿常用茅术、厚朴；湿渐化热，热重于湿，转投黄芩、黄连。一般皆配以茯苓、滑石等淡渗之品。

2）透达疹痦：温病之布发红疹、白痦者，以湿温为最多，是伏邪次第由里达表之佳兆。先生常言："一见疹痦，即当因势利导。"其治法以白痦色白属肺，肺合皮毛，故透痦当用宣泄肺气之品，如紫菀、牛蒡、桔梗等。白瘖宜见而不宜过多，四肢头面皆见，则有正气外越之虞，不能再透，以免疏泄太过而致虚变。如白瘖枯大无光，是津液被耗，当酌用养阴生津。红疹乃邪由营转气而解之征，当用透热转气法，轻者以宣肺药配赤芍、丹皮，以泄营分之热；重者当用神犀丹或清营汤。布发疹瘖时，应慎用清凉通下之剂，以冀邪热顺利外达。然亦不可固执，亦有邪热充斥阳明经腑，表里壅塞，投以清凉通下，里气得通而表汗溱溱，疹瘖随之透发者。

3）轻法频下：吴鞠通虽有湿温忌下之说，然亦不可拘泥。盖湿温证阳明为必犯之地，设邪热内结阳明，腑垢充积，徒事清热泄邪，何异扬汤止沸，亦当下之。先生常遵叶天士“湿邪内搏，下之宜轻”，及章虚谷“若用承气猛下，其行速而气徒伤，湿仍胶结不去，故当轻法频下”等先哲明训，果断、及时、恰到好处地运用下法。湿温每多大便溏薄，色深如酱而气臭，泄时肛门觉热，此亦热结胃腑之证，腹不拒按，正在透瘖时，用葛根、黄芩、黄连以清热泄邪。如邪热炽盛，腹痛拒按，则亦当用下法，不可谓便溏就不可下也。

4）并发便血治法：先生常谓：“湿温而便血虽为险候，然而血既外夺，邪热常随血而泄，生机在焉。”其辨温病便血预后吉凶之主要依据为：便血后里热之盛衰，色泽之鲜紫，数量之多少与是否有亡阴气脱见证。若便血量少色紫，夺血后里热渐减，无亡阴气脱见证者吉，反之则凶。其治温病便血偏于热重者，常用犀角地黄汤；偏于伤阴者，常用黄连阿胶汤，重症则亦可二方合用。便血量多者，常用血脱益气法，投以独参汤。亦有热逼营血而湿邪未化者，生地黄、阿胶之类应当慎用，仍宜随证投以苦寒清热坚阴之剂。设一见便血，手足无措，妄投滋腻之品，湿邪将黏滞不化，而病势迁延难愈，甚则节外生枝，变证蜂起。

（3）夹阴伤寒　夹阴伤寒乃俗称，是病前7天内，曾犯房劳或遗精，精室空虚，寒邪直入少阴，症见形寒身热，头昏目花，四肢不温，腰酸腿软，少腹疼痛拒按，小溲不爽，大便溏薄，脉象沉细，舌苔白腻等候，当宗《伤寒论》之寒邪直入少阴论治。先生效仲景麻黄附子细辛汤法而不用其方，常用桂枝、赤芍、细辛、两头尖等味为汤剂内服，复用麝香、肉桂各一分研末纳脐中，盖以膏药，内外同治，温化肾气，以鼓托肾邪透达。然而温化肾气，乃治本证初起、寒邪尚未化火之要法，不可固执辛温。先生常昭示：“第一，不能以病前夺阴，便作少阴证治，必须确有寒邪直入少阴见证，方可投以温化。第二，如病已逾候，寒邪已经化火，若再投辛温，则何异抱薪救火？当用西血珀末、两头尖等品，使少阴伏邪从小便而出。第三，亦有平时好色之人，阴分空虚而感温邪者，极易伤阴劫津，尤须注意存阴，切不可滥投温化。”

## 参考文献

[1] 杨寿元. 苏州李畴人先生的温病学术经验介绍［J］. 上海中医杂志，1963（4）：20-22.

[2] 俞明. 小郎中李畴人［J］. 苏州杂志，2009（3）：57-61.

[3] 陆颂文，杨寿元. 李畴人治温病用下法验案介绍［J］. 江苏中医，1977（3）：45-47.

## 第二节 从吴门走出去的京城名医汪逢春

**人物小传**：汪逢春（公元1884年—1949年），名朝甲，号凤椿（图5-2），江苏苏州人，吴门望族，受业于吴中名医艾步蟾。壮岁来京，悬壶京都40年，名噪古都，成为“北京四大名医”之一。先生博学多才，善书能文，勤学苦读，毅力过人。毕生热心于中医教育事业，努力提携后学。1938年曾任国医职业公会会长，并筹办《北京医药月刊》。1942年在北京创办国药会馆讲习班，为培养中医人材做出了贡献。学术上擅长时令病及胃肠病，对湿温病亦多有阐发。著作主要有《中医病理学》《泊庐医案》等。

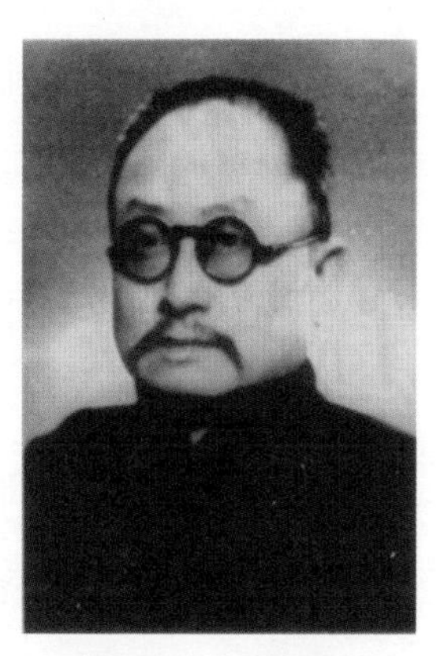

图5-2　汪逢春

### 一、吴中学医，京城悬壶

汪逢春出生于苏州名门望族，自幼天资聪颖过人，力学不倦，攻读儒学。

自古吴中多名医，汪逢春10岁左右即投吴中名医艾步蟾门下习医。先生精究医学，焚膏继晷，三更不辍，肆力《黄帝内经》《难经》《伤寒论》《金匮要略》，一经艾师指点，皆能通晓其意。如是数年，悟得医学真谛，尽得艾师之传，造诣之深，为同门之冠，成为由儒而医的佼佼者。

时值戊戌变法后，朝廷力行新政，求天下贤才。光绪三十二年（公元1906年），先生来到京城，为应试之举。后供职于由刑部改称的法部，任七品京官。暇则出其所学，为人治疾，施效神异，医名日振，公卿大夫争相延致，政声反被医誉所掩。其间，他拜师法部主事、著名御医力轩举为师。入民国后，遂专理医业，悬壶京都40余年，应诊时病人门庭若市，疗效口碑载道，名声家喻户晓，妇孺皆知其名。先生仁心仁术，对于每天门诊前5名病人不收诊费，若实在贫病交迫者，还会酌赠药资。先生施济之广，声誉之隆，实当年所仅见也，故被誉为“北京四大名医”之一。

成名后的汪逢春，一如既往地博览群籍，虚怀深求。曾告诫众弟子说：“学医以细心为第一，不惮烦劳为第二，不如此，不可以言医。”《泊庐医案》（为弟子所编先生临证实录医案集）序云：“汪逢春先生诊疾论病，循规前哲，而应乎气候方土体质，诚所谓法古而不泥于古者也。每有奇变百出之病，他医束手者，夫子则临之自若，手挥目送，条理井然，处方治之，辄获神效。”乃先生精湛医术之生动写照。

## 二、温病辨证，舌色脉症互参

《泊庐医案》中所载暑湿、湿温、温病之治，必舌、色、脉、症互参，借此判断病邪性质、部位、病势进退。如湿温李景熙案，初诊时身热六日，一身疼痛，大便五日未通，小溲色赤，舌苔白腻浮黄，质绛，左脉细小而滑，右弦滑而数，辨证为外感温邪。二诊时身热略退，左偏额上作痛，昼轻夜重，舌苔黄厚，口渴，小溲色赤，烦躁不舒，两脉弦滑而数，辨证为湿温挟滞，蕴蒸阳明，乃入里之象。五诊时身热将退净，大便通而不畅，舌苔黄厚且腻，质绛，头额痛掣，左偏脑部，两脉弦滑，辨证为湿热积滞与肝胆之热互相蒸腾。按：此为温热之邪由表入里之证。纵观三诊辨证，每次辨证的改变无不以舌、色、脉、症为参。一诊至二诊，辨证由外感变为蕴蒸阳明，其根据为舌苔由白腻浮黄变为黄厚，且口渴明显，两脉弦滑数亦较一诊明显。二诊至五诊，辨证为湿热积滞兼夹肝胆之热，其根据为偏头痛症状加重，且大便通而不畅，有肝胆气机不畅之象。

## 三、湿热证治，分辨三焦用药

湿热之邪侵犯人体易于弥漫三焦，病变部位比较广泛。但在疾病的不同发展阶段，其病变中心，仍有所不同。先生治湿热病常分辨三焦，条理井然。

**1. 病在上焦，轻宣芳化**

湿热病初期阶段，病在上焦，以湿邪为重，故用芳香化湿方法。常用药如藿香、佩兰、紫苏梗等芳香之品；淡豆豉、炒栀子等宣阳之类；大豆卷、秦艽等轻扬化湿之属，而不用辛温、寒凉的药物。

**2. 病在中焦，苦温燥湿**

湿热病初起，多热象不重，咽不红。在疾病发展过程中，湿郁化热，病入中焦，则眼部转红，苔白质红，脉沉濡滑数。此时用药就要改变，不能过用辛温香窜之品，而用苦温燥湿法。代表药如黄芩、黄连、半夏、陈皮。若湿邪较重，则选用些香燥药物，如草蔻、苍术等，有时也用佛手、木香、青皮、陈皮、枳壳、枳实。总之，病在中焦，主以苦温燥湿。

**3. 病在下焦，淡渗利湿**

先生遵照“治湿不利小便非其治也”之旨，治湿邪在下焦，善用淡渗利湿。代表药如赤苓、泽泻、通草等。

尽管三焦用药各有侧重，但在通常情况下，先生制方还是上中下三焦互相配合，出入灵活，这正是先生用药之妙。

## 四、论治湿温，十法齐备

赵绍琴先生曾将汪老先生治疗湿温病的经验总结为十法，以体现其学术思想。

**1. 芳香宣化法（上焦）**

暑湿之邪迫于外，湿热秽浊蕴于中。症见头晕身热，周身酸沉乏力，漾漾泛恶，胸中气塞，脘闷咳嗽，小溲黄赤，舌苔白腻而滑，脉濡滑。湿热初起之证，宜芳香宣化。方药：鲜佩兰、鲜藿香、鲜菖蒲、大豆卷、嫩前胡、川郁金、白蒺藜、姜竹茹、制厚朴、川黄连、通草。

**2. 芳香疏解法（上焦）**

暑湿外受，表气不畅。症见形寒头晕，周身酸楚，身热肌肤干涩，恶心呕吐，腹中不舒，中脘满闷，舌苔白腻，脉象濡滑。宜芳香疏解，以退热定恶。方药：佩兰叶、广藿香、陈香薷、大豆卷、制厚朴、新会陈皮、制半夏、苦桔梗、枳壳、豆蔻、煨鲜姜、杏仁泥、太乙玉枢丹（研细分冲，先服）。

**3. 芳香化浊法（上、中焦）**

暑热湿滞，互阻中焦。症见身热泛恶，呕吐痰水，心烦急躁，两目有神，口干不欲饮水，胸闷腹中阵痛，大便欲解未得，舌苔白腻，脉濡滑而按之弦数。宜芳香化浊法，定呕降逆折热。方药：鲜佩兰、藿香、制厚朴、半夏曲、川黄连、大腹皮、佛手、煨姜、保和丸、焦麦芽、赤苓，另沉香末、豆蔻末（二味同研装胶囊，分两次随药送下）。

**4. 轻扬宣解法（上、中焦）**

暑湿蕴热，互阻肺胃。症见身热头晕，咳嗽痰多，胸脘痞满，舌红苔白腻，脉弦滑略数。热在肺胃，法宜宣解；湿浊中阻，又需轻扬。方药：香豆豉、炒栀子、嫩前胡、浙贝母、杏仁泥、枇杷叶、保和丸、鲜芦根。

**5. 宣肃疏化法（上、中焦）**

暑湿热郁，蕴阻肺胃。症见咳嗽痰多，胸中满闷，大便不通，小溲赤黄，舌苔黄垢而厚，脉濡滑按之略数。宜宣肃上焦，疏化畅中法。方药：前胡、浙贝母、杏仁、香豆豉、栀子、炙杷叶、黄芩、保和丸、枳壳、焦麦芽。

**6. 轻宣清化法（上、中焦）**

暑热偏多，湿邪略少。症见身热咳嗽，汗出口干，意欲凉饮，胸脘少闷，舌红苔黄，脉滑数略濡。宜清解暑热，轻宣化湿法。方药：薄荷细枝、佩兰叶、连翘、炙杷叶、白蒺藜、前胡、杏仁、川贝母、鲜荷叶、益元散、鲜西瓜翠衣。

**7. 辛开苦降法（中焦）**

湿热病，热郁中州，湿阻不化。症见头晕目胀，胸闷周身酸楚，漾漾泛恶，大便不畅，小溲赤少，苔白滑腻，脉濡滑而按之有神。宜辛香开郁以利三焦，苦以降热兼燥其湿，少佐淡渗分消。方药：白蒺藜、佩兰叶、白芷、半夏、杏仁、黄芩、黄连、炒薏苡仁、豆蔻、赤茯苓、滑石。

**8. 宣化通腑法（中、下焦）**

暑夹湿滞，互阻不化。症见恶心呕吐，腹胀矢气，大便不通，小便艰涩，舌苔白腻，根部垢厚，脉来濡滑，关尺滑而有力。宜宣化降逆，展气通腑，一方两法，兼顾胃肠。方药：鲜佩兰、鲜藿香、香豆豉、栀子、新会陈皮、佛手片、槟榔、杏仁、前胡、通草、煨生姜，熟大黄、太乙玉枢丹，两味同研装胶囊，分两次用佛手片、煨生姜煎汤送下，药先服。

**9. 泄化余邪，轻通胃肠法（中、下焦）**

湿温后期，身热已退，症状大轻，余热未除，湿热积滞退而未净。症见大便不通，腑气不畅，腹中不舒，苔腻根黄厚。用本法泄化余邪而通胃肠。方药：白蒺藜、牡丹皮、香青蒿、枳实、鲜枇杷叶、保和丸、瓜蒌、知母、炒薏苡仁、山楂炭、杏仁、茵陈蒿，豆蔻末、生熟大黄末（二味同研细末装胶囊，分两次汤药送下）。

**10. 泄化余邪，甘润和中法（中、下焦）**

湿温初愈，邪退不净，中阳未复，阴分亦虚，运化欠佳。症见胃纳不馨，周身乏力，舌胖而淡，脉多濡滑缓弱。宜泄化余邪、甘润和中法，以善其后。病势向愈，饮食寒暖，切当留意。方药：川石斛、牡丹皮、香青蒿、甜杏仁、范志曲、鸡内金、冬瓜子、茯苓皮、生谷芽、熟谷芽、生麦芽、熟麦芽、香砂枳术丸。

## 五、临证用药，颇具匠心

用药如用兵，《泊庐医案》所用药物颇为严谨，信息记录亦十分全面，其中包括药物、药量、用药要求、煎服顺序等。另外，煎服的药物与服用方法也有别于其他医者。

**1. 用药精确**

《泊庐医案》多处可见对药物要求的记载，其对药物的精确要求可体现在以下两方面：第一，用药部位精确，如薄荷，薄荷叶长于发汗，薄荷梗偏于行气。第二，用药产地精确，即使用道地药材，如疟疾王左案初诊中，使用西秦艽；又如产后梁右案中，使用绵黄芪。

**2. 注重炮制**

《泊庐医案》处方中有不少明确炮制要求的记录，常常可见有去除非药用部位的要求（如去心、去毛、去尖等），如虚劳王右案三诊中，金狗脊三钱，去毛。有明确辅料的炮制要求（如盐水炒、酒浸、姜汁炒等），如吐血孙太太案六诊中，肥知母钱五，盐水炒；七诊有南沙参三钱，米炒。有明确药物同炒的炮制要求，如暑湿杨右案初诊中，小枳壳五钱，苦梗一钱同炒。同时，处方中的药名亦带有明确的炮制要求，如湿温张右案四诊中，使用苏子霜；痹证黄右案二诊中，使用姜炒栀子。

**3. 喜用胶囊**

《泊庐医案》常将贵重的、含芳香成分的、气味腥臭的、药力峻猛的药物研粉装入胶囊，以汤剂送服。此法有吸取西医长处之意，在当时可算是颇为前卫。如湿温张左案二诊，香犀角二分，豆蔻二分，二味同研细末，小胶管装，匀两次药送下。36 种疾病中使用胶囊的有 33 种，使用频次为 81 次，使用范围亦颇广，且多用于暑湿、湿温与温病。所使用药物中，又以贵重及芳香开窍药物居多，用量极少，在一二分之间。温病重证，热扰心神，逆传心包，治以清热化浊、开窍醒神之品。此类药物，或贵重，入煎剂则用量较大；或有效成分易挥发，不耐煎煮，故装入胶囊服用最宜，使用较多。至于气味腥臭者，装入胶囊可掩盖其味；药力峻猛者，使用此法可缓和药性。

**4. 善用中成药**

《泊庐医案》中常将中成药入煎剂，或与汤剂同服。常用中成药剂型有丸剂、丹剂和散剂。该书中所运用的中成药共计 47 种，使用范围十分广泛，其中保和丸、香砂枳术丸、香砂六君子丸、黛蛤散、逍遥丸和犀黄丸的用药频率较多。中成药的功效也十分多样，有补益、活血化瘀、开窍、理气、平肝潜阳、清热泻火等。中成药与煎剂结合，两者之间相辅相成，既可增加煎剂的功效，又扩大了中成药的使用范围。

**5. 善用鲜品**

药物的鲜品有色鲜味纯、津充气足而性清灵的特点，《泊庐医案》中，使用的鲜品种类共 27 种，既有药用也有食用之品，多属芳香解表及滋阴之药。其鲜品多用于暑湿、湿温、温病、外感疫毒及上焦疾病，其他疾病如胃病、关格、胎前等亦有使用鲜品者。常用的鲜药有鲜枇杷叶、鲜橘子皮、鲜金斛、鲜煨姜、鲜佛手等。

## 参考文献

[1] 谢海洲. 北京近代的四大名医简介 [J]. 新中医，1980 (1)：43－46.

[2] 张绍重，刘晖桢. 中国百年百名中医临床家丛书——汪逢春 [M]. 北京：中国中医药出版社，2002.

[3] 郭翔如. 汪逢春学术思想与临床经验研究 [D]. 北京：北京中医药大学，2005.

[4] 赵绍琴. 勤奋读书不断实践——兼忆瞿文楼、韩一斋、汪逢春先生 [J]. 山东中医学院学报，1982，6 (4)：4－11.

[5] 赵绍琴. 汪逢春 [J]. 中医药学报，1986，1 (1)：54－55.

[6] 李岩，鲁兆麟. 汪逢春治疗慢性病用药规律初探 [J]. 北京中医药大学学报，2003，26 (6)：23－25.

[7] 周凤梧，张奇文，丛林. 名老中医之路（第三辑）[M]. 山东：科学技术出版社，1985.

[8] 汪逢春. 泊庐医案 [M]. 北京：华北国医学院，1941.

第三节

# 一代宗师承淡安

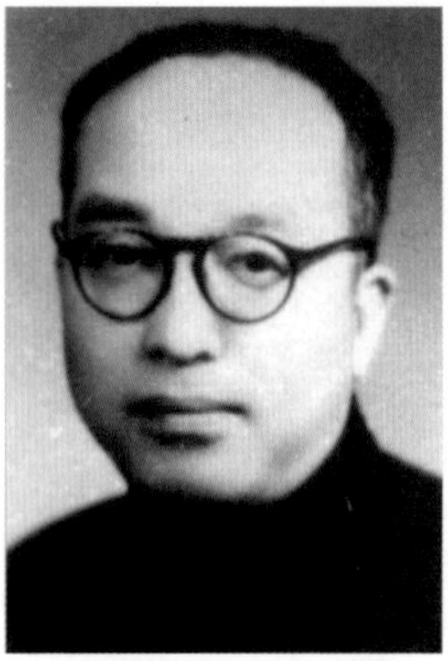

图5-3 承淡安

**人物小传：**承淡安（公元1899年—1957年），字启桐，一字秋悟，又作澹盦、澹庵、淡庵，江苏江阴人，著名中医教育家、针灸学家，中国近代针灸学科奠基人，中国针灸澄江学派创始人（图5-3）。先生精通内外两科，尤以针灸为长，长期从事针灸教学、理论与临床研究，毕生以复兴针灸为己任，为形成我国针灸发展史上具有里程碑意义的针灸学术思想做出了巨大贡献，并培养了大批针灸人才，推动了针灸学的复兴，被赞为“中国针灸一代宗师”。历任江苏省中医进修学校（南京中医药大学前身）校长，中华医学会副会长，中国科学院学部委员，江苏省人大代表，全国政协委员。著作有《中国针灸学》《中国针灸治疗学》《中国针灸学讲义》《经穴图解》《校注十四经发挥》《子午流注针法》等十数种，另有译著《针灸真髓》《经络之研究》《病机摄要辨证》等数种，对普及和促进针灸学的发展做出了卓越贡献。

## 一、以弘扬针灸学术、复兴针灸事业为己任

承淡安出生于世医家庭，祖父凤岗，擅长儿科，父乃盈，精于儿科、外科，亦擅针灸。淡安少年随父学医，又得同邑名医瞿简庄传授，医术日进。

离开瞿师后，先生决心继续求学。1920 年先生入上海汪铎主办的中西医函授学校学习。1921 年，获知上海西医周星一招收实习生，又至上海学西医。1923 年学成返乡，以中西医二法行医，目睹父亲针灸疗法简便易行，疗效卓著，遂刻苦专攻针灸医术。

1926 年冬，先生携妻迁往苏州，设针灸诊所与苏城皮市街。此间，认识苏州医生季爱人，志趣相投，往来甚密。经季介绍，入吴县中医公会，并常为该会月刊撰稿，宣传针灸医术。1928 年夏，与季爱人、杨汉章等吴县中医公会同道，共同创办苏州中医学校，并承担生理与针灸两门课的讲义编写与授课工作。虽然不满一年学校即因经费困难而停办，承淡安却由此开始了他的针灸教育事业。1929 年，先生举家迁居苏州望亭镇。1930 年夏，先生在望亭创立中国针灸学研究社，开展针灸函授教育工作，培养针灸人才，扩大针灸学术影响，1931 年 6 月还出版了《中国针灸学》。该社为中国医学教育史上最早的针灸函授教育机构，1932 年春又迁址无锡。1933 年 10 月，先生在无锡创办了我国历史上最早的针灸专业杂志——《针灸杂志》，设有论文、专载、杂著、社友成绩、问答、医讯等栏目，传播针灸。1935 年夏，研究社决定附设“中国针灸学讲习所”，开设 3 个月的针灸速成班和 6 个月的普通学习班。1936 年 7 月，先生创办的“针灸疗养院”（实为“针灸医院”，受当时政策限制，只能取名为“针灸疗养院”）正式开诊。1937 年初，中国针灸学讲习所更名为“中国针灸医学专门学校”，着力于培养针灸人才。抗战时期，先生前往成都，坚持行医、授课，分校遍及南方各省、香港和东南亚地区，同时兼任成都国医学校教授。抗战胜利后，先生回到苏州，经多方努力，复于苏州创怀安诊疗院。

1951 年，中国针灸学研究社在苏州司前街恢复社业，承淡安带病参加教学和管理，并出版多年积存针灸著作。1954 年 9 月，应江苏省政府邀请，先生赴南京参加筹建江苏中医进修学校和江苏省中医院，即停止中国针灸学研究社及《针灸杂志》诸项业务。在出任江苏中医进修学校校长期间，他和叶橘泉、邹云翔、周攸斋等同事们一起，为新中国中医高等教育体系的确立构筑了基础，从而在一个更高的平台上，实现了中医针灸事业的传承推广。

1957 年 7 月 10 日，先生因积劳成疾，于苏州寓所不幸病故，终年 58 岁。

时任国家副主席李济深题赠挽联：“康济斯民良相同功垂永誉；阐扬绝学名医传世有针经。”先生以仁爱之心，施针灸之术，救世人于困厄，挽国粹于既倾，风范垂后世，德泽遗人间。

## 二、强调针灸的科学与临床价值

针对全盘否定中国传统文化的社会思潮，承淡安基于自己临床实践中的观察和体验，并在比较中、西方医学理论体系后，提出：“西洋科学，不是学术唯一之途径；东方学术，自有其江河不可废之故。何也？凡能持之有故，言之成理者，即成一种学术。西洋科学，能持之有故，言之成理，东方学术亦能之。而针灸学术之神奥，却有不能言之尽成理者，此由古书晦涩，后人不能通之，非其本身不通也……即须将古书晦涩之理，细加考证……自己明白，使人皆明白，此即谓之科学。”

在针灸研究、教学实践中，承淡安一方面强调首先要弄清中医学理论，并从临床上去摸索和证实阴阳、五行、营卫、气血，以及解剖学上难以理解和认识的经络，才能提示针灸治病机制。另一方面，在学习研究的基础上，积极将日本对针灸的研究方法和成果吸纳到自己的著作中，并试图运用巴甫洛夫神经反射理论，阐述针灸作用机制。

对于针灸的临床价值，承淡安用“便利、速效、经济”三个词进行了总结，认为针灸治病，简便易行，收效倍速，利国利民，是普通百姓降低医疗费用之首选。面对缺医少药的抗战后方，他还曾发出“针灸也能救国”的呐喊。

## 三、吸纳新学，引入解剖、生理学成果

先生博古通今，又有东游经历，对于西方医学的成果不仅不排斥，而且努力学习，借鉴于针灸学术的研究与临床应用。可以说，先生是将针灸学从传统医学范畴带入现代医学领域的第一人，是针灸现代化先驱。在先生编撰的多部著作、讲义中，率先将解剖、神经、生理学成果引入针灸学术理论，令针灸学气象一新。先生认为，作为针灸施术的刺激点，医者必须明晰腧穴的定位结构。于是，先生将西医解剖学知识与中医腧穴定位联系在一起，考

察每个腧穴的部位和解剖。在《中国针灸治疗学》一书中，先生引入人体骨骼图、人体肌肉图、人体血管分布图、人体神经分布图，并按照解剖部位标记各腧穴所处位置，使读者一目了然。先生此举是国中第一人。

### 四、肯定经络的客观存在，阐明经络理论的重要作用

受西方实证医学以及日本新派针灸理论的影响，先生一度对解剖学上无迹可寻的经络理论不以为然。但反复的临床实践，让他感悟到经络理论之可贵，发出了“针灸界应该首先学习研究经络学说”的呼吁，并从人类认知的局限性、针灸临床现象与疗效等方面，论证了经络的客观存在。对经络实质的探索，他主张不能简单地用传统文献按图索骥地寻找人体对应点，因为十二经络理论的形成，具有一定的时代背景和特征，因而也就有时代的局限性。先生十分肯定经络的临床诊断与治疗价值，认为只有仔细辨别病变经脉之所在，才能在治疗时更具针对性。

### 五、强调针刺手法的重要性，改进针刺操作方法

针刺手法，既是理论之运用，又是疗效之基础。先生一直重视学员针刺手法的练习，认为手法是否熟练以及指力之强弱是临床收效的重要基础，不仅创建了针灸界沿用至今的指力练习方法，而且发明了无痛的押手进针法。在对传统针法进行改进的基础上，对于针灸界长期莫衷一是的针刺补泻，他提出针刺无补泻之别，而只有刺激强弱不同的观点，主张重视刺激强弱与疾病虚实之间的关系，应由医者在治疗过程中，根据病人体质情况、耐受程度、病之新久、得气难易和气感强弱而随机应变，并认为单纯依据病之虚实来决定针刺补泻或针刺轻重之说，只是一种说教而已。

### 六、阐明艾灸治疗的现代机制，量化艾灸操作

先生十分重视灸法的运用，综合中西医学理论与研究成果，认为灸法可以活跃脏腑功能，促进新陈代谢，调整人体各系统之功能，不仅可以治病，亦可防病保健，使人延年益寿。为便于准确把握灸治量，他制定了强、中、弱刺激的临床灸治操作标准，并对施灸部位的选择和灸治现象进行了总结分

析，较好地推动了灸治操作的规范化。晚年著有《灸法草稿》。

如先生将灸法分为直接灸、诱导灸、反射灸 3 种。直接灸：以刺激神经，促进血流，加速机体对渗出物的吸收，从而治疗浮肿、痉挛、疼痛、知觉异常等病症；诱导灸：对于患部充血或瘀血引起的炎性症状、疼痛等，从与患部相关的远隔部位施灸，诱导血液疏散，调节神经功能，从而达到治疗目的；反射灸：当病在内脏诸器官时，可根据神经通路选穴施灸，利用人体的生理反射功能，以达治疗之功效。

## 七、改进和研制针灸器具，规范针灸器具的规格

鉴于我国一直没有专门的针灸针具生产单位，针具制作规范缺如的实际，20 世纪 30 年代，承淡安在《中国针灸治疗学》中，对毫针的制式标准和质量要求作了严格的规定，将针灸针厘定为 26、28、30 号规格，针身长度有 7 分～3. 5 寸数种，从而奠定了现代毫针的制作标准。1951 年，先生又建议用不锈钢制作针灸针，并试用于临床，目前已成为针灸针材料的定式。同时，受日本赤羽幸兵卫氏发明的皮内针疗法的启发，承淡安不仅仿制了皮内针，更在此基础上创制了使用更加方便的揿针。目前，皮内针和揿针都已经成为针灸临床的常用针具。此外，他还对温灸器、皮肤针、针灸经穴模型等进行了改进和创新。

## 八、针药结合，各用其长

针灸和中药，同是在中医理论指导下治病疗疾的不同方法与手段。古之大医，莫不针药俱精。先生出身中医世家，初入医门即从《伤寒论》《金匮要略》等中医经典医籍着手，打下了扎实的中医理论基础。在苦心孤诣推广针灸医术之余，他也一直以孜孜研习中药处方为乐事。

在临床实践中，先生十分重视通过针药结合来提高临床疗效，并根据自己的实践经验，对每病的针、药疗效作出实事求是的比较，对其中中药治疗有明显优势的病证，能如实说明针灸只可助治而不能尽收全功；而对针灸疗效相对较优的病症，承淡安也从实际出发，提出中药助治处方。

在收录先生针灸处方较为全面的《承淡安针灸经验集》一书中，136 个

病症下收载了先生按照传统辨证施治列出的针灸处方，其中的113个提出了中药助治处方，用药心得与处方特点不乏独特之处。

## 参考文献


[1] 夏有兵，张建斌，张宏如，等. 承淡安与澄江针灸学派 [N]. 中国中医药报，2011.

[2] 张树剑. 承淡安针灸学术思想特点简析 [J]. 中国针灸，2011，31 (11)：1027 - 1030.

[3] 陆翔，蔡玥. 承淡安生平事迹、著作及学术成就研究 [J]. 中国针灸，2011，31 (5)：467 - 472.

[4] 王欣. 承淡安的针灸学术特色 [J]. 中医文献杂志，2009 (5)：42 - 44

[5] 南东求. 针学巨擘承淡安 [J]. 黄冈职业技术学院学报，2013，15 (2)：92 - 96.

[6] 承邦彦. 民国针灸名医承淡安 [J]. 针灸学报，1992 (5)：56.

[7] 夏有兵. 承淡安针灸临床特点概述（摘要）[C]. 2011 中国针灸学会年会论文集，2011：558 - 564.

## 第四节 德医双馨的妇科医家王慎轩

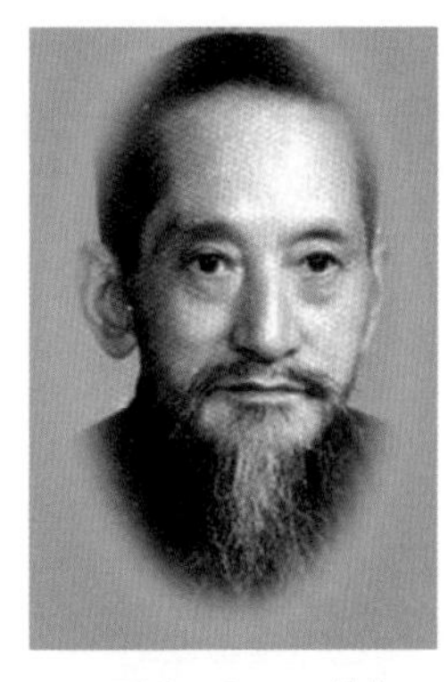
图5-4　王慎轩

**人物小传**：王慎轩（公元1900年—1984年），浙江绍兴人，是我国近代著名的中医学家、中医教育家、妇科专家，曾被评为苏州四大名医之一（图5-4）。笃信佛教，慈悲悯人，人称“佛医生”。师从多位名医，创办苏州国医社，创办中医刊物，著书立说，孜孜不倦，教书育人，桃李满天下。王老中医妇科造诣深厚，注重首求因，治本病，调奇经，疏情志，药轻灵。20世纪50年代中期被承淡安聘请为江苏省中医进修学校妇科负责人，1958年任北京中医学院附属东直门医院妇科副主任。曾任北京中医学会妇科分会副主任委员、《中医杂志》及《江苏中医药杂志》编委等职，江苏省第一届政协委员、第二届人民代表大会代表。代表论著有《女科医学实验录》《胎产病理学》《中国药物学》《曹颖甫先生医案》《王慎轩晚年医案》等。

### 一、生平传略

王慎轩出生于浙江绍兴的小吏之家，3岁丧父，家道渐衰，由母亲依靠着微薄的家业艰苦抚养长大。其母亲是一位非常虔诚的佛教徒，常常礼佛敬香，王慎轩耳濡目染，深受影响。1920 年勤工俭学就读于丁甘仁先生创办的上海中医专门学校，与章次公、秦伯未、余鸿逊等拜丁甘仁、曹颖甫、黄体仁、谢利恒门下学医，受益匪浅。1926 年毕业于该校第 5 期，曾感言：“诸师之中经验最富者，首推丁师甘仁；胆识最大者，首推曹师颖甫。”毕业后应浙江同乡会之邀在苏州浙江会馆挂牌行医，又拜苏州妇科名医缪康寿先生为师，专攻妇科，造诣高深，以女科著称于江浙沪。同年（1926 年）与章太炎、唐慎坊、叶橘泉等创办“苏州女科医社”，1927 年协助秦伯未、王一仁、章次公等创办（上海）中国医学院，1933 年夏创办“苏州国医学社”，这是苏州第一所中医学校，1934 年更名为“苏州国医学校”，1935 年又改名为“苏州国医专科学校”，是近代堪称最为完善的中医学校之一。主办发行《妇女医学杂志》《苏州国医杂志》等，大力宣传和普及中医药学。王慎轩为中医事业培养了一批优秀人才，如朱良春、傅方珍、陈丹华、陈松龄、郑绍先、周自强、胡念瑜等，均为一代中医名家。

建国后的 50 年代中期，王慎轩被承淡安聘请为江苏省中医进修学校（南京中医药大学前身）妇科负责人。1957 年，经卫生部中医司司长吕炳奎的推荐，由当时在北京中医学院任教的印会河先生等专程到苏州聘请王老到北京中医学院任教。在校期间，王慎轩编审了高校二版《中医妇科学》教材，主审《妇科学讲义》，还参与了《中医各家学说论》讨论稿的审稿工作，为新中国全国中医院校编撰统一教科书的工作奉献了自己的力量。王老还诲人不倦，培养了很多毕生致力于中医工作的专家，如王志瑜、林育樵、戚景如、李舒媛、巫君玉等。

1965 年王慎轩因病退休回到苏州，在苏城常年义诊施药、自费带徒。1984 年王老病故，终年 84 岁。

王慎轩一生行医，是近代一位德艺双馨的妇科医家，其治疗妇科病的经验对于当今临床有重要的指导意义。王老专注于办学育人近 60 年，始终坚持“昌明国医，参究科学，培养国医专门人才”的宗旨，是一位著名的中医教育学家。王老不仅医术高超，而且医德高尚，对病人、同事、学生常无私相助，被人们尊称为“佛医生”。恽铁樵先生曾为他题词：“慎轩先生有道，恒其德贞。”极为中肯。

## 二、学术思想

王老注重首求因，治本病，调奇经，疏情志，药轻灵。治疗妇科常见病，王老强调要辨证求因，审因论治，在脏腑、经络、气血之生理关系的基础上，分析其病理变化，并十分注重分析病人的病史，以及精神因素。他认为凡是因他病累及者，宜先治他病；用药时，必加入调理奇经八脉的药物；香燥之品伤津耗气，对香燥之剂，力戒不可过用。

王老提出女子多气少血、气机不畅是妇科百病的致病原因。在治疗月经病时，王老不拘古法，详辨证候，以便正确施治。根据妇女的生理特点和病理变化，王老在治疗上极为重视病人的精神因素，遣方用药变化多异，轻灵圆活。周耀辉先生对王老的学术思想及女科治疗经验进行了较系统的梳理和整理，贡献颇大。其中月经病有经期发热、经前鼻衄、经期腰酸、痛经等。下面以痛经、崩漏及带下病为例。

**1. 痛经**

王老治疗痛经，首先根据疼痛的时间、性质、部位来辨别虚实寒热。经前、经期为实证，经尾、经后为虚证；胀痛为气滞，刺痛、坠痛或触摸有包块者为血瘀；急剧疼痛或拒按为实证，隐痛或喜按为虚证；得热痛减为寒证，喜冷恶热为热证；痛而下血，下后痛增为血虚，少腹冷痛而腰酸无力为虚寒；兼头痛、胸痛，或痛定不移为血瘀，兼两胁胀痛、乳房作胀，痛处移动多为气滞。

在治疗上，王老认为少腹属肝，经期与肝之疏泄关系密切，女性又易有情志变化，忧伤郁闷，最易发生肝气郁滞，故临床常用或兼用解郁理气之品。王老将痛经分为3型：一是肝郁气滞型，治以辛温理气之法，以正气天香散为主方（乌药、香附末、陈皮、紫苏叶、干姜），若肝郁日久，伤脾失养，则可用逍遥散加减。二是寒凝血瘀型，治以温化瘀血法，使用经典的少腹逐瘀汤或桃仁散为主，若日久化热，大便干结，可用泻下逐瘀汤。三是气血虚寒型，气血虚少，濡润失常，血行不畅而为痛经，治以温补气血，兼和营养胃，方以《金匮要略》温经汤。

王老曾治一妇人因产后涉水受寒，忧郁伤肝以致肝郁气滞，寒凝血瘀而阻于冲任，始则恶露少，少腹冷痛，继则头晕胀痛，左胁时痛，每临经期，必少腹胀痛，甚则昏厥，并兼寒热，经色紫黑，下瘀成块，腰酸如折，舌苔薄白腻而微黄，脉沉细涩。据此辨为病久气血俱虚，寒热夹杂而寒实较重。若不去其实，虚亦难复，若先补虚则寒邪郁瘀难祛，倘专清其湿热，又恐增剧寒凝腹痛。法当分别内外施治，内治以理气解郁，祛寒逐瘀，用天香正气散合逍遥散、少腹逐瘀汤加减，外以蛇床子散合苦参汤加减熏洗下部以清利湿热（内服方药：炒乌药、生香附、紫苏、柴胡、当归、赤芍、炮姜、官桂、小茴香、失笑散、没药、延胡素。外洗方药：蛇床子、苦参、生白矾），前后6剂，痛经不作而愈。试观此案病机复杂，症状错综，内有寒湿、气郁、血瘀，上有肝阳亢，下有湿热盛，又兼血虚、脾虚、肾虚，但因注重其主要证候，用内服、外治二法，分别施治，竟得一诊而诸症皆愈。

**2. 崩漏**

王老认为，古人论崩漏之原因，每谓由于劳损，然富贵妇人毫无劳动，恒患崩漏，良由饱暖思淫，骄侈多怒，淫怒过度，则气机乖乱，血液妄行，故致酿成崩漏也。暴崩属热，久崩（漏）属寒。初治宜止血以塞其流，中治宜凉血以澄其源，末治宜补血以复其旧，此古人论治崩分新旧先后之大法也。王老认为暴崩亦有属气虚而寒者，久崩（漏）亦有属虚而热者。初治早用止涩，恒有留瘀变病之虞；中治妄投凉药，间有伤中增病之害；末治专补其血，恐有独阴不生之弊。必当详审脉证，分别施治，不可拘泥于古人之说也。王老认为治疗崩漏时使用补气之法，要注意古人所说的“血脱补气”中的“脱”字，是出血过多，导致全身失养，机能衰退，精神涣散，需要急投独参汤等大补元气之品，以提阳补气。李东垣的益胃升阳汤，方中有参芪与升柴共用，提升过度，并非血脱补气之正法，这个处方主要用于脾虚导致的疲劳过度、精神衰弱，所以不适合用于崩漏。王老的治疗经验有二：一为肾水有亏，胞络火动而不能固守者，宜养阴凉血固经，应予以龙骨、牡蛎、龟甲、磁石、阿胶等金石血肉有情之品。二是抑郁太过，气血郁结以致血郁于下而妄行者，宜疏肝理气调经，当予以香附、郁金、砂仁等理气之药。

### 3. 带下病

带下病多为湿邪伤及任脉、带脉，带脉失约所致。王老认为湿邪的来源有四：脾虚、肝郁、肾虚及外感寒湿。临床治带常用健脾利湿、风药胜湿、苦温燥湿、甘淡渗湿之法。治疗带下病，不能专事止涩，要恰当运用祛湿法，使湿去带自愈。脾虚夹湿者，运化失职，聚湿下注为带下，宜健脾利湿为治，以泽泻汤为主；若兼血虚证者，兼补血，以当归芍药散为主；若兼寒而湿重者，兼散寒，加重利湿，以五苓散为主。肝郁夹湿者，治以疏肝理气利湿，香苏散加茯苓为主；肝郁化热，宜兼清解郁热，可改用加味逍遥散，加重清热利湿之功效；若肝郁兼湿热俱重者，则以旋覆花汤合八正散加减主之；若肝郁兼湿重热轻者，则以半夏厚朴合二妙丸加减主之。风寒湿邪者，祛风解表利湿为主，以香苏散为主。治带方中常用桔梗，此是以《金匮要略》排脓散之意活用。白带实为脓水之类，故随证亦常投排脓散合薏苡仁同用，颇为有效，缘由桔梗、薏苡仁善于排脓故耳。虚实兼夹者，以扶正祛邪，利湿去带。

王老曾治一病人，主诉：带多14余年伴间断少腹坠痛。现病史：白带量多如水注，少腹坠胀疼痛，经期尤甚，经行则下瘀成块，经期超前，腰腿酸楚，心烦内热，手足浮肿，掌心灼热，下肢寒冷，舌苔薄白腻，脉象弦滑数。曾做人工流产2次。西医诊断：阴道炎。中医诊断：带下，证属肝郁脾虚，湿热下注。治宜解郁热，化瘀血，利湿热。给予加味逍遥散合桃仁散、排脓散加减。处方：北柴胡4.5克，全当归6克，生赤芍6克，焦栀子6克，桃仁泥6克，赤茯苓9克，苦桔梗4.5克，炒枳壳4.5克，生薏苡仁泥9克。服前药之后，带多已减，少腹坠胀疼痛亦轻，腰腿酸楚已减，浮肿略退，烦热亦轻，掌灼已减，足冷未除，舌苔较薄，脉象稍和。

## 参考文献

[1] 孟君. 近代名医王慎轩传略 [J]. 河南中医，2017，37（7）：1162－1164.

[2] 辛秀华. 老中医王慎轩治疗痛经的经验 [J]. 中国民间疗法，1993（1）：15－16.

[3] 周耀辉. 王慎轩论治崩漏 [J]. 上海中医药杂志，1995（4）：1.

［4］杨瑜．王慎轩治疗带下病经验［J］．中医研究，2015，28（10）：53－54．

［5］周耀辉．王慎轩治月经病经验拾萃［J］．新中医，1988（2）：8－9．

［6］孙立，杨东方，马鸣峥．王慎轩诊治女科疾病学术思想和经验探骊［J］．江苏中医药，2020，52（7）：72－75．

# 第五节 学界楷模叶橘泉

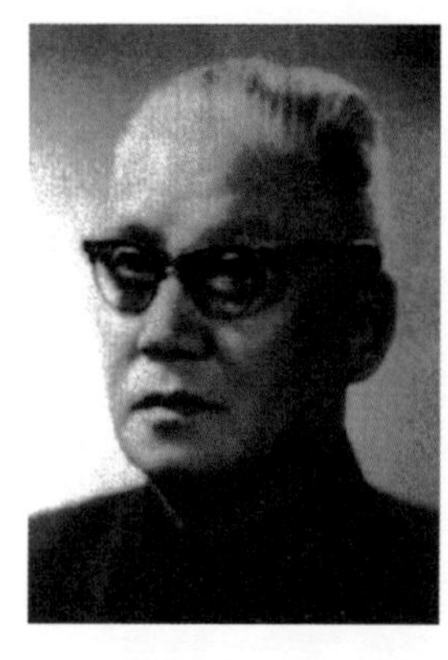
图5-5　叶橘泉

**人物小传：**叶橘泉（公元1896年—1989年），曾用名叶觉诠，浙江吴兴（今湖州）双林镇人，现代著名中医临床家、中医教育家、中药学家，中国科学院生物学部委员（图5-5）。叶橘泉坚持辨病与辨证相结合，中西医学相互学习，取长补短，以促进中医药学的发展。提倡“勤求古训，博采众方”的治学态度和“实事求是，解放思想”的科学精神。曾任江苏省中医院第一任院长，南京中医学院副院长，江苏省卫生厅副厅长，江苏省中医研究所所长，中国科学院江苏分院副院长，南京药学院副院长，江苏省中医学会副会长，中国农工民主党中央委员会副主席，全国政协常务委员等职。

叶橘泉思想高尚，光明磊落，襟怀坦白，严于律己，作风简朴，医德人品，堪称楷模。先后出版医药著作27种，共35册，代表著作有《现代实用中药》《古方临床运用》《实用经效单方》《本草推陈》《本草钩沉》《中医直觉诊断学》等。

## 一、寒门学子，矢志岐黄

叶橘泉出生于浙江省吴兴县双林镇的一个农民家庭，家境贫寒却勤奋好学，7 岁入私塾。童年的叶橘泉珍惜来之不易的读书机会，多少个夜深人静之时，他总在挑灯夜读。十年寒窗，他终于以优异的成绩完成了全部课程。17 岁时拜当地名医张克明为师，张氏医学三代相传，历经 4 年的发奋学习和老师悉心指导，得其精髓，学而有成，悬壶故乡。叶老却并不满足于在张师那里学到的知识，在故乡独立应诊期间（公元 1918 年—1920 年），他同时还参加了上海恽铁樵举办的中医函授教育，并潜心研读了大量的医药著作和文献资料，其中包括相当数量的日本汉方医药中译本，如《化学实验新本草》等。为了能看懂原著，他还自学并掌握了日本语。大量的阅读，开阔了眼界，在此基础上，他揣摩得失，以求创新，设计了不少独特的处方，治愈了许多疑难杂症，以精湛的医道，闻名乡里。

1935 年，39 岁的叶橘泉受聘赴苏州国医专科学校任中医讲师兼临床指导，同时也在苏州挂牌行医。在这期间他受到了国学大师章太炎先生的指导。1939 年，叶橘泉调往苏州国医医院任医务主任，负责全院的医疗业务。

中华人民共和国成立后，叶橘泉积极投入中医药学的研究和临床工作，在事业上有了更好的发展。他创办过农村医疗进修社，编印过农村医药丛书。1954 年出席江苏省中医代表大会。同年，参加筹建江苏省中医院工作，任第一任院长兼江苏省中医进修学校副校长。1955 年被选为中国科学院生物学部委员。1957 年任江苏省卫生厅副厅长，曾先后兼任江苏省中医研究所所长，中国医学科学院江苏分院副院长。1973 年起，叶橘泉担任南京药学院（中国药科大学前身）副院长，专注于中药资源的开发与利用。

叶橘泉是中国近现代中医药发展史上的重要人物之一，也是提倡运用科学方法研究、继承、发扬中医药学的代表人物之一。他为人光明磊落，品德高尚，医药并举，中西结合，堪称医界楷模。卫生部前部长钱信忠对叶橘泉作出了高度评价：“叶先生是一位值得敬重，值得推崇的伟大学者，他是我国传统医学发展历史长河中医德高尚、医术精湛、襟怀坦白、团结友爱的著名中医之杰出代表。”“他不但以精湛的医术，更以高尚的医德、正道直行的人格赢得了广大病人的赞誉和社会的普遍尊重。”

## 二、崇尚科学，中西结合

近代以来，西学东渐，中西纷争，废止中医之声不绝于耳。叶橘泉首先是反对废止中医的，这一点毫无疑问，但他并不是无条件的继承祖国医学，他对中医学中因循守旧、歪曲实事的陈腐内容是不予接受的。同时，他不赞同盲目地追求当时时髦的中西汇通，反对那些不重视中医有效方药的研究而追求表面的中西理论汇通，等等。这些正是他科学精神的集中体现。

先生审时度势，与当时中医界的一批具有远见卓识的同道如施今墨、陆渊雷、章次公、姜春华等一同高举科学旗帜，坚持运用近现代科学方法研究、继承中医药学，共谋图存发展之道。他在《近世内科中药处方集·自序》中介绍其平生的治学方法："生平治医的宗旨，理论则悉宗科学新说，治疗则采用国药古方，于此从事研究，不但理无扞格，且觉事半功倍，深信依此目标研精改进，则可使中西融合……平素研究医学不分门户，参阅中西医书及临床治疗经验……对中医理论决抛弃一切旧说，而专从事斩棘披荆搜求经验效方，以国药治病而以科学说理。既久，信心愈坚，窃谓欲谋中国医药之发皇舍此莫由。"

中华人民共和国成立后，先生遵循实事求是的科学态度，提出重实效、戒空论的主张，积极倡导中西医结合，倡导祖国的传统医学与现代科学相结合，并身体力行，用科学的态度和方法对祖国的传统医药学进行整理和提高。他认为中西医结合，不仅是继承和发扬祖国医药学的问题，而且是丰富现代西医的实践和理论的问题，还认为中西医结合，不是糅和，也不是混合。因中医和西医是两个本质不同的医学体系，各有自己的特色，中西医有机结合，目的在于发挥双方的特长，扬长避短，而不是其他。先生也意识到中医与中西医结合工作很难，难就难在什么是糟粕，什么是精华的问题。祖国医学肯定有精华，但也肯定有糟粕，只有通过实践，坚持一切从实际出发及实事求是的原则，通过学术上的百家争鸣来弄清中医与西医结合工作上的一些是非问题。叶老提倡勇于探索的科学精神，反对因循守旧，坚持突破陈规陋习。

## 三、学宗仲景，方证相应

叶橘泉早在20世纪20年代初就首次提出了“方证学”的概念，认为辨症求“证”，论治施“方”，方证相应则疗效显著。他不断呼吁中医界“应该重视中医方证学的研究”，这一点是我们学习与运用中医时必须掌握的核心原则。

叶老的研究思路十分清晰。他认为，中医传统的医疗方法是在整体性的辨证论治基础上使用中药复方进行治疗，因此，中医的主要特色是证候鉴别的临床诊断和运用方剂的随证治疗，按仲景学说则称之为“方证学”，我们千万不能忘记中医的传统经验“方剂”。任何疾病具有对某一药方的适应证时，应用这个药方都能有疗效。换句话说，方与证相适应，则这个方可对任何病的这个证都有效，所以中医有时能解决现代医疗所不能解决的问题。他撰文反复强调，方证学是仲景学说之核心，我们应该继承、发展、提高、总结，并以此立场和方法系统地进行研究。他认为，我们所要继承的，首先是仲景经方，其次是局方、金元诸大家和清代温病学家的时方。而继承的关键在于不拘何方，都要反复实践，核定其适应证，把方和证相对地固定下来。所谓辨证论治，不是漫无边际的，要克服繁琐化，要求简明具体，像仲景那样地辨证，不仅有利于后之学生，同样也便于自己反复实践，不断发展和总结。

张仲景所著的《伤寒论》和《金匮要略》历来被奉为临床经典，叶橘泉在《名老中医之路》中回忆道：“我自幼接受业师传授，开始偏重经方。平心而论，张仲景《伤寒论》《金匮要略》的辨证处方，理法严谨，方药组织颇有规律，其备受历代各家所推崇者，不是偶然的。”先生认为，要保持和发扬中医特色，必须立足于仲景之说。“方证学”是仲景学说的核心，“方剂辨证”是执简驭繁的有效方法。先生倡导的辨病与辨证相结合，是在保持中医理论特色的基础上，借鉴西医对疾病发展演变的客观认识；中医辨证，西医辨病，中西医学紧密配合，运用双重手段诊察疾病。这样一来，通过辨病就可以大体明确有哪些方剂可以用来治疗本病，再在此基础上辨别方证，即可以安全而迅速地确定该用何方治疗。

## 四、精研本草，博采众方

叶橘泉先生在《现代实用中药》的序文中说道："我对于中药研究素感兴趣，在二十年前，曾主张以科学方法整理中药文献，临床试验，统计中药疗效，不过在旧中国时代的环境下，当然响应寥寥，理想不能实现。"事实上，无论是中华人民共和国成立前还是文革期间，他都克服了诸多困难，在本草学的研究上取得了非凡的成就，撰写出版了许多本草学著作，如《实用经效单方》《现代实用中药》《本草推陈》《食物中药与便方》《本草钩沉》等。这些著作由于引用了大量当时的科研资料，并结合自身的实践经验，因此内容科学、观点新颖，绝无模棱两可、含糊其词的表述，受到了海内外学者的广泛好评。

先生对于中药的研究，并不是单纯的药理作用、化学成分、种属科别等的研究，他所做的根本上还是为了中医临床工作，所以其临床中药学家的称谓更贴切，而非生药学家、药理学家等等。如他在《现代实用中药》（再版）的序言中指出：中药的常用药并不是一定有效的，有些常用药的功效就远不及医家不惯用或中药店不备的草药——民间药来得确实。中药的临床实验条件日见成熟，希望中医师在临床上应用中药时，尽可能地予以简化（单方化），掌握主要证候，配合科学诊断，选用一二味，最多四五味的处方，勿为传统习惯所束缚。简化处方后，统计某药、某方的效率亦较易准确，就能把中药的治效更明确地肯定出来。

有不少人认为叶橘泉先生是"废医存药"者，因为他一辈子都在从事方和药的研究，而很少涉及中医学传统理论如阴阳五行、脏腑经络、气血津液、卫气营血等的研究。事实上，他恰恰也是反对废医存药的，早在20世纪30年代，他就批评了这种错误的思想："若废弃中医而专研药物，则试问抛弃数千年经验之凭藉——根据证候而投方药（经方）——而另起炉灶，迂迂远远的化验药物，那不但舍近就远，而且不易得到效果，此所以主废弃者未免流于偏激也。"

叶橘泉对中医的贡献是多方面的，他如对人才的培养教育，重视中外医学交流，以中医科普为己任，等等。先生一生淡泊名利，半个多世纪以来撰写的几十部著作的稿酬几乎全部捐献给了医药研究机构或者学校。“我的知识、经验是人民给的，我要把一切还给人民。”叶老是这样说的，也是这样做的。

## 参考文献


［1］卢祥之. 叶橘泉——学界楷模［J］. 前进论坛，2007（1）：41－42.

［2］管仕伟. 叶橘泉学术思想研究［J］. 辽宁中医药大学学报，2011，13（6）：149－150.

［3］谢海洲. 怀念我的老师叶橘泉先生［J］. 中国中药杂志，1990，15（7）：57.

［4］马永华，叶加南，王畅. 叶桔泉先生“方证学”思想与临床经验［J］. 江苏中医志，2016，48（10）：57.

［5］张薛光. 叶橘泉先生学术思想简介［J］. 南京中医药大学学报（社会科学版），2005，6（4）：218－222.

［6］山东中医学院学报编辑室. 名老中医之路. 第2辑［M］. 济南：山东科学技术出版社，1982.

［7］叶橘泉. 我读了《中国旧医学的经验总结问题》后的一些补充意见［J］. 新中医药，1953，4（8）：3.

# 第六节 德医并著的钱伯煊

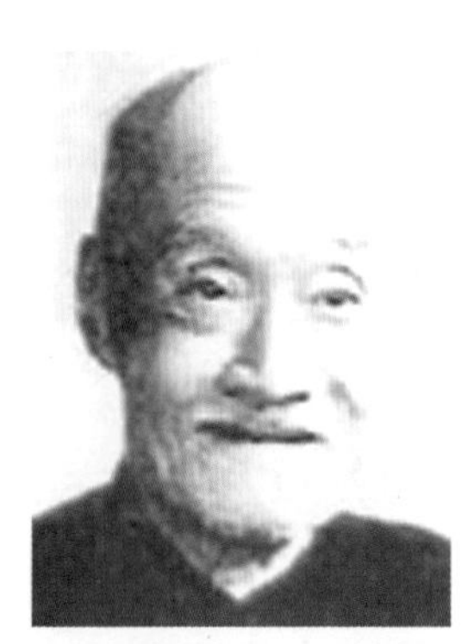
图5-6 钱伯煊

**人物小传：**钱伯煊（公元1896年—1986年），江苏省苏州市人（图5-6）。钱家三世为医，以外科名著于江左。16岁师从清末御医曹沧洲之子曹融甫学习，如是4年，颇有所得。20岁随父益荪公习医，秉承家学，学精业长。22岁悬壶苏州大成坊巷，独立应诊。荫师、父之盛名，行医伊始，即不乏就诊者，然先生并不因此而自得，反更觉业医者必具博极之志、割股之心，故仍汲汲于医学，由是医术日益精进，屡起内、外、妇科沉疴，尤擅妇科。1955年奉调北京中医研究院，积极投身医疗、科研、教学工作，直至86岁高龄才离岗退休。著有《钱伯煊女科医案》《女科证治》《女科方萃》等著作。历任中医研究院西苑医院妇科主任，北京市政协委员，第三届全国人大代表，第五届全国政协委员，中国农工民主党中央常委等。

钱家是姑苏的名门望族，三世为医，尤擅外科。钱氏故居至今保存完好，坐北朝南，两路六进，为苏州市文物保护单位。“世德流芳”门楼，砖雕纹饰古朴。后楼清末状元陆润庠所题“吴越世家”，诉说着这座建筑曾经的辉煌。

钱伯煊于清光绪二十二年（公元1896年）出生于此，7岁起寄读于洪钧状元家塾内，寒窗十年，饱读经史。后承家学，穷研《黄帝内经》《难经》《伤寒论》等典籍，悉心诊疗实践，汲汲于医学，终成一代妇科名家。

20世纪三四十年代，中医备受歧视，钱老即与同道20余人建立“国医联合诊所”，并发放“送诊券”，开展社会慈善活动；登上“苏州国医专科学校”讲台，开课授业，为中医事业培养后备力量；又毅然联合黄一峰、葛云彬、李畴人、奚凤霖等苏城有志有识之名家，共组“同舟社”，互勉互助，取长补短，用显著的疗效取信于社会，争取中医的社会地位，为祖国这一宝贵遗产得以延续而努力。中华人民共和国成立后，中医事业获得新生，先生精神振奋，组织创办中医联合诊所。1955年奉调赴京，进卫生部中医研究院，任妇科组副组长（组长蒲辅周），时已年届花甲。从此，钱伯煊的医疗事业跃上了一个新的平台，进入了一个更加广阔的空间。曾与协和、309等医院协作，进行妊娠中毒症等妇科危重病种的临床研究，由于疗效卓著，深受西医妇产科专家们的尊重，使他们对“祖国医药学是一个伟大的宝库”有了更深刻的认识，为推动“西学中”热潮做出了贡献。

钱老医术高明，尤重医德，怜贫济困，仁心殷殷，自成一家，名扬神州。钱老在医疗岗位上辛勤耕耘整整70多年之久，对中医事业可谓殚心积虑，贡献了自己毕生的精力。惜先生在中医研究院致力于妇科，其内、外科之长未得发挥，殊为可惜。以下即简述钱老诊治妇科疾病之点滴经验。

## 一、妊娠疾病

### 1. 妊娠恶阻

钱老认为妊娠呕恶之证有虚、有实，但多为虚中夹实，肝胃不和是其主要的病机，在临床上最为多见。因冲为血海，起于胞宫，肝为藏血之脏，肝脏与冲脉关系非常密切，胞宫受妊最易引起冲脉之气挟肝气上逆而致胃气不降，脾胃虚弱者更易发生恶阻，而至妊娠三月以后，胚已成胎，冲脉之气注重于养胎，因而冲逆之气得减，此时孕吐渐愈。若症状绵绵不解者，又当责之脾胃气虚致升降失和，治宜健脾和胃。

在用药上，钱老认为治此症当轻剂缓投，选药宜精，气味宜淡，务以病人能受纳为前提，喜选用橘皮竹茹汤、半夏秫米汤，前者方出《金匮要略》，后者载于《内经》。戊己丸亦是钱老常选之方剂。临证遣方少则二三味，剂不足两，多则七八味，亦不过二两许，常取显效。钱老据自己临证经验，提出若孕妇体健，且无习惯性流产史，制半夏用至6～10克无碍，且止呕效果很好。在1959年与301医院、首都医院搞协作时，治疗妊娠恶阻，钱老常用半夏，收效甚捷。若孕妇的体质情况不宜用半夏，可重用生姜代替。

**2. 妊娠中毒**

西医也称子痫、先兆子痫。子痫属急重症，易发于妊娠8个月以后，先生强调在此期间，要密切注意孕妇血压，以防患于未然。其病人症见头痛，头晕，目眩，惊躁，失眠，每发则抽搐、昏迷，对母体、胎儿危害甚大。其病机在于心肝风热，心藏君火而主神明，肝藏血而主筋，血虚阳越则内风暗旋，治宜清热宁心，平肝息风。先生为此病拟定羚角琥珀散（羚羊角、琥珀、天竺黄、天麻、蝉蜕、地龙，等分为细末，每服1.5～3克）及平肝散（黄芩、夏枯草、炒牛膝、白薇、当归、菊花，等分为细末，每服6～9克）二方，或作汤剂，常收良效。其轻者先生亦喜用《妇人大全良方》钩藤汤合桑菊饮加减，以清心火、平肝风；发作势急者，可用万氏牛黄清心丸或《太平惠民和剂局方》牛黄清心丸，后者清热平肝之力更强，与安宫牛黄丸相仿。若出现昏迷，可再用鲜菖蒲30克捣汁合牛黄清心丸同服；若喉中痰鸣者，再加鲜竹沥30克、珍珠粉1.2克。因《太平惠民和剂局方》牛黄清心丸中有麝香、冰片等芳香开窍之品，对胎儿有一定的影响，故只应在临产前1个月之内才可用，否则慎用，除非孕妇性命已发生危险、胎儿已不可能顾及时，不得已而用之。有些病人产后症状仍不减，治疗也同上法。

## 二、产后疾患

**1. 产后血晕**

先生治产后血晕首辨虚实。虚者因血去阴伤，阴不潜阳，虚阳上越所致；实者因瘀血不尽，反逆而上扰所致。虚证治宜益气养血，育阴潜阳，宁心安神，喜用大定风珠加减，或钩藤汤加龙齿、牡蛎。实证治宜养血祛瘀，常选用芎归汤、失笑散、生化汤等。先生曾介绍对于病情危急、神志不清者，用炭醋法（醋泼赤炭熏之）往往可使产妇神志得清。曾赴北京邮电医院会诊一早期破水、重度感染、中毒性休克病人，先拟养血平肝，交通心肾之法，方用当归12克，川芎药6克，生龙齿骨15克，远志6克，橘皮6克，法半夏6克，一剂。另以肉桂末0.9克，琥珀末1.5克，开水调服。次日神志转清，大便溏薄，余证如前，继以通利三焦，温化膀胱，取“洁净府”之法：猪苓9克，茯苓9克，泽泻9克，车前子15克，制香附6克，郁金6克，白术6克，另以肉桂末0.9克，琥珀末1.8克，开水调服。于是小溲渐利，后以肃降肺气兼益脾肾之剂调理，先后仅20余剂，诸证渐愈而出院。

**2. 产后恶露**

产后恶露在正常情况下，一般在20天以内应完全排完。对于产后恶露不行，先生认为在临床上以气滞血瘀的实证较为多见。其中小腹痛，按之痛甚者属血瘀；小腹胀甚于痛者为气滞。其治法应理气活血。如属血瘀的可用生化汤加生蒲黄、五灵脂；如属气滞的，亦可用生化汤加柴胡、香附等。产后恶露不断，先生认为本病虽可分虚实二证，但在临床上以虚证较为多见。其病因病机为产后气血损伤，遂致气不摄血，血不归经所致。方用归脾汤加血余炭、陈棕炭。如恶露色暗或发黑，腹痛者为有瘀血停留，可加祛瘀生新的丹参或益母草。

## 三、崩漏

钱老认为，临证时对崩漏的辨证，首当分清气虚与阳虚、血虚与阴虚、血热与郁热以及血瘀之不同，只有辨证准确，施治方不致误。

气虚多指中气虚弱。中气属于脾胃，故治法以补气健脾，使脾气旺盛，则水谷之精微化而为血。用四君子汤为主，以补益中气。如胃纳呆钝，再加橘皮、半夏，以和胃气；如大便溏薄，腹中胀气，再加木香、砂仁，以行气和中；如腹胀较甚，再加香附，取其疏利气滞；如有呕吐，再加霍香，取其祛秽和中；如气虚甚，可加黄芪，以大补元气；如崩漏不止，正气将脱，急用独参汤，以补气固脱；如阳气将亡，急用参附汤；如中气虚而下陷，方用补中益气汤，以补气升阳；如心脾两虚，方用归脾汤，以补益心脾。

阳虚是指脾阳虚和肾阳虚，但主要在肾阳，往往由于肾阳衰而脾阳亦衰，故治当温补阳气。钱老喜用右归饮，以温阳滋肾，兼顾其精经。

血虚是指肝脏血少。多郁善怒，皆能伤肝，肝伤则血不能藏，故而为崩为漏，治当养血滋肝，用四物汤以养血。如虚甚，可用当归补血汤，以补气生血；如兼有虚寒用胶艾汤，以补血温经；如有热象，用芩连四物汤，以养血之中，佐以清热。

阴虚是指精血不足，以致肾阴虚弱。治疗方法以滋补肾阴为主，使精血得充，但养阴之药，性偏滋腻，如脾胃不健，中运失常，用药必须顾及，使中焦运行不致受到阻碍，才能达到补而不滞之目的。喜用左归饮，以滋阴补肾，或用六味地黄汤合三甲煎，以补益肝肾。如兼有虚阳上亢，再加生龙齿骨，以潜亢阳；如兼肝阴虚，可加枸杞子、菊花，兼补肝阴；如相火盛，可加黄柏、知母，以泻相火；如津液不足，可加麦冬、五味子，以益气生津。

血热分内因和外因，内因由于平素喜食辛辣，使胃中积热，治疗以清化胃热为主，常用玉女煎泻火以清胃；外因由于感受风邪，侵犯营分，治疗以泻火凉血为主，多用犀角地黄汤泻火以凉营。如三焦热甚，方用黄连解毒汤，苦寒以清热。

郁热当首先辨别肝气与肝火之孰轻孰重。如偏于气盛者，治当重于调气以开郁，气调则火亦平；如偏于火盛者，治当重于泻火以解郁，火降则气亦调。钱老常用丹栀逍遥散，以疏肝清热。

血瘀根据原因的不同，在治疗方面，亦有所区别。如负重努伤，用四物汤合失笑散，以养血化瘀；如偏于气滞，用延胡索散，以行气化瘀；如经行感受风寒，而致瘀积，用桂枝汤合芎归汤，以养血祛邪；如经行饮冷而成瘀，用良附丸合芎归汤，以养血行气温中；如兜涩过早而凝瘀，用备金散，以调气化瘀。这是对一般瘀积的治法，但还必须考虑到瘀积的轻重和体质的强弱，然后分别对待，作出恰当的治疗，身体强实而积瘀重者，应用逐瘀破瘀之法，药力可以稍峻；如体质虚弱而积瘀重者，宜顾及其本，否则瘀虽祛而正已伤，于身体有损，应用扶正化瘀之法；如身体弱而瘀积轻，可以采用祛瘀生新之法，这样不致犯虚虚实实之戒。

以上诸方，可以斟酌加减。方中人参，如病势不太严重，可以改用党参；如血量较多，方中当归、川芎酌用或不用；如有气滞现象，方中黄芪不用；

如舌苔垢腻，消化不良，方中地黄、胶类不用；方中犀角，可用玳瑁片代之；如无鹿角胶，改用鹿角片；如无龟甲胶，改用龟甲。总之，此证在临床上，往往有气血两虚，或气阴皆虚之象。还有就是虚中有实，实中有虚，虚实交错，如血虚气滞，或气虚血滞。大都崩症实多虚少，漏症虚多于实，通过详细辨证，然后确立治法，或两方并用，或一方加减，视具体病情，灵活掌握。

## 四、不孕症

钱老认为临床所见不孕症，除器质性病变而外，大多兼有月经不调，经过治疗，月经周期调整后，不孕的妇女多有受孕的可能，因此调理月经就是治疗不孕症的关键之一。

月经不调大体上有先期、后期、先后不定期、量多、量少等几种情况。月经量多或经行先期以气虚、血热者为多见，月经量少或经行后期以气滞、瘀积、寒凝者为多见，但三者往往互相影响，故兼见者多。先后不定期以气血不足、冲任不调者较多。由于以上各种因素，都可以引起冲任失调，从而导致妇女生育功能障碍，所以治疗不孕症，也要通过辨证，针对这些病机进行治疗，一旦月经复常，则冲任协调，多可受孕。

钱老常用以下几个方剂为基础，根据具体情况进行加减。气虚者用补中益气汤；血热者用加减玉女煎（去熟地黄、牛膝，加生地黄、牡丹皮、瓜蒌、白茅根、灯心草、藕节等）；气滞者用逍遥散，若肝郁化火可用丹栀逍遥散；寒凝者用《金匮要略》大温经汤，若寒凝有风可用《证治准绳》吴茱萸汤；瘀积者用《普济方》琥珀散；气血不足用八珍汤；冲任不调多由肝肾不足、冲任失滋，用左归饮。以上几个方剂都是古方，古为今用不能一成不变，应取古方方义，不可拘泥于它的药物组成和剂量，根据临床所见症状，用药应有所偏重。如以补中益气汤治疗由气虚而致的月经先期、量多，是取原方补中益气，以气摄血之义，钱老常不用当归，因其活血而不利于出血证，常加赤石脂，取其重涩固下，有利于控制月经量。在剂量上，也是根据症状表现不同而异，除人参、黄芪重用外，健脾的白术，调气的陈皮，升提的升麻、柴胡等用量都应灵活掌握，不一定非遵古方原剂量。若呆守古方，不视当时具体证情，绝不能发挥古方的效果。

## 参考文献

[1] 魏子孝. 医德并著的名医钱伯煊 [J]. 北京中医杂志，1988 (3)：9-11.

[2] 钱伯煊. 崩漏的辨证与治疗 [J]. 中医杂志，1984 (10)：10-13.

[3] 魏子孝. 钱伯煊医话 [J]. 北京医学，1980 (4)：233-234.

[4] 邢洪君. 钱伯煊老中医对几种产后病的治疗经验 [J]. 北京医学，1980 (4)：235.

[5] 林育樵. 钱伯煊老中医诊治妇科病经验 [J]. 中国农村医学，1985 (2)：33-34.

# 第七节 『半仙』黄一峰

**人物小传：**黄一峰（公元1902年—1990年），字祥麟，江苏苏州人，著名中医临床家、脾胃病专家（图5－7）。黄老早年以善治温热病著称，擅长内、儿科，享有“黄半仙”“黄一帖”之美誉。晚年致力于脾胃病及其他内科杂病的研究，以气化升降理论和络病理论为指导辨治脾胃疾病，积累了丰富的临证经验，颇有独到之处，终成脾胃病诊治大家。陈云同志用“删繁就简三秋树，领异标新二月花”这副对联来称赞黄老的医术和医德。曾任苏州市中医医院首任院长，苏州市卫生局副局长，苏州市农工党副主委，江苏省政协委员。曾先后出席全国文教群英会和江苏省劳动模范大会，为苏州中医事业的发展和吴门医派的继承与发扬做出了卓越的贡献。著有《黄一峰医案医话集》等。

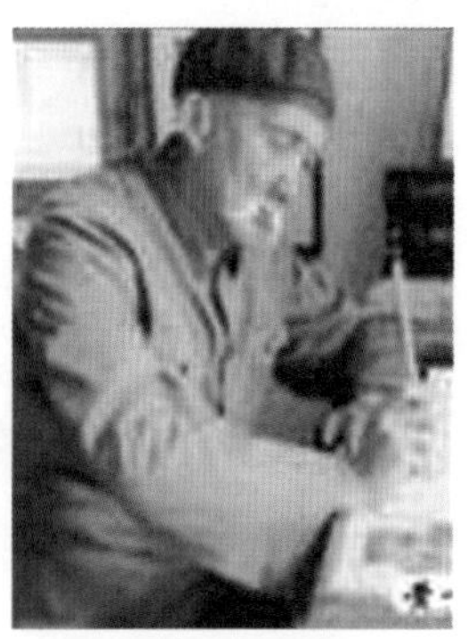

图5－7　黄一峰

黄一峰天资聪颖，喜读医书，师从姑苏名医陈秋孚、程文卿。1928年设诊于姑苏城阊门内下塘官宰弄3号，开始了悬壶济世的医学生涯。1952年，他响应号召参加苏州市中医诊所，翌年担任该所所长。1956年发起创办苏州市中医医院，任首任院长。黄老从事医疗实践及医学研究50余年，学验俱丰，名扬四海，深得病家和同行爱戴、尊敬。把握邪气与正气的辩证关系、强调各脏腑之间的相互关系、重视三因制宜辨治之思想等是黄老学术思想的精髓。

## 一、祛邪以安正，邪去正自复

强调邪气的致病作用，是黄老学术思想的基石。中医学认为，人体疾病的过程，就是正邪相争的过程，双方各自的盛衰，便构成了疾病发生、发展、转归这一错综复杂的矛盾过程。黄老认为：疾病的发生，人体正气的不足，无力抵抗外邪，在一部分病人或疾病中，这是一个基本因素。而外邪之所凑，往往以其数量和质量上的绝对或相对优势压倒正气而致病。正如《灵枢·百病始生篇》所言："百病之始生，皆生于风雨寒暑，阴阳喜怒，饮食居处，大惊卒恐。"当然，我们不能否认，黄老的这一思想是受了金元时期"攻下派"理论的影响。

黄老告诫弟子，在证治过程中，需要把握邪气与正气的辩证关系，正确选择攻邪与补益治疗原则的应用。这一学术观点在临床上的具体表现，便是黄老善用攻邪之法，特别是对于虚实夹杂的病人，多从实论治，或先治其实。那种盲用补益的现象，黄老为之深感痛心，斥之为"姑息养奸，为敌助粮"，岂不误人！"祛邪以安正，邪去正自复"，寓补于攻邪中，寓补于调理中，这就是黄老攻邪法的高明所在。

## 二、中焦气机，关联肝肺

随着现代科学技术的发展，中医的整体观念越来越显示出它强大的生命力。人体是一个各脏腑组织相互协调、相互统一的开放系统，体内各脏腑组织的功能受着一定的生理指令的控制，气机升降出入，有条不紊。弄清其内在的本质联系，是中医脏腑学说研究中的一大课题。在这方面，黄老有很深的造诣，并有独到的见解。

首先是黄老对中焦气机运动理论的独到研究。黄老认为，脾胃居于中焦。脾主升，胃主降，升降相度，以主持气机的升降运动。升降运动失常，首先应责之于脾，但其病理实质，决非完全是由于中焦气虚，运化无力，更多的则是由于气机在流通方向性上的障碍。在病变早期，不一定存在数量上的变化。因此，治疗脾胃病，不能受"补土"理论的束缚，而应从临床实际出发，着眼于调整脾胃之气机，以顺其升降，升降复常，运化健旺，则气血自生。

重视“肺气”在人体气机运动中的作用，也是黄老之创见。肺居上焦，主司一身之气，与中焦脾胃相呼应，以共同完成人体气机的升降出入。肺主宣发，有利于清阳上升；肺主肃降，有利于浊气下降，宣发与肃降亦是相互协调的。生理上的相互联系，可以导致病理上的相互影响。正如王孟英所说：“治节不行，则一身之气皆滞。”中焦气机的病变，可以影响肺之宣肃；肺之宣肃功能障碍，也可以影响中焦气机的升降运动。另外，肺尚可通过“大肠”这一中间环节，间接地影响中焦脾胃的运动，共同完成摄其所需、排其所弃的生理过程。因此，从任何意义上来说，调整或增强肺之宣肃功能，对于中焦气机的正常运行，无疑是有益的。

肝脏在气机运动中的“疏泄作用”是众所周知的，黄老则更着重于从病理角度去探讨这一问题。黄老认为“气”这一概念有各种不同的属性。所谓“七情”之气、脏腑之气、营卫之气等，它们分属于生理、病理上的各个不同的层次。人们在社会活动中、在家庭生活中，免不了要受到挫折，因而产生各种不良的情绪，所谓“怒则气上”“悲则气消”“思则气结”。七情之气，首先伤肝，以致肝气郁结，肝气横逆犯中，胃受其戕以致胃气上逆，脾受其伐以致升清乏权，造成脾胃升降失常。

黄老认为气化升降失常表现在脾胃疾病方面，主要在于“气滞”，以上的论述中也充分体现了这一点。黄老进一步认识到，气滞每能导致食积、痰浊、湿阻、火郁、瘀血等病理变化，反过来成为第二“始动因子”，造成脾胃气机运行的进一步失畅，加重病情。因此黄老以调畅气机立法治疗脾胃病，匠心独运创立宣肃肺气、辛开苦降等方法诊治脾胃疾病，每多获良效。

## 三、调畅气机，各有侧重

历代医家都十分重视升降理论的临床应用，运用升降理论来治疗脾胃疾病的不在少数。以李东垣为例，其论治脾胃病以升降立法，着重升举脾胃阳气，极具代表性。从黄老对脾胃疾病用药的特点来看，也是调动机体各方面积极因素，促使脏腑之间生理功能恢复协调。黄老认为脾胃位置居中，通连上下，为气机升降传输的枢纽，故而升清、降浊是治疗脾胃疾病的重要理论与大法。黄老说："气行则气血痰火湿食等邪，皆能消散矣。"在调气方面，不仅重视疏肝气、降胃气，同时也宣肺气。如此则脾胃升降有序，维持人体"清阳出上窍，浊阴出下窍，清阳发腠理，浊阴走五脏，清阳实四肢，浊阴归六腑"的正常升降出入运动。

**1. 疏肝气以协助脾胃之气的升降**

黄老治疗胃病，重视疏调肝气，注意七情因素。肝的生理特点是主升、主动，这对于气机的疏通、畅达、升发是一个重要的因素。《脏腑药式补正》有云："肝气乃病理之一大门，善调其肝，以治百病，胥有事半功倍之效。"叶天士也曾说"肝为起病之源，胃为传病之所"。肝气犯胃则可见胃脘胀痛、呕恶、吞酸、嘈杂等；克脾则可见腹胀、腹泻、腹痛而辄欲大便等。黄老十分推崇王孟英"肝气上逆则诸气皆逆，治节不行则一身之气皆滞"的观点，临诊用药常常着眼于气机的调理，他常说："人身气贵流行，百病皆由气滞。"黄老在治疗慢性胃炎或溃疡病时，症见胃脘痛、嗳气、嘈杂、吞酸、口苦、胸闷、舌薄红、脉细弦者，常用轻量川黄连或龙胆、吴茱萸，一苦一辛，苦辛通降，借以泄木；症见胸脘痞闷、隐痛及胁、嗳气少食者，常用麦芽、香橼、佛手等疏畅肝气而制化脾土，用绿萼梅或旋覆花、青皮、陈皮、白檀香、川楝子等疏肝气、降胃气。

**2. 降胃气以顺六腑之通降**

黄老认为胃的通降关系到六腑之通降，甚至还会影响全身气机的升降，在治疗脾胃疾病中，注重胃的通降，宜降则和。《沈氏尊生书》云："嗳气、嘈杂、吞酸、恶心皆火病也，皆胃家之病，而治之之法，固不离乎胃矣，而亦有不专主胃，盖胃司纳事，主乎通降，通降则无此四者之病。"可见胃气失于通降是脾胃疾病的主要病机。若胃失和降，则出现纳呆脘闷、胃脘胀满或疼痛、大便秘结等，若胃气不降反而上逆，则出现恶心、呕吐、呃逆、嗳气等胃气上逆之候。黄老在临诊中，常用刀豆壳、枳实、柿蒂、法半夏、公丁香、煅赭石、旋覆花等降胃之气。

**3. 宣肺气以展舒脾胃的气化**

黄老治胃病不仅善疏肝气、降胃气，同时又注重宣肺气。黄老指出，治肺以展气化，因肺主一身之气，气舒则脾运得健，胃气和降。《素问·至真要大论》："太阴不收，肺气焦满，诸气膹郁，皆属于肺……"因此宣泄肺气，伸其治节，是调升降、运枢机的一个方面。所以，黄老在治疗胃肠疾病时，常用紫菀、桔梗等宣泄肺气之品。不仅如此，黄老对很多内伤杂病属于升降失调、气机不利者亦常用之。取其肺朝百脉，主宣发和肃降之意，起到了通调一身之气的作用，有助于机体正常气化，常取得较好的效果。黄老认为只要辨证属于气滞性疾病，即便是局限性气滞的病例，都可以从整体治疗的观点出发，在常规使用理气药的基础上，加用桔梗、紫菀，这便是黄老的宣肃肺气法。桔梗宣开、紫菀润降，治肺以畅气机。

**4. 升脾气以助一身气机之斡旋**

黄老在治疗脾胃疾病中，注重升发脾之阳。黄老认为，只有脾气升发，谷气上升，元气才能充沛，生机才能旺盛，阴火得以潜降。反之，则脾气下陷，元气耗伤，生机式微，清气不升，浊阴不降而成病。《素问·脏气法时论》谓："脾病者，身重，善饥，肉痿，足不收，行善瘛，脚下痛，虚则腹满肠鸣，飧泄，食不化。"临床常见的脾病主要有久泄、胀、痞、胃脘痛、胃下垂等。症见饮食减少、食后脘腹胀满、大便溏泄、神倦乏力、面色少华、脉细者，黄老常用党参、白术、茯苓、黄芪、山药、甘草，配加升麻、柴胡等升发脾阳；症见脘腹痞胀、消化不良，属脾经气滞者，常用广木香、陈皮、砂仁等，兼食积、胀而食少、舌上有薄腻苔者，配加建曲、山楂、炒麦芽、炙鸡金等；症见舌苔白腻、口黏而淡，属湿浊困脾者，常用炒苍术、厚朴、姜半夏、佩兰、茯苓等。

## 四、久病久痛，宜当通络

黄老说，经络作为人体的一种正常组织结构，起着"行血气而营阴阳"的作用，寒、热、瘀、湿、虚等各种原因导致的经络痹阻，最终的表现大多在较为细小的络脉中。这既是疾病由外及内、由气及血的一种传变过程，也提示医者可以据此找准辨治的着力点。黄老认为叶天士在内伤杂病领域提出的"久病入络""久痛入络"观点，使得临床在辨治一些疑难杂症时有了遵循的依据，这是对医学的一种创新性贡献。叶天士谓络病"其初在经在气，其久入血入络”，与《素问·痹论》之“病久入深，营卫之行涩，经络时疏，故不通”论述的内涵是一致的，阐述了络脉瘀滞是络病的成因。

对于久治不愈、久痛不止的脾胃疾病，表现出面色晦滞、目眶黧黑、舌质紫气、脉象濡涩等，黄老就擅用叶天士的络病理论来辨治。黄老认为，疾病的表现虽然呈现多样性和复杂性，但其中总有主要方面，医者需要辨别清楚，只要抓住少数重点症状，应用活血化瘀、疏通经络方法，即可取得效果。

黄老在临床上擅长灵活运用各种通络之法：①化瘀通络。黄老说，化瘀通络法是叶氏最常用的治疗方法，也是临床治疗络病首先用到的方法，但凡见到有瘀血证候的疾病，加上一些活血化瘀的药物，效果往往出人意料。黄老常用的化瘀通络药物有丹参、三七、铁树叶、桃仁、当归、赤芍、五灵脂等。②辛香通络。黄老说叶天士将辛香之品作为治疗络病的要药，意在用其芳香走窜之性，辛散痹窒之气血。黄老认为辛香通络的关键在“辛”，或辛温或辛咸，走窜经络，使血络瘀滞得行，气机条畅，邪去正安。黄老常选用丁香、檀香、木香、沉香、乳香、薤白、细辛、桂枝等辛香通络。③虫蚁通络。当久病入络，顽痰死血留而不去，已成“癥积”“顽痹”之时，一般活血化瘀药疗效欠佳，难以达到核心部位，黄老就会选用虫蚁等动物药搜剔络中之邪。黄老认为虫蚁药用力专注，可以深入病所，非一般草药可比。黄老常用的虫蚁药有九香虫、蜣螂、土鳖虫、刺猬皮、鸡内金、地龙等。其他如补虚通络、降气通络等也是黄老常用治法。

## 参考文献

[1] 葛惠男，欧阳八四，沈贤敏. 吴医大家黄一峰诊治脾胃疾病经验述要 [J]. 江苏中医药，2016，48 (8)：1 - 4.

[2] 俞明. “半仙”黄一峰 [J]. 苏州杂志，2009 (4)：65 - 71.

[3] 袁道生. 黄一峰治疗胃病经验 [J]. 辽宁中医杂志，1994 (9)：387 - 388.

[4] 何焕荣，马振华，葛惠男. 黄一峰老中医学术思想选要 [J]. 江苏中医，1985 (7)：16 - 18.

# 第八节 御医传人曹鸣高

**人物小传：**曹鸣高（公元 1907 年—1985 年），中医教育家、临床家，江苏省苏州人（图 5－8）。曹老出生于六代中医世家，其祖父为清光绪御医曹沧洲，父亲曹黼候及叔、伯均为当时名医。幼承家学，颇得真传，17 岁悬壶苏州，卓有声望。1954 年由江苏省卫生厅选调南京，为江苏省中医院创始人之一。历任苏州市中医工作者协会主任，苏州中医门诊所所长，江苏省中医院内科副主任、江苏省中医进修学校兼职讲师，南京中医学院创建时任内科教研室主任，为新中国高等中医临床教学做了许多探索性的工作。1963 年作为著名中医专家应中央卫生部特邀，任全国统编教材编审委员会委员，参加全国中医学院二版教材审编工作。1964 年任国家科委中医中药专业组成员。

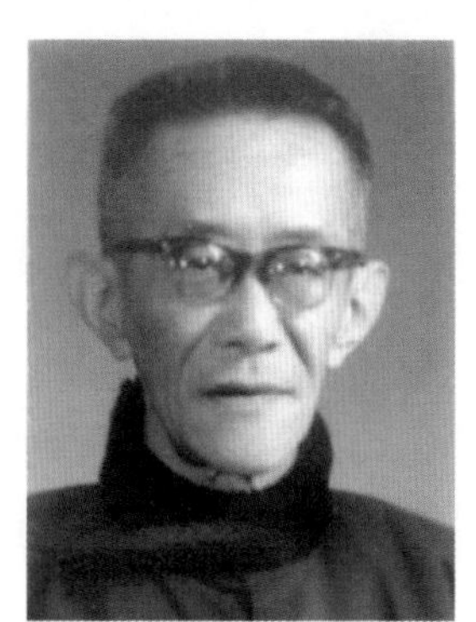

图 5－8　曹鸣高

曹鸣高教授从医执教 60 余年，学术造诣深厚，临床经验丰富，精通医理，务实求深。临证治病，慎思详察，精当简要，遣方凝炼，用药严谨，擅治肺系疾病及调理脾胃，善用变法治疗心血管、神经系统、自身免疫性疾病等诸多疑难杂症。著有《吴门曹氏三代医验集》等，并撰写发表论文《调理脾胃》《哮喘论治》《杂病诊治中几个法则和方药的运用》《支气管哮喘证治笔谈》《慢性胃炎证治笔谈》等。

曹鸣高教授一生对中医事业恪尽职守，贡献良多。令他生前尤感欣慰的是他为中医事业培养了大批高级人才，不少当今中医界颇有名望的中医专家、西学中专家，如周仲瑛、徐景藩、陈泽霖、陈梅芳、俞荣青、吕维柏、周霭祥等都曾接受过曹老的指导。

## 一、哮喘之治，重在培本

曹老治哮喘，宗丹溪“未发扶正，已发攻邪”之旨。根据哮喘的发作特点和兼证，分为重寒、寒包热、痰火及湿痰四证。按常法治疗，并注意针对病人每一细小变化进行加减，对控制哮喘每获速效。如有一哮喘病人，持续发作五月，日夜频发二三次，发时胸闷，胁痛，鼻煽，烦躁不得平卧，痰黄黏稠，口苦而腻，舌苔白、质红，脉左细弦、右弦大。曹老从阳明痰火上逆、肺失肃降辨治，用承气汤合射干麻黄汤加减，并嘱控制晚餐。服药五剂，哮喘得到控制。

曹老认为，祛邪平喘仅为控制哮喘权宜之计，不能绝其根本，哮喘之治，重在治本。治本之法，古今多从肺脾肾着手。治肺，使卫强表实，抵御外邪；治脾，使脾运康健，痰浊难生；治肾，使肾元充盛，根本得固，以缓解或杜绝发作。三者之间，虽然各有重点，但每为相互同治。曹老尤重于肾，且注意服药时间，一般于哮喘缓解一二周后，即拟方制成膏剂或丸剂，嘱在发病前一月或冬令主藏之际调补。病人经治之后，次年哮喘可不发或虽发而次少势轻。其基本方由玉屏风散、六君子汤、六味或八味地黄丸、青娥丸、紫河车、龟鹿二仙膏等组成。根据症情加减，如肺虚，配生脉散、百合；痰多，加白芥子、紫苏子、薤白；老年喘甚，加蛤蚧、坎炁等。

## 二、调理脾胃，贵在升降

人体血气精神来源于水谷，资生于脾胃，故脾胃为后天之本，气血生化之源。人体的强弱、寿夭，莫不与脾胃升降运化之机相关。脾宜升，得阳始运；胃宜降，得阴自安。若脾病则清气不升，胃病则浊气上逆，升降之机乖违，诸恙丛生。曹老调理脾胃，重在调理阴阳升降之机。宗仲景治胃肠燥实用急下存阴之三承气法，治湿热蕴中用苦降辛通之三泻心法，他如建中、理中，及东垣益气升阳、叶天士甘寒濡润、生津养胃法等。并指出，在临床运用中不能仅满足于常规治法，如甘温升阳法治慢性腹泻，苦降辛通法治痞满、呕吐等均为一般治疗规律，若遇症情复杂者，遣方用药，尤当灵活配伍。如治疗幽门梗阻，食入即吐，原是大黄甘草汤之适应症。若伴畏寒、口不渴、喜热饮等胃热脾寒错杂情况，必须苦降与辛温同用，大黄、黄连配附子、干姜于镇逆药中，以散痞通结，升清降浊，安中止呕。再如非特异性溃疡性结肠炎，既有脾阳不振之虚寒证，又有胃肠湿热之实热证，曹老常用乌梅丸集补泻温清之用而治之，多获良效。诸如此类，补泻温凉并用的治脾治胃法，均可调整脏腑阴阳之偏胜，恢复脾胃之升降。

## 三、痰浊为患，治用六法

### 1. 化痰活血法

凡痰浊与瘀血互结，阻滞脏腑脉络而致诸病者，曹老则用化痰活血法治之。曹老认为心动过缓之实证，“多因痰饮上犯，心阳痹阻，阴邪窃踞阳位，影响气血运行”而致痰瘀互结，表现为胸闷气急或心痛彻背，面晦神疲，舌质暗红，或有苔白腻，脉迟而细弦。方用枳实薤白桂枝汤合麻附细辛汤加丹参、川芎、桃仁、红花，以通阳化痰，活血祛瘀。曹老对肝肾阴亏，心肝阳亢，痰瘀交结，络脉痹阻而致左心室肥厚，心肌劳损者，表现为上盛下虚证，则用丹参、川芎、红花、牛膝，活血通脉；瓜蒌、薤白、郁金、降香，疏利痰气；山楂、海藻，去脂化浊；何首乌、枸杞子，滋养肝肾。

### 2. 滋阴化痰法

曹老认为后天之阴与痰浊皆由水谷精微所化，若因外感六淫，或内伤七情，或饮食劳倦等致病因素的影响，皆可致脏腑不和，水谷精微不能化生阴精而凝聚成痰，故曹氏用滋阴化痰治之。如曹老治一肺阴不足，痰气交滞，肺络瘀阻之肺结节病病人，重用沙参、麦冬、玄参，养阴润肺；百部、远志，化痰止咳；牡蛎、海藻、昆布，软坚化痰；三棱、莪术、丹参，活血化瘀，消坚散结。终使肺阴充盈，痰浊化散，瘀血祛除，肺结节病临床症状消失，摄片肺阴影缩小。

**3. 补气化痰法**

凡阳气虚弱，脾失健运，水湿内停，凝聚而为痰；或肾失气化，开阖不利，水液内停，上泛而为痰，痰浊内停而致之病证者，曹老则用补气化痰法治之。如对“脾不健运，精微化为痰饮，上干于肺，肺气失降”之慢性支气管炎，用健脾补气，化痰止嗽法治之，重用白术、茯苓、炙甘草，运化水湿；炒紫苏子、白芥子、姜半夏、款冬花、炙紫菀，化痰止嗽；轻用淡干姜、川桂枝，温阳化饮；五味子，敛肺止咳。合而用之，咳逆喘息，咳吐白痰则愈。若肾阳衰微，阳不化气，气不化水，水聚为痰，痰饮泛滥，凌心犯肺之心肺证，曹老又用温补肾气，化痰利水法治之。

**4. 宽胸化痰法**

曹老对痰浊内伏，阳气痹阻而致之胸痹，则用宽胸化痰法治之。如治一罗姓病人，表现为心前区闷痛又作，不得安卧，心悸动尤甚，神疲乏力，不思饮食，大便数日一行，舌质淡，苔垢腻，脉细软。诊断为冠心病、心绞痛（痰浊痹阻证），药用桂枝、薤白，通阳宣痹；黄芪配桂枝、白芍，温补心气以和营；陈皮、茯苓、远志、瓜蒌、半夏，化痰宽胸；佐丹参、郁金，活血化瘀；桂枝、白芍合龙骨、牡蛎，温阳镇摄。使心阳隆盛，痹通痰化，胸痹诸症消失。

**5. 理气化痰法**

严用和认为：“人之气道贵乎顺，顺则津液流通，决无痰饮为患。”并指出：治痰之法虽多，但均“不若顺气为先”（《济生方》）。故凡肝气郁结，痰浊内扰而引起的疾病，曹氏则用理气化痰法治之。曹老诊治一痰阻气滞之冠心病病人，用醋柴胡、广郁金、制川朴、青皮、木香、香橼皮、川楝子，疏肝理气；瓜蒌、远志，化痰宽胸；桂枝、薤白，通阳泄浊；炒党参、黄芪、炙甘草，补益心气；丹参、红花，活血祛瘀。全方以疏肝理气，化痰泄浊为主，补气活血为辅，使胸痹之心慌、脘胀等症状消失。

**6. 涤痰熄风法**

凡痰火内伏，肝风内动，肝风痰火，上扰心神，横窜经络，蒙闭灵机而致疾病者，曹老则用涤痰熄风法治之。如曹老治一痰热扰心之癫痫，反复发作 4 年余，用礞石滚痰丸去沉香，加黄连、法半夏、陈胆星，泻火涤痰；朱茯神、煅磁石、杭菊花、煅龙齿、蜈蚣，镇痉熄风。俾肝风平熄，痰火清化，癫痫之疾则得以控制。若痰火内伏，外感风邪，风邪夹痰中于三阳经络而致之面瘫者，曹氏又用祛风化痰法治之，以契合病机。

## 四、活血通脉，圆机活变

活血通脉，是针对脉道涩滞，血运不畅的病证而言，以疏通血脉为主，故与活血化瘀法略有小异，临床多用于血脉、经脉病变。曹老运用本法广泛治疗心血管系统疾病、肠粘连、血栓闭塞性脉管炎、慢性肾炎、肝病以及一些疑难杂症，均取得较为满意的疗效。并认为运用本法除掌握疾病具有“脉道涩滞，血运不畅”的病理特点外，还应根据病因、病变部位、病程及体质等差异，配用其他治法，方能提高疗效。一般常配行气化痰、温经通阳、补气扶正等法，使邪祛正复，血脉通畅，而较少配用破瘀、逐瘀之法。

## 五、运用经方，守常通变

曹老治病，宗仲景方者居多，临床运用，善于化裁。如痰饮病当以温药和之的治则众所周知，然曹老以为，外饮治脾，内饮治肾，常用苓桂术甘汤、肾气丸分别治之。支饮咳喘因外寒引发者用小青龙汤；肺有伏热加石膏；喘息不得卧合葶苈大枣泻肺汤；饮邪外溢，上凌于心，真武合苓桂术甘汤治之。用药虽有寒热表里之别，总以祛饮为目的。再如桂枝汤，类方较多，应用范围亦广。曹老认为只要掌握桂枝汤的方义，抓住调阴阳、和营卫的特点，不仅可用于治疗太阳中风之外感病，也可用于内伤杂病，虚损诸疾。如曹老用治血痹的黄芪桂枝五物汤配当归四逆汤，治疗气虚寒凝血瘀的雷诺氏病和结节性动脉周围炎；合参三七、桃仁、红花治虚寒性的胸痹心痛；桂枝易肉桂合桃红四物汤以治肠粘连等。

## 六、疑难杂证，宜乎详辨

曹老常言：为人医者，必须以理论指导临床，关键是能为病人解除病痛。故学习中医，四大经典是根本，汲取各家学说之长，如东垣对脾胃，丹溪对滋阴，景岳对补肾，清任对瘀血，叶桂对温病，均有其精辟的理论，丰富的经验。临床辨治，当相互合参，不可有偏，且应有所发挥。西医知识，亦需了解，但要防西化，将中医辨证与西医辨病相结合，更有助于提高治疗效果。对于历经各地治疗少效或无效的病证，应细细研究，分析失败的原因，并从众多复杂的症状中，排除种种干扰，决定取舍，得出主要病机，才能有精确的辨证治疗。

## 参考文献

[1] 龚丽娟，曹蓓蓓. 曹鸣高的学术思想和医疗经验 [J]. 江苏中医，1995 (6): 2-4.

[2] 赵化南. 曹鸣皋老师学术经验简介 [J]. 江苏中医，1980 (4): 12-13.

[3] 程运文. 曹鸣高治痰六法初探 [J]. 黑龙江中医药，1995 (6): 2-4.

## 第九节 『三吴老宿学』宋爱人

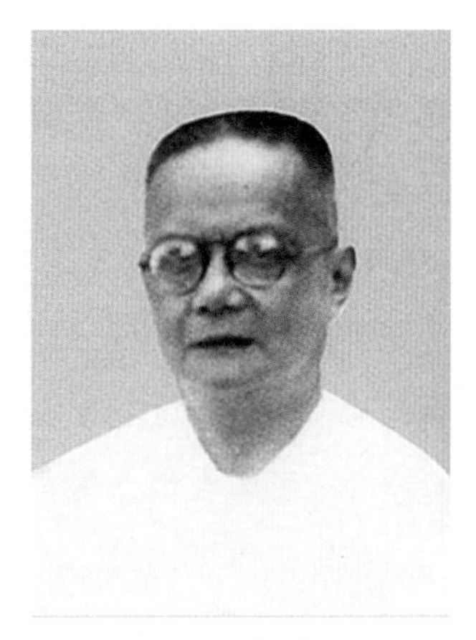

图5-9　宋爱人

**人物小传：**宋爱人（公元1897年—1963年），一名翼，号翼庐，江苏苏州吴江同里镇人，我国近代著名中医学家，入选“百年名医中医临床家”（图5-9）。幼随父寅伯先生学医，复从姑苏七子山名医顾允若继续深造，致力于伤寒、杂病，得其薪传。先生行医于苏州城内，前后达近40年，传授弟子18人。中华人民共和国成立前曾任中央国医馆理事、重修南阳医圣祠董事。1955年，受聘江苏省中医进修学校执教，担任《伤寒论》课程的教学工作，编写《伤寒论讲义》。1958年创建南京中医学院伤寒温病教研室，任教研室组长，主持编写和审定第一版《伤寒论》和温病学的本科教材《伤寒论释义》《温病学新编》，著有《医径读本》《春温伏暑合刊》《湿温演绎》《伤寒论脉学串解》《伤寒论注释》《历代名医伤寒医案选》《翼庐医案》等著作。曾任江苏省政治协商会议第一届委员会委员。名中医邹云翔誉其为“三吴老宿学”，赞其“六经著作多，笔墨纵驰骋”。

## 一、生平经历简述

宋爱人出生于中医世家，自小受到良好的教育。18 岁始随父寅伯先生学医，5 年后师从姑苏七子山名医顾允若继续学习内科，致力于伤寒、杂病，得其真传。1925 年学成开业行医，始有医名，后辗转苏州干将坊、观前街恒山堂药店、颜家巷 12 号等地设立诊所。1930 年与苏州王闻喜等组织“医钟社”，抗议国民政府的废止中医政策。1935 年 7 月参加南京召开的中央国医馆第二届代表大会，被选为中央国医馆理事会理事。1951 年任苏州市中医工作者协会中医主任，1954 年在苏州市中医进修班讲授《伤寒论》课程，1955 年受聘于江苏省中医进修学校，担任《伤寒论》课程的教学工作，编写《伤寒论讲义》。1957 年任江苏省政治协商会议第一届委员会委员，同年 8 月加入中国共产党。1958 年创建南京中医学院伤寒温病教研室，主持编写和审定第一版《伤寒论》和温病学的本科教材《伤寒论释义》《温病学新编》，教学之余兼任江苏省中医院临床工作。宋老门人弟子甚多，临证有暇，喜与弟子问难答疑，教学相长。

1963 年 1 月 18 日，宋先生因罹患胃癌与世长辞，享年 66 岁。噩耗传来，杏林震悲。名中医邹云翔誉其为“三吴老宿学”，赞其“六经著作多，笔墨纵驰骋”。《江苏中医》编辑室徐湘亭撰句悼念，其中有言：“先生之德，醇且全兮。朝乾夕惕，矢志匪懈，惟医是研兮，步仲圣之遗踪兮，得伤寒之薪传，恒默默以冥思兮，且兀兀以穷年。兰室自获真言兮，杏园争看百花妍。壶中岁月真隐久，姑苏台畔别有天……先生之德德可风，先生之志老弥坚，养生本属医家事，沉疴南挽兮恨绵绵……复痛医林兮失先贤，名山固有千秋业，轩岐绪光谁负肩。”足证宋爱人在学界的影响与地位。

宋爱人著述颇丰，最早成书的有记录其师顾允若先生授课经验的《医径读本》(亦名《顾氏医径》)，而后有《马元仪临床学诠证》(系根据马氏医案注释整理而成，抗战时散佚，其中部分内容刊登在《医家春秋》杂志上)。稍后又有《伤寒论讲义》《伤寒论释义》《春温伏暑合刊》《温病学新编》及《湿温演绎》等书问世。此外，尚有遗著《伤寒论脉学串解》《伤寒论注释》《历代名医伤寒医案选》《翼庐医案》等，并有经其编辑加按的《顾庭纲医案》八卷。

## 二、学术思想与临床经验

### 1. 外感时病

宋老早年以诊治外感时病见长，诊治外感时病的学术思想渐臻成熟。宋老认为，外感时病的特点是发展迅速，变生旦夕，且病邪有隐伏，病情有真假。因此，为确保诊治准确，第一要见微知变：时病传变虽快，多有一定的迹象可循，如能细心观察，不难探测隐微，做到法随病转，及时处理，防患未然；第二要辨析真假："重寒则热，重热则寒，往往阴有此证，阳亦有此证，辨之不清，姜附硝黄皆足以杀人于顷刻之间。"所以必须四诊合参，推详再三，才能不为假象所惑。对于外感时病的辨证论治，宋老认为，当以仲景《伤寒论》学说和温病学说融会而贯通之，力排门户之见，反对派系之争。在辨证方面，"六经"与"卫气营血"同参，而以"六经"为纲；在治疗方面，经方与时方化裁应用，而以时方为主。只有汲其精华，才能两存不废。在六经证治中宋老明确指出，三阳经病吃重在阳明，三阴经病吃重在少阴，邪正交争、生死存亡多系于此。

### 2. 杂病调理

所谓"杂病"，大多指内伤而言，即指病情复杂，又须经过长期治疗才能痊愈，或者时愈时发，久延不愈者。此类病虚损的证候为多，但是病延日久，气血有所瘀滞，情志有所抑郁，风寒暑湿之邪有所留着，所以病情往往既有虚的一面，也有属于实的一面。也就是说，旧病新邪，相互夹杂，有更虚更实的变化。《素问·通评虚实论》说："邪气盛则实，精气夺则虚。"但是邪正虚实之间，到了病久而深，确是迭相因果的。前人说得好："大实有羸状，误补则痼疾难愈；大虚有实候，误泻则精气益伤。"此中辨证论治要做到丝丝入扣，理法周详，比之外感伤寒具有显著的六经证型可据者要复杂得多。所以对于杂病调理，不是一般的治疗，而是要配合多方面的方法，遵循四诊八纲，考察病情的来踪去迹，既要全面掌握已经问到的、见到的脉证，还要根据脏腑标本、五行制化的相互关系来了解尚未出现的病情的发展趋向，这样才能充分把握疾病的本质，作出正确的治疗。

在诊治过程中，要求对具体病情作出具体的分析和归纳，然后决定治疗方法。既要掌握它的原则性，又要运用它的灵活性。如病有标本，正气是本，病邪是标；病因是本，症状是标；先病为本，后病为标。“治病必求于本”是辨证施治的一条基本原则。但是在具体治疗中，如何处理正气与病邪、病因与症状、先病与后病的关系，则又有它的因势（病情）因时的灵活性。

首先，要分析标本缓急。在临床中不仅要分清病证的标本，而且有一个如何着手治疗的问题，即先治其本，还是先治其标。既不是一概都以治本为先，更不是随意处理。古人说：“急则治标，缓则治本。”这是灵活处理的表现之一，但也不尽然。如温热病亡阳欲脱，是个急证，就必须先固其本（指正气），用回阳救逆为先，也可说是急则治本了（救治正气虚脱）。所以应该说，对病情起到关键性的病证，必须首先治疗，这是掌握“标本缓急”的要点。

其次，要掌握虚实的分治、合治。病证之属虚属实，首先要辨其真假，然后辨别是单纯的实证或虚证，还是虚实兼夹证；是先实而后虚，还是先虚而后实；是虚多于实，还是实多于虚，必须详加审辨，分析邪正双方在病证中所占地位及其强弱的对比，不能以固定的方式进行治疗。应根据不同情况，虚则补之，实则泻之；或先攻后补，或先补后攻，或攻补兼施；或祛邪以安正，或扶正以祛邪。此外，还须注意两点：一是无论实证虚证都要分清何脏何腑，气血阴阳；二是掌握脏腑气血间的相互关系及其转化情况。

第三，燮理阴阳是治疗疾病的根本大法。阴阳失去相对平衡，导致偏盛偏衰，即可产生疾病，甚则亡阴、亡阳，阴阳离决而危及生命。所以张景岳说：“凡治病者，必求于本，或本于阴，或本于阳，求得其本，然后可以施治。”施治之法，无非调之使平而已。

时届晚年，宋老以调理杂病著称，其论治肺痨、臌胀、中风等病，每有独到之处。宋老在诊治中的特点是：重视脾肾二脏，尤其对久病更是如此。他指出：“熟腐水谷，变生精微……则有坤元之火（指脾阳），此火变糟粕，蒸精微，奉生而周于性命，为后天之元也。”“化生营卫，变而为血，上以奉养心肺，下而充藏肝肾，无不取之于中焦脾胃。故脾胃不立，而欲求虚证之恢复，几无此可能。”又说：“肾为真阴元阳之所系，五脏之阴非肾不滋，五脏之阳非肾不发。所以为人生之根基。在一定情况下常关系到生死存亡的关键。”其立法也，注重脾肾；其用药也，追求轻灵。先生认为，五脏六腑的生机，无不依赖先后二天；反之，脏腑病变久治不愈，亦大多发展到脾肾二脏。由此可见，调理脾肾乃葆命祛疾的法宝。

## 参考文献


[1] 宋立人，刘扬佐. 宋爱人时病医案选［J］. 江苏中医，1979（2）：32－34.

[2]《江苏中医》编辑部. 宋爱人同志小传［J］. 江苏中医，1963（2）：封底.

[3] 徐湘亭. 悼念本刊编辑宋爱人同志［J］. 江苏中医，1963（2）：封底.

[4] 邹云翔. 哭宋爱人同志［J］. 江苏中医，1963（2）：封底.

[5] 宋立人，刘杨佐. 宋爱人治疗虚劳的临床经验［J］. 江苏中医，1981（3）：14－16.

# 第十节 国医大师徐景藩

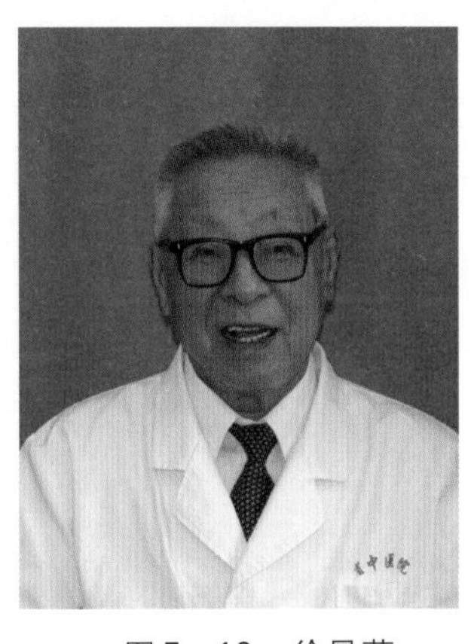

图5－10　徐景藩

**人物小传：**徐景藩（公元1927年—2015年），苏州市吴江人，著名中医学家、脾胃病专家，南京中医药大学终身教授，江苏省名中医，首届国医大师，首批全国老中医药专家学术经验继承指导老师，享受国务院特殊津贴（图5－10）。徐景藩致力于中医内科专业60余年，侧重脾胃病，尤善用疏肝理气治法，用药注重刚柔相配、升降相须等法，疗效显著。曾任江苏省中医院院长，江苏省中医研究所所长，江苏省中医药学会理事、副会长、名誉会长，江苏省中医科技委员会委员，江苏省药品审评委中医药组组长，江苏省卫技高级职称审评委员会委员、主任委员，江苏省“333高层次人才培养工程”专家委员会成员，中华中医药学会理事、终身理事、内科脾胃病学组副组长、专业委员会顾问，《中医杂志》特约编审，《江苏中医药杂志》常务编委，《南京中医药大学学报》编委等职。曾获全国白求恩奖章、全国卫生系统先进工作者称号，是中华人民共和国成立以来“感动江苏人物”唯一一位医药卫生代表。参与编写《中医内科学》《现代中医内科学》等多种教材，著有《脾胃病诊疗经验集》等，多项科研成果分别获国家中医药管理局、江苏省中医药管理局、江苏省卫生厅科技进步一、二等奖和甲级奖。

## 一、献身岐黄，大医精诚

徐景藩出生于苏州吴江县一个中医世家，他的祖父和父亲都是当地有名的中医。徐老幼时习儒，1940 年随父徐省三公学中医内科，得家学真传。1944 年拜师江浙名医朱春庐门下，续学数载而展拓视野。1947 年悬壶乡里，开始了长达 60 余年医学济世的生涯。徐老幼承家学，又师从名医、精研典籍，尽得吴门医学真传，在临床上小心谨慎，周密细致，每获良效，早年在乡里已小有名气。

然在实际临证过程中，有有效有不效，失败的案例总让徐老记忆深刻，特别是对人体内部脏腑结构、组织形态方面知之甚少，若不了解西医知识，自然会碰到不少困难。由此徐老萌发进一步深造的念头。1952 年，徐老考进了卫生部举办的中医药人员研究班，在北京医学院医疗系系统学习西医，成为我国第一批“中学西”人员。通过对西医学的系统学习，徐老认识到中西医各有所长，当互相学习，取长补短。经过 5 年系统严格的学习与训练，徐老掌握了扎实的西医理论与临床技能，使得中西医功底更加扎实，眼界开阔了，思路活跃了，方法灵活了。

1957 年，徐老来到了成立不久的江苏省中医院。江苏自古人杰地灵，名医辈出，吴门医派和孟河医派不仅对我国近代中医有巨大贡献，而且对江苏省中医院的中医学术和专科特色的形成，其影响也是最大的，可以说是根深叶茂。医院在建院之初就名医荟萃，著名的中医名家学有建树，其中有的是孟河、吴门医派的学术传人，有的是清代御医后裔，有的是世代医家、一方名医。有如此之多良师益友，再加上徐老有“一事长于己者，不远千里，服膺取决”的求学态度，徐老在临床过程中兼收各家之长，广学博求，眼界大开，学识渐增。

徐老得天独厚的经历，培养了他勤奋好学、善于思考的治学精神，立足临床、严谨务实的工作态度。经过长期的临床实践，徐老逐步形成了自己较为系统的脾胃病学术思想，无论是食管疾病、胃肠疾病，以及肝胆疾病，都有独特的学术观点和临床经验，逐步成为江苏中医内科学科带头人。他引领学科建设，使江苏省中医院中医消化科成为全国唯一的中医脾胃病研究基地，培养了一支结构合理的高水平中医人才队伍，使中医药事业生生不息，薪火相传。他以朴实无华、无私奉献的杏林人生被评为全国首届国医大师。

## 二、临证精细，明理守法

### 1. 首明医理，识病宜细

徐老认为作为一名称职的临床医生，首先要“明理”。“理”字含意甚广，泛指一切医理，包括生理、病理、舌理、脉理以及病家之心理。对医理一定要精通，且能熟练掌握，若要明理清，非得下苦功。治病不外乎理，推理及病，因病施治，这是中医学的主要精神。“明理”就是要领会和掌握祖国医学的理论并付诸实践，接受实践的检验，不断提高医技水平。

中医识病主要是通过四诊所得来判断，也是一个医生临床经验的体现。徐老之所以能深得病家欢迎和信赖，就是因为他具有丰富的临床经验以及超群的医疗技术，察微索隐，识病精准，辨证用药灵活，疗效显著。徐老强调年轻医生临证时一定要开动脑筋，多看、多听、多问，要将书本上的理论与临床实践相结合，做到融会贯通，切忌照搬照抄，只有不断深化对疾病本质的认识，才能不断地提高诊治疾病的本领。

### 2. 析证宜精，守法守方

辨证求因是中医治病的关键所在，掌握不易。中医学将人看成是一个有机的整体，某个脏器发生病变可累及到全身或其他脏器，而全身的状况，又能影响到局部病理的变化过程。徐老认为只有全面地、辨证地认识和妥善处理这种局部与整体的关系，透过现象，抓住本质，方能正确认识疾病。有时临床上碰到的病人，证候往往错综复杂，并非像书本上所罗列的症状那样典型，故给辨证求因带来一定的困难。此时要巧思善辨，重点在望诊、舌诊，然后结合病史，四诊合参，如辨证不清，必误治，后果不堪设想。

徐老临证十分重视理法方药的一致性，而“法”上以应证，下以统方，故对“法”颇为重视。他认为“法”有活法与守法两端。所谓“活法”，即法随证转；所谓“守法”，即治疗原则相对恒定，适用于病程较长，病情较稳定者。此类病人，病邪或深入脏腑，入于经络；或阴阳乖违，气血亏损。

对其治疗，若频改法度，杂施妄投，必欲速不达。只有谨守病机，持续给药，俾药力渐增，病邪日挫，气血得复，阴阳获调，沉疴痼疾始可拔除。

“守法”，是对治疗原则的坚持，但非一成不变，甚至不排除分阶段诊治。“守法”可法同方异，而“守方”则可一方到底。“方”具体体现了“法”，因而对证更具针对性。当然，徐老强调守法守方俱以辨证为前提，若病情已变而不知改弦更张，则会酿成大祸。并强调选方择药要慎之又慎，使方药与病证相对应，保持理法方药的一致性，不能随意加入与病证无关的药物。只有这样，才能取得预期的临床疗效，否则可能画蛇添足，适得其反。

**3. 针药并举，内外并施**

徐老认为，针灸作为一种取效迅速，操作简便的治法，不仅对某些急症具有十分重要的使用价值，也是药物和其他治法不能代替的，而且许多慢性疾病也可配合针灸，针药并举，用之得当，疗效将显著提高。徐老在诊治消化系统疾病时，常配合针刺治疗，如胃脘疼痛者可选用中脘、足三里等穴位针刺，或结合耳针治疗。

外治法，徐老在临证时也常使用。所谓“外治之法，即内治之法”，内外并施，可提高疗效。如胃脘痛，创腹舒膏外敷，或丁桂散加胶布外贴；肝硬化、肝癌病人使用肝舒膏；胆囊炎、胰腺炎急性发作，用芒硝外敷；肝癌、胃癌、胰头癌等消化系统恶性肿瘤包块，自觉疼痛或按之痛者，可用蟾蜍皮外敷；溃疡性结肠炎用“菖榆煎”灌肠等。外治法既体现了中医治疗手段的多样性，也是中医的特色和优势所在。

**4. 重视素体，知常达变**

素体即人之体质，徐老认为临床具有重要意义。首先，它与疾病易感性有关。其次，病后转变受其影响。再次，素体是机体自和力的基础。正因为有上述原因的存在，故仲景特举“病发于阳”和“病发于阴”两种不同素体的人，病后的不同治法和转归加以强调。

病人素体如何，徐老认为可从以下 4 个方面加以判别：①饮食习惯。如一贯喜烫恶冷者，常为中寒；好饮酒浆者，每多湿热。②疾病史。如动辄感冒，多为卫阳虚体质；常有鼻血者，多阴虚体质。③用药史。如有的重用姜附，并无温燥反应；有的稍服姜桂，则鼻血不止。④体型。如“肥人多痰，瘦人多火”等。

“知常达变”出于《素问·玉机真脏论》，是中医辨证论治之要诀，临证中每一位病人的病情在同类疾病中既有共性，又因其致病原因及体质状况等诸多因素的不同而具有个性，即特殊性。因此，徐老强调在掌握疾病共性的基础上，对其特殊性加以细心观察研究，对一些常法治疗乏效的病例，应考虑变通治之。病有寒热虚实之分，证有阴阳错杂之变，而有常法之策，更有变法之治，在治疗上既要掌握常法，又要随机应变地运用变法。若不能见微知著，举一反三，而执一拘泥，则易辨证失误。如徐老对顽固性失眠久治乏效者，常用王清任血府逐瘀汤加减，活血化瘀而收佳效。因此，临证之时，只有明辨病证，审证求因，圆机活法，知常达变，才能取得更好的疗效。

**5. 衷中参西，西为中用**

徐老兼备中西医学识，认识到中西医各有所长，当相互取长补短。徐老常谓中医精于气化而粗于形质，而西医则精于形质的解剖。参考仪器检查并非要丢掉中医特色，反可增强我们“四诊”的手段，如 B 超、CT 可以让我们的望诊能有“透视”功能，而胃镜检查则让我们的眼睛可直接看到胃黏膜的表面，这些对辨证用药治疗都有帮助。徐老认为，任何学科都需要不断吸收外界营养以丰富自己，中医学也不例外。

徐景藩对食管病的治疗倡导调升降、宣通、润养，创“糊剂方卧位服药法”解决食管炎中药附着难题；联系现代医学对胃生理功能的认识，提出“胃能磨谷论”；治胃病，主张从三型论治，参用护膜法；治疗以便泄为主症的慢性结肠炎，他创“连脂清肠汤”内服和“菖榆煎”保留灌肠法；治疗残胃炎症，创制“残胃饮”；治疗急性胰腺炎，采用清化通腑消滞法和外治法；治肝病重症阴虚臌胀，采用内服、鼻饲、外治用药、针刺并进以及运用养阴利水方等方法，等等，这些成果的取得，无不体现着徐老衷中参西，西为中用的临证心法。

## 三、医术精湛，功擅脾胃

徐景藩潜心医道60余年，学验俱丰，医术精湛，尤擅脾胃病诊治，对食管、胃肠、肝、胆、胰腺等脏腑病证形成自己独特见解和辨证方法。从“三型”拟三方论治胃病，创“十法”治疗脾胃病，健脾、抑肝、温肾、化痰治慢性下利，急者清肝利湿、缓者健脾理气治肝性胃病，益气养阴健脾、活血化瘀解毒治消化道肿瘤，等等，在临床实践中的指导意义显著；应用脾胃理论治疗疑难杂症也取得了很好的效果，如健脾养阴治痹证，参用健脾治红斑，重视运脾治阳痿，调补脾肾治再障，调治中焦治郁病，益气补胃治水病，等等，为临床诊治提供了新的思路。

**1. 胃痛一证，阴虚夹湿为多**

徐景藩认为胃痛阴虚夹湿症状较多，其中有特征意义的就是舌质红而干、舌苔白腻，究其因有 3 种可能性：①整体属阴虚，素体阴虚，肝肾阴虚，胃阴也虚，而局部脏腑之湿浊，一般源于脾胃，治疗可先从化湿为主，湿祛后重在养阴。②由于肝胃气滞而生郁热，久则耗伤阴液，气滞津凝而成湿浊，治疗宜行气清热，佐以化湿，热清、湿祛而阴未复时，再予养阴。③由于药物因素，辛燥过度，或某些化学药品“制酸”太过，导致阴虚，而原有的部分湿浊尚未尽化所致，治疗宜停服原来之药，先复其阴，阴液渐充，再化其湿。徐景藩强调用药必须注意养阴勿过滋腻，化湿勿过辛燥。一般来说，养胃阴以甘凉为宜，佐以甘平、甘酸之品。若湿渐祛而胃阴尚亏者，可据证以微辛微苦为主，参以甘淡之类。湿浊经久难化者，可用石菖蒲宣窍化湿。除汤剂外，也可配合“代茶剂”，如用麦冬 10～20 克，薏苡仁 20 克，陈皮 2～3 克，每天 1 次，开水泡焖，代茶饮服，可加强疗效。若阴虚而兼湿热久恋不祛，舌质红而苔腻逐渐加厚，饮食甚少，投药效果不佳者，其预后常难乐观。徐景藩认为有些病例转成恶性病变，在诊断上先见于舌，舌红而干萎，红而暗紫，舌苔腻不化，此乃不良之征，这也是消化道疾病的特点之一。

**2. 胃心同病，须分主次缓急**

徐景藩认为胃心同病在临床上多见胃脘疼痛、作胀、痞满不适，同时兼有胸闷心悸，甚则心痛彻背，失眠等，故临床应根据心或胃病的主次、轻重、缓急，四诊合参，整体辨证。然舌为心之苗，舌为胃之镜，心主血脉，胃气贯脉，胃心同病，舌脉易变，故在四诊时，尤应细心注意对舌象和脉象的观察。实者以气滞、痰饮、血瘀多见，虚者多为气虚、阴虚、阳虚。如胃心气滞，治以理气和胃，宽胸宁心，药如紫苏梗、枳壳、炒白芍、制香附、炙鸡内金等；胃心痰饮，治以通痞化饮，导滞祛痰，常选瓜蒌薤白半夏汤加减；胃心血瘀，治以活血化瘀，和胃止痛，常选失笑散合香苏散主之；胃心气虚，治以建中补虚，和里缓急，药如太子参或党参、炙黄芪、炒白术等；胃心阴虚，治以益胃护阴，滋养心脉，药有北沙参、麦冬、肥玉竹、白芍等；胃心阳虚，治以温胃助阳散寒，降逆通络止痛，常选理中汤加味。胃心同病，注重调摄：饮食方面，吃饭宜小口，温食，需吃得软、吃得慢，七成饱为宜。其次，一定要禁烟酒；保持性情平和，注意修身养性；适当运动，多练“呼呼吸”气功。

**3. 胆胃同病，湿阻中焦为多**

胆胃同病的主症是上腹部痛胀，徐老认为有其明确的特点，当加以识别，以助辨治。部位在上腹心窝、上脘及右胁下，自觉痛与腹部触痛、压痛基本相应，有的引及右背、肩部。疼痛性质一般为隐痛、胀痛，发作明显时出现剧痛、绞痛，有时改变体位可使症状减轻。疼痛一般无规律性，疼痛的发作或加重，常与饮食不当、情志不畅、劳累等因素有关。胆胃俱病者在病程中往往由于病理因素尚存在，未经妥为调养，更因种种原因而使疾病发展。故应分别轻重缓急，提高警惕，及时作出针对性的处理。

胆胃同病者，以湿阻中焦为多，故治疗当以祛湿为要，而祛湿力求务尽。否则，混浊不祛，或祛之不尽，易致反复。胃宜降则和，胆亦属腑，胆随胃降，故和降之法亦为胆胃同病之主要治则，祛湿与和降应相辅运用。胆病祛湿，常与清热合法，因胆腑之湿多从热化，与热相搏，成为湿热病理因素，药用茵陈蒿、碧玉散、青蒿、黄芩、厚朴、炒苍术、薏苡仁、金钱草、海金沙、茯苓、芦根之类。胆胃有病，必有气滞，一般宜选用紫苏梗、枳壳、陈皮等微辛微温药以理气，配用白芍、甘草，一则酸柔、和缓，制其辛温之味，以免耗气；二则舒挛定痛，可解脘胁之痛。慢性胆囊炎、胆石症或胆囊切除后，由于胆道功能障碍，伴有胆汁反流入胃者甚为多见，甚至从胃反流至食管，此乃引起慢性胃炎、食管炎之重要因素。徐景藩运用辨证施治结合降胆和胃方法，疗效较好。前述理气和降之法可以参考，而配用柿蒂、刀豆壳、旋覆花、代赭石、怀牛膝等，也颇有效验，可纠正胆汁反流。

## 参考文献

[1] 徐丹华，章茂森. 精研覃思 中西汇参 功擅脾胃 继承创新——国医大师徐景藩教授治学之路［J］. 中医学报，2011，26（1）：37－40.

[2] 陆为民，周晓波，周晓虹，等. 徐景藩治疗胆胃同病验案分析及辨治特色［J］. 江苏中医药，2010，42（3）：1－3.

[3] 王晓戎，马继松，江厚万. 国医大师徐景藩诊治杂症临证经验撷萃［J］. 中华中医药杂志，2012（6）：1575－1577.

[4] 庄鹰. 徐景藩教授辨治胃肠道肿瘤学术思想探析［J］. 吉林中医药，2010，30（1）：12－14.

[5] 周晓波，陆为民，徐丹华. 徐景藩治疗慢性下利验案分析及辨治特色［J］. 江苏中医药，2011，43（3）：12－15.

# 第十一节 儿科泰斗江育仁

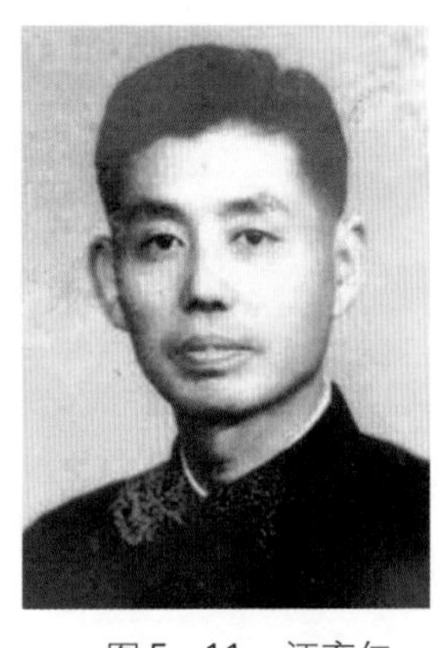
图 5－11　江育仁

**人物小传**：江育仁（公元 1916 年—2003 年），江苏常熟人，著名中医教育家、儿科专家，全国名老中医，第一批全国老中医药专家学术经验继承工作指导老师，我国第一位中医儿科学博士生导师，享受国务院政府特殊津贴（图 5 - 11）。江育仁教授从事中医儿科医疗、教学、科研工作 60 多年，学术成就卓著。著有《中医儿科诊疗学》《中医儿科临床手册》，主编了《中医儿科学》《实用中医儿科学》等 12 部论著和教材，发表学术论文 70 多篇。曾担任国务院学位委员会中医临床专家通讯评议组成员，中华中医药学会理事、理论整理研究委员会委员、儿科分会副主任委员和名誉主任委员，江苏省中医学会秘书长、副会长、名誉会长，高等中医院校教材编审委员会委员，江苏省科学技术协会常委，江苏省第六届人大常委会委员等。

## 一、少年立志，步入岐黄

江育仁出生在江苏省常熟市白茆镇山泾村的一个普通农民家庭，早年就读于乡村学校和私塾学堂，在学习诵读四书五经中打下了深厚的国学基础。17 岁拜常熟儒医李馨山先生学医，结业后悬壶开业。不久，江育仁对于医学深感“学之易而精之难，行之易而知之难也”，在自愧见闻浅陋、恐贻误苍生的心情下，1936 年负笈上海，到上海中国医学院学习，重点跟随儿科名医徐小圃先生学习儿科专业。1938 年，江育仁从上海中国医学院毕业，带着对于中医学术的新感悟，回到家乡常熟白茆镇再次开业行医。

中华人民共和国成立之初，江育仁担任常熟中医联合诊所主任、血防站主任、苏南行政卫生公署委员、医务工作协会副主委等职。1954 年底江苏省中医院成立，他是首批应招来院的中医之一，同时参与了江苏省中医进修学校建校工作。在江育仁的带领下，儿科从无到有，进而成为目前教育部国家级重点学科和国家中医药管理局重点学科建设单位，在全国中医儿科学术界处于带头地位。

60 多年的医疗、教学、科研实践，江育仁教授学术成就卓著，桃李满园。他总结的麻疹肺炎分型证治经验，被确定为制定麻疹肺炎辨证分型和疗效标准的主要参考资料；他在系统临床观察的基础上，提出用“热、痰、风”理论辨证治疗流行性乙型脑炎，被国家科委认定并向全国推广；他提出的“脾健不在补贵在运”的学术观点引起国内同行的广泛重视和引用，小儿疳证新的诊疗标准被国家中医药行业标准所采用；他主编的《中医儿科学》，成为我国中医高等院校中医儿科学的教材经典；他培养的学生，有的早已成为中医儿科学科带头人和学术骨干。

## 二、重视阳气，善治麻疹

20 世纪五六十年代，计划免疫尚未普及，儿童传染病高发，麻疹当时还是儿科的“四大要证”之一，是小儿最常见的一种呼吸道传染病。特别是麻疹逆证（合并症）的发生率和病死率均很高，其中以麻疹合并肺炎和喉炎最为常见，其病死率高达 10％～20％。自 1955 年到 1965 年，江苏省中医院儿科在江育仁的主持下于每年冬春流行季节，都开设 1～2 个病区，收治麻疹患儿，为防治麻疹积累了丰富的实践经验。江育仁通过临床 591 例麻疹合并肺炎病例的治疗观察，将麻疹肺炎辨证分型为肺闭型、火毒型、内闭型和闭脱型 4 型，认为麻疹逆证乃是“温病”中的坏病、变证，病机已不在邪毒壅盛，而在于心阳虚衰，阳虚不能托疹外出，故亦不可清，需要温阳扶正救逆，托毒外出，或温清并用者，乃是察其邪与正的孰者偏盛而定。常以参附龙牡汤加减救治而效。由此，江育仁总结的“591 例麻疹肺炎的分型分证及治疗规律的探讨”一文，被 1964 年卫生部在北京召开的麻疹肺炎经验交流座谈会列为主要参考资料，会后由江育仁和中医研究院西苑医院王伯岳共同执笔，制订了“中医治疗麻疹合并肺炎临床分型诊治草案”，于 1965 年在《中医杂志》上公开发表，成为全国各地开展麻疹肺炎防治工作的指导性文件。

## 三、创“热”“痰”“风”，辨治乙脑

流行性乙型脑炎属于中医学“温病”范畴。江育仁积多年治疗流行性乙型脑炎的临床体会认为，卫、气、营、血是温病病机演变的普遍规律，但温病种类很多，各种温病又有其自身的特点，尤其流行性乙型脑炎的重型病例，发病急骤，往往起病即见昏迷、痉厥等营血症状，如一律沿用卫、气、营、血循序辨证似欠合拍。同时，也由于急性期与恢复期、后遗症期的病因病机未有统一的认识，形成阶段之间的割裂，缺乏整体观察的系统观念。为此，江育仁组织江苏省中医院儿科与南京市传染病医院协作，通过对 121 例急性期流行性乙型脑炎病人的系统观察，按中医理论分析认为符合温病中“暑风”“暑痉”“暑厥”的发病规律，暑邪为本病的主要病因，热、痰、风证为主要临床表现及辨证依据，内闭外脱是导致病情剧变和病死的重要原因。经临床治疗统计，以中医为主治疗的 121 例中病死率为 0.6％，是流行性乙型脑炎同期病死率最低的一组。江育仁根据流行性乙型脑炎在急性期临床所出现的高热、昏迷、抽风三大主症，恢复期、后遗症期的不规则发热、意识障碍、吞咽困难、失语以及强直性瘫痪、震颤样抽动等症状，提出其临床主证可以用“热”（表热、里热、虚热）、“痰”（无形之痰和有形之痰）、“风”（外风、内风、虚风）三大证候来概括。急性期的热、痰、风证，以实证为主；恢复期及后遗症期的热、痰、风证，则以虚为主或虚实夹杂。江育仁总结的“从热痰风辨证治疗流行性乙型脑炎”，1966 年由国家科委发出《研究报告》在全国推广。

## 四、疳分三类，载入行标

疳证是儿科四大证之一，它不仅是营养不良的一种现象，也是多种病证的综合反映。历代以来，对小儿疳证的病因病机，见仁见智，而且命名繁多（《幼科证治准绳》曾罗列疳证名称61种之多），对其概念均不够清晰，分类方法更缺乏统一的认识，使学习者无所适从。

为此，20世纪60年代初，江育仁组织江苏省中医院儿科与南京医学院儿科、南京儿童医院组成“疳证研究协作小组”，共同观察了533例疳证患儿，根据病因调查、证候分类、诊断依据、治疗法则以及合并症产生等几个方面做了分析和研究。宗钱乙“诸疳皆脾胃病”的论点，将各类不同证候的表现加以归纳，结合患儿的基本临床特征，列为“疳气”“疳积”“干疳”三大类证，并在治疗上总结出“疳气”以和为主、“疳积”以消为主、“干疳”以补为主的基本规律。通过长期实践，确能切合临床实际，又便于学习应用，为中医儿科界普遍接受，并被写入《中华人民共和国中医行业标准》等国家标准。

## 五、调治脾胃，立论在“运”

江育仁教授通过对脾胃系统病证的深入研究，结合数十年临床体会，提出了“脾健不在补贵在运”的学术论点，这对进一步研究儿科脾胃病具有一定的临床实践意义。

“脾健不在补贵在运”主要的含义是指对脾胃疾病的调治首先应重视“运脾”一法。“运”有动而不息之特征，运与化，是脾的主要生理功能，运者运其精微，化者化其水谷，运化水谷精微以敷布全身。“脾得运则健”，运是脾脏的基本生理功能，有运则有化。对于小儿来说，不仅为其维持全身生理活动所必需，而且是其正常生长发育的基本保证。所以江育仁教授言：“欲健脾者，旨在运；欲使脾健，则不在补而贵在运也。”

运脾法，并非独立的一种治法，而是属于汗、和、下、消、吐、清、温、补八法中的和法，具有补中寓消，消中有补，补不碍滞，消不伤正之功用。运脾的作用在于解除脾困，舒展脾气，恢复脾运，达到脾升胃降，脾健胃纳，生化正常之目的。江育仁教授在运脾药的应用中，首推苍术，苍术药味微苦，芳香悦胃，功能醒脾助运，开郁宽中，疏化水湿，正合脾之习性。江育仁教授以苍术为运脾主药，与其他药物配伍，组成多种方剂，或作煎剂，或制成散剂、合剂、冲剂，用于多种小儿脾胃疾病，取得了较为满意的疗效。有人对苍术心存顾虑，认为辛味刚燥，久用有劫阴之弊。而江育仁教授赞同叶天士之说："脾为柔脏，惟刚药可宣阳泄浊。"通过临床观察数千病例，最长疗程1个月以上，并未发现因使用苍术而伤阴耗液者。因此，江育仁教授认为只要掌握了脾失健运，而无阴伤见证者，即可放胆用之。江育仁教授将运脾一法广泛用于小儿厌食症、泄泻、缺铁性贫血、疳证等疾病的研究及治疗中，取得了累累硕果。

## 参考文献


[1] 韩新民，汪受传. 江育仁对中医儿科的学术贡献［C］. 中华中医药学会儿科分会第三十次学术大会论文汇编，山东济南，2013：4－10.

[2] 汪受传. 江育仁教授的儿科学术思想简介［J］. 中医药研究，1982（5）：3－5.

[3] 李国芳. 江育仁教授学术思想简介［J］. 中医儿科杂志，2016，12（6）：6－8.

[4] 郑启仲，郑宏，郑攀，等. 江育仁教授“阳可统阴”学术思想在中医儿科临床应用体会［J］. 中医儿科杂志，2016，12（6）：11－14.

[5] 郁晓维，王明明. 江育仁教授治疗麻疹临证经验［J］. 中华中医药杂志，2008，23（5）：407－409.

# 第十二节 妇科名医郑绍先

**人物小传：** 郑绍先（公元 1920 年—2004 年），中医妇科专家，江苏昆山人，昆山郑氏女科第 28 代传人，南京中医药大学兼职教授，江苏省名中医，第一批全国老中医药学术经验继承指导老师（图 5 - 12）。从事临床医疗工作 60 余载，积累了非常丰富与宝贵的医疗经验，取得了精深的学术造诣。擅长治疗妇科疑难杂病，强调以心肾、冲任为中心，兼顾整体的辨证思维，处方用药轻灵清透，不主攻伐，不伤胃气。著有《郑绍先妇科经验集粹》等专著。历任苏州市中医学会常务理事兼妇产科学组副组长，昆山县中医药工作者协会主任委员，苏南卫生建设委员会委员，昆山县（市）医学会第一、第二届副会长，昆山市中医学会名誉会长，昆山县中医院副院长，昆山县第一届至第七届政协常委。

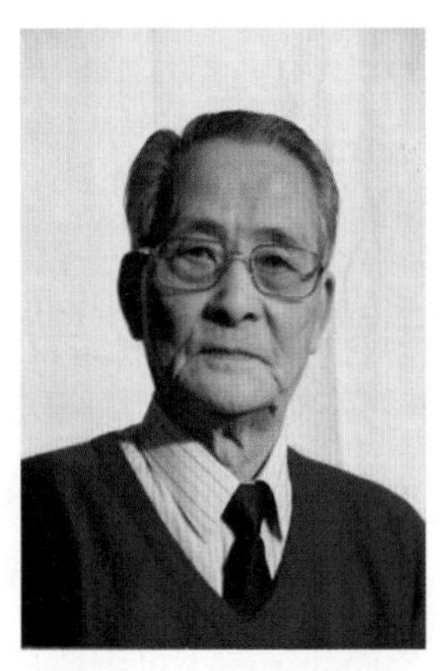

图 5 - 12　郑绍先

## 一、家学渊源，克绍箕裘

郑绍先出身于昆山著名中医妇科世家，为吴门医派郑氏女科第 28 代传人。昆山郑氏，专精女科，累世业医，代代相承，历三十世，无有间息，迄今已八百年历史，堪与著名的江南何氏世医相媲美，成为中外医学史上罕见的奇迹。

绍先父郑伯钧（公元1890年—1934年），字贻则，悉心研习医经，又深得祖传医术与秘方之要旨，屡起沉疴，声誉日隆，求诊遍及苏、沪、常、太诸地。绍先先生幼承庭训，师从父亲学医，研习《黄帝内经》《伤寒论》等经典医著和《女科万金方》等祖传医经，深得其要义，打下了较坚实的理论基础。父亲英年早逝，绍先年方15岁，后插班入苏州国医专科学校（前身是王慎轩创办于1932年的苏州女科学社）二年级深造。

绍先先生原有家传医学基础，入校后又接受了系统规范的中西医学基础课与专业课教育，学业突飞猛进，打下了坚实的医学根底。1937年7月，学习期满，顺利毕业。先生毕业后因抗战爆发，时局动荡，先生至上海岳父陆志远中医诊所襄诊。陆志远（公元1894年—1944年），昆山名中医，抗战爆发后于1937年避难去上海开业，医道大行。1940年，绍先先生返昆在乐输桥寓所设诊开业，继承祖传郑氏女科，初露锋芒，声誉鹊起。

新中国成立后，绍先先生率先响应政府号召，1953年7月组织成立了城区民康联合诊所，任首任主任，改变了千百年来个体行医的旧传统。1956年9月奉命筹建县人民医院中医科。1980年，年届花甲的郑绍先再次接受重任，负责筹建昆山县中医医院（1985年改名为昆山市中医医院）。昆山市中医医院经过40年的艰苦创业，目前已成为全国三级甲等医院，全国卫生系统先进集体和全国示范中医院。饮水思源，郑老当年的创始之功，将永垂昆山中医发展的史册。

## 二、深究岐黄，女科圣手

郑绍先先生作为昆山郑氏妇科的第28代传人，从事临床医疗工作60余载，积累了非常丰富与宝贵的医疗经验，取得了精深的学术造诣。

他克承祖业，勤奋临证，孜孜不倦，潜心探索，精究岐黄，深得祖传医术与秘方之要旨，并能融会贯通，辨证施治，凡带下、崩漏、调经、种子、胎产诸症而求治者均应手奏效。对月经不调的治疗，注重清泄法，调其所不调；对崩漏的治疗，在塞流、清源、引血归经的前提下，调理冲任督，通补奇经，从不见血止血；对青春期功能性子宫出血的治疗，偏重心肾，用滋阴降火之法，以黄连阿胶、知柏地黄等收功，与临床大多采用的补气摄血法迥异；对置环后有月经失调、不孕症的治疗，常用甘凉濡润、咸寒增液与滋补肝肾等法，促使人体阴阳恢复平衡而显效；在治疗子宫肌瘤、盆腔肿块、卵巢囊肿方面，常以祖传方“芩连四物汤”与活血化瘀、软坚散结的鳖甲配伍，攻补兼施，通中有塞，塞中有通，立论颇入机要，理法切合实用。成功地走出了一条既有继承又有发扬、独具一格的郑氏女科之道。数十年来，不知有多少妇科病人因郑老的诊治而痊愈，不知有多少不孕妇女经郑老治疗而喜得贵子……他被人们颂为“女科圣手”，享誉遐迩。

## 三、女科疾患，从心论治

郑老积六十余载临床经验，尤擅长妇科，认为妇女以血用事，但因经、带、胎、产的关系，往往阴血暗耗，心失血养，心火偏亢，从而总结出从心论治妇科病的四则经验。

### 1. 交济心肾法

昔贤云：“阳本于阴，心本于肾。”心居上焦，肾居下焦，在正常情况下，心阳宜下交于肾阴，肾阴宜上济于心阳，阴阳彼此协调。郑老认为女子胞络是联结心、肾的纽带。“胞脉者属心而络于胞中”（《素问·评热病论》），“胞脉者系于肾”（《素问·奇病论》）；冲为“血海”，冲脉为十二经气血汇聚之所，是全身气血运行的要冲，起于胞中。妇人之生，有余于气，不足于血，而心主血，心阴暗耗，心火偏亢，易伤及肾气，引动肾火，扰动血海。所以，心肾不交则胞络之血无所归。郑老用交济心肾法，调节心肾阴阳的升降，通过宁心安神，使经血下行，胞脉流畅，通过清心降火，使胞脉宁静，行归藏之功。

### 2. 清心泻肝法

妇女的生理特点，主要表现在经、带、胎、产，且均与冲任二脉息息相关，冲为血海，任主胞胎，都依赖肝血的充养，而胞络之系上通于心。郑老认为，正因这些生理特点，妇女最易伤血，“血常不足，气常有余”，其次表现为善怀而多郁，多见肝气不舒之症。此外阴血暗耗，心失血养，肝失血涵，心火偏旺，肝火偏亢，心为肝之子，子病累及母，心肝两火最易交炽为病，扰乱神明。所以在临床中，郑老非常注重心肝两脏在调节妇女精神神志中所起的作用，从而对肝火旺者，必兼清心火。

**3. 镇心和脾法**

心主血，脾主气；心藏神，脾主思。心脾二脏有相互资生的作用。郑老认为女子属阴，以血为本，经血之源在于心脾。“胞脉上系于心”，“冲脉起于胞中，隶属阳明”，妇人谷气盛则血海满而经候期准，胎孕正常。思虑过度，心脾两伤，则心火炽盛，旺于血脉之中。若脾运失司，水谷精微不化，泛滥为湿，或散越于肌肤之间，或泛滥于肠胃之间，脾湿进而与心火交炽，炼液成痰，可上蒙清窍。治当取镇坠心火、补养脾胃之法，补脾即可养心。

**4. 开通心肺法**

郑老认为心主血，肺主气，心肺同居高位，心气不得下通，既可因热邪上迫于肺，肺失治节之常，不能贯心脉而朝百脉，从而造成血枯致心气不得下通而行经；也可由于心肺虚损，精血亏乏无以充血海，肺失治节而不调血，痰湿阻滞血海而无以流通，阻滞冲任二脉的充盈流畅。郑老通过调节心肺功能，而起到了不通经而经自调的目的。

## 典型案例

**案例1** 王××，17岁，1991年8月26日初诊。月经淋漓不净近月，时多时少，多则如崩，夹有小血块，色深红，黏稠，面色㿠白，面部浮肿，夜寐不宁，头晕，大便干结，腰酸。月经14岁初潮，常1月一行或3周一行，行则量多如冲，10～14天方净。B超示子宫未见异常，血红蛋白70 g/L。舌红、苔薄黄，脉细数。西医诊断为青春期功能性子宫出血。中医辨证为心肾失交，冲任失调。治拟交济心肾，调摄冲任，以《女科证治约旨》清心莲子饮合《证治准绳》先期汤化裁调治。处方：川黄连3克，黄芩、茯神、白芍、莲子心各10克，生地黄、炙龟甲、生龙齿（先煎）各12克，牡丹皮5克，黑栀子、制香附各9克，茜草、当归炭各6克。5剂。

8月31日二诊：经行量已大减，颜面浮肿亦退，但觉神疲难寐，原方加远志、五味子。崩漏止，继续巩固治疗3个月，月经周期恢复正常，余症消失，血红蛋白为110 g/L。随访至今未见反复。

按：青春期女子，生殖器官尚未成熟，肾气盛而未充，每因心阴不足，心火偏亢，引动肾火，扰动血海，迫血妄行。方中以莲子交水火而媾心肾，安宁上下君相火邪；川黄连、黄芩、黑栀子清热除烦，止血，心火不亢则血脉自无沸溢之患；白芍佐生地黄、炙龟甲宁心涵濡心液，益肾滋育肾阴；茜草、牡丹皮凉血止血而不留瘀滞；当归炭善收涩止血；香附疏肝调气，通行十二经脉，调和龟、芍之滞，芩、连之寒，使血脉得安而行运如常；远志、茯神配生地黄、五味子交补心肾；生龙齿收敛浮越之气以镇心益肾。药证合拍而获良效。

**案例2**　唐××，23岁，1991年8月30日初诊。病人月经15岁初潮，周期22～120天，4～8天干净，量中，无痛，基础体温单相，需用人工周期，但停药则闭，末次月经6月24日。体重增加，大便干结，每逢经期乳房及下腹部胀而经不行，胸闷心悸，多痰不咳，舌苔薄腻，脉细弦。西医诊断为单纯性肥胖闭经。辨证为心肺气虚，血脉虚弱，肺失治节。治拟开通心肺，养心以填精充血海，开肺化痰使血海得以流通。方用《证治准绳》滋血汤加味。处方：炒党参、炙黄芪、当归、炒白芍、乌药、半夏、白芥子、茺蔚子各10克，川芎5克，茯苓、熟地黄、山药各12克，桔梗4克，木通6克。

服药7剂，月经来潮，5天干净。守原法调和气血，冲任满盈，经血自能应时而下，治疗2个月后，出现双相基础体温，温差0.4 ℃，黄体期9天，再坚持治疗3个月，基础体温双相，经期正常。

按：闭经乃因“虚、积冷、结气”诸因素，通过机体本身而引起的脏腑功能障碍，气血不足，冲任失调所致。本例以黄芪助四物养血和血，以充经血之源；茯苓引火下行，以通心气；乌药辛温香窜，上入肺脾，下通膀胱与肾；白芥子辛温入肺，通行经络，去皮里膜外之痰；桔梗入心肺，开提气血，既能上行又能下气；半夏燥湿，宣通阴阳，使心肺二脏之气血充盛，月经自能复常；木通上通心，降心气，清心火，下泻湿热，通大肠，利小便。

## 参考文献

[1] 马一平. 二十八世妇科名医郑绍先传略［C］. 第十一届全国中医药文化学术研讨会论文集. 江西庐山，2008：98－101.

[2] 许柏泉，郑绍先. 郑绍先老中医从心论治妇科病四法简介［J］. 新中医，1993（9）：4－6.

[3] 洪刘和. 郑绍先治疗妇科病经验举隅［J］. 中医杂志，2009，50（2）：113－114.

# 第十三节 外科圣手王寿康

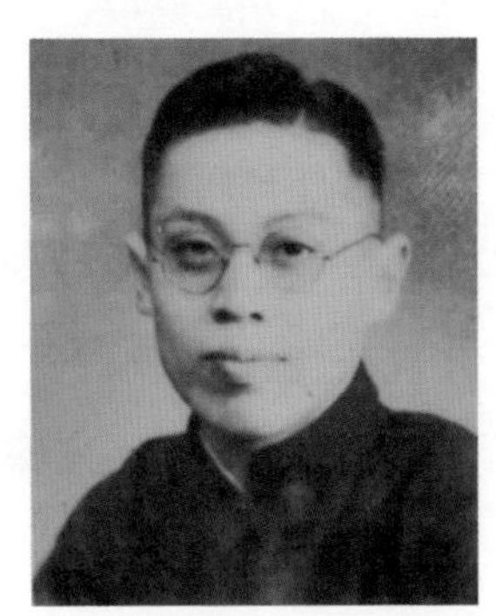
图 5－13　王寿康

**人物小传**：王寿康（公元 1919 年—1999 年），江苏苏州人，主任医师，全国名老中医，第一批全国老中医药专家学术经验继承指导老师（图 5－13）。王老师从名医，敏而好学，治学态度严谨，注重临床实践，故学识渊博，精通经典，又兼中西并重，学贯中西，终成一方名医。对后进学子总是循循善诱，诲人不倦，培养了很多中医外科人才，遍及全省各地，有的已成为学科带头人或技术骨干。曾任江苏省中医学会外科专业委员会主任委员，苏州市中医学会副理事长。主编《中医外科临证手册》《中医外科讲义》等。

王寿康少年时拜无锡名医章志方老先生为师，研习古籍，临证抄方，打下了扎实的理论与临床基础。后就读于江苏省立医政学院，从而掌握了一定的西医学理论。不久，王老在苏州开业行医，由于他技术精湛，对病人服务周到，态度可亲，且经常为贫病之人免费诊治，因此登门求治者络绎不绝，很快成为社会名医，深受群众的信赖。中华人民共和国成立后，1952 年王老参加苏州中医诊所的工作，1956 年苏州市中医医院成立后来院工作，任外科主任。1979 年，王老调至苏州市地区医院（苏州市立医院东区前身）工作。

王寿康师从名医，学贯中西，以擅治痈疡著称，对周围血管病、乳房病、皮肤病的治疗有独到之处。王老几十年如一日，对工作兢兢业业，深受群众的信赖和同道的推崇，晚年虽年逾古稀，身有重病，仍致力于临床和教育工作。

## 一、学术思想

王寿康的学术思想主要体现在“重外病内治”和“倡刀药并重”两方面。

### 1. 重外病内治

王老“重外病内治”的学术思想源自中医的整体观点。整体观是中医学的重要基本理论，从多方面指导中医各科，外科也不例外。王老认为病虽分内外，但异流同源，外科刀针围贴，俱有衣钵相传，立法用药，不出内科之理。盖因人是一个有机的整体，内在的脏腑与体表的形体官窍之间是密切相关的，外科疾病也是人体阴阳失调的一种表达。王老常以明代吴医申拱辰的一段话来明示弟子：“外科者，外之一字言疮虽生于肌肤之外，而其根本原集于脏腑之内。”又以吴医前贤徐灵胎所言告诫诸弟子：“凡言外科者，未有不本于内科者也，若不深明内科之旨，而徒抄袭旧方以为酬应，鲜有不蹈橐驼肿背之诮矣。”所以，王老临床上常以外病内治，而奏捷效。如王老对肠痈一证，主张辨病与辨证相结合，将肠痈分为初起、成脓、溃后 3 个阶段，分别确立消、托、补 3 个治疗原则。肠痈初起，邪毒营血郁结于肠中，当用消法，可使病人免受溃脓手术之苦，常以大黄牡丹汤治之；托法是中医外科中独特的治疗方法，虚证实证皆可使用，多用于虚实夹杂证，常以《金匮要略》薏苡附子败酱散合大黄牡丹汤主之；肠痈后期正气衰弱，宜用补法以助人体恢复，创口才能更快愈合。王老认为扶正即祛邪，通过调理体内脏腑功能，使正气恢复，自然能驱邪外出。

### 2. 倡刀药并重

中医外科历史悠久，诊治疾病包括疮疡、肛肠、皮肤、乳房、瘿瘤等。王老不拘泥于古道，大胆改革，推陈出新，在中医辨证施治的前提下，取西医之长，补中医之不足，主张该药则药，该刀则刀，刀药并重。外科疾病虽有内治之法，且有些疾病也可专恃内治而获效，但随着现代医学的发展以及疾病谱的改变，中医外科同样面临着传统疾病病种的消失，新发疾病的不断增多，手术疗法就成为外科医生的一种重要选择。王老认为外科手术本身只是一门技术，不归属于西医学也不归属于中医学，只是治病时的一种选择需要。王老常对弟子说不精于刀圭，中医外科就不能跟上时代的步伐。事实也充分证明了王老论断的正确性和超前性。

## 二、临床诊治经验

### 1. 治瘰疬强调分期而治

瘰疬即指西医学颈淋巴结核，王寿康治疗这类疾病颇有心得，认为瘰疬早期，邪盛正实，病者体质大多壮实，属肝胆气滞火郁，治宜疏肝理气，清热化痰，常选用柴胡、郁金、淡黄芩、栀子、夏枯草、金银花、陈皮、制半夏、浙贝母、猫爪草、紫背天葵等清肝解郁、化痰散结之品。胃纳不馨加香谷芽；大便秘结加制大黄、凉膈散；夜寐不安加茯神、炙远志。瘰疬病程较长，邪盛伤阴者，主要为肺肾阴虚，治宜滋阴降火，软坚化痰，常用生地黄、麦冬、玄参、煅牡蛎、地骨皮、夏枯草、浙贝母、山慈菇、金银花、猫爪草等滋养肺肾、软坚散结之品。潮热盗汗加银柴胡、青蒿、炙鳖甲；月经不调加丹参；胃纳不馨加石斛、香谷芽。邪却正虚或余邪留恋而气血两亏者，治宜调补气血、健脾养胃，常用党参、炙黄芪、炒白术、茯苓、当归、金银花、生地黄、石斛、香谷芽、生甘草、炙甘草等调补气血之品。淋巴结未全消者加猫爪草。这种证治方法体现了王老对外科疾患的辨证论治思想。

### 2. 治乳癖疏肝补肾并用

乳癖相当于现代医学的乳腺增生类疾病，包括乳腺小叶增生及乳房囊性增生病等。现代医学认为与卵巢功能失调有关，为黄体素分泌减少，雌激素量相对增多所致。王寿康认为其发病原因为肝气郁结及冲任失调，治疗之大法为疏肝理气及调摄冲任，但决不可将其两法断然分开，以免使初学者误入歧途。故其自拟“疏肝散结汤”（柴胡、当归、赤芍、白芍、郁金、青皮、橘皮、莪术、仙茅、淫羊藿、肉苁蓉、巴戟天）用以治疗该病。胃气不舒加玫瑰花、香橼皮；伴结节加牡蛎、夏枯草、山慈菇；血虚加熟地黄；冲任失调重者加鹿角霜；结节坚硬者加服黑追丸。疏肝理气药与补肾固元、调摄冲任药并用，取得了良好的效果。在具体应用中王老十分注意适当的变通，如肿块、胀痛随喜怒消长明显者，着重以疏肝理气治；若肿块、胀痛与月经明显相关者，则当以调冲任为主。但无论变化如何，王老强调治疗宗旨绝不能变，即肝肾同治，二者不可缺一。他还主张服药当待症状减轻后，自排卵期至月经干净止为好。

**3. 治甲亢以养阴益气为本**

甲状腺功能亢进症（以下简称甲亢）是较为常见的内分泌疾病，系甲状腺激素分泌过多所致代谢率增高的一种综合表现。其发病机制尚不完全清楚，但肯定与免疫系统密切相关。中医将本病归在气瘿范畴。王寿康认为甲亢的本质属虚，病者多为体质素虚，气阴不足，又因七情内伤，正不胜邪，从而导致肝气郁结，痰湿内蕴，气滞血瘀，肝阳上亢等本虚标实之证。其早期多表现为阴虚火旺，后期则渐露气阴两虚之候。故王寿康以养阴益气法贯穿全过程，以求养阴制阳，维持阴阳平衡。王老自拟“气瘿汤”（党参、麦冬、五味子、生地黄、炙黄芪、丹参、夏枯草、煅牡蛎），以益气养阴为治本，平肝、化痰、散瘀为治标，效果良好。在临诊中，王老多用原方，较少加减，对某些症状较重者有时也作一些增补。如突眼重者加青葙子、枸杞子；手抖重者加钩藤、珍珠母；心悸甚者加酸枣仁、茯苓；汗出不已加糯稻根、浮小麦；便溏泄泻者加白术、木香；激动大烦者加赭石；夜不能寐者加酸枣仁、合欢皮；食多者加黄连、石斛等。

**4. 治顽痹注重痰瘀与肾虚**

痹证各家多从风、寒、湿三者着手，王寿康经数十年临床实践，反复揣摩，认为顽痹之因除风寒湿外，更有痰凝血瘀、肾元亏损。故治疗以祛痰通络、益元补肾为法，创“顽痹饮”随证加减，治屡验。

“顽痹饮”基本方：制天南星 5 克，白附子 3 克，炒白芥子 5 克，当归、赤芍各 10 克，桑寄生 12 克，羌活、独活、防风、防己各 10 克，青风藤 30 克，乌梢蛇 10 克。血瘀阻络者，加桃仁、红花；寒甚者，加炒川草乌；热甚红肿者，加淡黄芩、川黄柏、生地黄；阴虚者加熟地黄、白芍；肾虚者加淫羊藿、淡肉苁蓉；症状以上肢为主者，加片姜黄、桂枝；关节畸形明显者，重用制天南星、炒白芥子、白附子；关节肿胀重者，加蜂房、蜣螂。

### 5. 治痛风性关节炎宜分清标本实质

痛风性关节炎属于中医学“痹证”范畴，相当于“痛风”“白虎历节”等病。王寿康认为痛风性关节炎发生之内因为肾虚精亏，外因则为寒、湿、痰、热等。在急性发作期，王寿康采用急则治其标的方法，选用上中下通用痛风方（黄柏、苍术、制天南星、威灵仙、桂枝、防己、桃仁、红花、龙胆、川芎、炒白芷、羌活、神曲）治疗，取得较好效果。综观本方既可散风邪于上，又能泻湿热于下，还可活血、燥痰、消滞而调中，可谓组方周密。因此王老认为在治疗时一般无需辨证，也很少加减，收专病专方之效。发作期后，王老强调采用温肾壮阳、健脾益气之法扶正固本，常以金匮肾气丸、人参健脾丸、金水宝等调治，以巩固疗效，防止复发。

## 参考文献

[1] 童经陆，陈剑平. 王寿康治疗乳腺增生病经验介绍［J］. 光明中医，1994（1）：19－20.

[2] 童经陆. 王寿康老中医“顽痹饮”治验举隅［J］. 江苏中医，1994，15（8）：4－5.

[3] 童经陆. 王寿康治疗瘰疬经验［J］. 江苏中医，1999，20（2）：13.

[4] 童经陆. 王寿康痛风性关节炎验案［J］. 江苏中医，1999，20（2）：25.

[5] 童经陆. 王寿康治疗原发性甲状腺机能亢进症验案［J］. 吉林中医药，2000（2）：10.

# 第十四节 吴门葛氏伤科创始人葛云彬

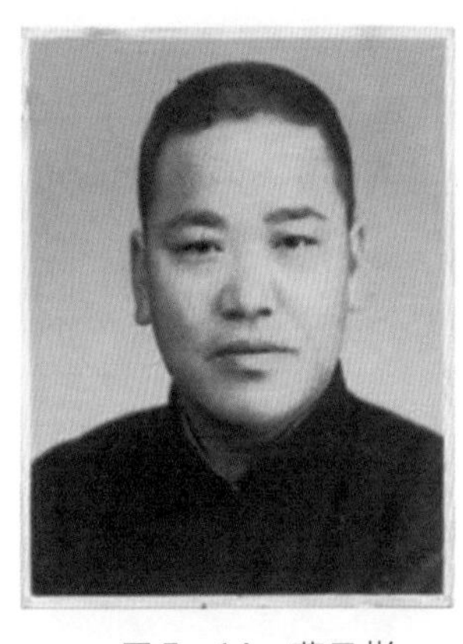
图 5-14　葛云彬

**人物小传：**葛云彬（公元 1899 年—1959 年），江苏省苏州地区江阴人，中医骨科专家，吴门医派骨伤科重要代表之一，吴门葛氏伤科创始人（图 5-14）。葛云彬于 1950 年担任苏州市中医联合门诊部骨伤科主任，其方药、医术享誉吴中大地。1955 年奉调进京，在中国中医研究院工作，先后任中国中医研究院附属西苑医院骨伤科主任、外科副主任等职。1959 年因工作成绩卓越，被邀请出席“全国群英会”。其从事中医骨伤临床工作数十载，医德高尚，治学严谨，博采众长。在运用传统中医药治疗腰伤疾病方面见解独特，提出骨折脱位的手法复位应遵循“原路往返”的途径，对吴门中医骨伤科的传承和发展起到了积极的推动作用，至今对临床仍有很好的指导意义。葛云彬先生毕生对骨伤科事业的发展做出了重大的贡献，被中华骨科学会主任委员邱贵兴院士誉为对新中国骨科事业做出重要贡献的 13 位骨科专家之一。

## 一、医术精湛，学贯中西

葛云彬先生幼年因父早亡、家贫，仅攻读私塾 2 年。14 岁从师于江苏省骨伤科五世祖传名医章鸿海先生学医。章氏伤科乃清末及民国初年苏南地区著名的伤科学派，尤其擅长整骨技术。葛云彬先生随师从业 5 年余，由于勤奋好学，深受业师青睐，章鸿海先生将毕生所学倾囊相授。葛云彬先生满师后即独立开业行医，先后在江苏金坛、武进等地行医，后至上海、江苏常州及苏州等地设立诊所。由于葛云彬先生医术精湛，治疗骨伤科疾患常常手到病除，有立竿见影之功效，故深受所到之处群众欢迎。自 1930 年起，葛云彬先生定居苏州，开业行医。

葛云彬先生性情豪爽，为人慷慨，又广于结交，对医疗技术潜心钻研，精益求精，成为苏州著名伤科专家，在江浙沪一带名声大噪。解放前夕，他不仅成为苏州市一流名医，在全国中医伤科同道中亦负有盛名。当国民党政府企图扼杀中医事业之时，葛云彬先生曾联合苏州中医界名流与同道，共同发起创建了“苏州中医同业公会”，其宗旨是联合中医界全体成员为发扬中医、振兴中医而奋斗。“中医公会”成立后，曾兴办过“中医师进修学习班”“中医学员学习班”等。事实证明，当时“中医公会”所培育的人才现均已成为苏州市中医界的中坚力量。与此同时，葛云彬先生还和当时苏州名老中医 10 人结成“同舟社”，每月定期集会，相互切磋探讨中医学术，相互勉励，为振兴中医事业而努力奋斗。当年“同舟社”的成员及其传人后来均成为江苏现代中医各派名流。

新中国成立后，葛云彬先生响应党和人民政府号召，于 1950 年参加筹建“苏州中医联合诊所”的工作，并担任该所伤科负责人。1955 年 10 月葛云彬先生奉中央卫生部调令进京，在中国中医研究院工作，任西苑医院骨伤科主任、外科副主任等职。1959 年因工作成绩卓著被邀请出席“全国群英会”。1959 年 12 月 29 日，葛云彬先生在京因罹患癌症，不幸逝世，讣告刊载于《人民日报》当期，周恩来总理亲自指示把葛云彬先生骨灰安葬于八宝山革命烈士公墓。

## 二、中西结合，取长补短

葛云彬先生在中医骨伤科学术方面，主要是从事疑难的骨折和关节脱位的研究。中华人民共和国成立前，中医骨伤科治疗骨折与关节脱位，主要是依靠“手摸心会”，凭医生的临床经验来进行临床诊断和治疗。与此同时，西医治疗骨折与脱位已采用X线和麻醉配合手术等治疗方法。葛云彬先生早在20世纪30年代便与西医学界同道相处甚密，共同切磋医术。葛云彬先生领悟到如果能将先进的医疗设备与技巧和中医的传统医术特长相结合，取长补短，将对中医骨伤科技术水平的提高大有裨益。于是，葛云彬先生在20世纪40年代初期，专门购置了全套X线设备，并聘请西医麻醉师，结合自己临床悉心研究各种疑难骨折和脱位的治疗方法，通过大量的临床实践和研究，逐渐创出了一整套治疗关节内骨折的独特治疗手法和外固定器材。同时葛云彬先生对陈旧性关节脱位也创出了一套治疗方法。所有这些成就极为当时西医学界同道所赏识。

## 三、手法复位，“原路往返”

葛云彬先生毕生从事骨伤科的医疗、研究和教学工作，他将吴门医派的经络气血学说作为指导理论，贯穿于伤科多方面的临床治疗。对于骨折、脱位治疗，葛云彬先生通过大量临床实践和研究，提出治疗关节内骨折的理论依据是“凡骨折片有脱出来的路，就有回去的路”的“原路往返”理论，这是采用中医手法闭合治疗各种关节内骨折和脱位的一条最根本的指导思想。对于疑难的关节内骨折，创立了旋转复位手法技术，并在外固定治疗方面采用压垫加黄板纸及木夹板局部固定疗法，有利于早期的功能锻炼和舒筋活血。在祛瘀生新、筋骨同治的原则下，达到提前愈合和缩短疗程的效果。在国内首创用竹片撬拨法治疗开放性骨干骨折，采用牵压法治疗脊柱压缩骨折。

在治疗骨关节陈旧性脱位的研究方面，葛云彬先生认为治疗陈旧性关节脱位的首要问题是“解脱”，也就是在治疗陈旧性脱位首先运用“解脱”手法，将脱出在关节囊外之骨的周围粘连组织彻底解除，使之完全松动，然后再运用复位手法使脱位之骨“归位”。葛云彬先生积多年临床实践经验创建了一整套治疗全身各大关节陈旧性脱位的治疗方法。1957 年，“全国第一届医药卫生成果展览会”上所展出的“上复位法治疗肩关节陈旧性脱位”的成果就是葛云彬先生在研究治疗陈旧性关节脱位方面的成就之一。1972 年中国中医研究院广安门医院参加“全国科技大会成果展览会”所展出的“中医手法治疗肘关节内五种骨折”成果，就是运用葛云彬先生所创造的治疗方法而获得的。1982 年中医研究院广安门医院所获“纸板加后垫治疗腕舟骨骨折”的部级重大科技成果奖，以及 1981 年卫生部发布“治疗肱骨外髁翻转骨折经验总结”的全国中医药重大科技成果奖，也是运用葛云彬先生所独创的用马粪纸夹板加压垫治疗骨折的方法所获得的。

## 四、筋骨同治，药具特色

葛云彬先生不仅在手法研究方面有所成就，在运用中药治疗骨伤科疾病方面亦有很深研究。在治疗软组织疾病方面，他注重手法和药物并用，对肩周炎、腰椎间盘突出症、颈椎病等疾病的治疗有着独特的疗效。葛云彬先生数十年间共创 40 余种治疗骨伤科疾病的经验方，其中著名的“一枝蒿丸”“大七厘散”“整骨索金丹”等为临床有效良方。

### 1. 善用峻毒之品——雪上一枝蒿

葛老临证数十载，尤其对于峻毒之品——雪上一枝蒿的使用具有丰富的经验，并依据中医理论和西医药理学研究成果创立了一枝蒿方，应用于临床，屡获奇效。葛老善用雪上一枝蒿，其通过临床观察发现病人若疼痛屡治不效，酌加适量一枝蒿，往往效如桴鼓。葛老对于此药应用的灵感来源于先贤张仲景的乌头汤，其认为乌头汤中乌头毒性较剧、用量偏大，却能够做成吸收快、奏效速的汤剂，其关键在于煎煮的时间和蜂蜜的使用。蜂蜜味甘性缓，虽为汤剂，实乃缓缓吸收之意；此外高温长时间煎煮可以大大减少乌头的毒性，破坏其毒性成分。在此基础上，葛老发现雪上一枝蒿类似于乌头，其毒副作用多为乌头碱所致，若通过一定条件煎煮后其毒性可大大减低，而能够充分发挥药效。

具体方法为：雪上一枝蒿 3～8 克、蜂蜜 6 勺（约 60 mL）、清水 600 mL（以没过药物为准），三者混合加热煎煮 1 小时后，再加其他药物和水浓煎至

150 mL左右，分两次温服。虽然一枝蒿煎煮剂量较大，但副作用较小，临床应用安全有效。尽管如此，葛老临床应用还强调需要向病家交代清楚，且需要综合考虑病人禀赋、居住环境及时间季节等多方面因素，能够做到三因制宜、心中有数。

**2. 重视脾肾，统筹治疗**

《素问·太阴阳明论》云“脾者土也，治中央”，“中央为土，病在脾，俞在脊”，以此为据，葛老尤重从脾胃的角度及一切影响脾胃的因素统筹治疗。一方面，现代人脑力劳动增加，久坐伤肉，思虑伤脾，脾治中央失调；另一方面，脾胃主四肢，为后天之本。骨伤科软组织损伤尤其是腰腿痛病人往往病程较长，服药周期较久，而活血化瘀及虫类等药物易败坏脾胃之气，故用药之初，不忘固护胃气，则脾脏得运、筋脉得濡、疼痛自消，同时也起到未病先防、已病防变、标本兼治的作用。在此基础上，葛老临证治疗腰腿痛病人中多喜用、重用白术，益气强脾健土，尤利腰府之气，腰府之气利，则气通于膀胱。膀胱气通则开，所感受的水湿之邪尽从膀胱外泄，故白术可通过利气以达到利水的目的。此外，葛老认为肾虚为本，虚邪贼风为标，“久病多虚”。因此，葛老在腰腿痛三期辨证中多加用牛膝、杜仲、狗脊之品以补肝肾、强腰府，肾精充盛、正气得旺则可驱邪外出，起到事半功倍的效果。

**3. 重视活血及虫类药使用**

葛老临证在软组织疾患尤其是腰痛的治疗中喜用、善用活血化瘀及虫类药。葛老认为急性发作期，可选用小剂量的活血药，养血和血，温通血脉；病情缓解后，可加重活血化瘀药物的剂量以增强作用；腰痛日久，反复发作者，可以活血化瘀为主配合搜风通络的药物。“久病多瘀”，当归、红花相配，可以补血化瘀，活血而不伤血。新伤所致的瘀肿疼痛，可以适当地加用大黄以通腑逐瘀，引瘀血下行。疾病迁延，日久不愈，久痛必入络，气血不和，痰湿每能凝滞经络，痛必难除，所谓“草木不能建功，故必借虫蚁入络搜剔络内久踞之邪”，虫类药为血肉有情之品，具有独特的生物活性，多喜动，其性多为辛平或甘温，可祛邪搜络、祛痰除瘀。故葛老对于筋骨疼痛久治不愈、疼痛较剧者，擅用土鳖虫、全蝎、乌梢蛇等虫药以化痰祛瘀、通经活络，疗效甚佳。

## 参考文献

[1] 葛云彬，周玲英，钱福元. 脊椎骨折的治疗法［J］. 中医杂志，1959（5）：58－59，71.

[2] 顾培洁，花海兵. 江苏江阴中医外科名家及学术思想介绍［J］. 江苏中医药，2011，43（1）：73－74.

[3] 孙书龙，姜宏，吴黎明. 葛云彬治疗腰腿痛经验总结［J］. 现代医药卫生，2018，34（21）：3265－3267.

# 第十五节 苏州中医教育的跋涉者吴怀棠

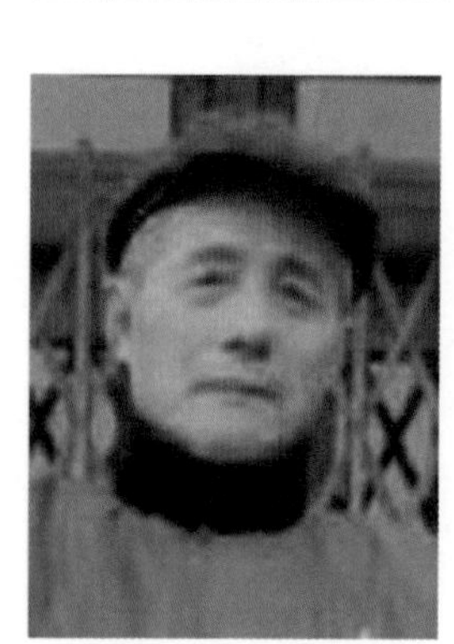

图 5-15　吴怀棠

**人物小传：** 吴怀棠（公元 1917 年—2011 年），名文启，江苏苏州人，江苏省名老中医（图 5-15）。1934 年师从苏州名医经绶章先生，1939 年学成在苏城金门开业行医。吴老精研岐黄之学，常怀割股之心，视病不分贫富，遣药重在效用，专攻伤寒温病，以至获效甚众。中华人民共和国成立后，吴老在从事临床工作的同时，专注于苏州的中医教育，培养了一批苏城中医的骨干力量。曾任苏州中西医结合讲师团讲师，苏州市卫生局教学办公室主任，苏州中医专科学校教务科长，苏州市中医医院科教研办公室主任，苏州市中药固有成方配本整理委员会副主任，苏州市中医中药学术研究委员会副主任，苏州市中医学术鉴定委员会副主任，苏州市中医协会副主任，苏州市中医学会常务理事，苏州市人大代表等职。著有《吴怀棠医学文集》《中药成方配本》《伤寒论提要》《金匮讲义》《脾胰考》等专著。

## 一、精研岐黄，致力教学

经绶章是近代享誉苏城的一代名医，以擅于诊治温热病而闻名。吴怀棠17岁即拜师于经绶章门下习医，与朱襄君、沈养吾、沙星垣、奚凤霖、吕一平近代名医成了师兄弟。吴老5年学成后自行开业。正是这样一段经历，也使得吴老对温热病诊治有了自己独特的认识，他常说：治温热病，《伤寒论》诸方常用生石膏、知母存阴泄热，有一份阴液便有一份生机，不宜滥用攻下、苦寒。吴门中医用药轻清，既护津液之源，又重津液之用，自有道理。

吴老精研岐黄，技艺日臻精湛。中华人民共和国成立前几年，西医在苏州发展甚快，由于盘尼西林、雷米封等西药较多使用，中医业务大受影响，吴老在徐维达等有名西医的帮助下，自学了解剖学、生理学、近世内科学等西医知识，坚持西学中用，救人为先，为日后投入中西结合教学工作打好了功底。

新中国成立后，吴怀棠与同道金绍文（儿科名家）、施和生（推拿科名家）、朱筱良（外科名家）等在苏城西中市创办西中市联合诊所，业务非常兴旺。由于中医人才的缺乏，吴老1956年奉调参加中医教学工作，筹建苏州中医专科学校，并开始了苏州中医学徒班的教学工作。

由于当时缺少中医教材，有的都为刻写的油印本，师资力量非常薄弱。吴怀棠为此兢兢业业、埋头苦干，常为编写教学讲义至夤夜，常为教学进程而无眠。为筹划中医专校图书馆，拓宽教师和学生的思路，抓好中医经典教学，体现苏州中医传统特色，在上级领导的支持下，吴老购买了全市各新旧书店所存的中医古籍近万册，其中不乏中医善本、孤本、抄本，现仍藏于苏州市中医医院图书馆，价值连城，可谓镇院之宝。

吴老的呕心沥血，终使苏州的中医教学结出了硕果，学员中医功底扎实，充实了苏城中医临床各科人才，涌现出一些佼佼者，如金士璋、徐文华、费国瑾、何焕荣、龚正丰、杨大祥等均被评为江苏省名中医。

## 二、临证“三辨”，提纲挈领

吴老不论从师业医，都作风严谨，重在务实。在临证中，他既坚持“整体观念、辨证论治”的中医特点，又重视四诊合参、舌脉并重的诊察实践，力主辨证、辨病相结合，提出了“辨证（证候）—辨病（具体病种）—再辨证（证型）”的临证“三辨”思路，在临床和中医教学过程中，指导学生非常有用，盖因其提纲挈领，通俗易懂，便于记忆。如在其撰写的《金匮讲义》中，就分门别类的对各个病种之脉因证治都详加论述，有些看法非常独特，很是实用。他又专门写了《消渴》《黄疸》《痰饮》《脾病》《泄泻》《小儿夏季热》《脾胰考》等有益于中医辨病参考的文章。

吴老认为中医其实历来都非常重视辨病，如伤寒、痢疾、中风等急慢性病名一直沿用至今，包括食管癌（膈气）、胰腺癌（伏梁）、肠癌（肠蕈）、乳腺癌（乳岩）、糖尿病（消渴）、结核病（痨病）等，在中医典籍中都有记载。吴老曾主持开展中西病证名对照科研工作，认为无论写录病史还是与病人及其家属解释和沟通病情，只讲辨证不讲辨病始终是行不通的。吴老在中医教学和平时带教过程中，一直坚持这一观念，对学生都是非常有益、非常实用的。

### 三、用药之道，贵在切病

用药之道，吴老常说用药贵在切病，千万勿执一，勿畏缩，勿焦躁，勿好奇，勿迟误，虽风俗习惯有古今南北之不同，人体禀赋有强弱优劣之差别，但只需对症下药，务求切病，自然会有良效。轻病不用重药，重病不用轻药，配伍要精当，用药要简廉，治病用药不看贵贱。不要谨小慎微，不求有功，但求无过，惯用补剂了事。因此，当泻则泻，当寒则寒，当温则温，当补则补。虽抵挡、承气之类不嫌其猛，桂附、理中之属不嫌其温，参、芪厚味之品不嫌其补，知柏、龙胆之剂不嫌其寒，良医善用峻猛之药，大毒治病，十去其六，有病病当愈矣。

据吴老之子吴湛仁回忆，其随父临证多年，有些病例记忆犹新。如1981年春，吴湛仁好友之妻沈某，因妇科疾患住院治疗，继而出现弥散性血管内凝血（DIC）病，龈血、尿血、宫血如注，用西药止血无效，发出病危通知。后请吴老会诊，认为属血脉瘀阻，气阴两亏所致，乃用犀角地黄法治之，其中用生地黄、太子参各125克，牡丹皮30克，赤芍30克，另用广角粉一支。

连服两剂，竟力挽狂澜，血止而转危为安。继用益气补血之剂以善其后。吴老言治血证用此法不为奇，而用此剂量则罕见也。因其阴虚而血热，再因气虚而血瘀，故非投大剂凉血化瘀、补气摄血之品不可。吴老嘱吴湛仁读唐容川《血证论》，自可理解中医治血证之妙法矣。吴湛仁满师临证后，亦曾用此方治多例血崩，神效如前，并不因所谓吴门中医一贯用药轻清而坐失良机。

经方味少而性专，使药力直达病所为其特点，施用“毒药”（峻猛之品）亦不在少数，其中十枣汤就是一例。1980 年，有一年壮之渗出性胸膜炎病人住院治疗，因久闻吴老善用十枣汤治此病证，故请会诊。详读病史，属悬饮无疑，即用此法逐水消饮。用生芫花、生大戟、生甘遂各 3 克焙干研末混合，大枣 20 枚备用。翌晨空腹用 10 枚大枣煎汤送服药末 3 克，不得再进水进食，病人在此一上午，腹泻十余次，后都为稀水，午后令服温粥一碗，其泻立止。虽然大泻十余次，病者反觉轻松，胸闷咳呛大减，五日后复摄胸片，示胸腔积液吸收几净，免受抽液伤体（因大量蛋白流失）之苦，西医继用抗痨药治之而获痊愈。吴老云大病用重药如乱世用重典，生芫花等 3 味逐水之品虽为峻烈，但只要切病，又用枣汤护胃，不足虑也。

## 四、文以载医，垂示后人

吴老行医教学 60 余载，著述颇丰，其影响较大者有三，一是由其主持编写的《中药成方配本》，二是《伤寒论提要》和《金匮讲义》，三是《脾胰考》。

**1.《中药成方配本》**

固有成方是中医学的宝藏，但因年代久远，辗转传抄，往往失真，同一成方，各中药堂号配方不尽相同，以致影响疗效。1955 年，苏州市卫生局成立了苏州市中药固有成方整理工作委员会，吴老任副主任，组织有关中医中药人员对本市有效的成方进行了整理，前后经 352 次会议，最后总结选定出成方 363 种。在 1957 年内部刊印了《苏州市中药固有成方暂行配本》，后经修改，在 1959 年由江苏人民出版社出版了《中药成方配本》。分丸、散、膏、丹、药酒、胶、花露、膏药、其他等各部，各部又分内、外、妇、儿、伤各科。一时间，苏州中医药工作者视该书为宝典，常置案头备用，吴老主持编写工作，为此付出大量心血。

**2.《伤寒论提要》**

吴老在教学带徒工作中，深入研究《伤寒论》，撰写了《伤寒论提要》。全文分为张仲景传略、伤寒论的内容大概、津液的生理与病机和汉今剂量考证等15章节，共5万余字。其中最为突出处，乃津液病机与营卫的关系一章，篇幅较长，因为津液营卫之病机相当复杂，其在《伤寒论》中占一重要地位。然所论津液营卫之机理，为诸家注释所不备，一般只重于讨论因温热病易于消耗津液而致津液不足的病变，以及如何救护津液等方面的问题，而未有专门对《伤寒论》有关津液病机作出一次全面而概括的讨论。事实上，在《伤寒论》中，很多地方都可以见到有关津液的病机变化及如何添补或调补津液，以发挥它在疾病发生过程中的抗病作用，故重点加以讨论。文中非常清晰地对津液的来源、津液的功能、津液的调节和转化诸多方面加以论述，可以认识到津液之存衰变化对伤寒的诊疗与预后十分重要。

**3.《金匮讲义》**

本书是吴老在教学过程中编写的文稿，根据《金匮要略》的内容分为27章来讲述，并非逐条对照解释，因而与其他《金匮要略》类注释本不尽相同。对《金匮要略》记载的40多种疾病的病因病机做了深入的讨论与解释，而对记载的260多个方剂做的讨论不多，该讲义相当于是中医疾病诊断与鉴别诊断学，而对痰饮、消渴、黄疸等辨证还有独特的见解，在当时亦为耳目一新。望闻问切、四诊合参是中医诊病特点，相当于现代医学之物理诊断，《金匮讲义》一开头就是闻声解和辨息篇，使学生理解怎样收集病人信息而辨别证候。全书对疾病的鉴别诊断更为详细，如中风解就将中风与真中风、暴脱、暴厥、内风等相鉴别，痰饮门中就重点讨论饮邪的问题，黄疸解中就将黄疸与五疸鉴别，血证解更是对吐血、衄血、下血、瘀血、亡血分别详加论述，淋浊解中分别对气淋、血淋、石淋、劳淋、膏淋五淋鉴别论述，又将淋与浊别为二证。对初学中医者是一本难得的参考书籍。

**4.《脾胰考》**

《脾胰考》是吴老在研究中西医解剖、生理、病理知识的基础上，对中医脾胃认识的进一步探讨。不光如此，吴老对中医脏腑学说都一样作中西学说对照研究，并融会贯通，这也是吴老授课深受同道、学生欢迎的重要因素。中医历代典籍对脾胃多有深刻论述，李东垣撰有名著《脾胃论》，却从未提及“胰脏”一词，但在《黄帝内经》中对脾的阐述却又与西医解剖关于胰腺的描述相仿，如脾属土，其色黄，居中如镰，有散膏半斤；脾主运化，分清泌浊，为后天生化之源等论述，可见古代中医早有人体解剖、生理之研究和记载。肾分左右，肺为五叶，肝胆相连，心有包络，惟脾胰两脏，中医在解剖认识上将其合而为一，在生理功能上又将其分别列出，是中医之缺少认识，还是另有奥秘，实有待探讨，《脾胰考》仅为抛砖引玉也。吴老认为中医要取得长足发展，此类方面的深入探讨是不可或缺的，亦可纠正中医废医存药的错误观点。

## 参考文献


[1] 吴湛仁. 一个吴医新说的时代 [J]. 苏州杂志，2006 (3)：80-82.

[2] 吴怀棠. 赤石脂治胃病经验 [J]. 江苏中医药，1982 (2)：19.

[3] 吴怀棠，沙星垣. 汉今方剂剂量在临证应用时折算之探讨 [J]. 江苏中医，1961 (12)：1-3.

[4] 吴怀棠，吴湛仁. 吴怀棠医学文集 [M]. 南京：江苏科学技术出版社，2013.

# 第十六节 《黄帝内经》学说的耕耘者孟景春

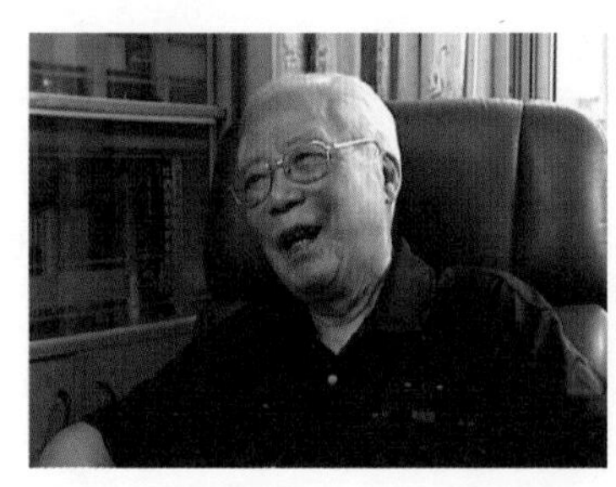

图 5－16　孟景春

**人物小传：** 孟景春（公元 1922 年—2017 年），江苏省张家港市人，著名中医教育学家，中医内科学专家，江苏省名中医，享受国务院政府特殊津贴（图 5－16）。曾任南京中医学院医经教研组副组长，江苏新医学院中医系副主任，南京中医学院中医系主任、基础部主任，兼任卫生部高等医学院校中医专业教材编审委员会委员，江苏省暨南京市中医学会副会长，江苏省《黄帝内经》研究会主任委员。曾被评为江苏省先进卫生工作者及省优秀教育工作者。孟景春临床上擅长治疑难杂症，对脾胃病有较深研究，经验丰富，效果显著。主编教材有《中医学概论》《中医基础理论》《内经辑要》《内经选读》《中医养生康复学概论》等 20 余部；专著有《黄帝内经·素问译释》《黄帝内经·灵枢译释》《孟景春临床经验集》等10余部。发表学术论文100余篇，科普文章近300篇。

孟景春教授自幼深受中国古典文化的熏陶，由于父辈有行医的经历，加之年少时目睹百姓深受战乱之苦，在艰难的时局下，年少的孟景春立志行医，扶贫助困，以济苍生。18岁时师从民国中医学家丁甘仁弟子汤礼门先生学习中医，4年后即独立行医。新中国成立后，曾一度参加联合诊所，于1955年进江苏省中医进修学校学习，并留校做《黄帝内经》教学工作。孟老是我国中医院校《黄帝内经》教学的开拓者，从编写教材《内经讲义》到译释《素问》《灵枢》，从本科教学到研究生培养，30多年的教学工作和临床实践，孟老不仅桃李满园，更是学有建树，尤其对脾胃病的诊治独树一帜，终成我国著名的中医教育学家和中医临床学家。难能可贵的是，20世纪80年代，享有崇高声誉的孟老开始了新学科养生康复学的研究，三易其稿而成《中医养生康复学概论》，为中医养生康复学科的发展奠定了坚实的基础。退休后，孟老一如既往地孜孜追求，专注于中医药科普方面的写作，编著出版了《中医养生丛书》等科普图书300多万字，为普及中医贡献自己的智慧。

孟老由从师学徒成为一名高等学府的知名教授，经历了一条曲折的路程：从初学4年粗知皮毛，到治病失败转向西医，进医师进修班，自学西医内科学，最后又回归专攻中医，坚定不移。国医大师朱良春先生曾这样评价："孟老谦谦君子，温诚淳笃，博极医源，精勤不倦，对中医经典之研索，有精深造诣，执掌《黄帝内经》及基础理论教学工作，近半个世纪，培育人才，桃李芬芳，蜚声讲坛，饮誉海内。"诚不为过。

## 一、以经络脏腑学说指导实践

### 1. 以经络学说指导临床实践

孟景春教授在理论研究上，十分重视经络学说。他崇信《灵枢·经脉》篇所提出"经脉者，所以决生死，处百病，调虚实，不可不知"的训示，更加重视后世叶天士所说的"不明经络脏腑，开口动手便错"的论点。因此对《黄帝内经》有关经络的论说常细加琢磨，以之指导临床实践，往往取得满意的效果。

孟教授以经络学说指导临床实践时，有以经脉循行线路为依据的，有以十二经脉气血多少理论为依据的，亦有以经脉病候为根据的，运用灵活自如。孟教授常言：强调以经络学说中有关理论指导临床，但不能因此排斥其余的辨证方法，如八纲、脏腑、病因等辨证法，只是在辨证时各有重点不同而已。若以经脉为辨证重点者，在处方用药时，十分重视引经药物的使用，并喻引经药物犹兵家之向导，可引导其他治病药物直达病所而奏效。

**2. 以脏腑理论指导实践**

脏腑学说是中医理论的核心理论之一，其用于辨证则称为脏腑辨证。脏腑辨证系常用五脏六腑的辨证法，而孟景春教授除常用脏腑辨证法外，更用脏腑相合的理论指导实践。现举用脏腑相合理论指导辨证者一例，以见其一斑。

病人男性，50 岁。患哮喘二十余年，经常发作。此次发作，已逾 2 周，咳痰不爽，胸闷气短，喉间有水鸡声，不能平卧，若能咳出黏痰其气略平，大便干结，2～3 天一行，大便后气喘亦能轻。苔腻，根部较厚。前医诊治 2 次，均用三拗汤合射干麻黄汤加减，但症势不减。从其大便干结，恐与热结大肠，腑热上逆于肺有关。拟三拗汤加清肺通腑之品。处方：炙麻黄 3 克，光杏仁（打）10 克，炙甘草 3 克，款冬花 10 克，炙紫菀 10 克，南沙参 12 克，瓜蒌仁（打）12 克，玄明粉 12 克，蜜炙枇杷叶（包煎）10 克。3 剂。

二诊：8 月 13 日。药后大便通畅，每天 1 次，咳痰亦易，痰涎少，已能平卧，卧时微有气喘。续予前方加减：南沙参 12 克，款冬花 10 克，炙紫菀 12 克，光杏仁（打）10 克，炙紫苏子（包）10 克。3 剂。

三诊：8 月 16 日。托他人持病历要求开方。诉说服药后，痰已少，大便通畅，呼吸自如。再予二陈汤加味，以善其后。处方：法半夏 10 克，陈皮 6 克，云茯苓 12 克，炙甘草 4 克，山药 12 克，瓜蒌仁（打）10 克，光杏仁（打）10 克，炙紫菀 12 克，炙款冬花 10 克。5 剂。并嘱禁烟酒，忌食辛辣肥腻食物。

按：本案是脏病治腑的典型案例，通腑泻下治咳喘。本证所用三拗汤、射干麻黄汤，原为常用的效方，但在该病人何以不效，究其因，其痰喘实与大便秘结有关。由燥热蕴于大肠，通过经络的属络关系，燥热之邪，得以上逆犯肺，肺气清肃之令不行，使肺气上逆而为喘。追本究源，其病根实在于大肠。故在三拗汤合射干麻黄汤的基础上加了通下的瓜蒌仁和玄明粉，使大便通下，燥热之邪得以下泄，故取得较为理想的效果。用肺与大肠相合的理论，对前人的治疗经验还能加深理解，便于掌握使用，如痢疾初期有表证的治疗，喻嘉言创用人参败毒散，并名曰“逆流挽舟法”以治痢疾。于此可知其所以能取效，亦是肠病治肺。其关键是痢疾初起，其有表证，疏表宣泄，使大肠之邪从肺而宣泄，故痢疾可愈。再如肠麻痹症以巴豆壳研细，做成如卷烟状，用时点燃如吸烟法，病人频转矢气，故能使巴豆壳之利气通下之功，下达大肠而奏效。同样腑病治脏，如润肺利气治便秘，也是临床治疗的一种选择。总之，以脏腑相合理论为指导，对脏腑有关病证的论治，可以扩大视野，并能提高疗效。

## 二、治慢性病重视脾胃，充分发挥内因的作用

孟景春教授数十年来治疗慢性及疑难杂病，不管何病何证，对脾胃功能的调护十分重视，盖其宗《黄帝内经》中“有胃（气）则生，无胃（气）则死，得谷则昌，失谷则亡”之旨也。他常说：治疗慢性病证之所以要重视脾胃，因脾胃具有消化食物、吸收和输布营养物质的功能，是人体赖以不断化生精血，充盛元气，增强抵抗力，从而达到正盛自能胜邪的目的。若不顾脾胃功能的调理，则饮食少进，气血不足，元气日渐虚弱，抵抗力与日俱衰，从而不利于病邪的祛除和健康的恢复，此其一。再则为了保证药物，尤其对口服药物，使其功能达到治疗的目的，同样要像饮食物那样进入人体（胃中）后，通过脾胃吸收，转输到全身，才能发挥其应有的治疗作用，此其二。如在治疗时，用药只顾治疗疾病的需要，而忽视脾胃的运化功能，即使药物完全对症，也收不到应有的效果，甚或完全无效。故李中梓对此做了很

形象的比喻：胃气犹兵家之饷道也。饷道一绝，万众立散；胃气一败，百药难施。吴昆也说：治杂病者，宜以脾胃为主。吴瑭说正虚不能运药，不运则死。孟教授非常推崇这些论点，并在临床运用，制定出了一套常规。凡病有食欲不振或腹胀便溏者，必先调理其脾胃，俟脾胃调再治他病；即使脾胃功能尚调者，亦必须时时顾护其胃气，如该病须用苦寒药或理气药治疗者，则酌加大枣、山药、粳米、炒谷芽类，以防止苦寒败胃和香辛耗气；需用补气药和补阴药者，可酌加陈皮、木香、砂仁等，以防止补药呆胃。所以叶天士说“通补则宜，守补则谬”，并强调补药必佐宣通。

## 三、以共性与个性的辨证关系指导处方

### 1. 继承前贤处方规律，执简驭繁

临床上病证千变万化，治疗的方剂数以万计，要正确掌握辨证处方，颇非易易。如何提纲挈要，执简驭繁，确是值得探索的问题。孟教授经多年临床实践，提出辨证要抓主证，治疗要有主方。主证中有兼证或变证，则在主方中加减。所以他提出治病宜用基本方加减化裁的观点。

孟教授这一观点的提出，除了他在实践中的体会外，亦是从大量名医医案中探索所得。如清初名医叶天士对每一种病的用药，大多有其一定标准，即都有主药数味，其变换者都药随证变，加减一二味、三四味不等。如治阴虚咳嗽，其中沙参、天花粉、川贝母、桑叶为常用之药。治咳嗽之属外感者则紫苏梗、杏仁、炙甘草、桔梗、浙贝母为常用之药，属风寒者加桂枝、生姜、大枣；属风温加桑叶、薄荷、连翘；若有兼证或变证则因证而转移。又如《四家医案》中的曹仁伯就明确提出：凡治病，每病必拟定一主方，从此前后左右，轻重疾徐，化为八方，等等。

### 2. 自拟新方，应用临床，得心应手

孟教授在临床上善于抓住主证，然后再从整体观着眼，分析其与主证有关的因素，故其处方用药，很欣赏前人用主方加减治病的方法。在多年的临床中，除应用古代有效的成方外，亦不断探索，拟定新的处方，作为治疗某病的主方。其探研方法，是从大量的医案中，择其同一门类的病证，然后将各家的处方用药，列成表格，在其所有的药方中，择其应用次数多者，再从

其性能组合作为治疗某种病证的基本方（主方），然后在临床时随证加减，用之颇为得心应手。现举数例，以供参考。

荨麻疹主方：荆芥、防风各 10 克，净蝉蜕 10 克，生甘草 5 克，赤芍 10 克，首乌藤 20～30 克。以上数药，从中医传统观点来认识，具有疏风和血作用。

塞流丹：主治崩漏、月经过多。茜草炭、煅乌贼骨、煅龙骨、煅牡蛎为基本方。具有收敛固涩之功，共同控制出血，因月经过多，尤其是崩漏，大量或经常失血，易致气血亏耗，故治此者，以止血为第一要务。止血之法，对此正如唐容川所谈的“塞流”，但塞流在整体治疗中，实为治标之计，其辨证不同所配之药，方为治本之品，这样的结合才能收到标本同治之功。

调经止痛汤：主治各种痛经。以制香附 10 克，延胡索 10 克，当归 10 克，炒白芍 15 克，炙甘草 6 克组成。

疏肝和胃汤：统治各种胃痛。紫苏梗 10 克，制香附 10 克，半夏 6 克，陈皮 5 克，玫瑰花 6 克，是据叶天士所谈的“肝为起病之源，胃为传病之所”的论点所拟定的。

安神汤：主治各种失眠。炒酸枣仁 20 克，柏子仁 10 克，合欢花 15 克，首乌藤 20 克。

## 参考文献

[1] 孟景春. 孟景春医集［M］. 长沙：湖南科学技术出版社，2012.

[2] 姜惟. 孟景春教授临床经验举隅［J］. 江苏中医，1988（10）：1－3.

[3] 骆殊，邵佳，刘舟，等. 孟景春从脏腑论治失眠经验［J］. 上海中医药杂志，2012（11）：1－3.

[4] 罗苏群. 孟景春治疗便秘从脏论治经验［J］. 福建中医药，2003，34（6）：21－21.

[5] 刘舟，张卫华，骆殊. 孟景春教授论治慢性萎缩性胃炎的临床经验［J］. 南京中医药大学学报，2013，29（5）：486－488.

# 第十七节　『吴医之光』奚凤霖

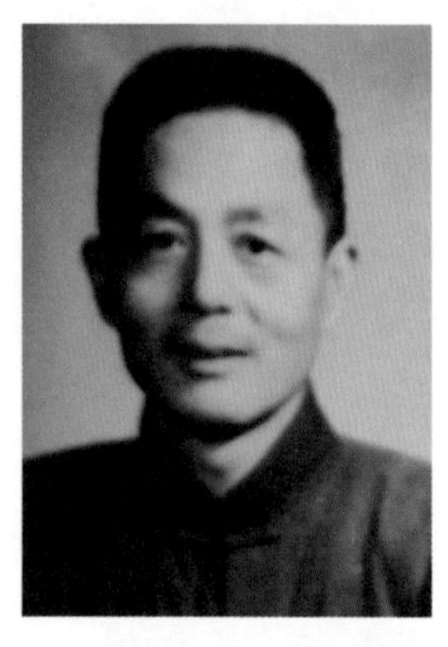
图5－17　奚凤霖

**人物小传：**奚凤霖（公元1914年—1996年），江苏苏州人，著名中医临床学家、心血管疾病专家，江苏省名中医，享受国务院特殊津贴（图5－17）。早年师从吴门温病学家侯子然、经绶章先生，兼取两家之长，诊治伤寒温病，当汗则汗，当清则清，当下则下，自成体系。后深究心系疾病，发微“心胃同病”，立“心胃同治”十二法，垂后学而扬国粹。奚凤霖从医60载，曾任苏州市中医医院主任医师，苏州市中医研究所所长，苏州市中医学会副理事长、理事长，江苏中医药学会常务理事、副会长，内科学会副主任委员，《江苏中医》编委，苏州市农工党副主委，苏州市人大常委，江苏省人大代表等职。发表“温热病篇的分型诊治”等学术论文40余篇，著有《中医论治心血管疾病经验集》《苏州市老中医学术经验集》《奚凤霖医论集》等。

奚凤霖出生于苏州，早年从师吴门著名温病专家侯子然、经绶章两位夫子。侯、经两师皆擅治温病，其中侯师长于辛凉清热、导滞攻下之法，取“透热转气”之意；经师则擅用轻扬宣化、透卫清热之药。奚老年少敏悟好学，尽得师传。在治疗伤寒、温病诸症时，兼取两者之长，辨病识脉屡治不爽，当汗则汗，当清则清，当下则下，纵使疑难顽症，随其不同证候分清主次，视其缓急轻重选方用药，或汗、清、下三法并进，也常得心应手，效如桴鼓。1937 年，奚老悬壶苏州，开业以来，求医者摩肩接踵，对贫病者舍诊施药，名闻一时。

1952 年，奚老受命于市卫生局，联合黄一峰、葛云彬、王寿康等名医创建“苏州市中医诊所”，任副所长。继而共同筹建苏州市中医医院，并于 1956 年开院应诊，负责内科医疗工作。20 世纪 50 年代末，奚老潜心研究心血管疾病的中医中药治疗，根据冠心病常并发消化道症状的特点，奚老阐发了“心胃同病”的机制，深化了“心胃同治”的观点，并撰写出“论宗气”“冠心病中心胃同病的认识”“冠心病的心胃同治”“心胃同治十二法”“建中复脉汤（自订方）主治心律失常”等颇具见解的论文，其中“冠心病的心胃同治”一文获苏州市科技成果奖。

奚老行医 60 春秋，孜孜汲汲，学而不倦，勤求古训，博采众方，师古而不泥古。他常说：“书不熟则理不明，理不明则识不清。”因此撷精取长，化裁发展。于温病多采自叶、薛、吴、王，杂病则推崇三张（张仲景、张景岳、张锡纯），并且不墨守成规，结合临床，辨证施治，以致融会贯通。以下即以宗气不足所导致的心系疾病为例，对奚老的证治特色做一总结。

## 一、上气不足，益气升陷

奚老认为此类病证属气虚眩晕、晕厥等。相似于今之脑供血不足、低血糖、缺血性中风、低血压，以及部分心系疾病如窦性心动过缓、病态窦房结综合征、房室传导阻滞、室性心动过速、心室颤动等。

主症：头重目眩，昏晕耳鸣，甚则猝然晕厥、抽搐，或并一时偏瘫，或肢体颓废，或精神昏聩，面黄唇白，短气懒言，舌质淡胖，脉细弱无力，或迟缓，或浮虚豁大。

病机：上气不足，不能助血上升以灌注于脑，运行于脉，则脑中气血俱虚，脑络失养。

治法：益气升陷。

方药：升陷汤（《医学衷中参西录》方）主之。方中黄芪重用 30～120

克，气虚甚者，再加人参，或更加山茱萸，以防气之涣散。

## 二、心悸怔忡，益气复脉

此类病证可包括今之心律失常中的节律与速率失常。

主症：心悸惊恐，怔忡不已，甚者心胸筑筑不安，澹澹大动，胸闷短气，面色少华，倦怠乏神，脉细弱而迟，或小数，或促，或结、代，或参伍不调，散乱无序。

病机：心脾气血两亏，宗气虚衰，经隧不通，或阴阳不交。

治法：益气建中，通经复脉。

方药：黄芪建中汤主之，重症合归脾汤化裁。若脉率迟缓，由气虚鼓动血液无力，可合温经扶阳，助其动力，加用参附汤，或麻黄附子细辛汤；心动过速，由气阴两耗，血不养心，可合益气养阴，加用生脉散，或再加甘麦大枣汤。由气虚血瘀，心气心脉失调，可用建中复脉汤（自订验方，即黄芪建中汤加人参、丹参、苦参、玉竹）；怔忡乱颤，由宗气大虚大泄，可合敛虚镇摄，加蜀漆、龙骨、牡蛎；更甚者，自汗厥逆，再加红参，或四逆加人参汤，以益气固脱。

## 三、胸痹心痛，宣痹通阳

此类病证属宗气不行，或宗气虚陷者。其中包括部分心血管病，尤以心绞痛为著者。

主症：胸闷气憋，心痛，甚则痛彻背部，喘咳短气，或伴上腹疼痛，或胀或痞，或胁下逆而抢心，嗳气呕恶，面黄神乏，食欲不振，便秘或便溏，苔白或瘀紫，脉濡弱，或沉紧，或细涩。

病机：脾胃不充，宗气不行，气虚则郁，气滞则瘀，胸阳痹阻，血脉凝涩。

治法：宣痹通阳，行瘀止痛。

方药：可选栝蒌薤白白酒汤、栝蒌薤白半夏汤，或枳实薤白桂枝汤主之。实证：兼气滞者，以调气宽中，可合丁香烂饭丸（《苏沈良方》：丁香、木香、制香附、益智仁、砂仁、三棱、莪术、甘松、广皮、甘草）。兼寒凝者加哭来笑去散（《苏沈良方》：干姜、荜茇）；阴寒凝固，合乌头赤石脂丸。兼血瘀者，治以活血行瘀，合失笑散，或冠心Ⅱ号方；并气滞者，加手拈散。兼痰浊者，以宣痹化痰蠲饮，合苓桂术甘汤；偏痰热者，合小陷胸汤。虚证：气虚中寒者，以黄芪建中汤益气建中；虚寒痛剧，用大建中汤温中补虚，降逆止痛；脾阳虚寒者，用人参汤，或附子理中汤理中扶阳。

## 四、心痹脉瘀，强心益气

这类病证相似今之左心衰竭。

主症：胸闷窒塞，阵发气急不得卧，多突发于夜间，嗌干善噫，神怯易怒，甚则厥逆烦躁，舌紫苔白，脉沉紧。急性发作时，常自汗肢冷，脉数疾，或沉伏。

病机：心合脉而痹，由宗气不行，致心脉不通；心气抑郁、空痹，故暴鼓，暴鼓则气逆而喘，上气烦闷；心脉起心中，挟胃挟咽，故嗌干善噫；厥为阴气，心火衰而邪乘之，故神怯而恐。多日中慧，夜半甚。

治法：强心益气，助阳扶阴。

方药：强心益气汤（自订验方：万年青根、人参、附子、麦冬、五味子）主之。急性突然发作时，先服苏合香丸（研服），以醒神开痹；瘀阻明显，合血府逐瘀汤化裁，以行气化瘀；心下鼓，上气喘，焦躁胸闷，合栝蒌薤白白酒汤，或栝蒌薤白半夏汤，以开痹通阳；自汗厥逆，合四逆汤加龙骨、牡蛎，以回阳敛汗。

## 五、支饮犯心，益气化瘀

此类病证属肺胀、支饮、水气，相当于今之肺气肿、肺源性心脏病。

主症：久咳气喘，短促少气，动则喘甚，懒言声低，劳则自汗，或并颈脉怒张、搏动，发绀，水肿，肝大胀痛，舌淡胖紫，脉细弱或软数。

病机：宗气不足，肺肾气虚，久则累及心肝，水饮瘀阻。

治法：皱肺纳肾，益气化瘀。

方药：皱肺丸（《百一选方》：人参、五味子、桂枝、紫菀、杏仁、款冬花、紫石英、羯羊肺）主之。血瘀明显者，加紫苏子、紫沉香、紫丹参（以上所加三药，与皱肺丸合方，属自订验方，名皱肺五紫汤），以皱肺化瘀；气阴两虚，合生脉散，或麦味地黄汤，以养阴皱肺纳肾；内夹痰饮，合苓桂术甘汤，以温化蠲饮；肾虚不纳，用参蛤散，或合黑锡丹（吞服，不宜久服），以益气纳肾，降逆平喘；水肿尿少，合真武汤，温阳利水；肝大胀痛，可再加三棱、莪术、牵牛子、生乳没、穿山甲片等，以祛瘀、消癥、利水。

## 参考文献

[1] 奚凤霖. 宗气与心系疾病的探讨［J］. 中医杂志，1992（1）：11－13.

[2] 奚凤霖，解海宁，虞云娜. 自拟强心益气汤主治充血性心力衰竭［J］. 辽宁中医杂志，1988（12）：4－6.

[3] 奚凤霖. 心绞痛的心胃同治［J］. 江苏医药（中医分册），1979（1）：12－13.

[4] 贝自强. 奚凤霖诊治心律失常的临床经验［J］. 中华中医药杂志，2004，19（10）：613－615.

## 第十八节 中西合璧的名家蔡景高

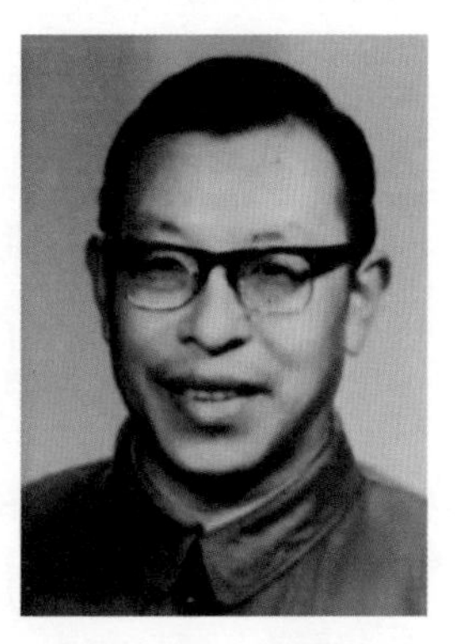
图 5－18　蔡景高

**人物小传：** 蔡景高（公元 1928 年—2009 年），上海市人，主任医师，教授，江苏省名中西医结合专家，全国老中医药专家学术经验继承工作指导老师（图 5－18）。一直从事中医药医疗、教学、科研和管理工作，擅长中西医结合治疗心血管及消化系统疾病，晚年倾心于老年病及抗衰老研究。蔡景高在中西医结合对肺心病与冠心病方面的研究成果，曾获苏州市科技进步四等奖。对老年病的研究成果，曾获江苏省科技进步二等奖。曾任苏州市中医医院院长，江苏省中华医学会理事，江苏省中西医结合学会虚证与老年医学专业委员会主任委员，苏州市中西医结合学会副理事长等职。发表学术论文 40 多篇，著有《临证经验荟萃》等。

蔡景高院长 1953 年毕业于上海第二医科大学医疗系，1956—1959 年在卫生部举办的上海中医研究班学习中医，获卫生部颁发的“整理发扬中医学”奖状及银质奖章。“学无止境”是蔡老一直奉行的格言，他从医 50 余载，致力于中西结合研究与临床实践，认为“促进中西医结合事业的发展是一项伟大而艰巨的任务，要汇集全国科技力量，要经过几代人不懈努力”。

在长期的临床实践生涯中，凭着扎实的专业功底，严谨的治学态度和高尚的医德医风，蔡老以一颗仁心服务于人，以一身仁术救治于民，深得人们的敬仰和赞誉，终成一代中西合璧的名医。

## 一、辨证与辨病的结合

6 年的西医学习和 3 年的中医学习，蔡老深谙中西医学之道。蔡老认为中西医结合是我国医学科学发展的一条主要道路，它是一项伟大、艰巨、长期的系统工程，辨证与辨病相结合也是中西医结合的一条重要途径。在蔡老看来，中医注重的是辨证论治，虽然通过辨证也可以联系到病因病源，但不同于西医的辨病论治；反之，虽然西医也在一定程度上重视纠正全身的功能失调状况，但其诊断关键和治疗中毕竟是着重在消除致病因子。所以，用辨证论治和辨病论治来概括中西医诊断和治疗体系的不同，是有其代表性的。

恰当地评估辨证论治的优点和缺点，将有助于辨证与辨病的正确结合，这是蔡老的真知灼见。在临床实践中，蔡老体会到辨证论治并不能解决所有问题，尤其是过分着眼于机体对疾病的宏观反应状态，就无法对局部的病理过程及实质性损害进行深入了解。另外，有时候疾病的本质变化并不完全通过“证”来表达，就是通常情况所说的无证可辨。如果通过辨证和辨病相结合的措施，将使辨证论治更趋完善。如何做到辨证与辨病更好地相结合，蔡老提出了关键点：一是辨证与辨病相结合，应区别于单纯以西医观点来运用中药；二是辨病的运用，不能离开辨证，更不能与辨证背道而驰。

## 二、心脑血管疾病责之气虚血瘀

蔡景高认为心血管疾病产生的根本在于气虚血瘀，治疗当以补气活血为本，然后根据气虚与血瘀的程度与进展调整治法。

**1. 气虚血瘀，寒邪内盛，治以补气活血，温通心脉**

蔡老认为心主火为阳中之太阳，阳气充盛则血脉通畅，阳气虚少，寒邪内盛则血凝。故常用补气活血、温通心脉法治疗窦性心动过缓、病态窦房结综合征及房室传导阻滞。此类病人脉症表现多为心肾阳虚，病位在心，其本在肾。方选补阳还五汤合麻黄附子细辛汤加减。现代药理研究表明，附子能够增加心肌收缩力，改善病态窦房结综合征及房室传导阻滞，有类似受体兴奋剂异丙肾上腺素的作用。全方通过温阳益气活血改善血流滞缓，使缓慢的心率增加，从而达到治疗目的。

**2. 气虚血瘀，心脉痹阻，治以补气活血，搜风通络**

心脑血管疾病恶化的因素是实邪等病理产物，而最主要的实邪是痰瘀。本病好发于中老年人，老年人气虚体衰，脏腑功能减退，阴阳气血失调，情志抑郁，气机逆乱，导致气滞血瘀，痹阻心脉，形成本虚标实的病理机制，正所谓“久病入络”，对阵发性心房颤动、中风后遗症、帕金森病等，蔡景高好用此法。方选补阳还五汤合祛风通络之品。

**3. 气滞血瘀，治以理气活血**

心为脾之母，脾为心之子，心藏神主血脉，赖脾胃运化水谷精微而化生，而脾胃运化之气又需要心血濡养，心神主宰。脾胃与心经络相通，《灵枢》曰：“脾足太阴之脉……其支者，别上膈，注心中”，“足阳明之正……属胃，散之脾，上通于心”。两者在生理上的密切联系必然决定其在病理上的互相影响，且肝气失疏，子盗母气，亦能影响心的功能。运用理气活血法治疗冠心病及心脏神经症往往能取得意想不到的疗效。药用理气活血剂加娑罗子。

## 三、心脏疾病责在阴阳失调

蔡景高认为，心脏病原因虽多，但究其根源，总是由于心之阴阳失调所致，故治疗重在调整阴阳。

**1. 阳虚气衰**

（1）心阳不振，痰湿痹阻证　阳气不振，则阴寒内聚，湿聚为痰，痰湿痹阻心胸，气血流行不畅，可致心胸猝然而痛。该证可见于冠心病心绞痛。治法可用芳香温通以缓其心痛之急，宣痹化痰以化其痰湿，宣通血脉。芳香温通最效者莫过于苏合香丸，由此而变化出来的制剂不少，冠心止痛丸、麝香酮含片等均系此属。冠心止痛丸由徐长卿、青木香、檀香、荜茇、丁香油等组成，有芳香温通止痛作用，与冠心首乌丸配合应用，症状总有效率可达 85%。

（2）阳虚气衰，血脉瘀滞证　心阳不振，心气虚衰，则鼓动无力。气为血帅，气旺则血行畅通，气弱则血流徐缓，甚则瘀滞。治疗大法为活血化瘀。考虑到冠心病是一种本虚标实的中老年慢性病，其所以发生血瘀脉痹，根本还在于气衰，因气行则血行，气弱则血滞。故治血勿忘治气，化瘀必须益气，着重使用益气化瘀法，方如补阳还五汤。其特点在于用大剂黄芪，在补气助阳的同时，配以化瘀通络的药物，可达到气旺血行、瘀去络通的目的。

（3）心肾阳虚，水气内停证　心阳不振，肾阳衰微，阴寒凝聚，则饮邪水气内停，上逆射肺凌心。该证多见于充血性心力衰竭。治法当以温阳利水为主，佐以行气化瘀之法。

（4）肺肾两亏，肾不纳气证　肺主气，肾纳气。肺病日久，必累及于肾，肾虚摄纳无权，喘促气短，心悸怔忡，动则更甚。该证大多属慢性肺源性心脏病。治法以益气纳肾为主，常用皱肺汤、肾气丸、人参胡桃汤、人参蛤蚧散、黑锡丹等调治。其中以皱肺汤（人参、五味子、紫菀、款冬花、杏仁、白石英、羊肺）为主方，不但发作期可加减使用，尤宜于缓解期服用，确有增强体质，改善心肺功能，减少发作的效果。

**2. 阴虚血少**

（1）脾虚气弱，心血虚少证　久病体虚，失血过多，或思虑过度，劳倦伤脾，皆损及后天之本、生化之源，导致阴虚血少。阴虚血少则心络失养，神不潜藏，心主不宁矣。该证常见于贫血性心脏病、心脏神经症、心律失常等。治法当以益气养血，心脾同治。方用归脾汤、炙甘草汤加减。

（2）肾阳素虚，虚火妄动证　素体阴虚，肾阴亏损，水火不济，则心火妄动而悸动不安。该证可见于各种原因所致的心律失常。治法为养阴清火，补益心气。方用生脉散合炙甘草汤加减，或天王补心丹加减，阴虚而火旺者可加小川连，仿朱砂安神丸意。

## 四、治腹痛分辨气滞、血瘀、虚寒、虫积

**1. 气滞腹痛，治以疏肝和胃，理气止痛**

气滞腹痛是最常见的原因。辨证要点为：疼痛为胀痛，无定处，或攻窜不定，或伴两胁胀痛。当疏肝和胃，理气止痛。方用柴胡疏肝散、四逆散、金铃子散、大柴胡汤、橘核丸加减。药用柴胡、青陈皮、白芍、制香附、制

半夏、厚朴、甘草等。如两胁疼痛重时，加郁金、延胡索；疑有胆石，加四川大叶金钱草；疼痛不止，大便秘结时，加生大黄（后下）、玄明粉（冲）；腹痛泄泻时，加木香、防风、白术、陈皮或木香、黄柏；小腹痛引及睾丸处时，加小茴香、橘核、荔枝核、乌药；如舌苔厚腻，嗳酸吞腐，有食积内停时，加炙鸡内金、山楂曲，或保和丸（包煎）。

**2. 血瘀腹痛，治以理气活血，化瘀止痛**

血瘀腹痛一般病程较前者为长，病情较重。辨证要点为：病程较长，或有外伤史，疼痛部位较为固定，疼痛性质多为刺痛或钝痛，腹部按诊有时可摸及肿块等。治则当理气活血，化瘀止痛。方药可选用血府逐瘀汤、膈下逐瘀汤、失笑散加减。药用当归、丹参、赤芍、青皮、生蒲黄、五灵脂、炙乳香、制没药、延胡索、参三七粉（吞）等。胀痛时，加莪术、木香、厚朴；若痛在膈下，或有癥块时，加桃仁（研泥）、香附、红花、枳壳、䗪虫，或大黄䗪虫丸吞服。

**3. 虚寒腹痛，治以温中补虚，和胃止痛**

中气虚寒，不得温煦，故腹痛绵绵。辨证要点为：多数表现为胃脘疼痛反复发作，腹部隐痛，喜暖喜按，饿时痛增，得食则减，呕吐清水，肢冷畏寒。治则当温中补虚，和胃止痛。方用黄芪建中汤、理中汤、香砂六君子汤等加减。药用黄芪、肉桂、白芍、炙甘草、干姜、大枣等。中虚气滞，见腹胀、食少时，加木香、砂仁（后下）、枳壳、陈皮；中虚下陷，见食后痛甚，卧位减轻时，加炙升麻、柴胡、枳壳；虚甚，面㿠脉细时，加党参；寒饮内滞，见呕吐清水，腹中辘辘有水声，苔白滑，脉沉弦时，加吴茱萸、花椒、法半夏、制附子。

**4. 虫积腹痛，治以安蛔驱虫，理气止痛**

辨证要点为：痛在脐周，反复发作，或有吐蛔、便蛔史，面色不华，或有异嗜。治则当安蛔驱虫，理气止痛。方用乌梅安蛔丸、化虫丸等加减。药用使君子、苦楝根皮、槟榔、鹤虱、木香、花椒、乌梅等。右胁下钻顶痛、绞痛，伴呕恶，为胆道蛔虫病，方用验方胆蛔汤，药用使君子、槟榔、榧子肉、乌梅、苦楝皮等。

# 参考文献


［1］蔡景高．辨证和辨病的结合［J］．中医杂志，1962（9）：31－33.

［2］蔡景高．慢性肺原性心脏病的治疗［J］．浙江中医学院学报，1981（6）：13－14.

［3］蔡景高．腹痛的辨证施治［J］．医师进修杂志，1985（7）：27－29.

［4］鲍荣琦．蔡景高治疗阵发性心房颤动经验举隅［J］．南京中医药大学学报，2006，22（6）：395－396.

［5］吕凯．气血学说在心脑血管疾病治疗中的应用［J］．甘肃中医，2007，20（12）：1－2.

［6］蔡景高．临证经验荟萃［M］．南京：江苏科学技术出版社，2010.

# 第十九节 内科名家汪达成

**人物小传：** 汪达成（公元1923年—2005年），江苏苏州人，主任医师，第一批全国老中医药专家学术经验继承工作指导老师，江苏省名中医，享受国务院政府特殊津贴（图5－19）。汪老从事临床医疗60余年，始终保持继承中医、探索中医、发扬中医的思想，衷中参西，学验俱丰，师古而不泥古，注重实效。早年致力研究温热病、血吸虫病等疑难病的临床研究，晚年则致力于脾胃病、中医肿瘤的研究，对疑难杂症的治疗每多独到之处，学术颇有建树。在临床实践中，成功研制了伤寒合剂、胃安合剂、抗瘤片、扶正口服液、调脂颗粒等院内制剂，主持完成了“香菊感冒冲剂”的研制，获得江苏省科技成果二等奖。曾任苏州市中医院大内科主任，苏州市中医院学术委员会主任委员，江苏省中医学会理事，苏州市中医学会理事长，《江苏中医》杂志及《苏州医学》杂志编委，全国中医药学会脾胃病专业委员会顾问、委员等。先后多次荣获省、市先进工作者，优秀共产党员和省、市劳动模范称号。

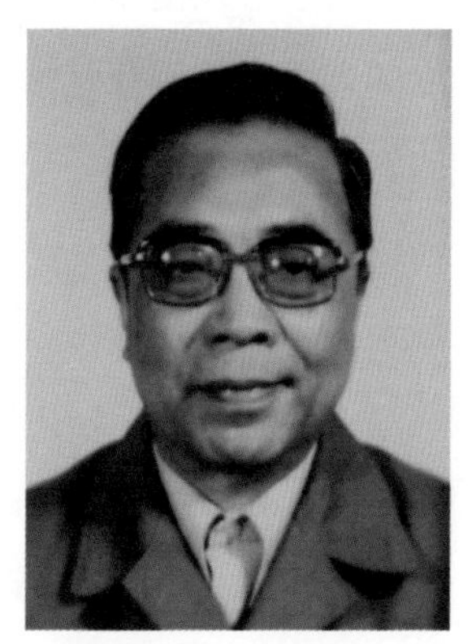

图5－19　汪达成

汪达成出生于姑苏书香门第，抱着悬壶济世、治病救人的思想，18岁时投于苏州名医宋爱人、丁慎伯门下，研习岐黄之道。1944 年开始独立行医，1947 年经国家考试院高等医务人员考试合格，1949 年参加苏州市新医进修班学习西医，1950 参加抗美援朝康复医院工作，1957 年调入苏州市中医医院。汪老一直工作在临床一线，为继承发扬中医事业，为吴门医派的发扬光大，为苏州中医事业的发展贡献了毕生的精力，做出了巨大贡献，终成一代名医。

## 一、重视辨证辨病结合

辨证论治是中医的精髓，证是反映疾病过程中某阶段的本质或内部联系，它是由病因、病位、病势、病情、病机等因素综合和抽象而成。辨证论治的优点在于体现出整体观念，对疾病宏观的把握，并能采取同病异治或异病同治的方法，这是汪达成临证时必定坚持的原则。但辨证的不足之处是对病位的掌握相对不确切，对疾病的微观认识不足。因此，汪达成常常以辨证为主，辅以辨病，把辨证与辨病有机地结合起来，既不有悖辨证论治的原则，又明显地提高了临床疗效。

例如，20 世纪 70 年代，在对肠伤寒的研究中，汪老在辨证的基础上结合辨病，认识到湿温伤寒病位在肠道，湿热邪毒蕴结肠道贯穿疾病的全过程。为此，自拟了伤寒协定方（川黄连、淡黄芩、川厚朴、红藤、败酱草、地榆、制大黄），在疾病初期即予清肠化湿，跳开了中医常规的卫气营血辨证法，通腑祛邪，药达病所，果然收到满意疗效，使平均退热天数由 18. 8 天缩短为 8. 6 天。

## 二、调理气机是治胃之根本

气是生命之源泉，又是一切生理活动的根本动力，所以当气不能正常发挥作用时，就会产生各种病理现象。汪老认为《黄帝内经》所言“百病皆生于气”就是这个道理。胃病尤其是胃脘痛的发生，与气机失调关系更为密切。因此，调理气机是治疗胃脘痛的根本。

汪老认为调理气机，首先需要分辨气虚与气实。脾胃气虚则升降失司，运化乏权；中气不足，甚则气虚下陷，每易产生脾胃虚寒之证。气实当指邪壅气机，阻塞不通之证，包括气滞、气逆两类。气滞多指肝胃不和，气机阻滞；气逆多指肝气郁滞而横逆，气机上逆。

汪老调理气机的常用方法是疏肝理气与和胃理气。前者常以柴胡疏肝散、金铃子散、沉香化气丸为治，常选用柴胡、香附、川楝子、延胡索、枳壳、郁金、青皮、开心果、紫苏梗等；后者常以厚朴温中汤、平胃散、排气饮、二陈丸、保和丸等为治，选用川厚朴、草豆蔻、干姜、苍术、枳实、陈皮、制半夏、豆蔻、瓜蒌。

汪达成认为理气药不仅可调理脾胃，减轻脾胃气滞，增强脾胃的消化吸收功能，而且有助于化痰消积。如古人所说：善治痰者，不治痰而治气，气顺则一身之津液亦随气而顺矣。在扶正祛邪方中，配伍理气药还可防止补剂之壅滞，使补而不滞。如在胃癌的处方中，几乎均有理气药。治疗胃癌，常以枳术丸配伍于方中，此方出自《脾胃论》，白术二倍于枳实，而汪达成则以枳壳组方，且枳壳用量接近白术。因枳壳辛散行气，宽中除满，其性和缓，不偏寒热，祛邪而不伤正，是治疗气滞的要药。

## 三、治胃癌扶正注重胃气

在临床实践中，汪老发现胃癌病人常存在胃气虚弱，其临床表现为胃纳减少，饮食不馨，恶心欲呕，四肢乏力和形体消瘦等。引起胃气虚弱的原因很多，如肿瘤对胃的直接侵犯，胃癌手术的影响，化疗药物的毒副作用等。胃气虚弱则五脏六腑得不到水谷精微滋养，五脏六腑之气也随之不足；反之，胃气旺，则正气足。汪老的经验是，胃癌病人如胃气伤而未绝，尚能少量进食，则还可医治，如胃气败绝，水谷不入，化源断绝，则难以医治。汪老治疗胃癌强调扶正，且提出宜先扶助胃气，攻邪需顾护胃气，始终贯穿“脾胃健则百病可治”的观点。

在临床上，汪老将胃气虚弱归纳为脾胃气虚、脾胃虚寒和胃阴不足三种证候，依据不同临床表现而采用不同的补益之剂。脾胃气虚者，以四君子汤为主方，如有阴虚表现的，易党参为太子参或西洋参；气虚明显者加黄芪等。脾胃虚寒者，以理中汤为主方，寒气盛者，则以附子理中汤为主方。胃阴不足者，汪老选用沙参、麦冬、石斛、玉竹等益胃养阴之品为君药。

## 四、治肿瘤着重祛邪化痰

肿块的产生与痰的形成密切相关，痰聚于体表可形成瘰疬，痰积于乳房可形成乳岩。正如《丹溪心法》所言：凡人身上、中、下有块者，多是痰。胃癌病人，脾胃虚弱，水湿不化，聚而为痰，日积月累，形成肿瘤。肿瘤形成后又可进一步损伤胃气，以致痰湿积聚加重，肿块愈来愈大。因此，汪老认为胃癌的形成是痰湿积聚的结果，痰湿化则胃气易康复，痰湿除则肿块可缩小，祛邪应着重化痰。

二陈汤、导痰汤是汪师常用的化痰软坚方。二陈汤适用于胃气较弱的病人；二陈汤中加枳实、胆南星名为导痰汤，可消除顽痰胶痰，增强祛痰消瘤的作用，本方用于胃气较健的病人。汪师在上述方中常加入皂角刺、山慈菇、生牡蛎、海藻、昆布等，则化痰软坚的作用更强。

## 五、治肝癌要攻而有度

肝癌属中医学“肝积”范畴，病势凶险，变化较快，病人生存期短。汪达成认为此病深重，难见显效，但治之得当，可延长病人生命。其病机为癌毒内居，气滞血瘀，瘀血聚而成积，气血暗耗，正气受损，阴血不足，属本虚标实之证。治疗立法时，汪达成认为病人虚不受补，先宜祛瘀化积，邪祛则正安，但要攻而有度，祛邪而不伤正。攻伐太过，则有出血、虚脱之变。汪达成喜用大黄䗪虫丸，取其祛瘀生新，养阴润燥，缓中补虚之功。吴昆《医方考》曰：“腹胀有肿块，按之而不移，口不恶食，小便自利，大便黑色，面黄肌错者，血证谛也，此丸与之。”该方用大黄、土鳖虫、水蛭等蠕动啖血之物，佐以干漆、生地黄、桃仁，行而去其瘀血，略兼甘草、芍药以缓中补虚，待瘀血行尽，然后纯行缓中补虚收功，实为邪祛则正安。因其攻中有补，邪正兼顾，临床运用得当，常有意想不到的效果。

## 六、治肺心病从痰论治

对于慢性肺源性心脏病（简称“肺心病”）的发病机制，近代有两种观点，一是肺虚屏障不固学说，一是脾肾本虚气化不足学说。汪达成从临床学角度认为，由于肺受外邪反复感染，致肺功能日益不良。肺气虚则心气亦虚，心气虚则心脉瘀滞，气血循行不畅。血脉瘀滞更加重肺气失宣和气血运行障碍，发生气虚—气滞—痰凝—血瘀诸证，导致长期缺氧和二氧化碳潴留，形成肺心病的变化和发展，故临床常见痰饮、水气、瘀血交织，胸闷气急，咳痰，喘逆，心悸，发绀等症悉见。本病虽较复杂，病情轻重不一，但主要症状均以咳、痰、喘三者普遍常见。汪老指出：肺心病病人之各种临床表现均与咳、痰、喘三者密切相关，而咳喘之症又皆系于痰，痰多则咳多，咳甚则喘亦甚；反之痰量减少或消失，咳喘之症亦随之平定。所以咳痰虽只是临床症状之一，其实际与肺心病之形成及病理演变、转归、预后关系极为密切。

由此，汪达成提出的“肺心病从痰论治”的观点，用之临床，每获良效。尤其是在肺心病的急性发作期，更是以痰湿为主要表现，亟待化痰祛邪，邪去则正安，此即祛邪存正之意。此阶段应着重肃肺排痰。如咳痰白沫量多，咯之不爽者，汪老常用自拟的华盖五子汤（炙麻黄、炙桑皮、炒紫苏子、橘红、杏仁、海浮石、葶苈子、白芥子、莱菔子、车前子）；若咳痰黄浓黏稠不易咯出者，则用自拟之加味导痰汤（桑白皮、半夏、胆南星、枳实、橘红、炙紫菀、桔梗、黄芩、瓜蒌皮、川贝母等）；如咳逆喘息吐痰不爽者，可加用鱼腥草、佛手、射干。由于咳痰爽朗有利于消除痰气郁阻，使通气和换气功能得到改善，缓解了气滞血瘀。血气分析检测对比，证实对低氧血症及二氧化碳潴留有一定改善作用，不仅缓解了病人的呼吸困难症状，而且也较少发生肺性脑病的危象。

## 参考文献


[1] 赵笑东，汪正利，王明武. 汪达成老师临症时中西医结合思路介绍［J］. 苏州大学学报（医学版），2000，20（8）：757.

[2] 王明武. 汪达成辨治胃癌的临床经验［J］. 江苏中医药，2006，27（9）：18－19.

[3] 赵笑东，王明武，汪正利. 汪达成老中医治疗慢性肝病的经验［J］. 吉林中医药，2000（4）：8－9.

[4] 赵子敏．汪达成治疗肺心病的临床经验［J］．陕西中医学院学报，1994，17（4）：18－19.
[5] 汪达成．舒肝理脾汤治疗肠易激综合征68例［J］．江苏中医，1993（5）：11.
[6] 王明武，汪正利．汪达成辨治头颈部肿瘤放疗副反应的经验［J］．江苏中医，1998，19（12）：11.

# 第二十节 致力于中西医结合医学的任光荣

**人物小传：** 任光荣（公元 1940 年—2013 年），江苏扬州人，著名中西医结合专家、中医脾胃病专家，全国老中医药专家学术经验继承工作指导老师，江苏省首批名中西医结合专家，享受国务院政府特殊津贴（图 5 - 20）。任老认为辨病与辨证相结合是决定中医临床论治的前提，两者“合之则兼美，离之则两伤”，主张应将辨病与辨证相结合列入中医治则的范畴。擅长中西医结合诊治消化系统疾病及内科杂病。曾任苏州市第三人民医院院长，苏州中医院院长兼苏州市中医药研究所所长，中国中西医结合学会消化病专业委员会常务委员，江苏省中西医结合学会常务副会长、消化病专业委员会主任委员和名誉主任委员，苏州市中西医结合学会理事长，中华中医药学会科技奖评委会委员，江苏省科协委员，江苏省中医药科技委员会委员。曾获得中国中西医结合学会“中西医结合贡献奖”，被授予“江苏省有

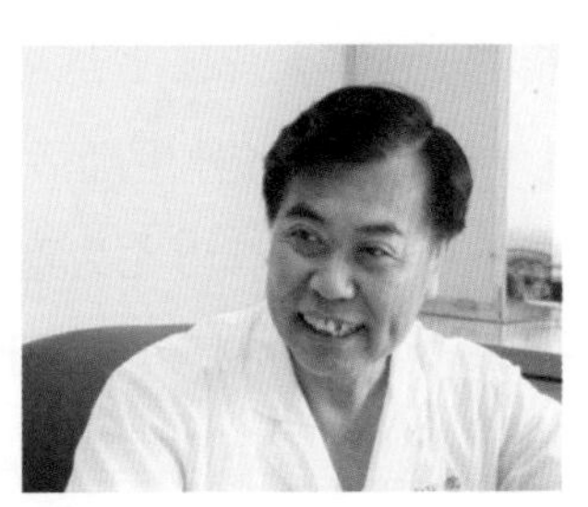

图 5 - 20　任光荣

突出贡献中青年专家”称号。发表医学论文50余篇，著有《任光荣医论与临床经验集》。

任光荣教授出生中医世家，系扬州任氏医学“然”字门第12代传人，自幼耳濡目染岐黄之道。1963年毕业于苏州医学院医疗系，1965年入南京中医学院中医研究班学习，毕业后长期从事中医和中西医结合临床及科研工作。任老擅长于慢性胃炎、消化性溃疡、慢性腹泻、胰腺炎、肝脏疾病及消化道肿瘤等消化系统疾病的中西医结合治疗。“胃炎丸对慢性活动性胃炎胃黏膜保护作用的研究”“胃动方对胃肠动力的影响及其机理研究”等多项课题获省中医药科技进步奖、中国中西医结合科学技术奖及苏州市政府科技进步奖。

## 一、治病求本，务在脾胃

任老在治病求本的思想指导下，认为治病必以脾胃为本，在具体用药中虽百症各异，但也必须顾护脾胃之根本，切不可损伤之，所谓“有胃气则生，无胃气则死”。

任老重视脾胃，渊源于东垣。他认为人以脾胃为根本，容纳五谷，化为精液，清者入营，浊者入卫，阴脏阳腑得脾胃的精华而获滋养进而化作阳气（气机）进行各种生理活动，而阳气的升发、气机的调畅又依赖于脾之枢纽的作用，所以脾胃尤为重要。如对慢性胃炎、消化性溃疡，其注重提高胃黏膜保护因子的治疗，善用黄芪、太子参、白术健脾和胃，推崇补中益气汤、六君子汤、黄芪建中汤等。任老通过对多项胃黏膜保护因子方面的研究，认为通过提高胃黏膜保护因子能显著改善慢性胃病的症状，对消化性溃疡的抗复发也具有明显的治疗优势（优于西药“三联”抗复发治疗），而且通过提高胃黏膜保护因子的治疗，对脾胃（胃肠）功能的恢复具有较好的疗效。

## 二、健脾和胃，调畅气机

脾胃所伤而百病乃生，百病之症乃气机失畅为主，气机不畅则诸脏受阻，气滞则痰阻，气郁则火生，气滞则血瘀，所以调畅气机在治疗中尤为重要。在任老就诊的过程中不乏胃肠功能紊乱者，这类消化系统疾病以功能性胃肠病多见，如功能性消化不良、反流性食管炎、肠易激综合征等，大都表现为中医气机不畅的症状。任老对这类疾病积极采用调畅脾胃气机方法，气机畅通，诸病自除。香砂六君丸、柴胡疏肝散、四逆散、逍遥丸是任老常选用的治疗方剂，在具体用药方面常用柴胡、枳实、陈皮、槟榔等。任老主持过多项中药调整胃肠动力方面的课题，都与调畅人体气机有关。任老开展的中药对胃肠道神经受体及神经递质影响的研究，进一步揭示了中药存在双向调节的作用，阐述了其双向调节的作用机制和调节的物质基础。

## 三、"亢害承制"，注重内环境

任老崇尚《黄帝内经》"亢害承制"理论："亢则害，承乃制，制则生化，外列盛衰，害则败乱，生化大病。"他认为这种五脏之间的相互牵制，是维持事物动态平衡的必要条件。在人体内部，承制作用的平衡使生化有序，承制遭到破坏就会产生病理变化。脾胃乃生化之源，气机升降之枢纽，保证脾胃升降正常，维护其正常内环境是治疗的关键。所以体现在具体治疗过程中讲究气机调畅，阴阳平衡，而在具体用药中去其"亢"，维护其"承"，维护机体的"内环境"，保持"内环境平衡"，在慢性胃肠疾病的治疗过程中注重维护调整其生理的"内环境"。如消化性溃疡，任老坚决反对长期使用抑酸剂，而注重保护胃黏膜形态功能的完整，恢复胃正常的"内环境"，由于攻击因子增加防护因子下降而致病，所以通过提高胃黏膜保护因子而达到新的"平衡"。

## 四、慢性胃炎，理气通降是常法

胃在生理上以降为顺，通降是胃的生理特点，一旦气机壅滞，则水反为湿，谷反为滞，形成气滞、血瘀、湿阻、食积、痰结、火郁等病理因素，从而出现相应的临床症状。所以，任老认为治疗慢性胃炎，理气通降是常法。疏通气机，即疏其壅塞，消其郁滞，使上下无碍，当升者升，当降者降，推陈出新，导引食浊郁滞下行，给邪以出路。任老习惯用柴胡疏肝散作为理气通降的主方，药每用柴胡、郁金、香附入肝，解郁理气止痛，治脘胁胀痛效佳。紫苏梗、木香、佛手入胃，顺气开郁和胃，治胃脘胀满有效。陈皮理气和胃化湿，具有能散能燥能泻能补能和之功，同补药则补，与泻药则泻，合升药则升，配降药则降，多与姜半夏相伍。若脘胁胀痛明显，则加用金铃子散。针对因情绪失调、工作压力大所致的肝郁犯胃病人，表现为咽中异物感，嗳气，喜叹息，胸闷，寐差者，任老善用花类药疏肝和胃，理气不伤阴，如绿萼梅、玫瑰花、合欢花等。胆汁反流性胃炎的病人，理气通降法运用最为普遍。任老认为：胆木之气有赖胃气之降，方不得上逆。此类病人胃失通降在先，胆汁上泛于后，降胃才是治本之图。治宜降胃导滞，药用紫苏梗、槟榔、大腹皮、莱菔子、沉香曲、降香等，任老习惯加用旋覆代赭汤以增强降逆和胃之功。即使对于脾胃虚弱的病人，需大队滋补药入方时，为防止滋补药造成气机壅滞，任老亦擅长加入理气和胃之品，以振奋气机，使气行则血行，津得气布，阴液自复。所谓补中有通，静中有动，使补而不滞，润而不腻，以顺胃之通降之性。

## 五、溃疡性结肠炎，须分清缓急，内外并用

任老认为溃疡性结肠炎的发病根本在于脾胃虚弱，运化失健。根据其发生原因，诊治时需要分清缓急，内外并用。

1. 活动期：多属湿热壅盛之证，应以清热祛湿为法。清热则多用苦寒之品，而祛湿法则具有燥湿、化湿、利湿等不同，黄连、黄柏、黄芩等属燥湿之品；砂仁、豆蔻仁、藿香等属化湿之类；茯苓、薏苡仁等属利湿之辈。他强调此期应根据个体不同，选择配伍用药，以提高疗效。同时要注意本期虽以湿热证为显，但仍可见脾胃虚弱之表现，如面黄肌瘦，纳差乏力等，故还应需坚持健脾助运之原则。

2. 缓解期：多属脾胃虚弱，大肠失约，湿热内恋之候，应以健脾益气为法。常用参苓白术散、理中汤等经典方剂。本期任老非常重视黄芪、党参的应用，多重用，用量常在30～60克，认为两药能力补脾胃，鼓舞清阳，振动中气，排脓止痛，活血生血而无刚燥之弊。

3. 重症期：多属肉腐血败之极期。根据中医“腐肉不祛，新肉不生”的理论，任老对此阶段的治疗，强调重视祛腐生新，多使用三七、血竭等药，而有别于活动期及缓解期的治疗原则。

4. 灌肠药的应用：对于发病部位在直肠及乙状结肠的病人，任老经常是同用内服药和灌肠药，认为灌肠法可使中药绕过肝脏、胃、小肠，直接由直肠进入大肠循环，加快吸收速度，提高局部药物浓度，促进溃疡愈合，从根本上改变了单纯口服药物结肠血药浓度低、疗效差的不良状况，疗效更为满意。

值得一提的是，任老考虑到肺与大肠关系密切，在治疗上除健脾益气，清热祛湿外，也应重视宣通肺气，适当加入紫苏叶、桔梗等药物，提高疗效。同时认为需要慎用固涩止泻药物，以免“闭门留寇”，邪无出路，加重病情。

## 六、肿瘤诊治，须扶正祛邪，攻补兼施

任老经过长期临床研究观察后认为：恶性肿瘤是全身性疾病，是由多因素相互作用，经过多阶段发展而来的，正虚邪实是肿瘤的共性。其正气虚，主要以气虚、阴虚、气阴两虚占大多数，在正虚的基础上产生瘀，因瘀生结，因结产毒，故病机可归纳为：气阴亏虚，瘀毒内结，形成以虚为本、虚实夹杂之证候。

长期以来，常常以“无瘤生存”为治疗目标，临床往往出现“过度治疗”。近年来随着对肿瘤治疗观念的转变，“带瘤生存”成为诊治肿瘤的共识。任老认为扶正祛邪、攻补兼施是诊治肿瘤的治疗原则，尤其是对于晚期肿瘤，改善临床症状、提高生存质量、延长生存期是治疗目标的首选，也是中医治疗肿瘤的优势。

丰富的临床实践，任老发现在扶正培本治疗恶性肿瘤的法则中，以益气养阴法运用最为普遍，在祛除瘀毒内结的病理产物时，活血化瘀、消癥散结、清热解毒亦是常用的治法。

任老治疗恶性肿瘤病人临床常加减化裁的处方有：四君子汤、参苓白术散、养阴清肺汤、沙参麦冬汤、一贯煎、三甲复脉汤等。其基本方为：薏苡仁 30 克，黄芪、白扁豆各 20 克，生地黄、茯苓、白术、石斛各 15 克，党参、天冬、麦冬、莪术各 10 克，水蛭 6 克。

常用的益气养阴中药多选用：生炙黄芪、太子参、党参、生地黄、天冬、麦冬、白术、山药、黄精、石斛、鳖甲、枸杞子、龟甲、沙参、益智仁、桑

寄生等。常用的活血化瘀类中药多选用：当归、桃仁、莪术、水蛭、赤芍、王不留行、丹参、蒲黄、五灵脂、小红花子、郁金等。针对不同部位的恶性肿瘤，适当加入清热解毒、化痰散结类抗肿瘤中药，常选用的有：石见穿、威灵仙、白英、猕猴桃根、菝葜、老鹳草、半枝莲、白花蛇舌草、夏枯草、生牡蛎、苦参、矮地茶、预知子、山慈菇、山豆根、黄药子、天花粉、皂角刺、天葵子、天南星等。在组方时，任老强调须佐以健脾和胃之品，可以选用半夏、茯苓、白术、麦芽、鸡内金等。

## 参考文献


[1] 任光荣. 论“辨病与辨证相结合”是中医治则的重要内容 [J]. 中医药研究，1989 (3)：10－11.

[2] 孙宏文. 任光荣教授诊治慢性胃炎的临证经验 [J]. 四川中医，2013 (10)：8－9.

[3] 任光荣. 中晚期恶性肿瘤中医治疗之探讨 [J]. 江苏中医药，2001 (5)：4－5.

[4] 章一凡，任光荣. 任光荣治疗溃疡性结肠炎经验 [J]. 中国现代医生，2010，48 (7)：43，66.

[5] 朱惠萍. 任光荣治疗急性胰腺炎的临床经验 [J]. 江苏中医药，2013 (9)：29－30.

# 第六章

# 百年医道：吴门医派发展的历史瞬间

## 第一节 《平江图》上的中国第一家医院

秦国时期，我国就有了医和、医缓等著名专职医生，周代则确立了医政制度，也有了医学的分科。《周礼·天官》:“医师掌医之政令，聚毒药以共医事。凡邦之有疾病者，疕疡者造焉，则使医分而治之。岁终则稽其医事，以制其食。十全为上，十失一次之，十失二次之，十失三次之，十失四为下。”这里所说的“医师”，集众医之长，除为王室和卿大夫治病和掌管国家医药之政令外，还负责各地疫情，提供相应措施加以预防和治疗。人员结构为:“医师：上士二人，下士四人，府二人，史二人，徒二十人。”

从《周礼·天官》所涉及内容来看，“医师”即有了食医、疾医、疡医、兽医的分工。“食医掌和王之六食，六饮、六膳、百羞、百酱、八珍之齐。”类似于现在的营养师，或者是养生保健医生；“疾医掌养万民之疾病。”相当于现在的内科医生；“疡医掌肿疡、溃疡、金疡、折疡之祝，药、劀、杀之齐。”相当于现在的外科和伤骨科医生；“兽医掌疗兽病，疗兽疡。”当然就是给动物看病的。在距今三千年左右的时候就有这样的医学分科，反映了当时医学发展的水平。

然而，有医事的分工并不能代表有医院的建立。我国古代医生给人看病主要有两种模式，一种是在固定的场所给人看病，一般就是在自己的家中，类似于现在的私人诊所。这类医生往往名气比较大，有固定的病人群，服务的对象主要是诊所周边的民众。另一种就是走街串巷给人看病，称之为“串雅医”，也称“走方郎中”，他们往往都有一技之长，喜欢云游各方，这样既可以领略各地的风土人情，又可以结识各地名医，拜师学艺，吴中名医葛乾孙、缪仲淳都有过这样的经历。这类医生中最为著名的当然是扁鹊了，扁鹊遍游各地行医，擅长各科，在赵国为“带下医”，至周国为“耳目痹医”，入秦国则为“小儿医”，医名甚著。

到了隋唐时期，隋文帝建立政权后，其制度多依前代之法，在医政方面基本承袭了汉魏时期的一些做法。值得一提的是隋朝首次设置了太医署这样的机构，内设太医令、丞、医监、医正、主药、医师、药园师、医博士、助教、按摩博士、咒禁博士等职位。公元 624 年，唐朝承袭隋朝建制，在京都长安设太医署，由行政、教学、医疗、药工 4 部分人员组成，具有医学教育和医疗等多重功能。分析隋唐时期的医事制度，主要体现在以下 3 个系统：一是为帝王服务的尚药局，二是为太子服务的药藏局，三是为百官医疗兼教育机构的太医署和地方医疗机构。

宋金元时期，国家重视医药事业，均设立了较完整的医药卫生行政机构，并制定了一系列医事制度和法规。宋初设立的翰林医官院（公元 1082 年改称医官局）和太医署（公元 992 年改称太医局），将医药行政与医学教育分开管理。医官局负责医药行政，向全国各地派出医官，包括对军旅、官衙、学校，管理医药事务。太医局负责医学教育，著名的“三舍法”也被推广到医学教育中。学校以择优为原则，以考试成绩将学生分为“外舍”“中舍”“上舍”三个等级，成绩合格者，可逐级递升，特别优秀者还可以越级升迁。如果考试不合格，“不及七分，降舍；未及五分，摒出学。”金代承继隋唐的太医署、宋朝的太医局，设置了太医院，统管全国的医政和医学教育，内设提点、院使、副使、判官等官职。之后的元明清各朝均以“太医院”为固定机构，其功能逐渐弱化了医政和医学教育，主要功能是为帝王、皇室以及王公大臣提供医疗服务。

还是回到医院的来源上来。从太医署到太医院，虽然兼有了医疗的职能，但并未有医院的具体名称。有人认为医院是随着西洋医学传入我国来的，如英国教士医生玛利逊（R. Morrison）与东印公司医生李温斯敦（T. R. Levinstone）于清嘉庆二十五年（公元 1820 年）在我国澳门创建第一所医院（一说公元 1828 年才将诊所扩建为医院）。更早的是天文家兼医士富兰克依赛亚（Farnks Iiaan）在元朝做官，于元世祖至元九年（公元 1272 年）就在北京开设了医院，但这种说法难有史料佐证。

如果按照医院培养医生的功能确定，隋唐时期的太医署、元代的太医院等也可认为是某种意义上的医院。按照医院治疗和护理病人的功能来确定，作为收治病人的实体来说，历史更为久远。北魏太和二十一年（公元 497 年）就设有“别坊”（又名“别屋”），永平三年（公元 510 年）设“医馆”，南齐（公元 479 年—502 年）设“六疾之馆”，唐代设立“病坊”“养病坊”和“病人坊”，以及宋设置的病囚院（公元 1001 年）、安济坊（公元 1102 年）、保寿粹和宫（公元 1114 年）、养济院（公元 1182 年）、慈幼局（公元 1249 年），各有其功能与服务对象，但均是有医院之实而无医院之名。

真正出现医院名称的医疗机构与苏州有关，那就是在《平江图》（图 6 - 1）中有了“医院”的标注。《平江图》是南宋绍定二年（公元 1229 年）在知府李寿朋主持下刻成的一块石碑，将当时苏州城（时称“平江府”）的街坊、道路、河网、桥梁等一起呈现在这块石碑上，因为是镂刻在石碑上的，得以保存至今。这块石碑长 280 厘米，宽 139 厘米，现藏苏州碑刻博物馆内，系全国重点保护文物。此碑的东南隅上镂刻旧体“医院”二字，位于当时永安桥与平桥之间，相当于现今苏州市的十梓街中段。这是苏州历史上最早的医院，也是中国历史上有实物可考，并且定名为“医院”的最早一所医院。

《平江图》上的这所医院最早是一所赡养院。王鏊《姑苏志》卷二十二上记载：“赡养院在州钤厅后，旧曰医院，提举林介建，改称。”赡养院约建于南宋宁宗朝，宝庆元年（公元 1225 年）重修，改名安养院，主要收治病囚。宝庆二年（公元 1226 年）陈耆卿撰写《安养院记》，其中写道：“赡养院成，郡府院四狱之以病告者，而治其医之政令，大概屋百础，田三顷，饮

平江圖

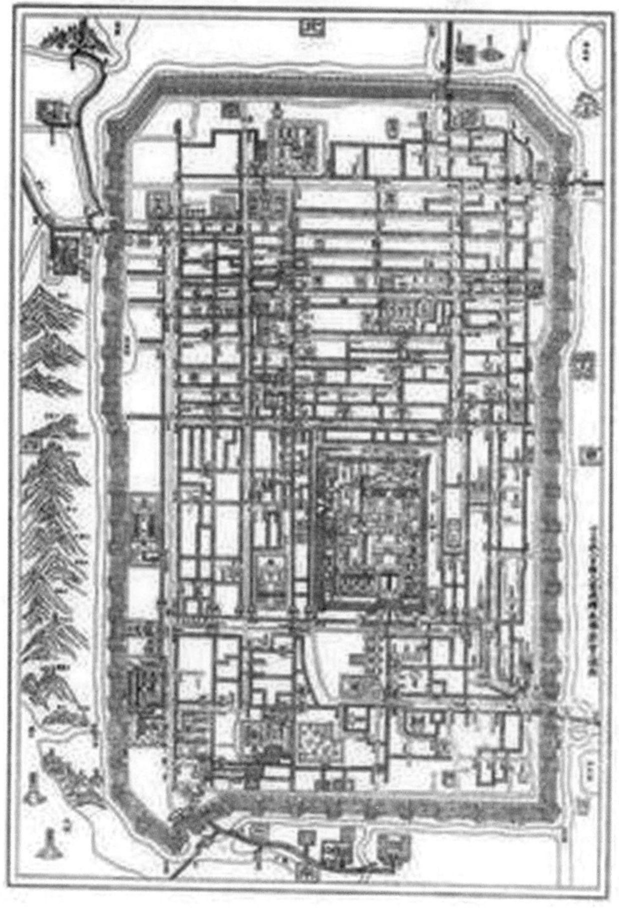

图6-1 《平江图》

食卧藉熏燎之物靡不具，护视典领临督之人靡不力，贮藏颁给激犒之法靡不臧。简良材，萃名方，以授大小医而精炼治之。”

由上述历史记载推算，《平江图》上的这所医院最迟创建于宋宁宗嘉定年间（公元 1208 年—1224 年）。后来刘零孙于南宋理宗宝佑年间（公元 1253 年—1258 年）在广东创建了“寿安院”也属于我国早期的医院之一，自然晚于《平江图》上的这所医院了。

《平江图》碑与《安养院纪》碑，今均藏于苏州碑刻博物馆内。

## 第二节 姑苏药业的发展

苏州的药业是伴随着苏州经济的繁荣和医学的前行而发展起来的。吴地盛产中药材，中药资源种类较多，人们通常把苏州的道地药材称为“吴药”，蜈蚣、土鳖虫、薄荷、茱萸、玫瑰、灯芯草等就是赫赫有名的吴地道地药材，“四小药材”——小草药、小花果、小动物、小矿物——名闻遐迩。从“济民药局”到宋代苏城学士街的药市，再到明清时期苏州阊门外的药材行，药行、药号和药铺层出不穷，大大促进了苏州药业的兴旺。

### 一、济民药局

宋绍定四年（公元1231年）适逢春疫，吴郡守使吴渊拨动专款，延聘良医，划区分管，家至户到，送医送药，贫病者补以钱粮，医治无效者施以棺木。疫情平息后，恐怕再遇到大疫流行，用药不能得到保障，官方便设置了地方性的常设机构“济民药局”，以应付流行之灾。吴渊还写有《济民药局记》。今录明人钱谷《吴都文粹续集》卷八所载《济民药局记》原文：

渊犹及见先生长者，谈乾淳间事。其言曰：圣朝体列，圣好生之德，每以民命为重，一念恳恻，无所不用其至。乃龢虎丹既进，御命捐其价十之九。盖圣意谓亲尝，则主者官，医师掌医之政令，自十全以至十失必次第，而躬行诛赏，实此意也。近世天下郡国台府开设广惠局，以便民服饵，所以广此意也。

姑苏城大人众。余领郡适有春疫，亟幸郡医之良，分比间而治，某人某坊，某人某里，家至户到，悉给以药。窭而无力者则予钱粟；疾不可为者复与周身之具。由二月至七月，其得不夭者一千七百四十九人。

因念仓卒取药于市，既非其真；非惟不真，且不可以继，乃创济民一局。为屋三十有五楹，炮泽之所，修和之地，监临之司，库廪庖湢，炉硙鼎臼，翼然井然，罔不毕具。总夫匠木石之费，钱以缗计者，七千八百四十五；米以石计者，三百二十三。既落成，复以二万缗实之，为市材费。凡川广水陆之产，金石草木之品，无珍不致，无远不取。冀有益于人，故真其剂；弗求赢于官，故轻其值。料置丰盈，芗味芳烈。较市炫玉贾石者，相去不啻万万。列肆阛阓，过者欢喜。他日设遇流行之灾，四时之沴，则分医以疗捐药。济民药局在鱼行桥东，绍定四年吴渊创于广惠坊之左。自为记。

《济民药局记》是南宋一份极其珍贵的药业史文献。它不仅详细记载了平江府济民药局的开办目的、投入资金、完成规模、设备设施、管理人员、药品采购、经营方针、社会反映、产权变更等整套资料，还证明了鲜为人知的南宋时，朝廷允许地方政府开办官营药局的历史事实，因而值得深入研究。

济民药局开设的背景是宋嘉泰三年（公元 1203 年），宋宁宗出台政策，允许地方政府用常平钱开办官营药局，以佐“太平惠民局”之不足。济民药局建成后第三年，即 1234 年，蒙古联合宋理宗灭金，随即蒙军南侵，爆发宋蒙战争。平江府恐因财力下降，不久关停了济民药局。十余年后，民间医生马杨祖另地重建济民药局。济民药局的最终结局，可能因 1275 年蒙军攻毁平江城而不复存在。

## 二、苏州的百年中药老店

苏州城内的中药铺，几乎遍布大街小巷，其中有些老店经历了百年风雨，至今仍置身街市，驰名中外。百年老店中，以宁远堂、沐泰山堂、雷允上诵芬堂、童葆春堂最负盛名，称为四大名店，其中尤以宁远堂药铺历史最长，它是明代始创的老药店。当然，苏州还有其他较为著名的百年中药店，像良利堂等。

### 1. 宁远堂

宁远堂（图 6－2）是苏州药业中历史最悠久的药店，明崇祯十七年（公元1644年）由宁波成姓药商创设于苏州西部重镇木渎，数代相传。至清咸丰十年（公元1860年）太平军之乱，成氏携眷避难苏城。战事平息后，返回木渎，但此时堂店已被地痞霸占。成氏后委请段东夏氏相助力谋夺回。几经周折，终于店归原主，恢复营业。营业后，成氏惴惴不安，深感在当地已难立足，遂于同治三年（公元1864年）迁往苏州阊门外山塘街星桥堍暗弄堂口（今知家栈口）。

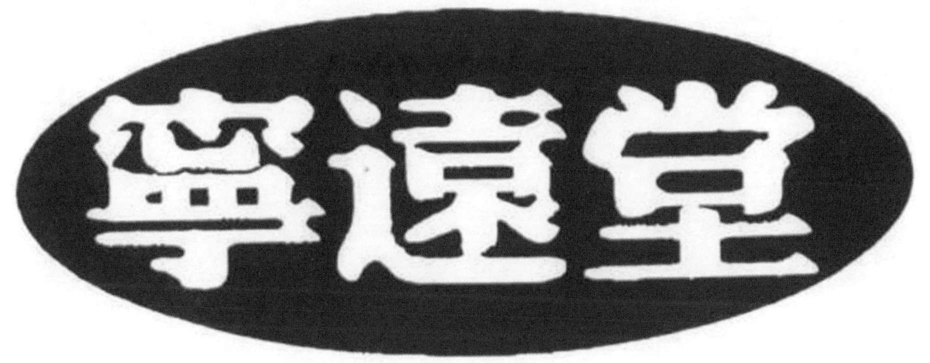


图6－2　宁远堂

宁远堂迁苏城后，为打开局面，新店开张之日，店门前挑起两幅长挂，上书“宁远堂地道药材，宁远堂丸散膏丹”，十分醒目。檐下有“本堂创始迄今已有二百余年，只此一家，并无分出”的标识。店堂内显眼处，放着一个大秤锤，那是老店旧物，秤锤上铸有“宁远”“成”“咸丰”诸字。新店开张后，门庭若市，在繁华的阊门外影响很大。随着历史的变迁，商业中心的转移，宁远堂业务渐见冷落。目前，山塘街上这家百年老店还在，成为便利周围百姓的医药连锁店。

**2. 雷允上诵芬堂**

雷允上（图6－3）诵芬堂坐落在阊门内，是一家具有260多年历史的著名药铺，它与北京同仁堂、杭州胡庆余堂被誉为国内三大国药店。

雷允上药店的创始人雷大升（公元1696年—1779年），字允上，号南山，幼年熟读诗书，天资聪明，颇有才学，尤其钟情于医药书籍。雷大升弃儒从医，投拜在苏州名医王子接（字晋三）门下，医术大为长进。由于他对医药两门都能娴熟运用，雍正十二年（公元1734年）在苏州老阊门专诸巷天

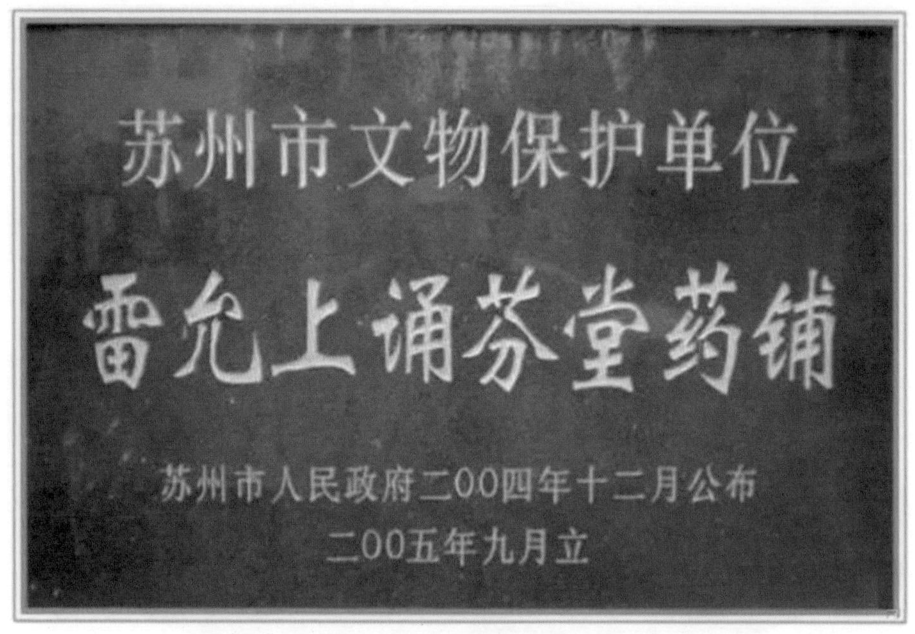


图6-3　雷允上

库前周王庙弄口开设“诵芬堂”药铺，并亲自在药铺内设诊所坐堂行医，集医药于一堂。

雷大升既善医又精药，待人热心，医术高明，治病有方，用药考究，治病辄有奇效，著有《金匮辨证》《药症论略》《经病方论》《丹丸方论》等医著。雷大升还能亲司炉台，炼合丹丸，修合的丸丹膏散选药地道，有很多是用麝香、珍珠、牛黄、伽南香、猴枣、马宝等细料药材加工而成的，所以药效特别灵验。没过多久，雷允上便声誉鹊起，以至人们习惯地把雷允上的医名和诵芬堂的店名连在一起，称呼为“雷允上诵芬堂”，以后也就简称为“雷允上”。

雷允上药店长期以来是以产制痧药、药酒、阿胶、膏滋、苏合香丸闻名，六神丸、诸葛行军散、八宝红灵丹、辟瘟丹、紫金锭、纯阳正气丸、小儿回春丹等各种丸丹以其神效卓著，驰名海内外，最为著名的自然还是“六神丸”。雷允上药店鼎盛时已发展成拥有十几个门类、几百个品种的庞大的中成药制造商，与北京同仁堂齐名于海内外。民国期间，林森、于右任、张学良等名流政要长期服用雷允上名药，感其疗效卓著，均专为雷允上题词赠匾，盛赞有加，一时在大江南北声名遍传。原卫生部部长陈敏章 1992 年考察苏州雷允上后特题词：“名声如雷，允称上乘。”

1958 年，苏州雷允上正式建厂，在全国中药行业被称为“四大家族”之一。1997 年，经苏州市工商行政管理局登记，雷允上药业集团公司（苏州）将沐泰山、王鸿翥、童葆春等 15 家药店合并组成“苏州雷允上国药连锁总店”，隶属雷允上药业集团公司（苏州）的全资子公司。同年，由中国远大集团公司和苏州医药集团有限公司共同发起组建了雷允上（苏州）药业有限公司，2001 年 3 月更名为雷允上药业有限公司。现在，雷允上国药连锁店遍布苏城。

**3. 沐泰山**

沐泰山（图 6－4）药店创建于清乾隆二十四年（公元 1759 年），主人是浙江慈溪药商沐尚玉（公元 1736 年—1812 年），店址在阊门外渡僧桥堍，以“泰山”为商标，故取“沐泰山”为店名。沐氏经营有方，业务日隆，经过几代人的努力，秉承“修合虽无人见，存心自有天知”经营理念，沐泰山药店在苏州渐有名声。

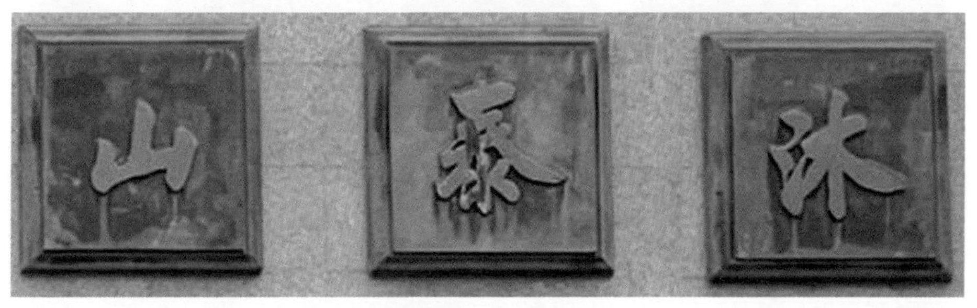


图 6－4　沐泰山

沐泰山药店在进货渠道上力求药材地道，炮制精良，广泛收集民间验方，进行验证，加以改进，由此研制出了许多名牌特色产品，如肥儿八珍糕、虎骨木瓜酒、消痞狗皮膏、退云散眼药、人参再造丸、大活络丸、金匮鳖甲煎丸等，行销四乡八镇，传播大江南北，备受医家、病家的欢迎。1914 年巴拿马博览会上，沐泰山药店参加展出醉仙桃洋金花、苏薄荷、九空子、佛耳草、挂金灯、卷柏、穹隆术等 7 味地产药材，获得好评。沐泰山的名声由此大振，可以说，老苏州没有不知道沐泰山药店的。

20 世纪 90 年代，沐泰山药店被原国内贸易部认定为“中华老字号”。

2011 年被商务部认定为“中华老字号”。如今，历经 250 多年的“沐泰山”药店已成为苏州雷允上国药连锁店。

**4. 童葆春**

童葆春（图 6－5）坐落在城中道前街，是浙江慈溪童氏于上海经营童涵春盈利后，在苏州开设的连锁药店，创建于光绪元年（公元 1875 年）。童葆春的特色品牌药全鹿丸，具有滋阴补虚功效，销量很大，名扬遐迩。药店后园建有养鹿房，从东北吉林购来梅花鹿，专人饲养，供人参观。制合全鹿丸须在严冬季节，一般在冬至前后，届时店堂内张灯结彩，烧香点烛，并延请演员来唱堂戏，吹打 3 天，热闹非凡。最后当众宰杀活鹿，以示全鹿丸用料确实讲究，这是招来顾客的高招，所以销售日益增长，业务兴隆。据史料记载，1930—1932 年间店营业额已达 2 万银元，与王鸿翥堂国药店持平。历经重重磨难的童葆春堂药店，至今仍是苏州国药业中佼佼者，也成为苏州雷允上国药连锁店。

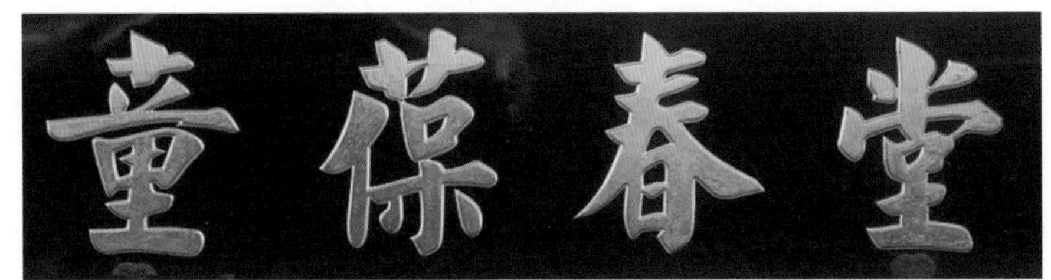


图 6－5　童葆春

**5. 王鸿翥堂**

王鸿翥（图 6－6）堂也是一家具有 100 多年历史的老字号药铺，办店特色是收集历代古方，精选道地药材，认真炮制中药饮片，特别是以擅长研制丸散而驰名国内，可称之为后起之秀。

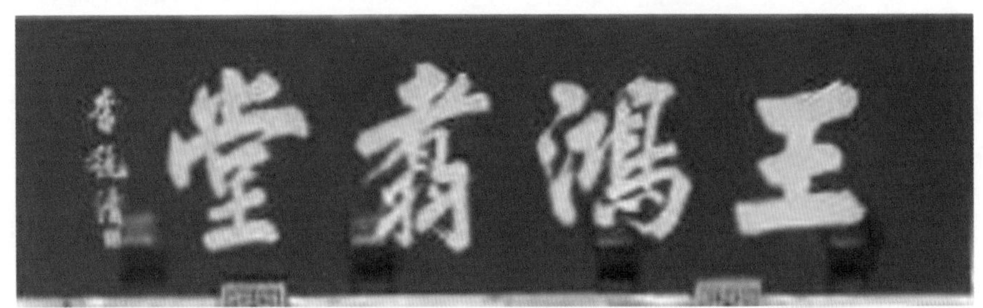


图 6－6　王鸿翥堂

王鸿翥堂的创始人王仙根是一位苏州富商和四品衔候补道台（出资捐得），其次子王庚云是外科名医，精于医道，家境殷实。

王庚云博览群方，他搜集了历代名医古方，并自己进行实践研究。王庚云用药道地，选料上等，讲究采集四季时鲜，不惜工本，因此所制的首乌延寿丹、回天再造丸、易老天麻丸、大资生丸、金液丹、西瓜霜、萃仙丸、龙虎丸等产品，均有独特功效，销量猛增，称誉苏城。

王鸿翥堂虽也是一家门类齐全的药店，但由于王庚云对丸散特有研究，药店也就以丸散为主方向发展。他把自己行医数十年心得凝聚的良方和搜集到的古今验方，按门类汇编成一部《王鸿翥堂丸散集》，共有 3 大册 20 余万字。通过诠释，注明出处，以保持传统规范，成为民国时期民间刊印的中药典，在苏州中医药界引起轰动。

**6. 良利堂**

清嘉庆十四年（公元 1809 年）由上海南汇周浦镇人陆绪卿创办于萧家巷东首，起名“良利堂”，是良药苦口利于病的意思（图 6－7）。

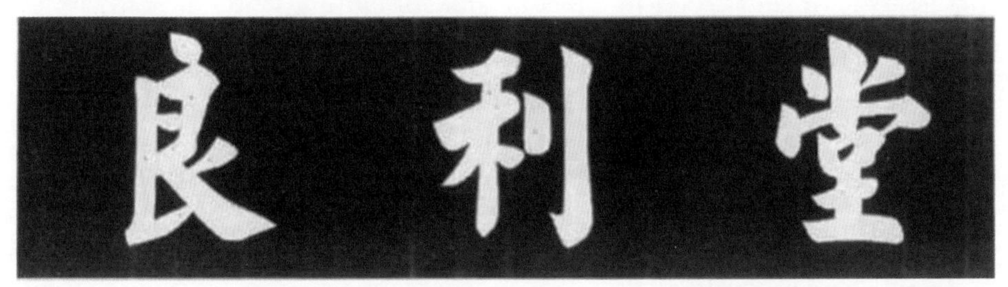


图 6－7　良利堂

陆氏利用店堂周边深宅大院中官宦士绅富商多的优势，致力经营滋补养生药材，因而业务蒸蒸日上。

中国传统的中药材最讲究货色地道，陆绪卿的药材质量更是高人一筹。他自立标准，要求极为严格，取信于民。例如：陈皮是最常用的普通药材，当时一般药店都是就地取材，将橘子皮洗净晒干整理后就上柜销售了，成本低，速度快，利润高。陆绪卿却舍近求远，弃简从繁，要到广东新会县产地去收购特制的陈皮，因为那里的陈皮质干料厚，而且进货后还要放在本店仓库摆放上两三年时间，去掉辣味，经整理清洁后再上柜销售。这样的陈皮，虽然重量轻，手续多，时间长，成本高，但药效好。

除了选料要求严，制作工艺更要求精，对饮片的加工也享有盛誉。“槟榔一百零八片，附子也能飞上天”，说的就是该店老药工切片薄如蝉翼的精湛技术。这些切后似蝉翼透明的薄片，置于报纸上能清晰地辨识文字，它们展现的是中药饮片的别致规格和独特工艺，不仅外形美观，更重要的是满足了药材固有特性和医治疾病的需要。良利堂精湛的中药加工技艺，见者无不叹服，得到业内同行的赞誉，以致有“请了名医要良药，撮药要到良利堂”的民间谚传。

良利堂在历史长河中已经历了200年，正因为良利堂一年如一日地坚持规范管理、货真价实、童叟无欺的经营理念和运作风格，由此创立起长盛不衰的“良利堂”药材这块金字招牌。现已成为苏州雷允上国药连锁店，2011年被商务部认定为“中华老字号”。

## 三、驰誉中外的吴门中成药

相对于传统的中药煎剂，中成药更加方便，利于携带，而且省去了煎剂煎煮的过程，还能够应急使用，历来受病家欢迎和医家重视。传说中的负局先生，常以红丸、紫丸愈人，大概是吴中中成药的“鼻祖”了。元时王珪的礞石滚痰丸则是有记载且应用至今的著名吴中中成药。一些有实力的店家，为了在同行竞争中取得胜机，往往将本店自己开发的特色品种作为吸引病家的重要一环，尤其是在药肆接踵的苏州城内城外。因此，吴门医派历史上出现了一批驰誉海内外的中成药。

前文已陆续介绍过吴中的一些中成药，如雷允上的六神丸、诸葛行军散、八宝红灵丹、辟瘟丹、紫金锭、纯阳正气丸、小儿回春丹等；沐泰山的肥儿八珍糕、虎骨木瓜酒、消痞狗皮膏、退云散眼药、人参再造丸、大活络丸、人参鳖甲煎丸等；王鸿翥的首乌延寿丹、回天再造丸、易老天麻丸、大资生丸、金液丹、西瓜霜、萃仙丸、龙虎丸等；童葆春的全鹿丸，等等。其中王鸿翥的首乌延寿丹、雷允上的六神丸、童葆春的全鹿丸、沐泰山的人参鳖甲煎丸等，早已成为人们耳熟能详、有良好声誉的特色中成药。

当然，吴门的特色中成药远不止这些，像黄鹂坊桥徐延益的气管炎膏药，葑门带城桥陆采山堂的秋水丸，临顿路潘资一的青麟丸、制金柑，临顿路戈氏庆余堂的戈制半夏等，这些都是在民间传颂，得到病家信赖，是社会公认的优质中成药品种。

另外，在苏州有一些祖传秘方小肆和传统秘制中成药，它们大多数依据祖传秘方、经验方，利用本地资源和外来药材，选料考究，工艺精湛，加工成具有传统特色的名药，也是吴医传统中成药的特色之一。所制的丸、散、膏、丹、花露、药酒，品种繁多，疗效显著。如道光年间梵门桥弄沈伟田氏的“人参胎产金丹”，光绪末年黄氏的“冯了性药酒”，盘门新桥巷沈氏流荫堂的“珍珠丸”，孙斗南得先世秘方“狮子油”，东白塔子里赵渊家所制的治疗白内障的“空青膏”“推云片”，西美巷滕氏世传的“痔药”，山塘街王上仙的“先天益气丸”，来凤桥下塘周氏的“首乌粉”，阊门吊桥堍徐氏的“百花膏”，庙堂桥北张氏三和堂的“肺露”，步蟾斋的“膏药”，等等。这些秘制中成药，在民间影响很大。

“吴门名药”驰誉海内外，经常受到国际和国内各种博览会、展览会、陈列所的邀请。据 1911—1937 年不完全统计，共有 22 次，其中国外 4 次、国内 15 次、本地区 3 次，共获奖奖品 13 件。如 1911 年“物产会南洋劝业会”上，戈氏余庆堂、沈氏仁寿天选送的戈制半夏、人参胎产金丹获奖；1915 年农商部国货展览会上，雷允上的六神丸等多种细料获奖；1931 年比利时百年独立纪念博览会上，沈氏仁寿天的人参胎产金丹获奖，等等。

# 第三节 苏州中医的对外交流

晋至五代，中医学已经得到了较大的发展，其医学水平已处于世界领先地位，不但邻国把中医学移植效仿，而且对东南亚各国和阿拉伯地区均有较大影响。同时，中医学在对外交流中也吸取了国外的药物知识和医学经验。这些相互间的交流，对丰富我国的医药学和促进世界医学的发展均做出了有益的贡献。

## 一、苏州悠久的对外医学交流历史

据文献记载，早在唐代鉴真和尚东渡日本之前，南朝陈天嘉三年（公元562年）秋八月，医僧吴人知聪携《明堂图》《神农本草经》《针灸甲乙经》等各种医书160余卷东渡扶桑，此为中国医学传到日本的最早文字记载，也是吴中医学对外交流的肇始。

知聪定居日本，他的儿子善那使主也精通医学，日本天皇赐名为“和药使主”，且子孙世袭。至清和天皇贞观六年（公元864年），知聪后裔和药使主黑麻吕与其弟雄受到天皇恩赐的“宿弥”姓氏。古代日本人的姓氏是表示世袭官职大小和氏族门第高低的一种称号，庶民百姓是不允许有姓氏的。可见知聪家族已成为日本的著名世医，为中国医学传播到日本起了重要作用，对推动日本古代医学的发展产生了很大的影响。

明代永乐年间（公元1403年—1424年），苏州府昆山县的刘家港（今太仓市浏河镇）成为繁荣的漕运港口和通商口岸，有“六国码头”之称，也是三宝太监郑和下西洋的启船港口。郑和历次下西洋均配备医官、医士随行，共180余名，每艘船有医生2～3人，平均每50名船员即配有1名医务人员。这些医务人员一部分是太医院遴选派出的御医，另一部分则从民间尤其是在苏州地区征募来的惠民药局医士、民间良医。据目前所知，苏州有4位随船医生。

其一为常熟名世医匡愚。匡愚（公元1378年—1459年），字希贤，一作希颜，自幼由父匡忠传授医术，并拜里中名儒吴讷（仕至南京左副都御史）为师学习经史，后代父出任常熟县惠民药局医士，为贫病军民治病，医术医德，闻名邑中。永乐三年（公元1405年）、五年和七年，被征召随同郑和3次出使西洋，经南中国海，穿过马六甲海峡，横渡印度洋，访问了东南亚、南亚和西亚的10多个国家和地区。他不仅做好出使人员的防病治病和医疗救护工作，而且每到一地也为当地民众治病施药，以此作为和平交流手段之一，并与当地医师进行医药交流。沿途收集各国特产的珍贵药材和香料，充实丰富我国的中药宝库。医务之暇，还留心观察所至各国的山川，绘成图册，取名《华夷胜览》，翰林院修撰张洪为之序，可惜已失传。

另一位是昆山名医支德，永乐初年因随郑和下西洋有功，归后被赐籍太医院。还有一位是昆山县医士、名世医许公辅，也随船下西洋，出色地完成了艰苦的航海医疗保健任务，立下功绩，归国后被钦赐予冠带。

第四位是苏州谭金土氏2002年发现的墓志中记载的苏州名世医陈弓。陈弓（公元1388年—1438年），字良绍，是明永乐初太医院院判，名医韩夷（苏州人）的女婿。陈家世代在苏州行医，至陈弓已历五世，高祖陈天佑、曾祖陈原善，均为元平江路（今苏州市）医学内的医官。祖陈桓，字希武，父陈谦，字孟敷，皆以儒医鸣于世。陈弓承家学，又师从翰林典籍梁同轩，工于诗，著有《清赏集》。永乐中应荐出使海外诸国，“涉沧溟十万余里”“凡所经历触目感怀，辄形诸赋咏，所著有《遐观集》”。

到了清代，清廷实行海禁锁国政策，限制了医学的对外交流，但中国和日本一衣带水，文化上源远流长，不少医师应幕府邀请旅日传播医术与方药，冲破重重阻挠，把中国医药的最新进展介绍给日本，其中就有吴载南、陈振先、周岐来（南）、赵淞阳、沈草亭、胡兆新、杨西亭（兆元）等多位苏州医师。与此同时，大量的明清医书传入日本，也促进了日本医学的发展。当时日本江户幕府也实行闭关锁国政策，把长崎港定为对外贸易往来的唯一口岸，故中国医师的活动范围被限制在长崎境内。

陈振先，幼攻举子业，应试不第，乃改习岐黄术。康熙五十九年（公元1720年）六月十六日东渡到日本国长崎后，遵照幕府的命令，不辞辛劳，采集草药，写成日本医学史上著名的《陈振先药草效能书》，对日本的实用本草学影响颇大。

昆山名医赵淞阳（公元1644年—?），名天潢，雍正四年（公元1726年），82岁的他偕外甥吴宿来、弟子高辅皇及仆人徐安，携带了大量中药材与《伤寒论》《景岳全书》《本草纲目》等21种中医经典医籍，十月初九乘船至长崎，定居行医3年。在日期间，除诊疗外，还和日本医师进行了学术交流，特别与居住在小仓的日本当时著名医药学家香月牛山（公元1656年—1740年）有频繁的书信交往，还应邀为香月牛山编纂的药物学著作《药笼本草》（日本现存唯一本草著作）作序，两人的交往文字（论及本草和医学理论）还被整理成《万里神交》梓行，传为佳话。赵之医案现保存在日本《唐医赵淞阳文录》中。

苏州医师沈草亭，名播，兼长诗文书画。雍正十一年（公元1733年）至日本宝历年间（公元1751年—1763年）滞留长崎，因治愈福济寺住持大鹏和尚之顽疾而医名卓著。

应幕府之聘而赴日的最后一位清朝吴县名医胡兆新，名振，20岁成秀才，后因病弃儒习医，曾从师吴地名医何铁山。他于嘉庆八年（公元1803年）抵达长崎，为百姓治病，疗效显著，有《胡兆新治验录》《胡兆新医案》流传至今。由于医术精湛，幕府特派了小川文庵、千贺道荣、吉田长祯3位医官千里迢迢从江户赶赴长崎向胡求教，胡氏精心授业解惑，3位医官学到了精髓，回江户后，医名大振。后胡兆新于文化二年（公元1805年）四月乘船归国。

清嘉庆、道光年间吴门名医曹存心（公元1767年—1833年），医术超群，弟了多达百余人。道光四年（公元1824年）收了琉球国（光绪二十一年归入日本国）专程特派来的学生吕凤仪，悉心传教，3 年学成归国。又过 5 年，吕凤仪将历年所遇疑难病症，致函求教，曹氏花了 3 个月的时间为之逐条剖析释疑，复信解答了 100 多个问题。这些用通信解答的医学经验，后汇编成《琉球百问》《琉球问答奇病论》两书，促进了中医学在东洋的传播。

清道光、光绪年间名儒医赵元益（公元 1840 年—1902 年），字袁甫，号静涵，苏州府新阳县（今属昆山）人。出生世代书香门第，其祖、父及本人三代均为举人，22 岁时其母患疟疾，误服庸医药而病逝，痛定之余，乃肆力研究医学数年，又获外祖父传授医技，尽得其中奥妙。同治八年（公元 1869 年）应聘至上海江南制造局翻译馆从事述译工作，前后达 30 余年，与英美学者林乐知、傅兰雅、卫理等合作翻译出版了大量西方医学、数学、物理、水利、法律等书籍，是近代向国内传播先进科学技术知识（尤其是西医学）的先驱者之一，所译医书有《医学总论》《眼科书》《儒门医学》《内科理法》《西药大成》《法律医学》等 11 种，对推动当时我国西医的传播起到了非常积极的作用。光绪十六年（公元 1890 年）以医官身份随出使大臣薛福辰出使英国、法国、意大利、比利时 4 国，并于当年 12 月被薛福辰派往德国柏林，向著名细菌学家科赫学习治疗痨病（肺结核）之法，成为中国第一个会见科赫之人。在出使的 3 年里，赵元益既为使馆人员看病，又给当地民众诊疗，既宣传、弘扬中华医学的精湛医道，又虚心学习当地名医的先进西医技术，促进了中西医学交流，也提高了自己的医学水平。

## 二、曹存心与《琉球百问》

曹存心（公元 1767 年—1834 年），字仁伯，号乐山，江苏常熟县福山人，清代著名医家（图 6－8）。曹存心的医名继叶天士、薛生白而起，被誉为“德被吴中，名驰海外”的第一人。

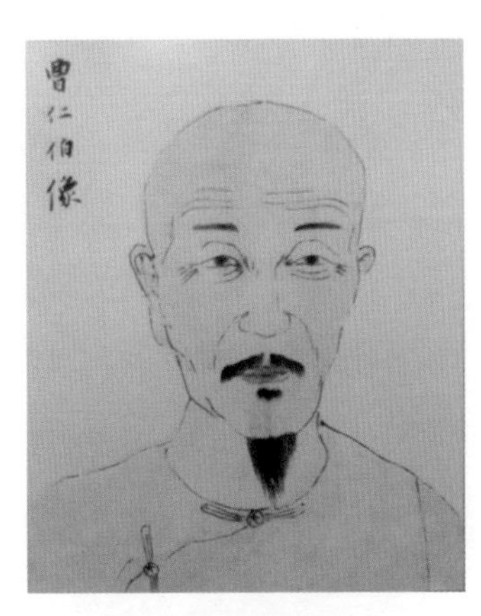

图 6－8　曹存心

曹存心先世本姓高，清康熙年间，祖父裕德因其舅舅家没有儿子而将其过继给曹姓舅家，于是袭母舅之姓为曹。曹氏父亲名振业，为诸生，以医为生，有医名。曹氏自幼家贫，兄弟四人，他为长兄，本想通过考取秀才功名之类“娱亲心”，但是随着父母年事渐高，曹氏考虑到秀才这样的功名难以支撑家庭门户开支，“乃袱被走吴阊”，开始了学医的生涯。

其实，曹存心天资聪颖，受父亲的影响对医学早有了解，但他父亲认为要学好医，必须有名师指教。曹存心来到苏州拜的老师是薛性天，薛氏是吴中著名温病学家薛生白的族孙，医名隆盛，此时曹存心大约20岁。因为家贫，曹存心衣着简朴，囊中羞涩，多为同学者匿笑。然曹氏不以为意，苦学不倦，薛师更是一见赏识，对人说：“曹生非终窭人也，异日光吾道者必曹生！”周以衣食，悉心教导。曹存心异常感奋，治学愈勤，凡师所藏医籍，无不浏览，著意揣摩，常卧不解带，日夜不倦。如是者积10年之久，学业大成，尽得其师之长，并能融铸古今，贯串各家之学，而独自成家。

曹存心学成离开薛师，初悬壶于苏州窦妃苑，后迁长春巷，其书斋名“长春仙馆”。为人治病，辄奏奇效，名震于时，求治者摩肩接踵，填街充巷。有一次曹父来到他的医馆，“见一堂之中，参错杂沓，坐者，卧者，伛偻者，有起行盘辟、躯体投地而手膜拜者”，自叹不如。

曹氏推究病源、剖析病机，无不阐发《素问》《灵枢》《难经》之义。临证立法遣方，推崇张仲景《伤寒论》《金匮要略》《普济本事方》《太平惠民和剂局方》，以及张景岳《景岳全书》和张璐《张氏医通》等，对吴中名医如王中阳、薛立斋、吴又可、缪仲醇、叶天士、尤在泾、徐洄溪等的著作无不研求贯穿，可见其勤求古训之功夫。曹氏擅长辨证脾湿、痰浊、血瘀，每遇病机丛杂、治此碍彼的疑难病症，处方遣药极其精密，往往一方多效。其对阴虚兼夹病症尤具灵思，如阴虚兼有痰饮，则主张运化中宫，兼透膜外，治取化痰佐以和养，润燥互用，刚柔相济之法。对阴虚血证，认为是阴不恋阳，血不配气，提出欲降其气，必须补阴的治疗原则。

曹存心曾治蒋藩台黄疸臌胀，众以为必死，他投以附子理中20剂，黄疸尽化，腹胀大平，但胃口不开，曰：胃中必有机窍不灵，当以药拨之。即取所用方加荜茇一分，明日大愈。可见其运用成方灵活加减之妙。道光五年（公元1825年），同治和光绪的帝师翁同龢母亲坠梯得呕血病求诊，时翁母将赴广东，先生为配药一包，推算其路程，说“行至赣江愈矣”，后果如期而愈。曹氏诊治的病人遍江苏及邻省，远至山西、西安、河南、广州等地，足见其医术之高超及医名之隆盛。

曹存心治病，善于运用成方，若遇古人之法无所靠时，又常另出手眼，独运精思，别制新方以应之，每用而辄效。他独创之方最著者有三：一名瘀热汤，治瘀积胸痛最妙；一方未定名，治痧后邪恋正虚将成痨者；一方则因鸦片毒害人民，于嘉庆中（公元1810年前后）创制出戒烟丸，方以12味中药与烟膏相和为丸，采用递减法服用，减尽为愈，并告诫："自服此丸日起，切不可再吸鸦片烟，恐成双饮，终身不能戒矣。切嘱，切嘱。"曹氏得意弟子吴元善在其著作《随诊录事》中记述了名臣林则徐向曹存心索求戒烟方之事，谓道光十年庚寅（公元1830年）林则徐患头昏失眠，经曹氏治愈。林氏为劝民戒鸦片烟毒，向曹氏求此方，先生慨然予之。林氏赞叹曰："先生乃救世之婆心也！"

曹氏的医名远播海外，道光七年丁亥（公元1827年），琉球国医官吕凤仪利用使团赴京途经苏州之机，"谒见先生，请业请益，执弟子礼甚恭维""告留一日，问医于乐山氏，并以百问求审"。吕凤仪带来了他对医学的疑惑，曹氏一一作答，就有了后来的《琉球百问》。从该书的原问和札问两部分来看，原问始于道光甲申年（公元1824年），说明曹氏与吕氏此时就有了师生之谊；札问始于道光十二年壬辰（公元1832年），是吕氏拜谒曹氏回国后将临诊时遇到的问题来函请教曹存心，中间相距了8年。

《琉球百问》一卷，是据曹氏回答其琉球弟子吕凤仪所提的问题记录整理而成，内容以临床病例的立法处方为主。本书以一问一答的形式行文，计101问，故名"琉球百问"，书末附道光甲申年"原问"1篇及往来信函各1件。问答内容涉及内科29问、外科12问、妇产科15问、儿科16问、针灸经穴19问、本草药性8问、眼科2问。此外，是书还对医疗预防、饮食起居以及死亡病例进行了讨论。此书成书于清道光七年丁亥（公元1827年），初刻于清咸丰九年己未（公元1859年），重刻于光绪七年辛巳（公元1881年）和光绪十年甲申（公元1884年），均存。

《琉球问答奇病论》，一卷，系《琉球百问》的续篇。全书共列师徒问答30则，内容涉及内科15问、妇科6问、儿科的9种病症。曹氏以其丰富的阅历，精深的医理，对吕君所提问题，作了精辟的解答。如小儿咯血一案，曹氏认为血喜温而恶寒，寒则停而不流，温则消而去之，故血症之方用温药者十有七。而小儿无七情之伤，其咯血多因外感，故用紫苏、生姜可愈。曹氏强调认症不可执一定法，应灵活运用，颇有临床参考价值。此书成书于清道光十二年壬辰（公元1832年），现存福建黄良安抄本一卷，1924年裘庆元收录于《三三医书》中，后又收录于《珍本医书集成》中。

曹氏的门徒当然不只吕凤仪一人，他很重视中医学的传授教育，一生收徒达百数十人，可谓历代医家中授徒最多者。曹氏门诊病人日以百计，自诊二三十人，其余分给门人，诊毕必逐一复核修正，改后要学生“将改方细想其所以然”，有暇则与“徒辈聚在一堂”讲论经典著作、医疗心法。他的《语录》和《医说》两书，就是他生动的教学记录。其子文澜（字一如），孙恩溥（字玉年）、荣第（字博泉），均承家学，并整理刻印先生医稿。

曹存心著作除《琉球百问》《琉球问答奇病论》外，经门人及家人整理遗稿，还有《继志堂医案》《过庭录存》《延陵弟子纪略》《评选继志堂医案》《曹仁伯医案》《继志堂语录》《曹仁伯先生医说》等问世。

苏州对外医学交流是全国的一个缩影，以史为鉴，温故知新。在当今信息、网络时代，更要广泛地开展中外医学交流，取长补短，努力为全人类的健康事业贡献出中华民族的聪明才智。

## 三、《天下吴医》今日之巡展

苏州市中医医院成立60多年来，与世界各国、各地区的医学交流频繁。先后与澳大利亚、新西兰、新加坡、日本、意大利、比利时、希腊、德国、罗马尼亚以及港澳台等大学和医院建立了良好、多方位的合作关系，并曾多次接受医师来院进修中医针灸、推拿、骨伤等特色中医医疗技术。

日本前田医院早在1988年即与苏州市中医医院建立友好合作关系，长期以来，苏州市中医医院曾多次接受日本前田医院医师来院进修学习中医医疗技术。针对进修人员的自身专业特点，苏州市中医医院制定了丰富详细的课程学习安排，在短期的学习过程中，力求让进修人员深入了解中医诊疗技术，提升中基相关专业技术，严格执行学习计划并进行考核，对进修合格者颁发进修合格证书。

2007 年 4 月 26 日，苏州科技大学中医班的 20 多名来自俄、日、美、意等外籍学生来院参观学习中医文化；2007 年 7 月 5 日，上海职工国际旅行社带领 50 多名韩国学生参观苏州中医药博物馆；2007 年至今，每年澳门科技大学中医学院都会派实习生来院学习包括针灸在内的中医理论及临床实践；2008 年 11 月 20 日，35 名来自美、日、澳、意等国家的在苏外企夫人来院学习中医文化并参观苏州中医药博物馆；2008 年 11 月 1 日，来自意大利的一名进修生来院学习中医针灸、推拿知识；2009 年 1 月 13 日，市外办组织 14 名外企夫人来院学习、观摩中医针灸推拿；2011 年，东京女子大学中村教授等一行 5 人来院参观；2013 年 2 月 27 日，罗马尼亚图尔恰县代表团县长卢西安-爱德华·西蒙先生一行 9 人在外办领导的陪同下对我院进行参观交流；2016 年 6 月 19 日，中东欧 16 国卫生专家一行，在第二届“中国-中东欧国家卫生部长论坛”举办期间，参观了苏州市中医医院，促进我国与中东欧国家在中医药领域的交流合作；2017 年 9 月，苏州市中医医院接待了来自巴拿马、委内瑞拉、乌干达、马来西亚等 21 个亚非拉欧国家共 57 名卫生部官员及学者来院进行中医药参观交流。苏州市中医医院还派出多名专家、学者赴新加坡、德国、日本、马耳他等国，与他们开展传统医药的交流。

2009 年 11 月 18 日至 2010 年 2 月 19 日，苏州中医药博物馆、苏州市中医医院应中华人民共和国文化和旅游部和欧罗巴利亚艺术节组委会邀请在比利时布鲁塞尔伊拉思莫博物馆举办“欧罗巴利亚中国艺术节——中医展”。2015 年 9 月，为庆祝苏州与图尔恰省缔结友好城市 20 周年，推动中医药在罗马尼亚进一步发展，苏州市中医医院代表团一行 6 人赴罗马尼亚图尔恰省进行友好访问，并在当地 C&T 诊疗中心举办吴门医派中医展。这两次中医展览，很好地展示了中国传统医药和吴门医派的魅力，影响广泛。

随着我国“一带一路”战略的实施，我院根据中医药“一带一路”发展规划，积极推动中医药国际化传播，既是把国家重要政策方针贯彻落实到发展中医药事业中的现实要求，也是中医药自身适应现代化社会、迎接国际化挑战的时代呼唤，策划了“天下吴医——中国传统医学吴门医派欧洲巡展”。希望通过巡展项目的实施，一方面，以吴门医派作为中医药文化传播的载体，从吴医文化透视中医药文化的精髓，窥一斑而知全貌，让优秀的中医药文化鲜活而形象地“走出去”。另一方面，通过巡展提高中医药诊疗理念的国际社会认同感。尽管中医药历史悠久，但各国文化背景和传统医学理论体系存在巨大的差异，通过巡展让更多的海外民众了解吴门医派，了解中国传统医药，了解中国优秀的传统文化，将促进相互间的了解，增进友谊，为中医药产业的对外拓展提供契机。

“天下吴医——中国传统医药吴门医派欧洲巡展”，2016 年 12 月在威尼斯圣马可大会堂全新展出，2017 年 6 月在德国友城康斯坦茨市政厅揭开帷幕，2017 年 11 月在波兰新松奇市隆重举行，2018 年 4 月在法国友城格勒诺布尔市格勒诺布尔-阿尔卑斯大学药学系图书馆盛大开幕，2018 年 11 月在荷兰海牙中国文化中心精彩推出。每到一处，各界政要、名流热情参加开幕式，热烈评价中医展。康斯坦茨市长布查特甚至称展览是“了解东方文化和医学的百科书”。当地民众也表现出极大的热情，对中国传统医药产生了浓厚的兴趣，争相向中方代表团提问交流。所在国主流媒体均对中医展进行了采访和报道，可谓盛况空前。

展览主要围绕“中国传统医学介绍”“中国传统医学诊治疾病的方法”“苏州的中国传统医学——吴门医派”“吴门医派的现代传承与发展”等四大主题，采用展板、实物、视频、宣传册等方式进行展示，全面地展现了中医的起源与发展，传统中医药的特色和内涵，特别是吴门医派的独特魅力。

苏州市中医医院利用巡展这样一个中医药文化海外宣传推广平台，把中医医疗技术介绍到了更多的海外国家。借鉴以往中医技术交流合作的成功经验，协助海外国家建设中医诊疗机构。另外，在院内建设中医药国际医疗合作基地，扩大中医药合作的范围和项目方向，提升外向型合作水平。根据不同国家的特点，制定相应的交流合作方案，以拓宽中医技术的海外推广，推动中医技术走向世界，提升中医药健康服务的国际影响力。这种模式在国内也引得了广泛关注，2018 年 10 月，江苏省卫健委“复制”这种模式，在马耳他欧洲第二大医院——圣母医院进行了“仁心仁术——中国传统医学马耳他展”活动，取得了极大成功。

中医药具有独特的卫生资源优势，在传承创新中医药文化的同时，挖掘利用好中医药资源，具有重大的现实和长远意义。苏州的卫生健康事业，坚持开放包容的理念，2017 年启动卫生国际化发展战略，建立苏州海外卫生人才联络站，大力支持引进国家水平的卫生人才和技术，搭建人才培养、科研攻关、政策交流为一体的国际化平台。“天下吴医”巡展顺应了这样的发展趋势，在让中医药文化“走出去”的同时，也把先进的海外医疗、科研技术“请进来”。

2018 年 4 月，捷克摩西州代表团来访我院，计划与我院开展中医医疗培训交流合作。在苏州市外事办公室的参与下，由我院拟定了初步合作方案。我院将接受捷克摩西州医疗人员来院进行中医医疗技术的进修学习，同时我院的中医专家还将赴捷克进行中医技术的指导教学，并派出青年医生赴捷克学习先进的现代医疗技术。

吴门医派中医展欧洲巡展在坚持每年至少在两个欧洲国家展出的情况下，还将积极探索如何扩大其宣传推广中医药文化的影响力，去往更多的海外国家。为了更好地让海外民众了解认识中医药文化，感受中医药的独特魅力，我们计划在保留原有中医展内容的基础上，将进一步拓展中医药文化展示的形式和内容。例如：丰富展品内容，制作一批可供体验、触碰的传统中医药器具，让观展者更直接、形象地了解展品在中医诊疗中的使用；增加一些中医适宜技术的体验和现场的中医养生保健操的教学，让观展者通过体验感受中医的神奇之处；利用信息化手段，创建吴门医派中医展的官方网站、APP等，让海外民众能够更详细全面地了解中医药知识，促进中医药文化的国际宣传和普及，等等。

# 第四节 苏州创办的中医学杂志

## 一、《吴医汇讲》

《吴医汇讲》的编辑原是仿照康熙时过绎之出版的《吴中医案》而来，是一种多人合集，刊发虽不定时、定期，但一旦在篇幅、字数上汇成一卷即上市发行。乾隆五十七年（公元 1792 年）出版第一卷，到嘉庆六年（公元 1801 年）第十一卷，唐大烈病逝，总共出版了 11 期，发行范围包括苏城内外以及周边的城镇和乡村。后来将所有 11 卷集中出版，便有了现存的《吴医汇讲》刊印本。

目前学术界对《吴医汇讲》究竟是出版刊物还是普通书籍看法仍不一致，不过倾向于出版刊物一说。人民卫生出版社出版的《中医大辞典——医史文献分册》和《简明中医辞典》都称它是我国早期具有医学特征的刊物；《中国医学百科全书》（医史卷）和《中国近代医史》中称《吴医汇讲》“乃近代医报杂志中之最先楷模也”；福建科学技术出版社出版的俞慎初著《中国医学简史》不仅称《吴医汇讲》是一种不定期的刊物，而且也把它列为“最早的中医刊物”；1958 年金寿山首先在《中医杂志》第 15 卷第 4 期上发表“我国最早的医学杂志《吴医汇讲》”，之后王明侠、傅维康、王鸣镝、朱树良等均撰文表达《吴医汇讲》是我国中医最早的出版刊物，且早于著名的医学杂志《柳叶刀》创刊31年。

唐大烈，字立三，号笠山，清代长洲（今江苏吴县）人。生年不详，卒于清嘉庆六年辛酉（公元1801年），盖因其孙庆耆在《吴医汇讲》一书的后跋中“仆先祖笠山公……选至十一卷周省吾先生佳章之后，忽抱沉疴，于辛酉岁辞世”之语，辛酉岁即为清嘉庆六年，即公元1801年，此为确凿之证（图6－9）。

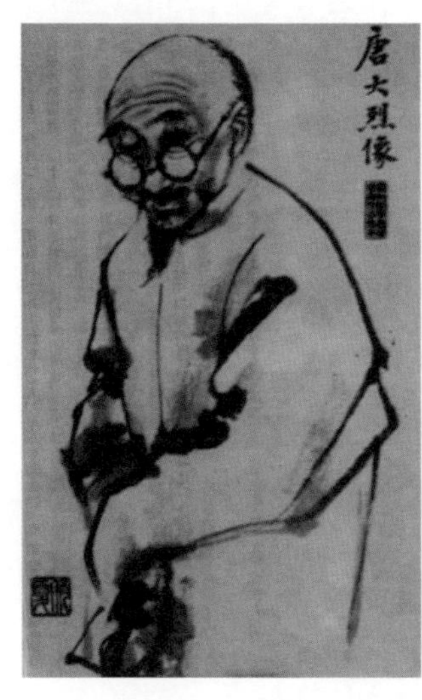


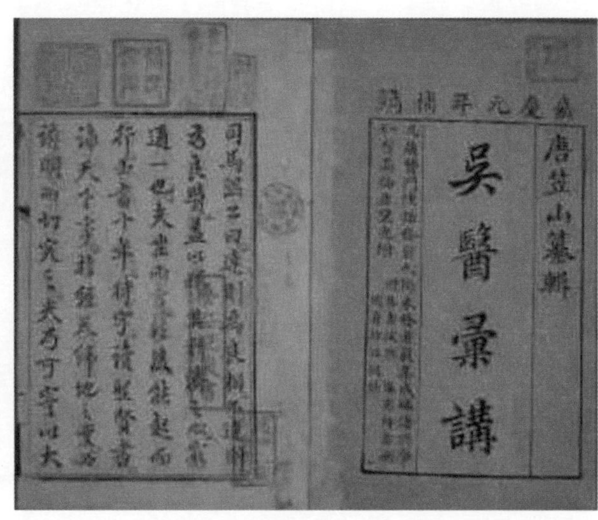


图6－9　唐大烈与《吴医汇讲》

唐大烈原是一名诸生，与诸多的读书人一样，仕途不济，转而学医，以期救人于病厄。清乾隆年间唐氏即为姑苏名医，设医所“问心草堂”于临顿路。唐氏曾担任过典狱官，并为狱中犯人看病，后任苏州府医学正科。唐氏“学富思深，医林重之”。唐氏医术精湛，经常给一些达官贵人和他们的眷属看病“无不应手而愈”。要知道唐大烈所处的年代，正是苏州医界群星璀璨、名医辈出的时代，温病学说也发展到鼎盛时期，学术氛围特别浓厚，愿意从医的人也特别的多，著名的如叶天士、薛生白等都和唐大烈是同时代的人。有此评价，足以窥见唐氏医术高明之一斑。

说起编写《吴医汇讲》还有一段缘由。一天，唐大烈诊疗之余在问心草堂读书，看到一本喻西昌写的医书。喻西昌对《伤寒论》颇有研究，在医疗界也很有名气。他在书中感慨到，当下学医的人很多，但探究医理的人并不多，医学专门学问反而退步了，原因在于大家都有些急功近利，看的都是些载有药方的书籍，照方开药，全然不去追究为什么这样去用，即便是《素问》《灵枢》这样的经典佳作，也少有人认真阅读。唐氏是读书学医之人，闻之犹如醍醐灌顶，也深有体会，心想医学之学问，不全在那些没有方药的书籍中吗？于是心生一念，要编写老老实实探究医理的书，让大家有一个可以发表自己对医学见解或心得的场所，于是才有了《吴医汇讲》的问世。

《吴医汇讲》一书所收内容广泛，共刊登了 41 位医学名家的 120 余篇学术文章，其中也有唐氏自己的医学论文 15 篇。全书有经典著作的注解阐发，有学术理论的争鸣探讨，有临床治验的记录，有药物方剂的解释、考证，有医话歌诀等，无所不包。叶天士的《温证论治》、薛生白的《日讲杂记》、杨立方的《读〈伤寒论〉附记》等均全文刊入。《吴医汇讲》以医论著作为主，主要内容侧重于医论、考证、读书笔记、医评等。比如其中收录了唐迎川的《烂喉丹痧论》、薛鹤山的《痘出同时论》、顾祖庚的《认疫治疫要言》、祖鸿范的《烂喉丹痧治宜论》等，面对当时十分流行的传染性疾病，并不是告诉你用什么方子去预防或治疗，而是告诉你这种疾病的发病原理，探讨解难，在通晓医理后自然就有了防治的措施了。当然也有一些关于方药的论述，像六味地黄丸、八味地黄丸等方剂的探究，全然不是以方去统病，而是着力于方剂本身的医理追究。

《吴医汇讲》采集吴中医家的论文，受到了医界广泛的欢迎，也反映出清乾嘉年间吴中医学人才辈出、学术争鸣的盛况。能够入选《吴医汇讲》自然是件让人欢喜的事情，也是作为一名医者莫大的荣誉。虽然书中入选的医家均是当时赫赫有名的吴中医家，难能可贵的是唐氏选择论文并不单纯注重其名气，他在该书的“凡例”中说：“是集，凡属医门佳话，发前人所未发，可以益人学问者，不拘内外女幼各科，无不辑入。”“凡高论赐光，随到随镌，不分门类，不限卷数，不以年齿先后，亦不以先后寓轩轾，以冀日增月益，可成大观。”其孙唐庆耆在该书的后跋中说：“旧存见闻篇什，及诸公送来佳作，先祖必反复细阅，再商之二三老友，考订尽善，方始付梓。是以采取者果多，存止者亦复不少，缘集行海内，同人之公论系焉，不苟采选，可见仆先祖慎且重也。”可见唐氏编撰《吴医汇讲》不是沽名钓誉，而是慎重取舍，唯真才实学、真知灼见，实实在在地探究医学本身的奥秘。

《吴医汇讲》不仅固定了吴医的名称，更重要的是保存了吴门医派重要的文献，使吴医有了丰富的内涵。现在看来，《吴医汇讲》就是我国医学期刊杂志的鼻祖。由此而及，苏州民国时期又有了《苏州国医杂志》《医醒杂志》《吴县医钟》《针灸杂志》等杂志相继问世，1992 年《吴中医学研究》创刊，体现了吴门医派学术交流形式的一脉相承。

## 二、《苏州国医杂志》

《苏州国医杂志》创刊于 1934 年 3 月，为季刊，1936 年 12 月停刊，共出版了 12 期。社长唐慎坊，总务主任王慎轩，由苏州国医学社编辑，苏州文新印书馆印刷，苏州国医书社发行。该刊在办刊理念、期刊策划、栏目设置等方面颇具特色。

《苏州国医杂志》办刊宗旨为："发挥真实学问，造就专门人材。"面对当时西学东渐、西医高举"科学化"，否定阴阳五行的思潮这样一个时代大背景，中医欲与之抗衡，只有求诸实效，《苏州国医杂志》办刊宗旨有着极为深刻的进步意义。为此，该刊创设了"讲坛""言论""讲义""杂俎"等特色专栏，这些栏目设计有别于同时期的同类期刊。

如"讲坛"专栏，刊载"中西医演讲之医学笔记——都是临证实用之经验谈"，汇集了顾福如《伤寒症与肠出血中西学说之不同》、陆渊雷《国医内科研究法》等名家论文，深入浅出地阐述了学习与研究中医药之法。"言论"刊登了系列文章，在中西医势如水火的情境下，指导学者打破中西医壁垒，融会贯通，精进勤勉，努力把自己锻造为良医。如陈丹华直言："如能破中西门户之见，融会贯通，则医学之道昌明，人民之疴立起。"邵求真认为：为医者应自强不息，"必须有非常之智，有非常之仁，努力研读，用心探讨，细研中外之医理……庶能学而成为良医也。"徐观涛指出：中西医应取人之长补己所短，"停止个人意见之相争，作开诚布公之合作，共同研究学理之改进，使中国医学兼有中西二者之长，成为世界最完美之医学，而被他国所取法。"为中医学子廓清迷雾，指明了方向。

此外，该刊还"群载本会一切大事记及最近之概况章程规则"，注意及时通告行业动态、政府发布的中医政策、江苏国医学会信息以及本校的重大活动安排等。如《中央国医馆来函》《修正江苏省管理中医暂行条例》《新迁校舍纪念典礼志》等分别在“通讯”“杂俎”等栏目刊出，及时为读者提供信息，增强了期刊的时效性，吸引了读者的关注。

《苏州国医杂志》的重要栏目多由名家执笔撰稿，胡萧梧、王南山、叶橘泉、陈丹华、周自强、张又良等一大批著名医家为该刊特约撰稿人。社长唐慎坊本身就是著名文人、医家，他负责“译著”专栏日本著名汉医著作的选译与审定。总务主任王慎轩是著名的中医学家、中医教育家，曾师从丁甘仁、曹颖甫等沪上名医，学养丰厚，在妇科领域尤有建树。这些名家的参与，确保了期刊质量。

1934 年《苏州国医杂志》创刊伊始，特发行创刊号，封面由社长唐慎坊题写。创刊一周年之际，隆重推出《新迁校舍纪念特刊》，版面由 62 页增至 124 页。纪念刊收录了当时政界、学界要人题词。时任国民政府主席林森题曰“济世保元”，立法院院长孙科题有“寿宇同登”等，更有于右任、叶恭绰、焦易堂、曹颖甫、施今墨、秦伯未等大家名医的亲笔题词。另以数页刊载行业内外诸名家的赠联、赠文、赠词。同时刊有名誉校长章太炎、副校长唐慎坊、总务主任王慎轩及学校各部主管的肖像，学校图书馆、教室、标本室、膳堂、诊疗室等图片以及校训、校歌等。纪念特刊以期刊为平台，对苏州国医学校进行了全方位的宣传，提高了学校的知名度。读者由期刊而了解学校，因学校而更关注期刊，使刊校互动、刊校双赢得以实现。

《苏州国医杂志》以中医为主体，确立了“昌明国医参究科学，养成国医专门人材”的宏图远志和精警切实的学术风格，刊载大量名医验案，立足经典理论探讨，重视研究中药方剂，长篇连载中医讲义，设立专病讨论，为中医界提供了丰富的学习和研究素材，在沟通中西医药，互相取长补短方面发挥了重要作用，对推动中医学术发展和交流有着深远的影响。

## 三、《针灸杂志》

《针灸杂志》由新中国针灸医学的开创者承淡安创办。

承淡安在创立了以研究针灸学术、推动针灸复兴为宗旨的针灸函授机构——中国针灸学研究社后，为了促进学员之间以及学员与研究社之间的学术与信息交流，决定创建一份专门杂志，及时发布研究社的各种信息，并就学员们在学习中遇到的共性难题做统一解答，以减少学员与研究社通信往来的费用。更重要的是，要通过这份公开发行的杂志，增强各地社员复兴针灸的信心，并向社会各界介绍针灸医术的科学性，使更多的民众能正确认识针灸、接受针灸。于是我国最早的针灸专业杂志——《针灸杂志》由此诞生了。

《针灸杂志》创刊于 1933 年 10 月 10 日。《针灸杂志》设论文、专载、杂著、社友成绩（后又先后更名为验案、验案汇编）、问答、医讯（后更名为社讯新闻）等栏目。其中“论文”栏登载关于针灸的言论；前人针灸遗著或近人针灸新作，往往篇幅较长，分期刊载于“专载”栏；短篇针灸论文或针灸治疗过程中的新发现，列入“杂著”栏；各地社友提供的可供临床参考的针灸验案报道，归入“社友成绩”栏；“问答”栏则主要回答学员关于针灸的各种疑问，以及答复病家有关治疗方法的咨询；“医讯”栏载录各地医界新闻，特别是关于中医界或研究社本身的新闻。

创刊之初，《针灸杂志》两个月出刊 1 期，文稿以社友成绩栏所占比例最大。随着研究社业务的快速发展，研究社社员人数迅速增加，办刊质量不断提升，自第 3 卷第 1 期（1935 年 10 月 10 日）起，《针灸杂志》由双月刊改为单月刊，同时增设“秘术公开”栏，鼓励社员把大量隐藏于民间的针灸秘方公布于众，以此促进针灸疗效的普遍提高，扩大针灸的社会影响，加速针灸复兴进程。

为提高文章质量，1935 年 11 月起，《针灸杂志》还特聘黄竹斋、周柳亭、杨华亭、沈波涵、卢觉愚、李健颐、祝春波等 10 余位针灸名家为特约撰述人，经常为杂志提供文稿。这 10 余位针灸名家，文章学理俱臻上乘，学贯中西而复精研针灸。他们的加入，无疑对提高《针灸杂志》的质量大有裨益。

《针灸杂志》直至 1937 年 8 月因日寇侵华战争爆发而停刊。停刊前夕，《针灸杂志》已在中医界具有相当广泛的影响，每期发行量接近 4000 册，且发行范围远及香港、南洋、英、美等地区和国家。

《针灸杂志》的创立，对于推动中国针灸学研究社工作的蓬勃开展，对于针灸医术在华夏大地的广泛传播，对于研究和弘扬针灸学术、培养针灸人才、促进针灸学术交流、振兴针灸事业起到了不可磨灭的历史推动作用。1951年，承淡安先生曾在苏州复刊《针灸杂志》，但时代变迁，复刊后的《针灸杂志》影响远不及当年。一年后，复刊的《针灸杂志》更名为《针灸医学》，直至1954年承淡安赴南京出任江苏省中医进修学校（南京中医药大学前身）校长而最终停刊。

## 四、《吴中医学研究》

《吴中医学研究》创刊于1992年5月，是由苏州市卫生局和苏州市中医学会联合主办的综合性中医刊物，供内部交流之用。刊名题签是吴中书法家吴进贤先生晚年的手笔。它的诞生有利于发挥苏州中医药的优势，促进中医药学术交流，有利于继承和发扬吴中医学传统特色，培养中医药后继人才，并鼓励、促进苏州中医事业的发展，乃至促进苏州经济的发展。

《吴中医学研究》的宗旨是：弘扬优秀民族文化，继承发扬吴中医学，促进苏州中医事业发展，冀望吴中医学登上世界医学的圣坛。同时贯彻普及与提高相结合、理论与实践相结合的原则，从各个不同角度反映吴中医学的悠久历史和传统特色。

《吴中医学研究》围绕吴中医学这个主题设有医史研究、人物介绍、学术探讨、温病学说、古方新用、名医名著、民间秘方、文物考古、临床经验、科研动态、短篇报道、中医药信息等诸多栏目，使内容具有学术性、知识性与趣味性兼备的特点。文风生动活泼，读者开卷有益。

《吴中医学研究》为季刊，每年4期，每期刊登20～30篇各类论文，为苏州中医界提供了学术交流的园地，促进了学术水平的提高，受到了中医界人士的普遍重视和支持。2002年，因种种原因《吴中医学研究》停刊，苏州中医药界广大人员引为憾事。

从《吴医汇讲》到《吴中医学研究》历经200年，它是吴中医学史的延续，是吴中医学长河中的一朵浪花。

# 第五节 苏州的中医教育

## 一、“苏州女科医社”与《妇女医学杂志》

1925 年，王慎轩以上海中医专门学校第五届第一名的成绩毕业后，应苏州的浙江同乡之邀，赴苏州悬壶。他先在幽兰巷设立了女科医室，翌年迁往临顿路西白塔子桥西（即西白塔子巷东），后又搬至阊门内吴趋坊 137 号。因其临证用药，药味少而配伍精，遣方用药灵活，辨证准而见效快，往往一味极常见的中药到他手下即能发挥出极大的效果，不久便声望甚隆，“远近妇女之蒙其救活之恩者，不知凡几”。鉴于国民政府歧视、排斥中医，致使中医江河日下，他立志从传授中医知识入手，希望能振兴中医，遂于 1926 年创办“苏州女科医社”。

医社分设实习（即在校生）、函授两部，以“研究中西古今之医学，改进中国女科之学术，编辑讲义，切实讲授，以养成女科高等之人才，拯济妇女之疾苦”为宗旨，设立的学制为 3 年。“凡年在十六岁以上、品行端正、国文清通、有志研究女科医学者”均可报名，随时皆可入学。每学年分为两学期，每学期“学费六元，讲义费四元”。每星期给函授学员寄发讲义 1 次，每月考试 1 次。

“苏州女科医社”的教学课本均由王慎轩自己编辑，主要有《内经卫生学》《内经生理学》《难经脉法精义》《伤寒纲要》等医学基础类课本，以及

《女科医论》《女科诊断学》《女科治疗学》《产科治疗学》等妇产科的专门课本，共计有25种之多。

据《苏州女科医社实习函授部简章》《苏州女科医社紧要启事》等文献介绍，女科医社函授学员如对《讲义》所述内容有疑义或不理解的，“尽可函问本社，即当详答，务使学者明晰”。函授学员毕业之后，为了使其“成为确能治病之人才”，可以再到女科医社“插入实习部三年级”临床实习1年，然后即可“改给实习部毕业证书”，而且“毕业学员之姓名、住址、学绩，均刊入本社杂志，俾众咸知，以昭实至名归之益”。

1933年夏，遵照国民政府行政院的命令，取消函授部，改称“苏州国医学社”，添设内、外、小儿诸科目，聘请前清举人唐慎坊为社长，王慎轩任副社长兼总务主任。苏州女科医社“前后七阅寒暑，曾办毕业四届，学生行道于社会者，计凡七百余，全国各省及日本、南洋诸岛，无不遍有该社学生之踪迹”。

王慎轩创办的苏州女科医社，是我国近代第一所中医妇科函授学校，不论是办学宗旨、教育方针，还是学术研究、医学科普等诸多方面，不仅值得我们当今的中医药成人教育所效法，更堪为我们今天的中医药大学所借鉴。

“苏州女科医社”除教学之外，同时编辑出版了《妇女医学杂志》，上文所言“本社杂志”就是指《妇女医学杂志》。

《妇女医学杂志》以“改进女科医学，拯救妇女疾苦，灌输女子卫生，保障妇女康健”为编辑要旨，主要是研讨中医妇科理论与临床的学术文章、医案介绍和妇女健康保健知识的科普宣传。创刊于1927年冬季，季刊，逢2、5、8、11月的15日出版。《妇女医学杂志》是近代主要面向女性的医药报刊之一，也是近代第一种以女中医为核心作者群的杂志，更是近代第一种以妇科为主要内容的专业杂志。

《妇女医学杂志》是苏州女科医社学生交流心得、发表论说之园地。其《发刊导言》“将本社研究之著作及治病之成绩，编为杂志，陆续刊布”。《苏州女科医社启事》上言：所刊载的“均系本社主任及学员之著作”，也就是说，除了署名为王慎轩的文章外，其他皆为苏州女科医社学生所撰写。

《妇女医学杂志》的栏目很有针对性，内容丰富，论述专业，力求科学性与实用性并重。“发阐”栏目：每期先登载王慎轩主笔的文章，然后是医社学员就妇科基础与临床的理论探讨，一些文章是我们今天分析评价民国时期中医学校学生学术水平与理论素养的珍贵文献之一。自第8期开始，此栏目改为“研究”与“辩论”两部分，内容包括对中医妇科理论的探讨以及对妇科杂症进行的分析研究。“治验”栏目：主要连载《王慎轩夫子女科治验录》，虽然每期刊出的案例不是很多，但都颇为翔实，可作为我们今天研究王慎轩学术思想和临床经验的宝贵文献。“方案”栏目：实际上是女科医社“实习部学员”的作业选登，类似于我们今天的病例分析考试题。此栏目，从第8期始，改为“医案”与“学说”两部分，主要介绍疑难病症治疗方案及交流行医过程中积累的经验。“卫生”栏目：主要是宣传妇女卫生保健知识，目的是“使女界同胞共晓医药卫生之知识，殆皆为拯救妇女疾苦之计也”。“杂俎”栏目：亦作“杂录”，主要包括“通函学术问答”与“通函论诊选录”。其中，“通函学术问答”是王慎轩对函授部学员在学习医社编纂的25种讲义的过程中提出的疑问和难点所做的解答；“通函论诊选录”是王慎轩为了“便利远道病家起见”而特别开设的，女性病人将“年龄、形体、性情、境遇、宿疾、已嫁未嫁以及起病之状况、现在之疾病、经带胎产之情形、曾经医治之经过”，“详细来函说明”，“收到来函后，当即拟订精确之方法，交邮寄奉”。

每期《妇女医学杂志》编辑后，将其分赠学员，交流、学习两相宜。《妇女医学杂志》在1930年出版第12期以后即停刊，在当时的中医药界产生了极大的影响。江苏全省中医联合会曾为其作“颂词”：“中华医学，肇自炎黄；女科带下，始于长桑。西说东渐，国粹衰亡；同胞生命，何以保障。苏州医社，努力提倡；研究治法，搜集良方。拯斯妇女，起彼膏肓；活人无算，造福无量。编纂讲义，阐发微芒；广载桃李，传授青囊。刊行杂志，妙义毕张；吾道大进，为国争光。”现在看来，这样的评价一点也不为过。

## 二、苏州国医学校与苏州国医专科学校

1933年夏，在国民政府行政院令之下，“苏州女科医社”取消函授部，改称“苏州国医学社”，并向中央国医馆、江苏省国医分馆、吴县县政府及

教育局呈请备案。

“苏州国医学社”其实就是一所医学教育机构，之所以不称之为学校，是因为国民政府曾经通过决议废止中医，教育部也同意全国禁止中医成立学校，而已经设立的中医学校，也只允许称学社或者传习所。新成立的苏州国医学社不再仅限制于女科，添设内、外、小儿诸科目，可以称之为初具雏形的综合类国医学校，所以学校的招生情况也得到改善。此时实习、函授两部中函授已经停止招生，整个学社都致力于学社教学事务。后来在全国中医药界的抗议和社会各方面的支持下，国民政府被迫撤销废止中医的决议，承认了中医的合法地位和办学权利。1934 年冬“苏州国医学社”遵照教育部颁布私立学校规程，改组为“苏州国医学校”。1935 年夏，改为“苏州国医专科学校”，是近代堪称最为完善的中医学校之一。

“苏州国医学校”根据规程，建立了校董会，主席董事为李根源，任命唐慎坊为校长，王慎轩为副校长兼总务主任，王志纯为教务主任。校董会更聘请章太炎先生为名誉校长。经过一番改制，苏州国医学校的入学人数骤然增多，扩大了学校的教学影响力。1935 年苏州国医学校又建成附属诊疗所，仅 8 月份，诊治病人人数达 4200 多人。

“苏州国医学校”学制为 4 年，其中 3 年为课堂教育，1 年临床实习。课堂教学内容有中医、西医、普通科 3 种。中医课程开设内经、难经、伤寒、金匮、温病、本草、诊断、内科、外科、妇科、儿科。西医课程开设生理、解剖、细菌、病理。普通科课程开设语文、德育、日语、体育。课程设置结合了中西医的特点，致力于培养适合当前时代之国医新人才。学校的专职老师有张又良、潘国贤、刘子坎、南宗景 4 人，其余都是聘请校外开业医师和教师兼任，其中有中医李轶尘、王慎轩、陆渊雷、余无言、徐衡之、叶橘泉、宋爱人、祝怀萱、祝耀卿等，西医有施毅轩、王畿道等 8 人，又兼聘院外实习导师李畴人等 12 人。地方医学教育中能配备有如此师资力量的学校，苏州国医学校实居其首。

“苏州国医学校”在整个办学过程中，该校办学人员始终抱着艰苦创业、勤勉办学的精神，体现了由名誉校长章太炎先生所题的“朴勤敬诚”的校训。其中特别是王慎轩先生，始终承担了学校的组织、行政、教务等全面工作，先后任总主任、副校长、校务总主任等职，他本人不支取分文薪金，每天工作从早到深夜，时间长达十五六个小时。正如他自己所说："不论是酷暑的炎夏，或是严寒的残冬，每天总要工作到深夜 12 点以后……心境恶劣的时候，我常常想，每天赚数十块钱诊金，安安逸逸地过一辈子生活不好，何必要这样自寻苦吃，埋头死干呢？……但我因为立志要达到复兴中国医学的目的……有一个救世济民强种强国的志向。"其崇高的精神风范，由此可见。其他的办学人员，也多如此。如该校的教员，不少也半尽义务，仅支付车马费，且学校重要职员，多数由教员兼任。正因为这样，该校办学情况日益兴旺，学员有远自四川来的，后因 1937 年抗战爆发，才受挫折。

苏州国医学校秉承"做、学、教合一的教育方针"，学校"行政组织大纲"作了具体规定，目的是要造就一代"适合新时代的新中医"，内容分为两个方面、八项要求。"两个方面"是"发扬中国医学的真理"和"吸收世界医学的新知"。"八项要求"为：德育上，要求养成"爱国的革命精神"和"处世立身的高尚道德"；智育上要求"培养改进国医学术之能力""增进吸收医学知识之能力""灌输充分的医学历史知识""培养完全的各科知识""训练精良的实用疗病技能"；体育上要求"锻炼艰苦耐劳的健全体魄"。

学校为了完成以上的教学任务，其具体做法在今天看来也很值得赞赏。

首先体现在完备的教学设备和实践教育法上。学校在物质基础尚处在匮乏的情况下，依旧为教学配备了在当时情形下比较完备的教学设备。除一般食宿和教学场所外，在为传授知识服务方面，该校设有图书馆、标本室和编译馆。图书馆总计馆藏医书 900 余种、2100 余册，尚有杂志 2000 余册。标本室按近代科学分类方法陈列，将 588 种标本分为植物、动物和矿物 3 种。编译馆为当时国内中医院校所仅有，共设编辑、译述、撰写、出版 4 部，体现了苏州国医学校创办同仁不落窠臼的前瞻性眼光。

在为学生临证实践服务方面，学校也颇为重视，设有诊疗所、制药室和药物试植场。该校之诊疗所，原有的规模较小，1936 年夏，鉴于当时苏州时疫流行，遂将该校整个前大厅，扩充为诊疗所，并增聘专门医师（多为该校教员），加拨采购药材款项，诊疗对象为贫苦群众，前面诊病处方，后即据方免费施药，一年拨款最多时达 5000 元。学校此举具有德育和智育上的双重意义。从德育上讲，使学员在实践中领会医学乃是“仁术济世”之举，关系到“一个民族强弱和一个病人的生死存亡”，并在实际诊疗工作中做到该校规定的十项德育标准，即“诚以处世”“敬以事人”“勤以治事”“朴以立己”“慎以服务”“陶冶向上之志趣”“锻炼健全之体魄”“增进博爱的观念”“训练严肃的精神”和“养成卫生的习惯”。这些观点，至今也不落后。从智育上讲，主要是为了培养学生的实际疗病能力。学校规定，凡三、四年级以上学生，除随导师应诊外，每天至少进行一次独立施诊，由指导老师将其诊断、处方等治疗经过详加记录、评判，然后上交教务处会议评定分数。学校的药物试植场也为国内所罕见，在校内外试植的中药，包括川、滇等省的药用植物达300余种。

据载，学校在诊疗室的第三进大厅设置了标本室，室内有玻璃柜、药盒、玻璃管、陶瓷器皿等，里面还放置了动物标本、植物标本和矿物标本。药品标本有原支、片剂、粉剂、质品及精制品，每一样都贴有标签，注明了药品的名字、产地、科别。如此，教学与实践相结合就不会流于书本知识的表面，也营造了相当浓厚的学习氛围，寓教于学。

除此以外，学校还积极组织各项校内外活动，在学生中培养浓厚的学术气氛和弘扬国医的积极进取精神。在校内，学校有“学生医学问题研究会”“文艺与医学社”和“学生演讲会”等学术组织。

“学生医学问题研究会”的宗旨是“交换学识，研究医学疑难问题”，由学校聘请老师为指导员，每月召开一次研究会。该会是全校性的学生学术组织，全校的学生皆为会员，每次会议召开前会提前十天公布研究的题目，会议进行时，指导老师和每一个会员都可以发言、提问、解答，这样自由民主的学术讨论会激发学生的学习兴趣，也贯彻了教学相长的教育理念。

“文艺与医学社”是学生进行文学与医学心得交流的场所，该社每月举办两次交流会，在经过指导老师的点评修改后，会员们的心得体会会以壁报、月刊、特刊的形式展出。

“学生演讲会”由会员选定题目每周进行一次活动，由学生轮流担任评委，自发性、自主性较强，并聘请指导老师指导学生演讲。因此，在校内不仅是在课堂上，而且在课余时间学生们都能在一个良好的学习环境中相互学习、积极进取、共同成长。

在校外，学校为了使学生们开拓视野，组织了旅杭见习团，参观有国药界之巨擘称号的胡庆余堂、以近代科学方法开发中药的民生药厂和许多中医学校、名医诊所。在见习过程中，学生们不仅能见识到许多珍贵的药材、学习传统的中医制药方式，也能与时俱进地了解一些新药的制造过程的近代化表现，以此作为书本学习和实践教学的补充。

苏州国医学校还附设一家书社，出版各种医学图书。主要书目有《温病指南》《本草再新》《伤寒歌诀评注》《女科指南》及各家医案。此外，还出版了《家庭育婴法》《家庭医药常识》《家庭实用良方》《食疗秘方》等医学科普读物。

1936 年学校在王慎轩倡议下，苏州国医学校建立了苏州国医研究院。苏州国医研究院采取分科研究制，设置了内科、外科、女科、幼科 4 科，学制 1 年。研究院治学严谨，要求学生认真研读医药类文献，记载心得体会，写成读书札记，便于日常学术交流。同时研究院十分重视学生在院内院外的临床实习和对于重病重症与疑难杂症的研究，希望以此提高学生的医学诊疗技术和学术涵养。

苏州国医学校的经费来源主要是学生的学费收入，入校的学生每学期缴学费 24 元，但这对于维持一个学校的运营来说只是杯水车薪。抗日战争爆发以后，日本帝国主义大举入侵我国，苏州地区沦陷，苏州国医学校被迫停办。

从苏州国医学校对学校方针的制定和对学生的严格要求来看，苏州国医学校具备时代的眼光，既做到不忘中医之根，坚守中医专业，又对于世界医学的精华兼收并蓄。早在 20 世纪 30 年代，苏州这所民办国医学校及其校刊在中医教育、学术研究以及医学科普方面作出的巨大努力，在今天仍不失其借鉴意义。

## 三、苏州的中医学徒班

纵观苏州新中国成立后的中医教学发展状况，1958 年苏州专区委托苏州市开办苏州中医专科学校，学生 400 多人，可惜于 1962 年停办了。自 20 世纪 50 年代至 70 年代，共开办了 4 期中医学徒班，学员共 347 名。之后还开办过南京中医学院苏州市中医专科班，4 期中医学徒班，确为苏州市的中医事业作出了重要贡献，尽管半个世纪过去了，仍被苏州中医界津津乐道。

1956 年 9 月，苏州名医黄一峰、唐祥麟、李伯缘等鉴于苏州当时培养中医新生力量远不能适应国家需要，提出了“分区担任，集体讲课，分散带徒”的中医教学办法，这样可以增加学徒人数，提高教学质量。市卫生局采纳了这个建议，决定开办中医学徒班。

市卫生局集中一些师资参与苏州中医学徒班的教学，开始时没有统一的中医教材，就编印中医教学讲义，直至后来才使用了江苏省统一的中医教学课本。学徒班坚持将中医经典《黄帝内经》《伤寒论》《金匮要略》《温病条例》《本草纲目》等有系统地集中学习，改变了以往中医学徒仅按照先生的要求读一点中医经典，或仅仅是侍诊抄方，非常单一地师承一门之技的模式。学徒班的学员非但熟读背诵中医经典，更重要的是较为全面地学习掌握了中医诊疗的基本理论与理法方药的熟练使用，都能按照中医术语书写较好的脉案。这些学员大都能背诵中医经典和《汤头歌诀》《药性赋》等中医基础书籍，甚至到老不忘。他们对中医阴阳五行、脏腑学说、辨证论治等基本理论都有比较深刻的认识与全面的掌握，所以在他们的临诊中，中医特色非常明显。

除此以外，中医学徒班在一定程度上开设了解剖、生理、检验等西医基础课程，请当时苏州医学院的教师和医院的高年资西医兼职开课，使其既学到了师承的中医特色，又学到了一些西医的基础知识。这些学徒班学员毕业后，到综合医院、门诊部、联合诊所、厂矿医务室也能开展防保业务，这是单纯拜师学艺不可同日而语的。

4 期中医学徒班，特别是第一、第二期的学徒，有的是举行过正式拜师仪式的，有的是经单位招收的学徒，还有的是市卫生局委托统一招收的学员，但不管何种形式，均为其指定老师，都有固定的师承关系。如当时的苏州名医黄一峰、马友常、葛云彬、唐祥麟、许伯安、费浩然、陈明善、沈养吾、奚凤霖、吴怀棠、金昭文、金绍文、郑连山、王寿康、尢怀玉、陈松龄、顾君安、叶孝曾、丁怀仁、刘钟良、包慎伯、顾大均、缪仲康、陈雪楼、陆颂文、殷铁珊和其他开业医师大都有学徒随诊。学徒班实施“分散带徒，集中学习”的教学方式，学员大部分时间都在老师案边或随诊抄方或动手学艺，心领神会，终身不忘，各有特色。

这种中医培养方法为苏州独有，每位带教老师讲授从医经历，从医德到医术，都令学习者牢记不忘。吴门医派诊病细致，用药轻清，其师言传身教，其徒自然认真仿效。特别是黄一峰等老前辈为工农群众服务的形象，学徒都视作楷模。学徒班中涌现出一些佼佼者，如金士璋、徐文华、费国瑾、何焕荣、龚正丰、杨大祥等一批均被评为江苏省名中医，还有的已转到美国、新加坡、香港等地开设中医诊所。在他们身上师承气息非常浓郁，鲜有人半途改行，即使担任了行政工作，也从未脱离中医临床。

# 第六节 苏州中医组织的建立

## 一、吴县医学会

民国苏州开业中医师大幅度上涨，集中体现在内科、外科中医师的人数的增多。虽然清代以前，中医主要以个体形式存在于民间，但随着社会的进步，尤其是现代医学进入中国，中医间也有了相互交往的需要。1915 年，在上海成立了中华医学总会，给广大的中医人树立了标杆，中医行业的学术团体也应运而生。苏州最早的中医组织就是 1921 年建立的吴县医学会。

据史料记载，“吴县医学会”建立时，会长张绳田、副会长顾允若，会员有朱子范、陈秋孚、马伯英、陈联芳等人。民国十五年（公元 1926 年），又成立了“神州医药会吴县分会”，会长顾子选，副会长顾怀泉、郁耀章，除了许多普通中医的加入，还有医药界的沐泰山堂、良宜堂、乐寿堂、宁远堂的负责人加入。民国十六年（公元 1927 年）三月，吴县医学会改组，改名为“吴县医学协会”，改选执行委员，当选者为顾允若、鲁永龄、王闻喜、徐勤安、颜星斋、王慎轩、黄玉麟 7 人。

1927 年北伐军至苏州后，各行各业都纷纷成立职工工会，中医界成立了“苏州中医协会”，推举李敏斋为主席，艾步蟾、李敏斋、陆旭东、陆志东、缪康寿、王慎轩为执行委员。不过这个组织比较松散，内部不够统一，很快组织又重新改组。

1927 年，神州医药会吴县分会、吴县医学会、苏州中医协会合并，成立了“吴县中医公会”，在城区仍设 3 个区部，选举执行委员各 10 人。这在当时的《苏州明报》有记载：“苏地医界同仁，前有神州医药分会，吴县医学会，苏州中医协会之组织，经苏州市党部指导后乃决定三会合并为一，定名为吴县中医公会，但名为合并，仍分为三个区部，第一区部在元庙观真人殿，第二区部在珠□[1] 寺前，第三区部在阊门神仙庙。”

1928 年，又有“吴县医学研究会”成立。从此“吴县中医公会”与“吴县医学研究会”陷入派别斗争，各会都是市党部承认的合法团体，互争主次，攻讦不休。1929 年 9 月《苏州明报》登载“医学研究会的紧要启事”，内云：“昨本埠各报登载中医公会开会，主席张绳田，内有贝忠浩提议反对吴县医学研究会案，议决于九月十四日召集两会执监会委员讨论办法，以定存除。阅之殊为可笑……查本会奉卫生部暨省厅党部，县市各机关核准成立，并不属于该中医公会之下……特此声明，并为中医公会委员会警告焉。”

“吴县中医公会”与“吴县医学研究会”互相攻讦半年，仍旧没有结果，会务活动时断时续。1939 年 3 月某天，江苏民政厅第三科长张中立在苏市金狮巷 15 号设宴，邀请中医公会及医学研究会会员郁惠伯、颜星斋、张绳田、王闻喜、顾允若、祝耀卿、徐勤安、黄玉麟等，劝解两会合并，商讨更名改组事宜。同年 5 月，两医会协商同意推定筹备委员 12 人，着手改组。1930 年 9 月，统一成立了“吴县国医会”，推选监委会 78 人，互推各股主任。1930 年 9 月 17 日《苏州明报》载：“同年九月，吴县国医会成立执监委员宣誓就职，互推各股主任，常务委员张绳田，文书主任马淑眉，经济主任祝耀卿，组织主任朱诚先，调查主任张为先，研究主任曹黼候，公益主任金昭文，编辑主任缪康寿，庶务主任颜星斋。”

至此，吴县中医组织从形式上有了统一的组织。不过其内部仍然意见相左，无法团结一致。如张绳田与张惠安因签名簿问题，相互攻讦，互不退让，最后诉至法院。后来经过私下调解，事情表面上暂时平息。不久，两人又因委员改选问题发生争端，闹得执监委相继辞职，会务停顿。直至 1935 年经过

[1] 因印刷技术问题，所引用的原文处漏字。

顾福如为首的7人整理委员会进行工作后，会务才逐渐恢复正常。不过好景不长，由于“吴县国医会”内部矛盾终究无法完全调和，外部环境也越来越恶劣，至抗日战争爆发即告解体。沦陷时期，苏州曾有“吴县国医公会”的组织，理事长为李畴人。抗战胜利后，“吴县国医会”为“吴县中医师公会”所代替，理事长为季爱人。

“吴县医学会”是在当时社会各种西医组织如中华医学会和红十字会等影响下，自发组织起来的。因此“吴县医学会”在建立初期就有中西医融合的特点。“吴县医学会”的成立过程的曲折性和复杂性也反映了民国时期苏州中医界在谋求自身发展时的矛盾状态。派系林立、党争复杂、没有强有力的领军人物等各种原因也造成了吴县医学会在建立之初就显示出摇摇欲坠之势。

“吴县医学会”在成立和发展的过程中，组织松散，纷纭不断，但是在国民政府命令取缔中医之时，基于中医界的共同利益，医界同仁团结一致地开展了一系列的对抗、请愿等活动。例如：1926年12月15日吴县医学会曾推派两位代表赴沪参加上海、江苏中医联席会议，讨论关于拒绝中医登记的议题；1928年4月20日苏州中医公会会员联名向市政府、市政筹备处、公安局部门请愿，反对考试；1934年6月10日，吴县中医公会公布抵制国民政府下达的限中医在10月10日前必须完成检定的两条对策；1935年11月10日，吴县中医公会召开执行委员会，决议通电中央执行委员会，督促中央迅速通过中西医平等待遇的决议，并呼吁全国中医一致响应；抗战胜利后，吴县中医师公会开办了中医讲习所，选举中医丁友竹（女）为国大代表，力争中医合法权利。以上种种活动都体现了苏州的中医组织为维护中医权利与地位所做出的不懈努力。

## 二、医钟社

在“废止中医案”通过之后，苏州中医药界人士项印石、吕式桥基于保护国粹、维护中医药界的合法权益，在1934年下半年以结社形式，极力唤起同仁的警惕与关注，创立了“医钟社”。医钟社其名取自“寒山之钟，可以振声。愚公之为，可以立志”。医钟社的成员有75人左右，其中大多是青年医生，社员推举项印石、吕式桥、程思白组成主席团。针对国民政府对于中医的歧视与扼制，医钟社创办了吴县《医钟》杂志，在杂志中刊载了许多文章以揭露“废止中医案”的始末，发文呼吁中医药界的同仁发愤图强，团结抗争。

“医钟社”面对当时社会上假药充斥，扰乱了医药业正常的运营秩序，危害了市民们正常生活这样一种局面，为了宣传中医、中药的重要价值，争取社会各界的重视和支持，于 1935 年元旦在苏州宫巷“乐群社”内举办了一次“国药展览会”，展览会一共开放了 7 天，是苏州中医史上的空前创举。展览会上所展示药品达千余种，其中还有水安息、雄精盃、犀角、羚羊角、脆蛇、奇南香等珍贵稀有药物。展览期间也会向来宾赠送药品，前来参观者络绎不绝，南京、徐州、镇江等地人士也闻讯而至，对中医药界是一巨大鼓舞，有利于弘扬中医药，扩大中医药的社会影响力。

在此之后“医钟社”还编纂发行了《新本草》专刊，用来推广中药和中医知识，取得了较大的反响。为了争取社会舆论的广泛支持，医钟社还利用电台、报纸等多种大众传媒不遗余力地加以宣传。比如每周一、周四下午 4：30～5：00 在胥门久大电台编排专题节目，播送一些中医药的常识和比较浅显的中医药理论知识。每月的 5 日和 25 日在《苏州明报》上开辟《医钟副刊》的专栏，向民众普及中医药知识。

“医钟社”为了促进苏州中医药事业的发展，扩大中医的社会影响力做了相当多有成效的社会宣传工作，对当今中医的宣传有一定的借鉴作用。

民国时期中医组织的组织脆弱性使得中医组织的发展存在着先天不足，外部局势的动荡也阻碍了中医组织的正常发展。中医组织在如此艰难的情况下创立，在中医药受到挫折时砥砺前进、共度时艰，并致力于创办杂志、召开会议、举办展览，以此维护中医的合法权益，达到扩大中医药的影响力，丰富中医药的内涵的目标，实在难能可贵。所以即使民国时期苏州的中医组织存在时间短暂，其进步也是可喜的。

## 三、苏州市中医工作者协会

中华人民共和国成立后，1950 年 3 月，苏州市成立“苏州市中医工作者协会”，在特定的历史条件下开展了承前启后的工作。同年 11 月初召开了会员代表大会，选举了曹鸣高、张之仁和王慎轩为协会的正副主任，对全市的会员进行了统一登记与审查，拟订了协会章程草案。当时登记会员共有 499 人，协会办公地址设在西麒麟巷。协会曾协助苏州市卫生局开展中医管理工作，为满足当时革命的需要，还曾选派中医人员 60 名参加军事干校、革命大学及南下工作队工作。

新中国成立后百废待兴，中医工作也需要整顿发展。全国许多省市筹建医学院和中医学校，十分渴求人才。吴医名声播扬，根据要求苏州组织选派了数十人支援镇江、南京、安徽、北京、大连等地的医学院校的建设。如苏州名医金昭文、钱伯煊、葛云彬等参加了北京中国中医研究院的筹建；曹鸣高、陈丹华、朱启明、施和生、朱秉宜、沙星垣、马云翔、宋爱人等参加了南京中医学院和省中医院的筹建和中医教育工作；钟平石受派到安徽中医学院；曹仲和选派到大连医学院；王慎轩任教北京中医学院。这些名医业务精良，造诣亦高，后来都成为当地名闻遐迩的教授与专家。同时，由于他们的工作，吴门中医进一步播散到各地，他们是新中国弘扬吴中医学的先行者。

## 四、苏州市中医学会

在党和政府的中医政策指导下，中医工作欣欣向荣。百花齐放、百家争鸣的方针鼓励了学术的发展，随之形成了较大规模的学术团体活动。1963 年 12 月 22 日召开了苏州市中医学会成立大会，宣告了苏州中医界统一的学术团体的诞生。会上通过了苏州市中医学会章程，选出了黄一峰、陈明善、吴克潜 17 人组成的第一届理事会，推选黄一峰为理事长，陈明善、吴克潜为副理事长，毛惠人、李洪元、金昭文、吴怀棠、吴克潜、陈明善、许伯安、黄一峰、沈养吾 9 人为常务理事。并设立组织、学术、宣传 3 个部门，组成内妇儿、外伤五官、针灸推拿 3 个专业组。当年年底，苏州市中医学会举行了学术年会，共计 200 多人参加。大会宣读论文 8 篇，小组交流论文 23 篇，包括老中医的经验著作和青年中医的临床心得，以及“西学中”的临床经验总结和中西医结合的治疗成就等，会议还邀请了省中医学会的江育仁和省中医研究所的顾亚夫做了专题报告，以拓展视野和提高学术水平。中医学会组织全体会员服从党的领导，办好中医医疗机构，发扬中医学术特色，为社会发展和人民的健康服务。

“文化大革命”曾使中医学会的工作一度瘫痪，一批名老中医成为“反动学术权威”，被打成“牛鬼蛇神”，受到了批判、斗争，有的被迫离乡背井，甚至无奈改行。直到粉碎“四人帮”以后，大家又重新相逢，聚在学会的大旗下为中医事业贡献各自的才智。

1978 年，苏州市召开了第二届中医学会理事会，并逐渐恢复学会工作。1979 年 6 月召开了第三届理事会，学术荒漠久旱逢甘霖，迎来了“科学的春天”。东风激荡，苏州市的中医学会工作焕发出蓬勃生机，群贤毕至，兴盛一时。在理事会黄一峰、陈明善、吴克潜、奚凤霖、俞大祥等正副理事长的推动和组织下，开展了各种形式的学术报告会与学术交流会，老中医身体力行，言传身教，中青年中医师更是热情高涨，踊跃参与，这是令人难忘的一段时期。

学会在理事会的组织下，各组均拟订学术活动计划，有的组每月都举行一次学术活动，活动形式以大会报告与小会座谈相结合。学会还借助社会力量开办了伤科业余进修班、中药业余进修班。学会联合苏州市农工民主党支部，共同办起前进中医进修学校，前后招收学员 200 余人，顺应了中医事业发展的需要。在那一段时期里中医界涌动着一股参加学术活动的热情，浓郁的学术气氛，纯洁的学术要求，美好的记忆在新一代人心中难以忘怀。

由于长期受到吴文化的熏陶和有吴中医学血缘承袭，一批具有良好素质的青年中医萌生了研究吴中医学的动议。后来，他们在学会理事会的指导下，开展了一系列的继承、发扬、研究吴中医学的工作。

1985 年 12 月，苏州市成立了青年中医学组，这在全国范围内属较早的青年中医组织。由于具备生气勃勃、积极向上的姿态，这一群体的学术活动十分活跃。当月召开了首届苏州市青年中医学术研讨会，在省内外引起强烈的反响。尔后，江苏省青年中医研究会、全国青年中医研究会相继成立，“杏林春意暖，喜看新枝秀”，中医界出现了可持续发展的良好趋势。

随后，青年中医学组编纂了《苏州市老中医文集》《苏州市青年中医文集》，举办了“徐灵胎诞生 291 周年学术纪念活动”“叶天士学术纪念活动”

等。后来，《吴中医集》的整理出版，以及《吴中名医录》《苏州十大名医》《吴医荟萃》等系列研究专著的相继问世，掀起了一浪高过一浪的吴中医学研究热潮，逐步确立了吴中医学的学术地位，并奠定了今后吴中医学研究的基础。

2007 年 3 月，苏州市中医学会第九届理事会召开，选举葛惠男为理事长，赵坤元、姜宏、黄挺为副理事长，俞志高为秘书长。共有理事 64 人，会员 1118 人。设立了骨伤科、中药、肝胆病、脾胃病、肿瘤、肾病、呼吸病等专业委员会 24 个，以及苏锡常地区风湿病协作组 1 个。各专业委员会设主任委员一名，副主任委员 3～7 人。

2012 年 12 月，苏州市召开了第十届会员代表大会，会议总结过去五年市中医学会工作，并选出市中医学会第十届理事会、常务理事会、正副理事长、秘书长。市卫生局局长张月林、市中医医院何焕荣主任医师被聘为市中医学会名誉理事长，苏州市中医医院院长葛惠男连任理事长。

苏州市中医学会全体会员以弘扬中医药学术为己任，坚持吴门医派传统特色，召开各科学术年会，编辑整理中医药学术专著，配合临床开展中医科学研究医学。近年来，苏州中医工作者协会已编辑出版中医专著有《吴中医集》温病类、方药类、医经类、临证类 4 本地方丛书，共计 560 万字，由江苏科技出版社出版。另有《吴中名医录》40 万字；《吴中秘方录》18 万字；《吴中十大名医》13 万字；《慢性胃病中医治疗》22 万字；《慢性肝病中医治疗》23 万字；《徐灵胎研究文集》22 万字；《吴门医派》20 万字；《吴中名医碑传》60 万字；《吴中医家与医著》40 万字，等等，分别由江苏科技出版社和上海科技出版社等出版社出版。

2020 年，“苏州市中医学会”易名为“苏州市中医药学会”，继续在传承、发展吴门医派的道路上不断前行。

## 五、苏州市中西医结合学会

1981 年 8 月，为了贯彻" 中西医并重" 方针，依靠科技进步，坚持走中西医结合道路，团结我市有志于中西医结合的西医、中医工作者，积极开展中西医结合的临床与基础研究，苏州市中西医结合学会应运而生。

苏州市中西医结合学会是国内较早成立的中西医结合学会，学会成立后，在首任理事长任光荣教授的带领下，积极发挥学术团体的作用，加强中西医团结合作，贯彻中西医结合的方针，积极努力推进我市中西医结合医学科学技术的繁荣和发展，促进中西医结合医学科学技术的普及和推广，促进中西医结合医学科技人才的成长和提高。学会以开展中西医结合医学学术交流、普及中西医结合医学卫生知识、提高广大人民群众的中西医结合医学卫生知识水平和增强自我保健和科学防病治病意识为目标，推动中医、西医两种医学体系的有机结合，促进中西医药学的优势互补及相互融合，为我市的中西医结合工作打下了较为坚实的基础，也为我市的卫生健康事业做出了积极的贡献。

近年来，尤其是在新一届理事会徐俊华会长的带领下，根据我市中西医结合学术的发展情况，进一步完善了各专业委员会的建设，专业委员会已从19个发展到了48个。学术交流会及专题报告由原来的每年2～3次到现在的50多次，先后多次举办省、市及全国中西医结合学术会议。成立苏州市中西医结合科研专项基金，采用学会主导、团体会员参与、企业协助、政府监管模式，每年立项专题课题研究，有力地推动我市中西医结合临床科研水平的提高。积极实施以"传承中医国粹，传播优秀文化，惠及百姓健康"为主题的中医药惠民工程，大力弘扬中医药优秀文化，不断促进人民群众中医药养生保健素养的提升，切实服务社会民生。依照有关规定，经批准评选和奖励优秀中西医结合医药卫生科技成果、学术论文、科学普及作品和优秀中西医结合科技人才。

丰富多彩的学会活动，引领着苏州市中西医结合学科的发展方向，凝聚了全市广大中医、中西医结合者的热情，将全市中西医结合工作推向更高的水平，学会也由此多次获得省科协及省学会的表彰，获得各个等级的先进学会称号。

## 第七节 苏州的中医医院

### 一、苏州中医院

自古以来，中医看病都是私人开业，没有所谓医院。苏州自从西医来华，西医院陆续建立，但是中医还是囿于古老的经营模式，照此下去，优胜劣汰，中医地位朝不保夕，所以苏州中医药界内部很多人都认为，中医必须根据科学以求改进，亦须设立中医医院。

根据现在查到的资料，苏州中医院的最早设立是在 1928 年。

《苏州明报》载有“中医院成立有期”的报道：“苏地中医界季爱人、祝耀卿等仿照西医院办法，组织苏州中医院，已在王枢密巷赁得宽大而透气之住屋一所，成立苏州中医院，内部设备如各科诊疗室，及病房等悉照西医布置，病者如住院疗养，亦有人看护，汤药则有专员监制，仅诊脉开方，仍遵古法，其余概从新法，刻以设备完善，定于二十六日（阴历七月十二日）举行开幕仪式。”

至此，民国时期苏州的中医院制度正式确立，时间为 1928 年 8 月 26 日。

次年，这所中医院扩充范围，分设为二院，设有内、外、妇孺、咽喉、皮肤、花柳、损伤、戒烟等科。第一院主任承淡安，特聘眼科杨汉年先生常年驻诊，院址在天后宫大街地方法院东首。第二院主任季爱人，特聘各科专家应诊给药，地址在装驾桥巷、田基巷，上午应诊。

这是中医模仿西医办医院的尝试，说明了中医界人士改革的雄心，他们希望通过自身的努力荡涤当时的中医界的风气，希望中医界不再各自为政，而是学习西医先进的医院制度，精诚团结，促进中医事业的发展。虽然中医院的设立只是单纯地移植制度并没有学习到西医的真正精华，但毕竟踏出了第一步。此时的苏州中医院虽然名为医院，但是本质上还是一个诊所，由于中医医院制度的不完善以及社会上的政治经济等种种原因，再加上苏州中医院在社会上亦无多大影响，后来便停办了。

## 二、苏州国医医院

如果说早年的苏州中医院属于“民办”性质，1939 年成立的“苏州国医医院”则是完全的“官办”医院了。

“苏州国医医院”建立的关键人物，是当时的江苏省省长陈则民。陈则民懂得中医，余暇因为对经方研究有素，所以大力提倡经方，在他看来：“国医之可贵，贵在经方，以其能取精而用宏。经方者，诚为万世不易之准绳也。顾其药不过麻桂石膏硝黄之类，平淡无奇，价值至贱，以视犀角羚羊等，殆不逮百分之一，其效力乃有过之而无不及，此经方之所以可贵也。”“但欲测验经方，显其效能，则非创设医院，集病者以证实之，无他术焉。故今兹创设国医医院之意旨，一欲以救济贫民，使免受医药之负担，而减少死亡率。一欲以运用经方，俾集明确之效果，而制作统计表……则民抱此私愿，亦既有年，只以政务丛脞，不克兼顾，爰嘱前苏州国医专科学校校长唐君慎坊等，着手进行。”

1939 年 4 月 17 日，苏州国医医院在苏州西美巷况公祠与江西会馆开张。设有院长、副院长各 1 名，下设医务主任和事务主任各 1 名，负责业务和行政。医务主任管理各科医师、药剂师（下设药剂生）、护士长（下设护士）。还设有特约医师 16 人（专家组）。院长为唐慎坊，副院长为陈康生（陈则民之子），医务主任为叶橘泉，舒而安、陆以梧、陈丹华、陈松龄、祝耀卿、王懋勤等分任内、外、妇、儿、伤、针 6 科医师，丁友竹、王闻喜、李畴人、姚寅生、马友常、张绳田、颜星斋等被聘为特约医师。

在政府的支持下，苏州国医医院设置了病房，分为二、三、四等，后期增加了头等病房，共计有 10 余间病房，50 余张病床。

医院制定了诊例。规定：①施诊。每天上午 9 点至 11 点，收号金一角，贫病者可向事务处申请给药。②门诊。每天下午 1 点至 3 点，号金一角，诊金二角。③出诊。上午挂号预约，下午 3 点后出诊，号金一角，诊金一元。如指定医师出诊者诊金二元。车费一律四角，出城加半，外埠面议。可见规定之细致与方法之灵活。

如病人需住院也有相关规定：①凡病人欲住院治疗者，须先经本院医师诊断，后向事务处缴纳住院费并填具保单。②凡住院除四等病房免费外，概须预缴住院费 10 天，按天计算，出院时有余退还，不足补缴。倘至期尚未出院，再预缴 10 天，以后照此类推，入院出院各作 1 天计算。③如病人另须特别看护者，每天收费 4 元。④住院费分头等病房每天 5 元，二等病房每天 3 元，三等病房，每天 1 元，药费均不在内。⑤四等病房，各费全免，惟须经证的确属家道贫寒者，方准入院。病人须家属陪伴者，陪客收费为病人费用的减半。

苏州国医医院同仁把创办中医院当作“不仅造福于社会，且大有功于学术，改进医风，发皇圣学”的事业，所以“单纯从事于治疗，尚较易易，如于整个中医学术之实验研究而求整理改进，则兹事体大，非以本院为嚆矢，而全国同志赞助响应，遍设国医医院不可。”

正因为他们把创办中医院作为一个实验基地来尝试改进中医，挽救中医药事业于水火之中，所以中医院不仅仅是一个中医院，而且是他们理想和希望的化身。因此，在很多方面作出创新。如采用统计列表方法，核实经方疗效，并制成多种表格。再如大胆采用西医诊断、自编教材培训护士、建立规范的病历和医案、出版院刊，等等。

苏州国医医院十分重视改良中药的问题，并认为中国医学想要进步，就必须先改良中药。于是医院第四次院务会议提出议案，组织药品研究组，改进国药。医院购置磨粉机、轧片机、真空蒸发器等用来自制国药。医院在中西结合理念指导下制作出国药痧疫水、国产眼药水、安福消炎膏、肛患消肿膏、胜奎宁丸（治疗疟疾）、止咳止血的噙化丸、化痰止咳的保尔肺糖浆、快胃灵片（治疗胃痛、胃酸过多）、痢特灵片（治疗赤白痢）等多种中药成品。

苏州国医医院建立了仿效西医医院的制度，规定：①各科医师每天到院应诊必须签到，以便考勤。②各科医师应该在上午 9 点至 11 点，下午 1 点至 3 点临院应诊。③门诊病人初诊由某医师诊治，复诊时仍由原诊医师诊治。④各科医师门诊时如果遇到疑难病症，应该立即和医务主任商榷，在制订了医疗方案之后，由主诊医师通知病人，预定时间来院接受会诊。⑤各科医师所诊病案，应该每月整理成表送交医务主任，提交院务会议，用来研究病例以及作为考核之用。⑥住院病人由专任医师每天诊治之外，并由驻院医师协助诊治。⑦住院病人若有疑难杂症，应召集全院医师讨论研究。⑧住院病人，病势危重，经本院医师研讨如果认为治疗难度较大，在争取到病家同意之后，可请本院特约医师会诊。

苏州国医医院的业务制度制定合理，已经初步具备了现代医院的雏形。在诊断一事上，他们认为中医的诊断方式只依靠四诊八脉无法做到精确诊断，不尽科学，所以他们决定在诊断之时参考中医临床证候的历史经验，主要采取西医诊断的方式来应对临床诊治的各种突发状况。

苏州国医医院另一创举是出版《苏州国医医院院刊》。

根据现存史料来看，民国时期的中医院极少出版过院刊，其中仅存《苏州国医医院院刊》，它对深入研究苏州国医医院的制度、科学研究，从而了解民国时期的中医院的情况有重要的参考价值。《苏州国医医院院刊》创刊本着学术交流的愿景，广泛征求国内国外专家的著作，另外还欢迎外来稿件“以科学原理解释中国医药，及改进医药问题之讨论等”。院刊对于来稿的要求是注重实用，反对空谈。

由于经费原因，《苏州国医医院院刊》从一开始就设定为不定期刊物，最低限度是半年刊。院刊内容有 8 个栏目：题字、图表、院务、实例、议论、研究、译述、杂俎，中间有一些短小精悍的补白，内容丰富多彩，其中实例一栏所占篇幅最大，是其他栏目的 3 倍之余，体现了院刊务实的要求。不过由于种种原因，《苏州国医医院院刊》只出版了发刊号。

苏州国医医院的办院经费除来源于病家所缴诊金、药费、住院费等收入外，按月由伪省府补助 1000 元，由于收入不多，所以在各个方面有所掣肘。

对于贫困病人，没有办法尽量收容，而辛苦创办的国药研究组也没有办法大量进行实验研究和临床观察。至1941年初，苏州国医医院终于因补助费停发而告停办。

苏州国医医院虽然历史短暂，但它的创新之举，受到当时著名中医人士的称赞。施今墨云："中医真正科学化，苏州国医医院有之。"秦伯未云："研究方药，切实从事发扬光大，实乃当今国医界所作所为最有价值最堪纪念最值得颂扬者也。"同时，也得到一些著名西医人士的较高评价。例如汪企张赞云："苏州国医医院之工作在此，功绩亦在此。今后更冀望入室升堂，知新温故，宏途必无限量。"

## 三、吴县中医院

"吴县中医院"开办于1949年，由"吴县中医师公会"主办。院址在养育巷西麒麟巷10号，董事长是李畴人，常务董事有朱葆良、马友常、葛云彬、钱伯煊。监察长为侯锡藩，监察为王慎轩、金昭文。董事有尢皞民、沈仲青、沈养吾、周侣安、金识彦、姜南田、承淡安、祝怀冰、奚凤霖、郁司权、唐祥麟、徐蔚霖、张之仁、陆甦世、陈雪楼、陈明善、黄一峰、许伯安、闵蕴石、费浩然、喻伯年、程之万、郑连山、钟平石、谢明德、顾乃绩、顾友权。院长为朱葆良，副院长为葛云彬、钱伯煊，医务主任为马友常，事务主任为朱继良。并特约了一大批社会上的诸科医师，如内科王硕卿、毛惠人、艾南屏、陈辅沅、金识彦、姜南田、祝怀冰、张之仁、张惠安、张子瑛、叶洪钧、蔡育仁、张詠伯、张时应、张道生、程之万、祝耀卿、侯锡藩、奚凤霖、马友常、徐蘅伯、徐瑜若、叶橘泉、樊颂谷、顾乃绩。外科有王寿康、王达云、朱葆良、朱继良、吴一鸣、俞大祥、范文青、耿炳麟、陈明善、喻伯年、杨寿元、蒋颂椒、钱伯煊。幼科有王闻喜、李洪元、汪震远、金昭文、陈协和。妇科有王慎轩、王南山、王雪峰、袁吉人、陈雪楼、葛景川。伤科有闵蕴石、葛云彬、谢明德。针灸科有尢皞民、承淡安、濮清怀、萧见龙。眼科有于崇恕、吴复明、费浩然、潘承杰。从上述的名单可以看出，当时吴县中医院在社会上有了较大影响，几乎囊括了当时苏州中医界的所有知名中医。医院开设的内科、外科、女科、幼科、伤科、针科、眼科7科，基础雄厚，人才集中，业务盛况空前。但终因经费不济，管理不善，不久即停办了。

## 四、苏州市中医医院

苏州市中医医院成立于1956年11月29日，前身为“苏州市中医诊所”。

新中国成立后，我国卫生工作遵循的是“四大方针”，即“预防为主，面向工农兵，团结中西医，与群众运动相结合”。党和政府十分重视卫生保健事业，将中西医发展放在同等的地位，苏州的中医事业从此走出困境，走上了蓬勃发展的道路。

1952年，由苏州名医曹鸣高、葛云彬、奚凤霖等发起，苏州市政府决定成立“苏州市中医诊所”，1953年在瓣莲巷正式开诊，曹鸣高出任所长。当时内科有黄一峰、奚凤霖，外科有王寿康，针灸科有徐锦如、丁怀仁，伤科有葛云彬，妇科有陈丹华、郑连山、范丽清，儿科有王闻喜等。名医汇集，疗效亦高，收费低廉，群众信赖，业务蒸蒸日上，日门诊量最多达到500号。

随着业务发展的需要，制剂室人员也开动脑筋，群策群力，根据临床有效验方，制成20多种中成药以及多种外用敷药、膏药。医药人员互相合作，如摊膏药、磨吹药等都由医务人员利用业余时间自己动手来做，贯彻了“厉行节约，勤俭办一切事业”的方针。为提高疗效，减少药耗，方便群众，闯出了一条确切实用、特色明显的新路。

1956年，党的中医政策在全国范围内认真贯彻，市政府决定在中医诊所的基础上进一步发展扩大，筹建“苏州市中医医院”。除中医诊所原有的一批名医外，又陆续通过选调中医从业人员，吸收社会开业医生和各联合诊所中有一定声望的名老中医进院。

苏州市中医医院于1956年11月29日正式开诊。院址初设在临顿路谢衙前原晏成中学女子部。门诊设有内科、外科、妇科、儿科、眼科、耳科、伤科、针灸科、推拿9科，业务力量配置上名医会集，各显神通，互相协作，各尽所能。内科有黄一峰、奚凤霖，外科有陈明善、王寿康，针灸科有尢怀玉、丁怀仁，妇科有郑连山，儿科有金绍文，眼科有费浩然，耳科有顾君安，伤科有周玲英，推拿科有丁竺君等，集名医于一堂。

苏州市中医医院开业伊始，虽然缺少办院管理经验，但依靠群众，集思广益，制定规章制度，逐步完善医院管理，使中医院发挥出中医特色，提高了医疗质量。医院开诊以后门诊量与日俱增，住院病人也经常满额，在病人中树立起了良好信誉，深受城乡人民的赞赏。

1958年苏州市中医院迁至景德路黄鹂坊桥现址，又扩大招收了内科沈养吾、外科朱筱良等名医，发挥各自特长，完善医院业务，并在医疗、教育与科研实践中全面发展，成为最早接受南京中医学院毕业生的实习基地。一时业务兴旺，欣欣向荣，这是中医院建院以来的全盛时期。

之后的“文化大革命”给苏州市中医医院造成了严重创伤，百废待兴。改革开放以来，医院的工作重点集中到医疗预防、科研教育以及继承发扬祖国医学，坚持以中医药为主的办院方向上来。从整顿医疗秩序开始，引进人才，合理配置功能科室，完善病房设施，发展特色专科，把中医院的医疗科研水平推向更高的层次。

为了适应临床的实际需要，强调发挥中医特色，医院在诊断上采用中西双轨诊断法，治疗上则以中医药为主，充分发挥中药优势。20世纪80年代以后，医院更加重视发挥科研的力量，借助现代科学技术，在继承的基础上，开展中医药的临床和基础研究工作，加快了医院建设的步伐，强化了“科技兴院”的观念。

2011年1月1日，在辞旧迎新的钟声中，在苏州市委、市政府等上级领导和部门的关心和支持下，在医院全体员工的共同努力下，苏州市中医医院由古城整体搬迁至沧浪新城石湖之畔。这不仅仅是苏州市中医医院发展史上一个历史性转折点，更是苏州吴门医派发展的一个更新更高的起点！新中医院以其现代化的硬件设施与设备、吴门医派技术与文化特色优势、数字化的医院管理技术与优质的医院服务，跻身国内先进中医医院的前列。

目前，苏州市中医医院已成为一所医疗、教学、科研相结合的全国示范三级甲等中医医院，是南京中医药大学附属医院、安徽中医药大学和上海中医药大学联合培养研究生基地、国家药品临床研究基地单位。苏州市吴门医派研究院、苏州市中医学会、苏州中医药博物馆设于该院。

医院科室齐全，设有内科、外科、骨伤科、肛肠科、妇产科、生殖医学科、儿科、针灸科、推拿科、皮肤科、耳鼻喉科、眼科、口腔科、口腔修复科、男性科、急诊科、重症监护室、110/120 急救站，以及治未病服务科、体检中心、药学部、放射科、检验科、功能检查科、病理科等。骨伤科为国家卫计委临床重点专科建设项目及国家中医药管理局临床重点专科，脾胃病科为国家中医药管理局临床重点专科，妇产科和临床药学分别为国家中医药管理局临床重点专科建设项目和培育项目，呼吸科为江苏省中医药局中医重点专科，肿瘤科和肛肠科为江苏省中医药局中医重点专科建设项目，心血管科、针灸科、肾病科、泌尿外科、风湿科是苏州市中医重点专科。医院拥有国家中医药管理局“名中医工作室”3 个、“江苏省名医工作室”2 个、“吴门医派杂病流派工作室”1 个，“引进专家团队”4 个（其中 1 个为国医大师团队），国家中医药科研二级实验室 1 个，即中药临床药学实验室。

医院现有职工 1300 多名，其中博士 23 名，硕士 287 名，正副高职称 180 名，中级职称 387 名，博导 7 名，硕导 25 名。拥有享受国务院特殊津贴专家 3 名、“全国老中医药专家学术经验继承工作”指导老师 2 名和“江苏省老中医药专家学术经验继承工作”指导老师 2 名、“全国优秀中医临床人才”2 名、江苏省“333 工程”培养对象 9 名、江苏省有突出贡献中青年专家 3 名、“江苏省中医药领军人才”1 名、苏州市“姑苏卫生领军人才”1 名、苏州市“姑苏卫生重点人才”6 名、苏州市“姑苏青年拔尖人才”4 名，二级正高专家 4 名。一大批杰出人才以其精湛的医术，高尚的医德，继承发扬了吴门医派的文化特色和医学人文精神，树立起了医院的品牌形象。

2015 年 11 月，根据《苏州市医疗卫生设施布局专项规划（2011—2020）》，经市政府同意，市发改委批复了市中医医院二期建设项目，规划用地面积 4562 平方米，总建筑面积约为 8.67 万平方米，新增床位 500 张，将是一座现代化的内科急诊综合大楼。建成后，医院总床位将达到 1200 张。

苏州市中医医院图书馆还具备丰富的藏书量，享誉全国。馆藏中医古籍医书 2500 多部，1 万余册，内容涉及内经、伤寒、金匮、温病、本草、养生以及临床各相关学科。其中颇有价值的有明抄本 1 部 2 册，明刻本 12 部 87 册，清抄本 5 部 27 册，稿本 2 部 11 册，善本 28 部 202 册，有的属海内孤本，这是中医院又一笔巨大财富。

苏州市中医医院一如既往地坚持为广大市民提供中医及中西医结合的基

本医疗服务和急诊、急救服务，并开展以中医中药为主的调养、康复和以中医传统特色疗法为手段的特需医疗服务，以满足广大市民的不同需求。展望历史与文化发展的前景，吴中医学又一次面临历史性的机遇，进入了一个新的历史发展时期，中医院正不断发展服务领域，弘扬光大，造福人类。

# 第八节 苏州中医研究机构的成立

## 一、苏州市中医药研究所

苏州市中医药研究所成立于1980年，初创伊始以学术整理与中医发展为宗旨。1988年研究所重新组建后，取得了较快的发展。

苏州市中医药研究所依托苏州市中医医院，“两位一体”“院所结合”，1所6室建制，有基础实验研究室、中药药理研究室、临床研究室、文献资料研究室、骨伤研究室、中药技术改革与开发研究室。吸收了中药、药理、生化分析、同位素免疫等各类中医及相关学科的专业人员，配备了具有科研能力的高级研究人才。购置完善了一些基础设备，如高效液相色谱仪、液相闪烁计数仪、r-计数仪、光密度扫描仪、原子光谱吸收仪、全自动蛋白分析仪、多功能显微镜、倒置显微镜、二氧化碳培养箱、低温高速离心机等，使研究所具备了生化技术、分析技术、生物免疫技术以及动物实验技术与部分高精技术等方面的实验功能，让“中医也玩起了实验老鼠”，进行基础研究，并取得了良好的成效。

研究所把中医科研的主攻方向放在提高中医疗效、提高医疗质量上。临床上的疑难问题就是科研的主题，同时研究探索专科专病用药以及特色疗法。研究所借助于现代科技手段与方法，开展对中药药理与临床病证的研究。在不长的时间里使研究所的科研活动进入了连续运转、滚动操作的良性循环，实现了国自然课题和SCI论文的零突破，多项课题获得省市各部门的奖励。

## 二、苏州市吴门医派研究院

近年来，党和政府高度重视中医药事业发展，《国务院关于扶持和促进中医药事业发展的若干意见》和省政府《关于进一步加快中医药事业发展的意见》明确要求做好中医药继承工作，研究历代名医、流派的学术特点和学术思想，弘扬中医药文化。苏州市人民政府于2013年年底在原“苏州市中医药研究所”的基础上成立了吴门医派研究的专门机构——“苏州市吴门医派研究院”，充分发挥传统医学流派研究的优势，遵循中医药发展规律，充分挖掘中医药文化资源，开展对吴门医派深入的研究，丰富其内涵，推陈出新，更好地为大众的健康服务。

苏州市吴门医派研究院下设理论与文献研究部、临床研究部、临床药学研究部、新药研发中心、文化与发展研究部5个研究平台。依托苏州市中医医院，秉承“两院一体”“两院结合”的总体思路，传承与研究并举、传统与现代相彰，多方位推动吴门医派学术思想和文化的继承与创新，促进苏州市中医药事业全面发展。

研究院成立后，确定的总体目标为：围绕吴门医派在理论、专病、专药、文化上的特色优势，开展多学科、多层次的科学和文化研究，建设集基础研究、应用基础研究、应用研究及开发研究为一体，产、学、研相结合，医、药相结合的国内一流的中医药研究创新平台，逐步形成“有理论、有人才、有专病、有专药、有成果”的新吴门医派中医药理论和文化体系。

为此，确立了“五大”主要任务：

1. 形成理论架构：加强对“吴门医派”特有的理论体系研究，并进行创新发展，逐步形成当代新吴门医派的主体理论架构。加强对吴门医派传承谱系研究，对近代吴门医派传人的梳理，确定“吴门医派”传承的主体脉络，遴选新的吴门医派代表人物，以师承的形式，传承“吴门医派”学术经验。开展对吴门医派古籍文献进行挖掘和整理，建立古文献信息管理平台，实现吴门医派古籍文献电子化。

2. 建立专科体系：依托国家和省、市中医重点专科、特色专科、名中医工作室和“吴门医派”杂病流派传承工作室，建立相关临床专科研究室，开展对吴门医派专科特色理论、特色方药、特色技术的研究，对名老中医临床经验进行整理和归纳，形成具有核心理论的新吴门医派专科体系。

3. 完善实验平台：加强“中药临床药学实验室”（二级实验室）建设，在现有基础研究平台（分析、制剂、细胞培养、分子生物学等）基础上，引进相关技术人员和专用设备，建立、完善公共实验平台，为开发吴门医派特色的新剂型、新制剂和新药提供实验平台。

4. 促进研发创新：针对疗效确切、具有特色的吴门医派名医名方、诊疗技术、医疗器械，按照院内制剂和新药开发流程进行研究，推出一批能代表吴门医派学术成就的自制产品和新药，促进知识产权转化。

5. 弘扬传统文化：开展对吴门医派代表人物的生平、典故、故居以及苏州老药店的历史传承研究，形成具有吴门医派特色的中医药文化理念，依托苏州中医药博物馆，开展吴门医派传统文化推广。

为了更好地开展对吴门医派的深入研究，继承和发扬吴门医派学术特色和优势，苏州市吴门医派研究院与苏州市中医学会一道，吸收社会资金，共同发起设立“苏州市吴门医派研究专项科研基金”，对络病理论、湿邪致病学说等具有吴门医派显著特点的学说进行专项研究。经苏州市科技局批准，该基金项目列入苏州市科技局年度科技发展指导性计划项目。截至 2020 年底，共立项 104 个研究课题，投入经费 150 万元。

研究院还加强了吴门医派古籍整理工作，近年来出版了《吴中名医碑传》《吴中医家与医著》《吴门医派代表医家研究文集》等著作，待出版的还有《吴中医籍考》《吴门医派医案与医话》《吴门医派医论与医述集粹》等，约 300 万字。

经过几年的探索与发展，苏州市吴门医派研究院取得了长足的进步。历史赋予我们责任，我们当坚定信心，明确任务，潜心研究，发扬吴门医派的传统特色和优势，充分利用现代技术进步，提高中医科研水平，勇于创新，推动吴门医派的现代化进程，实现吴门医派研究质的飞跃，努力将吴门医派打造成苏州的一张靓丽城市名片。

## 第九节 苏州中医药博物馆

吴门医派历史悠久，在为苏州的医药事业做出不可磨灭的贡献的同时，也留下了众多的古迹遗址、名医故居墓葬、名医处方著述、名医传说轶事，以及使用过的堂号牌匾、诊疗工具等。如何充分整理、发掘、展示、研究这些宝贵的中医药历史文化资源，是多少代人梦寐以求的愿望。原江苏省卫生厅叶橘泉副厅长捐出自己在西美巷的住宅，想建立中医纪念馆；市中医学会在组织编辑大型中医典籍《吴中医集》的过程中，发掘出大量吴中医学文献资料，因而多次建议我市筹建吴中医学资料馆；市政协委员们也纷纷提议创建中医药博物馆。

正是这些有识之士的奔走呼吁，苏州中医药博物馆终于迎来了创建的机遇。

20 世纪 80 年代后，开启了苏州经济的腾飞时代，进入快速发展时期，形成了中国经济发展的“苏州模式”。与此同时，吴中医学的发展也到了一个新的高度，“吴门医派”成了苏州一张靓丽的“名片”。

新世纪的到来，加快了苏州中医药事业的发展。为了振兴苏州中医药事业，弘扬吴门医派的传统文化，苏州市人民政府、原苏州市卫生局充分听取意见，决定筹建苏州中医药博物馆。2001 年 4 月 16 日，原苏州市卫生局正式下文，成立筹建领导小组，开展了博物馆筹建工作。

首先是中医药博物馆的选址。原苏州市中医医院西侧、景德路黄鹂坊桥东塊，有一处古宅群，原先是居民区，后来成为百货公司的仓库和办事处。随着苏州成为历史文化名城，苏州古典园林被列入世界文化遗产，我市对古代建筑的控制、保护、开发、利用也日益重视。据市文管部门对该处古建筑的调查，原为明嘉靖年间苏州状元申时行故宅的遗址。

申时行，苏州人，明万历十一年（公元 1583 年）入阁为首辅，执掌相印 9 年之久。万历十九年（公元 1591 年）返归故里，在此筑蘧园，会友朋，唱诗咏物，赋闲自慰。历经 400 余年沧桑变迁，申氏故宅迎来了它不同时期的主人，先后归阳山富商朱鸣虞、清朝刑部侍郎蒋楫、太仓状元毕沅、文渊阁大学士孙士毅、富商梁友松等。光绪二十年（公元 1894 年），珠宝商杨洪源购置用作住宅，将其主厅命名为“春晖堂”。

“春晖堂”为苏州市第四批公布的市级文物保护单位。经过广泛征求意见，以及有关方面多次研究，反复论证，决定将苏州中医药博物馆馆址确定在此。于是斥资购下百货公司的仓库和办事处，以及“春晖堂”主厅及其后楼厅的使用权，建设苏州中医药博物馆。筹建小组邀请了文管专家及有关部门对“春晖堂”修缮方案进行多次论证，通过招标形式由苏州香山一建集团公司依照修旧如旧的原则负责施工，对“春晖堂”与其后楼厅、庭院建筑进行修缮，由苏州市文管会古建监理公司进行工程监理，前后历时 10 个月，于 2002 年 7 月竣工。

修复后的“春晖堂”大厅面宽 3 间，左右抱楼，通宽 25 米，进深 13 米，气势极为轩敞。厅堂巨柱石础，扁作梁饰有山雾云和抱梁云图案，前设双翻轩，后设单翻轩，檩枋间有斗拱牌科 5 排。牌科间有福寿木纹图饰，风格浑厚，古朴凝重。庭院内假山、水池、半亭、廊轩，花木扶疏，芭蕉摇曳，一派苏州园林景象。

其次是物件的征集工作。筹建成的苏州中医药博物馆，将是我国第一家中医药博物馆。它的建成将向海内外游客展示吴门医派博大精深的文化资源，使吴中医学重放更加灿烂的光芒。这一消息很快就传遍了四面八方，社会各界纷纷热烈响应：苏州市西山镇退休教师费凤图先生，赶来苏州向博物馆捐上珍贵的中医古籍《伤寒来苏集》《古方选注》《医方集解》《古今名医方论》《妇婴至宝》等 53 部百余册。“我祖上几代中医，我不当医生，但应当支持中医事业，捐出更有意义。”

苏州电视大学退休教师祁兆坷骑着自行车专程到中医院，把老伴陆湛正珍藏了40多年的50多本中医药古籍，捐献给即将开馆的中医药博物馆；中医医院的总务科长钱永提，家族世代为医，五世相传，听说要筹建博物馆，特意发动家族成员，共捐献中医古籍30多卷，以及药罐、脉枕和挂号骨牌等9件器具。这些都是珍藏了很多年的、一代名医钱伯煊的旧物，弥足珍贵；中医医院第一任副院长、外科名医陈明善的后人，捐出不少中医外科器具，其中陈明善行医执照和一方名医的处方笺木章，都是吴中医家当年悬壶济世的珍贵见证；著名老中医郭寿恒捐出金针一套、照牌、古籍等；著名老中医陆颂文捐出1955年的沐泰山膏方单等。还有来自西山的两个农民，一早来到医院等开门，捐了不少古籍和药罐，说是上辈做“赤脚郎中”时留下的，等等。他们怀着对中医文化的深厚感情，无私地将自己家中珍藏的文物、中医药古籍、中医药治疗器具、照片、拓片等捐赠给中医药博物馆，为中医药博物馆的初期建设做出了很大的贡献。此外，陕西、上海、南京、成都、杭州等地的医史博物馆等也纷纷伸出援助之手。

经过一年半时间的馆址修缮和中医药文物、古籍、器具的征集和修缮，2002年10月22日（世界传统医药日），苏州中医药博物馆正式开馆。

为此，苏州市人民政府发来“开馆记”以志庆贺，并勒石为铭。现镶嵌在苏州中医药博物馆门厅外右侧的墙壁上。“记”文如下：

吴门医学，历史悠久，名医八百，著述千余，饮誉乡里，流传海外。值此姑苏经济发达，文明昌隆之际，各界同仁，齐心协力，凭借吴地古迹修复一新，创办吴门医学博物馆所，能工巧匠，其艺精湛，捐款捐物，其志可嘉，昔日春晖堂，今为杏林苑，中医中药瑰宝，交相辉映，展示交流，意在继承，旨在发扬。惠及民众健康之需要，激励世人爱国之情操，时龙马之年，贺开馆之喜，是为记。

博物馆馆舍占地面积800平方米，展厅面积400平方米。展厅共分8室，基本陈列物分类为陶瓷、铜器、杂项、中医古籍、名医造像、名医遗物、中药标本等。其中第一展厅介绍中国医学的起源与发展，第二展厅介绍吴医的形成和发展，第三展厅介绍历代吴中名医，第四展厅介绍近代吴中名医，第五展厅介绍苏州老字号药铺和吴药的发展，第六展厅介绍苏派特色中药，第七展厅为针灸铜人及医疗器具用品展示，第八展厅为名医诊室。博物馆还铸造了清代名医叶天士半身铜像，制作了博物馆多媒体导览软件，配以触摸电脑，通过三维动画讲解，形象、直观地走近中医药，了解中医文化。

为了使中医药博物馆更好地发展成为中医药文化宣传教育基地，使广大民众对中医中药有一个切身感受，营造起中医药文化氛围，中医药博物馆由苏州市中医医院院长亲自任馆长，负责博物馆重大决策和重大事务。配备副馆长 2 人，负责日常工作。并在医院内遴选热爱传统中医药文化的青年志愿者，担任义务讲解员。博物馆还聘请了有关领导、专家、学者、老药工担任博物馆兼职馆员，定期召开会议，交流有关苏州中医药文化历史研究心得和中医药博物馆建设合理化建议。

苏州中医药博物馆开馆以后，受到了社会较大反响，社会各界人士及海外来宾踊跃来馆。据不完全统计，开馆后先后接待了原卫生部副部长、国家中医药管理局局长佘靖，原卫生部副部长孙隆椿，上海市原人大主席叶公琦，国家中医药管理局副局长吴刚等领导；接待了联合国世界教科文组织官员，世界健康联盟官员；接待了荷兰、德国、美国、俄罗斯、日本、瑞士、罗马尼亚等国家及香港、澳门地区友好人士和参观团体；接待了四川、甘肃、广东、西藏等地区卫生部门来访领导；接待了中国科技大学、南京中医药大学、苏州大学等大专院校师生；接待了中小学生、街道居委会、工业园区外企老总夫人和社会各界人士等参观团队，等等。市政府及市政协领导多次来馆指导工作，广大市民络绎不绝，增加了人们对吴中医学文化的认识和兴趣，激发了对祖国的传统文化的热情，树立了建设苏州文化城市的信心。

2005 年 5 月 11 日，苏州中医药博物馆被苏州市科技局、苏州市科协、苏州市教育局命名为“苏州市第五批科普教育基地”。同年 12 月 26 日，又被江苏省科技厅、江苏省科协、江苏省教育厅命名为“江苏省第四批科普教育基地”。2008 年 11 月，江苏省中医管理局授予中医药博物馆“中医药文化宣传教育基地建设单位”。2009 年 6 月 2 日，被苏州市人民政府命名为“苏州市第三批非物质文化遗产保护示范基地”。

随着科学技术的不断进步，人民生活水平的日益提高，中医药文化的建设及推广也出现了前所未有的辉煌，在精神文明和物质文明建设中起到了举足轻重的作用。吴门医学蕴含着丰富的哲学思想和人文精神，其传承与发展推动着我国中医学的进步，是吴文化的重要体现。苏州中医药博物馆很好地肩负了联系社会大众与吴门医派的桥梁使命，为吴门医派的宣传推广发挥无可替代的作用。

# 参考书目

除医学古籍原本和二十五史及各地方志之外，本书主要参考书目有：

1. 中医大辞典编辑委员会. 中医大辞典·医史文献分册［M］. 北京：人民卫生出版社，1981.

2. 中国医籍大辞典编纂委员会. 中国医籍大辞典［M］. 上海：上海科学技术出版社，2002.

3. 庄树藩. 中国古文献大辞典·医药卷［M］. 长春：吉林文史出版社，1990.

4. 余瀛鳌，李经纬. 中医文献辞典［M］. 北京：北京科学技术出版社，2000.

5. 薛清录. 全国中医图书联合目录［M］. 北京：中医古籍出版社，1991.

6. 余嘉锡. 四库提要辨正［M］. 北京：中华书局，1980.

7. 李经纬，孙学威. 四库全书总目提要·医家类及续编［M］. 上海：上海科学技术出版社，1992.

8. 陈梦雷. 古今图书集成医部全录［M］. 北京：人民卫生出版社，1988.

9. 王瑞祥. 中国古医籍书目提要［M］. 北京：中医古籍出版社，2009.

10. 张宁，杨循吉，都穆. 方洲杂言 苏谈 听雨纪谈（丛书集成初编）

[M]．上海：商务印书馆，中华民国二十八年．

11．王卫平．吴门补乘 苏州织造局志［M］．上海：上海古籍出版社，2015．

12．程士德．素问注释汇粹［M］．北京：人民卫生出版社，1982．

13．河北医学院．灵枢经校释［M］．北京：人民卫生出版社，1982．

14．裘庆元．珍本医书集成·医案类［M］．上海：世界书局，1936．

15．裘庆元．三三医书［M］．北京：中国医药科技出版社，2012．

16．甄志亚．中国医学史［M］．上海：上海科学技术出版社，1997．

17．俞志高．吴中名医录［M］．南京：江苏科学技术出版社，1993．

18．华润龄．吴门医派［M］．苏州：苏州大学出版社，2004．

19．欧阳八四．吴中医家与医著［M］．南京：江苏科学技术出版社，2016．

20．徐国保．吴文化的根基与文脉［M］．南京：东南大学出版社，2008．

# 后记

“中医学术流派是医学理论产生的土壤和发展的动力，也是医学理论传播及人才培养的摇篮。”国医大师裘沛然先生高度概括了中医学术流派在中医发展过程中的重要作用。王琦教授也认为学术流派形成了中医学术多元化、多样化的生动局面，推动了中医学的整体发展。学术流派虽然以学术为主线，然而“一方水土养一方人”，地域性是中医学术流派显著的特征，地域性医学流派是中医“三因制宜”原则之“因地制宜”的具体诠释。事实上在众多的医学流派中，冠以地方名称的不在少数，像岭南医学、孟河医派、新安医学、吴门医派等，首批国家64家中医学术流派建设单位中，传承工作室的命名几乎全部带有地域色彩。加强对地域性医学流派研究，有助于中医学理论的不断创新和临床诊疗体系的丰富发展，提高临床治疗效果。

地域性医学并不等同于地域性医学流派。众多的研究者认为一个医学流派的确立必须具备以下3个要素：明确的中心学术思想、传承学术的群体（人才链）、体现流派学术思想的代表性著作，地域性医学流派也不例外。如果说地域医学是研究有显著差异的不同地理环境、气候条件等因素对人群体质和疾病发生、发展的影响，地域性医学流派则要求将地域医学的研究成果上升到具体而稳定的中心思想，需要将中医的一般性原则结合当地地理、气候等特点加以应用，最终形成对该地区特有的疾病证候规律的认识和对具体医药运用的指导。

随着中医流派研究的兴起以及各地对传统文化研究的重视，地域性流派研究方兴未艾。这对于一门学科的发展自然有极大的益处，而问题在于层出不穷的地域性医学流派真正的学术主张是什么？很多的地域性医学流派的研究仅仅为某一地区的医学发展史，追溯流派的起源越来越久远，总结出来的所谓学术主张只是一些中医论断的简单发挥，甚至连发挥都称不上，只是在当地有一些诊疗名望而已，并无实质性的学术建树。这其实是一个非常需要值得重视的问题！

“儒之门户分于宋，医之门户分于金元。”医学流派的肇始刘完素的“寒凉派”、张从正的“攻下派”、李杲的“脾土派”、朱震亨的“滋阴派”，无不是以学术主张呈现在世人面前，即使有人将其命名成“河间学派”“易水学派”，也还是以学术内涵为支撑的。学术主张是医学流派的内涵，应该成为流派研究的重点和方向，聚焦在某一学术主张下的研究，将其阐微发幽，无疑对中医学说的研究是有益的，也能推动医学的发展。

相同的地域，往往具有相同的经济和文化背景，在价值取向上有某种一致性和认同感，更可能在学术观点、思维方式等方面趋于一致。个人的学术主张可能是单一的、固定的，尤其是对于一个地域性代表的医家而言，学术主张可以有时段性，最终将通过对自己的否定之否定，成就其成熟的学术思想；流派的学术主张则可以是多方面的，凝练了在某个流派地域范围内众多医家的学术主张。

吴门医派也属于地域性医学流派范畴，产生于吴中地区（今江苏苏州地区），因其悠久的历史积淀，庞大的医家群体，宏富的医学著作，创新的医学见解，温病的中心思想，在诸多的医学流派中独树一帜。编著《吴门医派》的目的，在于探寻苏州地区得天独厚的自然条件、吴文化繁荣的外部条件、文化及道德素养高的医家、学术的交流与争鸣氛围等因素对流派形成的影响，反映流派学术思想的全貌及其当代医家对此的传承与发展。

本书的编写借鉴了许多学者的研究成果，在各章节中尽量予以列出，在此表达深深的谢意。书中第二章与第三章内容，应用了笔者2019年度“江苏省中医药科技发展计划”重点项目“吴医多著述：吴中医籍汇考”（项目编号：ZD201909）的研究成果。书末所列“参考书目”，主要列出编著中所参考图书。因自己的学识水平有限、所及史料不全、著述能力尚浅，书中或有不当或与史料抵牾之处，恳望读者批评指正。

**欧阳八四**

**2020 年 12 月**

图书在版编目（CIP）数据

中医流派传承丛书. 吴门医派 / 陈仁寿，王琦总主编 ；欧阳八四分册主编. — 长沙 ： 湖南科学技术出版社，2021.10

ISBN 978-7-5710-0889-5

Ⅰ. ①中… Ⅱ. ①陈… ②王… ③欧… Ⅲ. ①中医流派—研究 Ⅳ. ①R-092

中国版本图书馆 CIP 数据核字(2020)第 269164 号

**中医流派传承丛书　吴门医派**

名誉总主编：颜正华　周仲英

总　主　编：陈仁寿　王　琦

分 册 主 编：欧阳八四

策　　　划：陈　刚

责 任 编 辑：兰　晓　何　苗　王跃军

装 帧 设 计：谢　颖

出 版 发 行：湖南科学技术出版社

社　　　址：长沙市芙蓉中路一段 416 号泊富国际金融中心

网　　　址：http://www.hnstp.com

湖南科学技术出版社天猫旗舰店网址：

http://hnkjcbs.tmall.com

邮 购 联 系：0731-84375808

印　　　刷：长沙艺铖印刷包装有限公司

（印装质量问题请直接与本厂联系）

厂　　　址：长沙市宁乡高新区金洲南路 350 号亮之星工业园

邮　　　编：410604

版　　　次：2021 年 10 月第 1 版

印　　　次：2021 年 10 月第 1 次印刷

开　　　本：710mm×1000mm　1/16

印　　　张：29

字　　　数：424 千字

书　　　号：ISBN 978-7-5710-0889-5

定　　　价：119.00 元